本教材第3版荣获首届全国教材建设奖
全国优秀教材二等奖
国家卫生健康委员会"十四五"规划教材
全国高等中医药教育教材

供中医学、针灸推拿学、中西医临床医学等专业用

中药学

第4版

中醫

主　编　唐德才　吴庆光

副主编　秦华珍　姜　醒

　　　　韩　彬　翟华强

U0208185

人民卫生出版社
·北京·

图书在版编目（CIP）数据

中药学 / 唐德才，吴庆光主编 . —4 版 . —北京：
人民卫生出版社，2021.10（2025.4重印）
ISBN 978-7-117-31543-2

Ⅰ. ①中… Ⅱ. ①唐…②吴… Ⅲ. ①中药学 —高等
学校 —教材 Ⅳ. ①R28

中国版本图书馆 CIP 数据核字（2021）第 195363 号

人卫智网	www.ipmph.com	医学教育、学术、考试、健康，购书智慧智能综合服务平台
人卫官网	www.pmph.com	人卫官方资讯发布平台

中 药 学
Zhongyaoxue
第 4 版

主　　编：唐德才　吴庆光
出版发行：人民卫生出版社（中继线 010-59780011）
地　　址：北京市朝阳区潘家园南里 19 号
邮　　编：100021
E - mail：pmph @ pmph.com
购书热线：010-59787592　010-59787584　010-65264830
印　　刷：天津市光明印务有限公司
经　　销：新华书店
开　　本：850×1168　1/16　印张：25
字　　数：655 千字
版　　次：2002 年 8 月第 1 版　2021 年 10 月第 4 版
印　　次：2025 年 4 月第 8 次印刷
标准书号：ISBN 978-7-117-31543-2
定　　价：89.00 元

打击盗版举报电话：010-59787491　E-mail：WQ @ pmph.com
质量问题联系电话：010-59787234　E-mail：zhiliang @ pmph.com

编　委（按姓氏笔画排序）

王　辉（河南中医药大学）　　　张晓东（南京中医药大学）

王玉凤（安徽中医药大学）　　　陈　芳（贵州中医药大学）

王加锋（山东中医药大学）　　　林海燕（滨州医学院）

王英豪（福建中医药大学）　　　尚　坤（长春中医药大学）

史圣华（内蒙古医科大学）　　　周　鹏（天津中医药大学）

刘立萍（辽宁中医药大学）　　　赵海平（江西中医药大学）

齐红艺（西南大学药学院）　　　姜　醒（黑龙江中医药大学）

许利平（首都医科大学）　　　　秦华珍（广西中医药大学）

李　敏（陕西中医药大学）　　　秦旭华（成都中医药大学）

李海燕（广州中医药大学）　　　袁　颖（上海中医药大学）

李晶晶（湖北中医药大学）　　　奚胜艳（厦门大学医学院）

李静平（云南中医药大学）　　　唐德才（南京中医药大学）

杨志军（甘肃中医药大学）　　　韩　彬（广东药科大学）

肖锦仁（湖南中医药大学）　　　廖广辉（浙江中医药大学）

吴庆光（广州中医药大学）　　　翟华强（北京中医药大学）

张　琳（大连医科大学）　　　　樊凯芳（山西中医药大学）

张一昕（河北中医学院）

秘　书（兼）　李海燕　张晓东

3

数字增值服务编委会

主　编　唐德才　吴庆光

副主编　秦华珍　姜　醒　韩　彬　翟华强　袁　颖

编　委　（按姓氏笔画排序）

王　辉（河南中医药大学）	张晓东（南京中医药大学）
王玉凤（安徽中医药大学）	陈　芳（贵州中医药大学）
王加锋（山东中医药大学）	林海燕（滨州医学院）
王英豪（福建中医药大学）	尚　坤（长春中医药大学）
史圣华（内蒙古医科大学）	周　鹏（天津中医药大学）
刘立萍（辽宁中医药大学）	赵海平（江西中医药大学）
齐红艺（西南大学药学院）	姜　醒（黑龙江中医药大学）
许利平（首都医科大学）	秦华珍（广西中医药大学）
李　敏（陕西中医药大学）	秦旭华（成都中医药大学）
李海燕（广州中医药大学）	袁　颖（上海中医药大学）
李晶晶（湖北中医药大学）	奚胜艳（厦门大学医学院）
李静平（云南中医药大学）	唐德才（南京中医药大学）
杨志军（甘肃中医药大学）	韩　彬（广东药科大学）
肖锦仁（湖南中医药大学）	廖广辉（浙江中医药大学）
吴庆光（广州中医药大学）	翟华强（北京中医药大学）
张　琳（大连医科大学）	樊凯芳（山西中医药大学）
张一昕（河北中医学院）	

秘　书　（兼）　李海燕　张晓东

4

修 订 说 明

为了更好地贯彻落实《中医药发展战略规划纲要(2016—2030 年)》《中共中央国务院关于促进中医药传承创新发展的意见》《教育部 国家卫生健康委 国家中医药管理局关于深化医教协同进一步推动中医药教育改革与高质量发展的实施意见》《关于加快中医药特色发展的若干政策措施》和新时代全国高等学校本科教育工作会议精神,做好第四轮全国高等中医药教育教材建设工作,人民卫生出版社在教育部、国家卫生健康委员会、国家中医药管理局的领导下,在上一轮教材建设的基础上,组织和规划了全国高等中医药教育本科国家卫生健康委员会"十四五"规划教材的编写和修订工作。

为做好新一轮教材的出版工作,人民卫生出版社在教育部高等学校中医学类专业教学指导委员会、中药学类专业教学指导委员会和第三届全国高等中医药教育教材建设指导委员会的大力支持下,先后成立了第四届全国高等中医药教育教材建设指导委员会和相应的教材评审委员会,以指导和组织教材的遴选、评审和修订工作,确保教材编写质量。

根据"十四五"期间高等中医药教育教学改革和高等中医药人才培养目标,在上述工作的基础上,人民卫生出版社规划、确定了第一批中医学、针灸推拿学、中医骨伤科学、中药学、护理学 5 个专业 100 种国家卫生健康委员会"十四五"规划教材。教材主编、副主编和编委的遴选按照公开、公平、公正的原则进行。在全国 50 余所高等院校 2 400 余位专家和学者申报的基础上,2 000 余位申报者经教材建设指导委员会、教材评审委员会审定批准,聘任为主编、副主编、编委。

本套教材的主要特色如下:

1. 立德树人,思政教育 坚持以文化人,以文载道,以德育人,以德为先。将立德树人深化到各学科、各领域,加强学生理想信念教育,厚植爱国主义情怀,把社会主义核心价值观融入教育教学全过程。根据不同专业人才培养特点和专业能力素质要求,科学合理地设计思政教育内容。教材中有机融入中医药文化元素和思想政治教育元素,形成专业课教学与思政理论教育、课程思政与专业思政紧密结合的教材建设格局。

2. 准确定位,联系实际 教材的深度和广度符合各专业教学大纲的要求和特定学制、特定对象、特定层次的培养目标,紧扣教学活动和知识结构。以解决目前各院校教材使用中的突出问题为出发点和落脚点,对人才培养体系、课程体系、教材体系进行充分调研和论证,使之更加符合教改实际、适应中医药人才培养要求和社会需求。

3. 夯实基础,整体优化 以科学严谨的治学态度,对教材体系进行科学设计、整体优化,体现中医药基本理论、基本知识、基本思维、基本技能;教材编写综合考虑学科的分化、交叉,既充分体现不同学科自身特点,又注意各学科之间有机衔接;确保理论体系完善,知识点结合完备,内容精练、完整,概念准确,切合教学实际。

4. 注重衔接,合理区分 严格界定本科教材与职业教育教材、研究生教材、毕业后教育教材的知识范畴,认真总结、详细讨论现阶段中医药本科各课程的知识和理论框架,使其在教材中得以凸显,既要相互联系,又要在编写思路、框架设计、内容取舍等方面有一定的区分度。

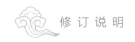

5. **体现传承,突出特色** 本套教材是培养复合型、创新型中医药人才的重要工具,是中医药文明传承的重要载体。传统的中医药文化是国家软实力的重要体现。因此,教材必须遵循中医药传承发展规律,既要反映原汁原味的中医药知识,培养学生的中医思维,又要使学生中西医学融会贯通,既要传承经典,又要创新发挥,体现新版教材"传承精华、守正创新"的特点。

6. **与时俱进,纸数融合** 本套教材新增中医抗疫知识,培养学生的探索精神、创新精神,强化中医药防疫人才培养。同时,教材编写充分体现与时代融合、与现代科技融合、与现代医学融合的特色和理念,将移动互联、网络增值、慕课、翻转课堂等新的教学理念和教学技术、学习方式融入教材建设之中。书中设有随文二维码,通过扫码,学生可对教材的数字增值服务内容进行自主学习。

7. **创新形式,提高效用** 教材在形式上仍将传承上版模块化编写的设计思路,图文并茂、版式精美;内容方面注重提高效用,同时应用问题导入、案例教学、探究教学等教材编写理念,以提高学生的学习兴趣和学习效果。

8. **突出实用,注重技能** 增设技能教材、实验实训内容及相关栏目,适当增加实践教学学时数,增强学生综合运用所学知识的能力和动手能力,体现医学生早临床、多临床、反复临床的特点,使学生好学、临床好用、教师好教。

9. **立足精品,树立标准** 始终坚持具有中国特色的教材建设机制和模式,编委会精心编写,出版社精心审校,全程全员坚持质量控制体系,把打造精品教材作为崇高的历史使命,严把各个环节质量关,力保教材的精品属性,使精品和金课互相促进,通过教材建设推动和深化高等中医药教育教学改革,力争打造国内外高等中医药教育标准化教材。

10. **三点兼顾,有机结合** 以基本知识点作为主体内容,适度增加新进展、新技术、新方法,并与相关部门制订的职业技能鉴定规范和国家执业医师(药师)资格考试有效衔接,使知识点、创新点、执业点三点结合;紧密联系临床和科研实际情况,避免理论与实践脱节、教学与临床脱节。

本轮教材的修订编写,教育部、国家卫生健康委员会、国家中医药管理局有关领导和教育部高等学校中医学类专业教学指导委员会、中药学类专业教学指导委员会等相关专家给予了大力支持和指导,得到了全国各医药卫生院校和部分医院、科研机构领导、专家和教师的积极支持和参与,在此,对有关单位和个人表示衷心的感谢!希望各院校在教学使用中,以及在探索课程体系、课程标准和教材建设与改革的进程中,及时提出宝贵意见或建议,以便不断修订和完善,为下一轮教材的修订工作奠定坚实的基础。

人民卫生出版社

2021 年 3 月

◇◇◇ 前　言 ◇◇◇

　　《中药学》(第4版)是国家卫生健康委员会"十四五"规划教材、全国高等中医药教育教材之一,旨在使学生在学习中医基础理论和中医诊断学的基础上,掌握中药基本理论和常用中药性能、功效、应用知识及相关技能,为学习方剂学及各后续专业课程奠定基础。

　　本教材在原"十三五"规划教材《中药学》(第3版)(该版教材荣获全国首届优秀教材二等奖)的基础上,遵循"源于经典,紧贴临床,结合现代,符合标准"的原则进行修订。本版教材具有以下特点:①全面贯彻"立德树人"宗旨,强化专业学习与价值引领同向同行。突出中药发展辉煌成绩、古今大家用药疗效、中药研究杰出成果等,并专设课程思政模块,做到系统设计,点滴渗透,将思政元素贯穿教材全篇。②强化岗位胜任能力培养,立足临床,精编内容。教材共收载524味中药(包括正药356种、附药75种、附表药物93种),分总论与各论两部分,教学大纲与内容根据新版执业中医师行业准入标准,并与中医住院师规范化培训内容及研究生入学考试范围进一步对接。在遵守传统、突出经典的基础上,充分吸收国内外中药最新研究成果,以引领创新性学习。为促进中西医思维融通,体现中药临床发展,增加了相对成熟、公认的临床新用内容;为顺应国家新医科建设要求,实现从治疗为主到生命全周期、健康全过程的关怀内容体现,还适度增加药物的预防保健、康养相关内容。③对上版开创的标注升降浮沉药性,予进一步规范。分三种情况:只体现升浮或沉降药性的,或虽有二向性,但以升浮或沉降为主的,只标升浮或沉降;升浮、沉降药性均体现,且没有明显主次之分的,标双重趋向;药物相应功能没有明显升降浮沉趋向的,暂不予标注。④专设《中药学课程学习方略》一章,作为学习方法学的指引,置于教材正文之首,以强化"以学生为中心"的教育教学理念。升级上版教材的问题链接,强化问题的综合性、开放性、探究性,为学有余力的学生提供专业思维锻炼和探究学习空间。⑤为了更好地体现图文并茂、形象生动的教材特点,本次编写在原有配发药物基源及药材图基础上,新增30余味药物基源及药材(饮片)彩色图片,图文并茂,进一步提高学生学习兴趣和学习效果。⑥进行立体融媒体教材构建的尝试,在新版教材中植入二维码与数字资源链接,给学生提供PPT课件、扫一扫测一测、模拟试卷等数字增值服务,丰富和延伸教材的内容及功能。此外,新版教材对各章的导学和小结也进行了部分修订,如补充或调整掌握★、熟悉☆、了解△3个层级的相关知识点,进一步规范小结部分中药功效术语的含义。

　　本教材由31所中医药院校及综合性院校的临床中药学专家组成的编委会通力协作编写而成。其分工如下:唐德才、吴庆光、李海燕、张晓东编写总论,翟华强编写解表药,周鹏、秦华珍、肖锦仁编写清热药,许利平编写泻下药,李静平编写祛风湿药,陈芳编写化湿药,赵海平、廖广辉编写利水渗湿药,王玉凤编写温里药,尚坤编写理气药,樊凯芳编写消食药,杨志军编写驱虫药,李晶晶编写止血药,袁颖、林海燕编写活血化瘀药,刘立萍、张琳编写化痰药,姜醒编写止咳平喘药,李敏编写安神药,韩彬编写平肝息风药,齐红艺编写开窍药,张一昕、奚胜艳、王加锋编写补虚药,王英豪编写收涩药,史圣华编写涌吐药,王辉编写攻毒杀虫止痒药,秦旭华编写拔毒化腐生肌药。

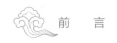

　　本教材在编写过程中得到了南京中医药大学、广州中医药大学及其他参编院校的大力支持。学术秘书李海燕、张晓东老师在修稿、审稿、统稿过程中,袁颖老师在统修数字增值服务内容过程中付出了大量努力,辛勤劳作,在此一并表示感谢。编委会全体编者通力合作,认真负责。即便如此,本教材仍难免有不当、疏漏之处,恳请各院校师生在使用过程中提出宝贵意见,以便进一步修订提高。

编者

2021 年 6 月

◇◇◇ 目 录 ◇◇◇

总 论

各 论

总　论

PPT 课件

笔记栏

学习目标

1. 掌握中药学的含义。
2. 熟悉历代中药学发展及各代本草代表著作。
3. 熟悉道地药材的含义,了解中药产地、采集的相关知识。
4. 掌握中药炮制的目的,熟悉主要炮制方法。
5. 掌握中药性能中有关四气、五味、升降浮沉、归经、毒性等主要内容;熟悉中药功效的含义及分类。
6. 掌握中药配伍、药物"七情"的含义及配伍关系;掌握用药禁忌的主要内容。
7. 熟悉确定剂量的原则以及中药煎煮和服药要求。

　　在中国辽阔的大地和海域中,分布着种类繁多的天然药材资源,包括植物、动物和矿物等,中国目前的中药资源种类有 1 万余种。几千年来,中国人民以天然药材作为防治疾病的武器,为保障国人健康和中华民族的繁衍昌盛发挥了巨大的作用。这些宝贵资源是中国医药学发展的物质基础。

　　中药,是指在中医药理论指导下认识和应用的药物。中药的认识和应用,融合了中医学基础理论和中医辨证论治精髓,具有其独特的理论体系和应用形式,包含中国传统文化、哲学思想以及区域自然资源等方面的鲜明特点。由于中药来源以植物类药材居多,使用也最普遍,故在古代将药物称为本草。本草典籍和文献资料内容十分丰富,记载着中国人民发明和发展医药学的智慧和卓越贡献,并使药学知识得到较为完整的保留、传播和弘扬。

　　中药学是专门研究中药基本理论和各种中药的品种来源、采制、性能、功效、临床应用、用法用量、使用注意等知识的一门学科。它是中国医药学的一个重要组成部分,也是中医药各类从业人员必备的专业知识。

第一章

中药学课程学习方略

第一节　中药学课程简介

一、课程性质

中药学课程是中医药各专业的基础课程之一,在各专业课程设置中具有桥梁课的性质。课程覆盖面广,具有鲜明的基础性、专业性和实践性。课程内容包括总论、各论两部分。总论系统介绍中药学基本理论知识。各论则按功效分列二十二章,围绕性-效-用介绍各类药物。

二、课程重要性及与其他课程的联系

中药是中医治病救人、养生保健的重要工具,有如士兵之武器。掌握中药的基本理论和常用中药的性能、功效及应用的相关知识和技能,重要性是不言而喻的。

学完中医基础理论、中医诊断学后,学习者初步掌握了中医阴阳五行理论、人体生理功能、发病机制,以及运用四诊合参诊断疾病,根据病因病机病情确定治则治法的基本知识和技能,这些都为学好中药学奠定了基础。而中药学又是后续课程的重要基础,如学习方剂学必须有坚实的中药学知识作为铺垫,才能很好地理解、掌握方剂的组成、功效、适应证、方解等;中医内科学等临床课程的具体病证都会涉及中药治疗内容,也必须有坚实的中药学基础知识。只有牢固掌握每味中药的性能、功效,临床才能准确、高效地用药遣方。研发新药及中药现代化研究相关领域,也要求掌握中药基本知识。由此可见,作为中医药院校的学生,在专业基础课的学习阶段,必须学好中药学。

三、课程特点

清代本草学家汪昂云:"最能使人如寐如睡者,莫过于读本草。"中药学学习过程中最为强烈的感受是"中药难学,容易混淆"。这是因为中药为数众多,每一味药物自成一体,性能功效互异,配伍应用多变。就是性能功用相似的同一类药物,其主治范围、作用强度、用量用法、毒性和禁忌,往往也各有特征。除了中药学课程特有知识,还要涉及中医药基础、诊断学,甚至初学者尚未学习的方剂学和临床各科相关内容。总论中则涉及很多与中医理论及临床应用密切相关的药性理论基本知识。掌握这些内容已是不易,更重要的是要将这些知识融入整个中医药知识体系中,并最终落实到能根据病情需要辨证选药、合理有效安全用药的技能上来,难度更大。但中药学也并非杂乱无章,而是存在一定规律性和趣味性,只要学习方法正确,并为之付出艰苦努力,这些困难是可以克服的。

四、课程目标

通过课程学习,掌握中药学基本概念、基本知识、基本理论及常用中药的药性、功效、辨

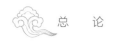

证运用规律。掌握炮制、煎药基本技能及最常用原植物及饮片的辨识,学会基本病证的优选用药,树立安全、有效、合理的用药原则,在学习中提高中医专业学习的自信、兴趣和自觉性,并在课程见习中,感悟医学人文精神及"大医精诚"的道德素养。

1. 掌握"中药""中药学"的含义。性味、归经、升降浮沉、毒性、炮制目的、配伍关系、用药禁忌等中药学基本理论知识。熟悉中药学的发展概况、主要的炮制方法、用量、用法。了解中药的起源、产地、采集及其他炮制方法。

2. 掌握各类药物的含义、性能特点、功效、主治、配伍应用和使用注意。

3. 掌握 130 种以上常用中药的分类、性能特点、功效、主治、典型配伍;药物特殊的炮制意义、用法用量及使用注意;了解同一药味因品种来源不同而效用有异者。熟悉 100 种左右常用药物的分类、功效、主治、某些药物特殊的炮制意义、用法用量及使用注意;了解 100 种左右常用药物的功效、某些药物特殊的炮制意义、用法用量及使用注意。

第二节　中药学课程学习方法与策略

学好中药学除了持之以恒,不懈努力外,还必须有比较好的学习方法。

一、重视课堂环节,认真听课、记笔记,理解核心要点

教师是学生步入中药学知识殿堂的引导及启蒙者,通过教师认真讲授,同学们可以迅捷知晓中药学的性质、内容,中药的基本知识、理论和临床运用规律,明确课程的核心内容,避免在自主性学习中走弯路。在教师指导下,可以更好地将知识转化为实际能力。因此,认真听课,做好笔记是学好中药学的首要任务。要勤于思考,学会质疑,带着问题去听。听课过程中,遇到不懂的问题,须课后甚至随时提问,及时得到解惑,不留死角。

二、课后及时复习,不断总结消化,强化基础记忆

知识的牢固记忆及掌握,仅靠课堂是不够的。每次课后必须花费足够时间结合教材、笔记反复强化,要学会主动归纳,总结要点。初学中药的同学多感这门课程枯燥无味,需先下一段硬功夫,机械记忆背诵。借助药性歌括是传统中医的学习方法,朗朗上口的歌括便于记忆,不易忘掉,只要通过这一关,对进一步系统学习就会大有裨益。

三、病证为纲,勤做习题,不断反思,学会辨证用药

中药学课程知识以功能为类,以药物为纲,对于系统了解药物各方面知识有益,但是如何将这些知识再进行组合、重构,转化为临床所需,还需要学习者自主性学习,学会以病证为纲,开展运用练习。课后除完成教师布置的作业、论文等外,还应主动多做练习,学会辨证用药。人机交互、立即反馈是计算机的显著特点。可充分利用多媒体视听合一功能与计算机的交互功能,及时练习,并立即得到反馈、评价,不断反思自己的学习效果,提高认知效率。

四、扩展阅读,结合学习,触类旁通,帮助系统掌握

(一) 结合中医文化,激发学习亲切感、轻松感,熏陶职业情感

中医药是中华民族优秀的传统文化之一,学习者要充分利用各种学习资源,借助与中药有关的趣事、历代名医故事及国家中医药政策、法规等课外知识,拓展知识视野,激发学习兴趣,提升专业综合素质。如人参、天麻的传说,龙胆、马勃药名的由来等。生活中的谚语亦

能很好体现中药特点。如"腰痛吃杜仲,头痛吃川芎""家有地榆皮,不怕烧脱皮;家有地榆炭,不怕皮烧烂"等。如在学习中多收集一些类似的谚语或有关中药的典故,可以使中药更贴近生活,方便记忆。如学习杏仁时,知晓三国时名医董奉为乡民治病从不计酬,只请治愈的病人种几株杏树,行医一生,屋后的杏树竟蔚然成林,并用卖杏的钱救济穷人。学到水牛角时,知晓由于犀牛和老虎是国际上重点保护的濒危野生动物,所以在我国临床上已禁用犀牛角和虎骨。再如华佗研制麻沸散的经过,中医药在抗击新型冠状病毒肺炎中的重要贡献等,都能强烈地感染学习者,提高其学习的自觉性与主动性。

（二）与方剂结合学习

与方剂结合学习药物,不但可以进一步掌握药物的配伍应用,而且能牢记药物的功用。以麻黄为例:发汗解表,麻黄汤等,麻黄与桂枝相须为用,以增强发汗解表之力;宣肺平喘,三拗汤等,麻黄与杏仁相伍为用,以增强宣肺平喘之功;利水,越婢加术汤等,麻黄与生姜、白术等配伍,有利水消肿作用。又如在阳和汤中,麻黄与白芥子配伍使用,能通阳散滞而消痰结,用治阴疽诸证。在麻杏薏甘汤中,麻黄与薏苡仁配伍使用,能祛风除湿,通痹止痛,可疗风湿痹证。这样学习不但可以掌握其功效,还可掌握其配伍规律,知常达变。

（三）与医案结合学习

医案是理论与实践相结合的产物,是理论通向临床的桥梁。学习阅读医案,特别是名老中医的医案,可以灵活地掌握中药的具体运用,进一步深化中药学知识。如通过对《蒲辅周医案》的学习,就可知道藁本除辛温解表,善治巅顶头痛外,还可通过与行气活血药、温经和血药、清热祛风化湿药配伍,分别治疗月经不调、痛经、皮肤湿疹,从而跳出只拘泥于藁本解表的圈子,不断丰富知识。

（四）与前人药论结合学习

前人药物论述均是自己多年行医之临床所得,多读多看前人药论,可了解药物的专长,对指导临床用药,受益匪浅。如张锡纯的"石膏解"说理透彻,举例生动,有论有案,至精至微。这些独特的见解与报道,对指导临床用药,会别开蹊径,拓宽思路。

五、借助标本实物图像,开展形象化学习,提高学习兴趣和感性认识

借助中药实物标本或图像,声形并具,可加深印象,提高学习者兴趣和记忆效果。首先色彩丰富、形态各异的动植矿物药外观就能给学习者以感官刺激,形成对药物的第一印象,常接触中药标本,可以通过视觉、触觉、嗅觉加深对药物的认识;其次按课程安排或主动到校园的药圃识别药材,丰富学习者对原植物的认识,增强学习兴趣,并在教与学过程中适当了解一些药材的加工、炮制、鉴别、储存等知识,可使学习者有一种新鲜感,学习更直观生动,知识点更便于接受,并能够学以致用。中药主要用药途径是煎煮、浸泡、口服,因此,提倡体验性学习,在保证安全前提下,口尝身受,体会中药的苦辛甘咸酸五味,感知中药独特效应,加深感性认识。充分利用网络及多媒体教学资源,也可以达到直观、生动、灵活的效果,帮助学习者理解和掌握教学内容。

六、及早临床,学会运用,将知识转化为能力

知识最终要转化为能力。因此,中药学的学习,一定要结合实践,学习者须及早、多量、反复临床,通过课程见习,通过周末、假期跟随临床导师抄方、试诊、襄诊,将药物知识应用于临床实践。认真比较试诊处方与带教教师修改后处方的区别,认真总结治愈与治误的病例,分析原因,细心体会每一味药物的特长功用,最终的目的是把学到的中药学知识真正转化为运用能力。

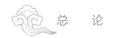

此外,中药学是一门应用学科,随着科学发展和社会进步,新的中药品种资源不断被发现,传统中药不断地再次开发和应用。由于课时有限,教材内容有限,仅靠课堂时间来掌握中药学知识肯定不能满足以后临床工作及研究需要,因此,必须树立终身学习理念。学会独立思考,树立反思批判精神,不迷信教材、不迷信教师,以安全、有效、合理使用药物为追求,积极参加现代中药学实验及创新课题研究,努力提升传承与创新结合的意识,并从中培养科学研究精神。

第三节　中药学课程内容学习指要

一、学习中药学必须以中医理论为指导

中药学的理论知识与中医理论紧密联系,是不可分割的统一整体。中医理论有寒、热、虚、实等辨证纲领,中药学才有四气、补泻等相应的药性理论。中医学有脏腑经络学说,中药学才有与这一特殊疾病定位方法相适应的归经内容。中医学有脏腑气机升降出入的生理和病理体系,中药学则归纳出药物作用的升降浮沉。名目繁多的中药功效,也是完全与中医理论的病因、病机对应的。疾病的病因有风、寒、暑、湿、燥、火、痰饮、瘀血、食积、虫积等,病机有阴阳失调、气血失常、风气内动等,中药就以祛风、散寒、解暑、除湿、润燥、泻火、化痰、活血、消食、杀虫、滋阴、助阳、养血、益气、行气等功效与之呼应。根据现行的中医药各专业教学计划及目标,学生在学习中药学之前,已经完成了中医基础理论或中医诊断学的系统学习,应当把这些课程中掌握的有关中医理论,融会贯通于中药学的学习之中。

二、学习中药学必须处理好中药学与各相关课程的关系,抓住重点,循序渐进

为充分体现中药学及各味药物的完整性和临床实用性,中药学课程涉及较多的药学知识,也体现了与其他相关课程的联系,使之在中医基础和临床学科之间起到纽带作用。这些内容,有的先于中药学出现,有的则需以后学习;有的是必须掌握的,有的则仅供参考;有的可以在本课程中一次完成,有的则需通过方剂学和临床各课程学习反复接触、不断深入、螺旋式提高。只有将这些内容分辨清楚,才能抓住中药学课程重点,狠下功夫,牢固掌握。对于仅供参考或属于其他课程的内容,可以一般性了解。

三、学好章(节)概述,是掌握各类药物共性和要点的关键

中药学各论中每章(节)的概述部分,是以该类所有药物的功效为核心而概括出来的共性和要点。理解和掌握这些内容,就能抓住各类药物具有的普遍性规律。在学习该章(节)各种药物时,只需比较其差异,了解其个性即可,从而避免相同内容的重复学习和记忆,可在很大程度上减轻学习负担,收到提纲挈领、执简驭繁的捷效。

四、以功效为核心,将性能和主治应用有机联系,方能全面理解和掌握

功效是中药治疗和预防疾病的基本作用,药物性能只是对功效性质和特征的进一步概括,主治和应用则是与各种功效相适应的病证及用药方法。功效既是总结性能的基础,又是指导各药临床应用的依据,所以是中药知识的核心内容,也是联系其他项目的纽带,学习具体药物时以功效为核心,将性能和主治应用有机联系,方能全面理解和掌握。掌握这一内

容,就抓住了学习该药的关键。无论是掌握,还是熟悉和了解的药物,其功效虽有一定主次之分,但都必须牢牢记住,为重点中的重点。共性与个性的区分是学好功效的关键,只有在共性同类药物群中,掌握各药的特点,分清各类药物的功效异同,才能为正确地选用药物打好基础。

五、药物的毒性,特殊的用量、用法和使用注意,必须专门学习,并引以为据

中药以植物药为主,而且以无毒之品居多,这些药的用量幅度变化也较大,所以只须根据总论中提出的药物用量确定原则,从总体上把握,其具体用量不必——记忆。但对于少数有毒药物,如雄黄、朱砂、甘遂、巴豆、马钱子等,不仅要掌握其毒性,对其安全的用量范围,也必须逐味加以记忆,不能含糊。至于麝香、冰片、牛黄、熊胆等精细而无毒的名贵药,其用量较小,应该像对待有毒药的用量一样,准确记忆。中药的给药途径,以汤剂内服为主。但有的药物或因有特殊气味,或有效成分不耐煎煮,或有效成分不溶于水等而不可入煎剂。或因其他多种原因,有的药物当先煎、包煎、烊化等,均应牢记。各药的使用注意,有同类药共有的,有某药独有的。前者应在学习概述时一并解决,如芳香化湿药有温燥、挥发之性,故热盛及阴虚证不宜,且不可久煎。后者,如麦芽之授乳期妇女不宜用,地榆之大面积烧烫伤不宜外用等特有的注意事项,则需再留心记忆。尽管如此,中药的数量毕竟很多,有了正确的学习方法,还须付出辛勤努力,课后及时复习,在学完一节、一章或一个阶段之后,还必须反复比较、理解和记忆,才能加深印象,融会贯通,把中药学真正学好。

第二章

中药的起源与中药学的发展

第一节 中药的起源

人类对药物的认识,最初是与觅食活动紧密相连的。在原始时代,我们的祖先通过采食植物和狩猎,逐渐了解这些植物和动物,有的可以充饥果腹,有的可以减缓病痛,有的则引起中毒,甚至造成死亡。因而,人们懂得在觅食时有所辨别和选择,逐渐对某些自然产物的药效和毒性有所认识。《淮南子·修务训》中记述的"神农尝百草之滋味……一日而遇七十毒"的传说,生动地反映了人们认识药物的艰难过程。古人经过无数次有意识的实验、观察,逐步形成了最初的药学知识。

原始社会时期人类最易于采收和用以充饥的食物,大多是植物类,因此最先发现的也是植物药。随着生产力的发展,农耕、动物驯养、渔猎生产的进步,人们对药物和食物的认识不断提高,对植物药和动物药的认识也逐渐深化。原始社会晚期,随着采石、开矿和冶炼的兴起,又相继发现了矿物药。同在这一时期,人们从野果与谷物自然发酵的启示中,逐步掌握了酒的酿造技术。至殷商时期,酿酒业已十分兴盛。酒不仅是一种饮料,更重要的是具有温通血脉,行助药势和作为溶媒等多方面的作用,故《汉书·食货志》将酒誉为"百药之长"。

随着文字的创造和使用,药物知识也由口耳相传发展为文字记载。商代金文中已有"药"字出现。《说文解字》将其训释为:"治病草,从艸,乐声。"明确指出了"药"即治病之物,并强调了"草"(植物)类居多的客观事实。西周时期宫廷已设有"医师"一职,"掌医之政令,聚毒药以供医事"。《诗经》中记载的植物和动物共300多种,其中不少是后世本草著作中收载的药物。《山海经》是一部包含古代地理学、方物志等内容的著作,其中载有120余种药物,并记述了它们的医疗用途。《万物》是1977年安徽阜阳出土汉简的一部分,原书之名已不可考,书名《万物》为考古学者所题。据考证,《万物》虽在西汉初年抄成,但其编撰年代则在春秋战国时期。所载药物70余种,各药所治疾病的记载较《山海经》更为进步,并有复方治疗的记载。有的学者认为,这是迄今发现的最早药物专编或本草古籍。20世纪70年代初出土的战国早期医书《五十二病方》载方约300个,涉及药物240余种,对炮制、制剂、用法、禁忌等均有记述,说明中药的复方应用具有十分悠久的历史。

第二节 中药学的发展

一、秦汉时期

秦汉之际,药学已初具规模。西汉时期已有药学专著出现,如《史记·扁鹊仓公列传》记载,名医公孙阳庆曾将《药论》一书传与其弟子淳于意。从《汉书》中的有关记载可知,西汉晚期不仅已用"本草"一词来指称药学专著,而且拥有一批通晓本草的学者。现存最早的药学专著是《神农本草经》。该书虽托"神农"之名,实非出于一时一人之手,最后成书约在东汉末期(公元 2 世纪)。《神农本草经》原书早佚,目前的各种版本均系明清以来学者考订、整理、辑复而成。其"序例"部分,言简意赅地总结了药物的四气五味、有毒无毒、配伍法度、服药方法、剂型选择等基本原则,初步奠定了药学理论的基础。各论载药 365 种,按药物有毒无毒、养生延年与祛邪治病的不同,分为上、中、下三品,即后世所称的"三品分类法"。每药之下,依次介绍正名、性味、主治功用、生长环境,部分药物之后还有别名、产地等内容。所记各药功用大多朴实有验,历用不衰,如黄连治痢,阿胶止血,人参补虚,乌头止痛,半夏止呕,茵陈退黄等。《神农本草经》系统地总结了汉以前的药学成就,对后世本草学的发展具有十分深远的影响,故被尊为药学经典之著。

这一时期,通过境内外的交流,西域的红花(西红花)、大蒜、胡桃、胡麻,越南的薏苡仁等相继传入中国;边远地区的麝香、羚羊角、琥珀、龙眼肉等药源源不断地进入内地;华佗发明"麻沸散"用于外科手术麻醉,以及东汉炼丹术的应用等,都在不同程度上促进了本草学的发展。

二、魏晋南北朝时期

汉末以来医家应用的药物种类日渐增多,本草著作的数量和种类也大大增加。重要的本草著作,除《吴普本草》《李当之药录》《名医别录》《雷公药对》《徐之才药对》外,首推梁·陶弘景所辑《本草经集注》。该书约完成于公元 500 年,"序列"部分首先回顾本草学发展概况,接着对《神农本草经》序列条文逐一加以注释、发挥,具有较高学术水平。针对当时药材伪劣品较多的状况,补充了大量采收、鉴别、炮制、制剂及合药取量方面的理论和操作原则,还增列了"诸病通用药""解百药及金石等毒例""服药食忌例"(原书无标题,以上题目为后人所采用)等,大大丰富了药学总论的内容。各论部分,首创按药物自然属性分类的方法,将所载 730 种药物分为玉石、草木、虫兽、果、菜、米食及有名未用七类,各类中又结合三品分类排列药物顺序。为便于保存文献资料原貌,陶氏采用朱写《神农本草经》文,墨写《名医别录》文,小字作注的方式;对于药性,又以朱点为热,墨点为冷,无点为平。这在全凭手抄药书的时代,不失为一种事半功倍的方法。本书系统、全面地整理、补充了《神农本草经》的内容,反映了魏晋南北朝时期的主要药学成就。

晋代著名医家葛洪所著的《肘后备急方》,反映了该时期的部分医学成就,尤其对岭南地区多发的传染病认识和防治用药方面起了一定的作用,生青蒿绞汁服用治疟还对现代研究抗疟药产生了重要影响。南朝刘宋时期雷敩著《炮炙论》,叙述药物通过适宜的炮制,可以提高药效,减轻毒性或烈性,收录了 300 种药物的炮制方法,并提出在炮制药品前,应注意区别混淆品。该书是我国第一部炮制专著,也标志着本草学新分支学科的产生。

三、隋唐时期

隋唐时期,中国经济文化日渐繁荣,交通、外贸更加发达,医药学也有较大发展。据《隋书·经籍志》载,出自隋人的本草著作近 20 种,并包括采集、种植、制药等专著。隋唐时期,医学教育开始兴盛,太医署内设有主药、药园师等药学类专职。

由于长期分裂、战乱,加之《本草经集注》在一百多年的传抄中出现了不少错误,以及唐政权建立后带来的经济、文化、中外交流的发展,从海外输入的药材品种亦相应增加。因此,对本草学进行一次大规模的整理,既是当时的迫切需要,也是本草学发展的必然结果。唐显庆四年(659 年)颁行了由李勣、苏敬等主持编纂的《新修本草》(又称《唐本草》)。本书的完成,依靠了国家的行政力量和充分的人力物力,是中国历史上第一部药典性官修本草,比1542年欧洲纽伦堡药典早出800余年。全书卷帙浩博,收载药物共844种(一说850种)。书中还增加了药物图谱,并附以文字说明,这种图文对照的方法,开创了世界药学著作的先例,形式和内容都有崭新的特色,不仅反映了唐代药学的高度成就,对后世药学的发展也有深远影响。该书很快传到国外,如731年即传入日本,并广为流传。日本古书《延喜式》还有"凡医生皆读苏敬《新修本草》"的记载。

开元年间(713—741年),陈藏器编成《本草拾遗》。作者深入实践,不仅增补了大量民间药物,而且辨识品类也极为审慎。陈氏又将各种药物功用概括为十类,即宣、通、补、泻、轻、重、滑、涩、燥、湿十种,为后世中药按临床功效分类的发展奠定了基础。后来这种分类方法又用于方剂分类,并不断充实、发展。

唐代已开始使用动物组织、器官及激素制剂,而用羊靥(羊的甲状腺)和鹿靥治甲状腺病,则见于孙思邈的《备急千金要方》。酵母制剂在唐代已普遍地用于医药,如《备急千金要方》和甄权的《药性论》等对神曲的性质、功用都有明确的记述。

唐至五代时期对某些食物药和外来药都有专门的研究。《备急千金要方》中已专设食治篇。由孟诜原著,经张鼎改编增补而成的《食疗本草》,全面总结了唐以前的营养学和食治经验,是这一时期最有代表性的食疗专书。李珣的《海药本草》,则主要介绍海外输入药物,扩充了本草学的内容。

四、宋、金元时期

由于经济、文化、科学技术和商业、交通的发展,尤其是雕版印刷的应用,为宋代本草学术的发展提供了有利条件。宋代开国一百年内,即多次组织大型官修本草的编纂。973—974年刊行了《开宝本草》,1060年刊行《嘉祐补注本草》,1061年刊行《本草图经》。《本草图经》亦称《图经本草》,所附900多幅药图是我国现存最早的版刻本草图谱。唐慎微撰写的《经史证类备急本草》(后人简称《证类本草》,首刊于1108年),则在此基础上研究整理了大量经史文献中有关药学的资料,内容丰富,载药总数已达到1 500余种(其后出现了多种新刊版本,载药总数也增加到1 700多种),并于各药之后附列方剂以相印证,医药紧密结合。由于本书对所收载的资料采用原文照录注明出处的方法,所以宋以前许多本草资料后来虽已亡佚,亦赖此书的引用得以保存下来。它不但具有很高的学术价值和实用价值,而且具有重要的文献价值,正如明代李时珍所说:"使诸家本草及各药单方,垂之千古,不致沦没,皆其功也。"

国家药局的设立,是北宋的一大创举,也是中国乃至世界药学史上的重大事件。1076年,在京城开封开设由国家经营的熟药所,其后又发展为修合药所(后改名为"医药和剂局")及出卖药所(后改名为"惠民局")。药局的产生促进了药材检验、成药生产的发展,带动了炮制、制剂技术的提高,并制定了制剂规范,《太平惠民和剂局方》即是这方面的重要文献。"秋石"是从人尿中提取的性激素制剂,它的制备方法最早见于《苏沈良方》。《宝庆本草折衷》则有"猪胆合为牛黄"的记载。此外,宋代用升华法制取龙脑、樟脑,蒸馏法制酒等,皆反映出这一时期中药制剂所取得的成就。

金元时期,医药学界的学术争鸣推动了药学理论的发展。这一时期的本草著作多出自医家之手,具有明显的临床药物学的特征。如刘完素的《素问药注》《本草论》,张元素的《医学启源》《珍珠囊》《脏腑标本药式》,李东垣的《药类法象》《用药心法》,王好古的《汤液本草》,朱丹溪的《本草衍义补遗》等。这些本草著作,发展了医学经典中有关升降浮沉、归经等药性理论,使之系统化,同时注重药物奏效原理的探讨。他们在宋人基础上,以药物形、色、气、味为主干,利用气化、运气和阴阳五行学说,建立了一整套法象药理模式。这一努力的结果,丰富了中药的药理内容,强调用药要注意季节、气候的影响,但其简单、机械的推理方式,也引起了后世的争议。

元代忽思慧所著的《饮膳正要》是饮食疗法的专门著作,记录了不少回、蒙民族的食疗方药和有关膳食的烹饪方法,至今仍有较高的参考价值。

元代中外医药交流更加广泛,在药物相互贸易中,政府还派人去各国采购。阿拉伯人、法兰西人开始来华行医。回回药物院的建立,更促进了中国医药和阿拉伯医药的交流。

五、明朝时期

明代,随着医药学的发展,药学知识和技术的进一步积累,沿用已久的《证类本草》已不能满足时代的要求。弘治十八年(1505 年),刘文泰奉敕修定的《本草品汇精要》,是明代唯一的大型官修本草。全书载药 1 815 种,绘有 1 385 幅精美的彩色药图和制药图。所载药物内容分 24 项记述,反映了对药物认识的进步,但分项过于繁杂,反而招致一些混乱。书成之后,藏于内府而未刊行,1936 年始由商务印书馆据故宫旧抄本铅印出版。

伟大的医药学家李时珍(1518—1593 年)以毕生精力,亲历实践,广收博采,实地考察,对本草学进行了全面的整理总结,历时 27 年编成了《本草纲目》。全书 52 卷,约 200 万言,收药 1 892 种(新增 374 种),附图 1 100 多幅,附方 11 000 余首。序例部分对本草史和中药基本理论进行了全面、系统的总结和发挥。各论分水、火、土、金石、草、谷、菜、果、木、服器、虫、鳞、介、禽、兽、人等 16 部,以下再分为 60 类。各药之下,分正名、释名、集解、正误、修治、气味、主治、发明、附方诸项,逐一介绍。书中不仅汇集了大量前人资料,而且记述了作者丰富的研究成果和新发现、新经验,对过去本草中的一些谬误也进行了指正。它全面总结了中国 16 世纪以前本草学的成就,在植物、动物、矿物、农学、气象等自然科学的许多方面均有重要贡献。该书 17 世纪初即传播海外,先后有多种文字译本,丰富了世界医学科学宝库。

2011 年,《本草纲目》作为世界物质文化遗产,与《黄帝内经》同时入选《世界记忆名录》。

六、清朝时期

随着对药物认识的丰富,有必要对大型综合本草进行补充和订正,清代的本草著作数量众多,达 400 种左右。如赵学敏著《本草纲目拾遗》(初稿成书于 1765 年,经过近四十年的增补修订,初刊于 1803 年),卷首"正误"项下,纠正或补充《本草纲目》内容 34 条。全书载药 921 种,其中《本草纲目》未收载者有 716 种,主要是疗效确切的民间药物和外来药。本书还收录了大量今已散失的方药书籍的部分内容,具有重要的文献价值。吴其浚的《植物名实图考》,刊行于道光二十八年(1848 年),收录植物 1 714 种,新增者 519 种。该书记述了植物的文献出处、产地、生境、形态及性味功用等。对植物品种做了大量考证,对植物形态的描述比较详细,所附图绘极为精审,大大超过了历代本草。该书是清代产生的水平很高的药用植物学巨著,对后世本草学、植物学的发展有很大影响。

在清代众多的本草著作中,涌现了一批适应临床医家需要的临床简约本草,如汪昂《本草备要》、吴仪洛《本草从新》、黄宫绣《本草求真》等。其中《本草求真》(1769 年)载药 521 种,上编分述药物的气味、功能、禁忌、配伍和制法等,下编阐述脏腑病证主药、六淫病证主药、药物总义等内容。由于该书以临床实用为宗旨,正文药物分为补、收涩、散、泻、血、杂、食物 7 类,每类又分若干子目。为了便于检索,书末附"卷后目录",按药物自然属性分部类药。该书采用的按药物主要功效进行分类的方法,不仅较《神农本草经》三品分类、陈藏器

"十剂"分类更为先进,而且对后世临床中药学的功效分类亦有重要影响。

"草药"一词始见于宋,而草药专著,则始于明而盛于清,为本草学提供了新的内容。仅《本草纲目拾遗》引用的,就有《百草镜》《草药书》《采药志》《草宝》《山海草函》《李氏草秘》等十余种。此外,还有《生草药性备要》《草药图经》《草木便方》及《天宝本草》等。

清代专题类本草甚多,如张叡《修事指南》,为炮制类专著;郑肖岩《伪药条辨》,为优秀的辨药专书;唐容川《本草问答》、徐灵胎《医学源流论》中的 10 余篇药理论文,都属药理专著;章穆的《调疾饮食辨》、王孟英的《随息居饮食谱》等,则属较好的食疗专著。

七、民国时期

辛亥革命以后,西方文化及西方医药学在我国进一步传播,与此相应,社会和医药界对传统的中国医药学逐渐有了"中医""中药"之称谓。尽管此时的当局者采取了压抑中医的政策,但本草学以其卓著的临床疗效和科学底蕴,在志士仁人的努力下,仍有新的发展。

随着中医学校的建立,涌现了一批适应当时教学需要的中药学讲义,如浙江兰溪中医学校张寿颐的《本草正义》、浙江中医专门学校何廉臣的《实验药物学》、上海中药专门学校秦伯未的《药物学》、天津国医函授学校张锡纯的《药物讲义》等。这些中药讲义,对各药功效主治的论述更加充实,其中以《本草正义》的论述和发挥最为精辟中肯。

药学辞典类大型工具书的出现,是民国时期对本草学发展的一大贡献。其中成就和影响最大者,当推陈存仁的《中国药学大辞典》(1935 年)。本书收录词目约 4 300 条,汇集古今有关论述与研究成果,资料繁博,查阅方便,虽有不少错讹,仍不失为一部具有重要影响的大型药学辞书。

本草学应用现代科学技术进行研究的工作亦在此时期开始起步。植物学、生药学工作者在中药品种的科学甄别及资源调查方面做了大量工作。还有许多药学工作者则致力于中药化学及药理学研究,在当时条件下,多是进行单味药的化学成分和药理研究,但取得的成就和对本草学发展所做的贡献是应当充分肯定的。

八、当代的本草学成就

中华人民共和国成立以来,政府制定了一系列的政策和有力措施,确立了中医药应有的地位和作用,致力于发展中医药事业,保障了中医药事业的健康、科学、稳步发展。加上现代自然科学技术的进步和国家经济的发展,本草学取得了前所未有的成就。

从 20 世纪 50 年代起,各地出版部门根据卫生部的安排和建议,积极进行中医药文献的整理刊行。在本草方面,陆续影印、重刊或校点评注了《神农本草经》《新修本草》(残卷)、《证类本草》《滇南本草》《本草品汇精要》《本草纲目》等数十种重要的古代本草专著。20世纪 60 年代以来,对亡佚本草的辑复也取得突出成绩,其中有些已正式出版发行,对本草学的研究具有重大意义,70 年代后期中药新著不断涌现,不仅数量多,而且门类齐全,从各个角度将本草学提高到崭新的水平。其中最能反映当代本草学术成就的,有各版《中华人民共和国药典》《中药志》《全国中草药汇编》《中药大辞典》《原色中国本草图鉴》《中国民族药志》《中华临床中药学》《中华本草》等。《中华人民共和国药典》以法典的形式确定了中药在当代医药卫生事业中的地位,也为中药材及中药制剂质量的提高、标准的确定起了巨大的促进作用。《中华本草》是由国家中医药管理局主持、南京中医药大学总编审、全国 60多个单位协作编写,全国 500 余名专家历时 10 年完成的划时代本草巨著。全书共 35 卷,共2 400 万字,其中前 30 卷为中药,后 5 卷为民族药,分别为"藏药卷""蒙药卷""维吾尔药卷""傣药卷"和"苗药卷"。中药部分包括总论 1 卷,概述本草学各分支学科的主要学术内容和研究进展;药物 26 卷,按自然分类系统排列药物。分列正名、异名、释名、品种考证、来源、原植(动、矿)物、栽培(养殖)要点、采收加工(或制法)、药材及产销、药材鉴别、化学成分、药理、炮制、药性、功能与主治、应用与配伍、用法用量、使用注意、附方、制剂、现代临床研究、药论、集解、参考文献 24 个项目依次著述。另有附编 1 卷,索引 2 卷。全书收载药物 8 980 味,插图 8 534 幅,篇幅约 2 200 万字。该书是一部全面总结中华民族两千多年来传统药学成就,集中反映 20 世纪中药学科发展的综合性本草著作。《中华本草》卷帙浩繁,故又从中选择了 535 种临床常用药物,连同部分总论内容,汇辑成《中华本草》精选本出版。

在中药资源方面,自 20 世纪 50 年代以来,在对中药资源进行大规模调查的基础上,编写了全国性的中药志及一大批药用植物志、药用动物志及地区性的中药志。20 世纪 90 年代全国中药资源普查资料表明,中国的中药资源种类达到近 13 000 种。一些进口药材国产资源的开发也取得了显著成就,如在普查中发现的国产沉香、马钱子、安息香、阿魏、萝芙木等,已经开发利用,并能在相当程度上满足国内需求,而不需完全依赖进口。中药资源保护、植物药异地引种和人工栽培、药用动物的驯化等,皆取得很大成绩。目前,第四次全国中药资源普查的工作也已全面展开。

随着现代自然科学的迅速发展以及中药事业自身发展的需要,中药的现代研究无论在深度和广度上都取得了瞩目成就,并促进了临床中药学、中药鉴定学、中药化学、中药药理学、中药炮制学、中药药剂学等分支学科的发展。

当代中医药教育事业的振兴,为中药学和中药事业的发展,造就了一大批高质量的专业人才。自 1956 年在北京、上海、广州、成都和南京等地建立中医学院起,全国各省市自治区陆续成立中医学院,中医药教育步入了现代化正规的高等教育行列。1959 年起相继开办了中药学本科专业,目前在中国几十所中医药院校、药科大学和部分综合性大学设有中药学专业,国家一级和许多省市成立了中医药研究院所。为了适应中医药教育的需要,中药学教材也进行了多次编写、修订,教材质量不断提高,中医药教育培养了一批优秀的中医药人才。2015 年中国中医科学院研究员屠呦呦因发现青蒿素治疗疟疾的新疗法获诺贝尔奖,陈竺以张亭栋的中药砒霜攻克癌细胞的实验发现为基础,发现了急性早幼粒细胞白血病(APL)的革命性治疗方法,2018 年,瑞典皇家科学院将舍贝里奖授予陈竺教授,表彰他与另外两位国外科学家。这些研究都为中药发展提供了有益启示,也振奋了广大中医药从业者的自信心。

我们知道,改革开放后,先进的化学药物和治疗理念改变了医生的用药习惯,中医药也受到前所未有的冲击。近些年,国家为改变这种状况采取了一系列举措。2015 年 5 月,首个中医药健康服务领域的专项发展规划《中医药健康服务发展规划(2015—2020 年)》发布;2016 年 2 月《中医药发展战略规划纲要(2016—2030 年)》出台,明确了未来 15 年我国中医药发展方向和工作重点,把中医药发展上升为国家战略。2017 年 7 月 1 日首部《中医药法》正式实施,为继承和弘扬中医药,扶持和促进中医药事业发展确立了法律依据。2020 年 12 月国家药品监督管理局印发《关于促进中药传承创新发展的实施意见》。这些都标志着中医药事业进入了新的历史时期,中药事业呈现新的发展格局。

中国医药学源远流长,是一个伟大宝库,综合发挥多学科的力量,进一步做好中药学的继承和开拓创新,任重而道远。

第三章

中药的产地与采集

　　中药绝大部分来源于天然的植物，其次是动物、矿物，以及部分人工制品。中药的产地、采收是否适宜，是影响药材质量的重要因素。不合理的采收对野生动、植物来说，还会破坏药材资源，降低药材产量。早在《神农本草经》里已指出："阴干、暴干，采造时月，生熟，土地所出，真伪陈新，并各有法。"唐代著名医家孙思邈在《千金翼方》卷一中，专论"采药时节"及"药出州土"，列举了233种中药的采收时节及519种中药的产地分布。历代医药家都十分重视中药的产地与采集，并在长期的实践中，积累了丰富的经验和知识。时至今日，人们利用现代科学技术，发现中药的产地、采收是否适宜，与药物有效成分含量有很大关系，并在这一方面取得了较多成果。总之，药物产地、采收方法的研究，是保护和扩大药源、保证药材质量的主要任务。

第一节　中药的产地

　　天然中药材的分布和生产，离不开一定的自然条件。我国纵横万里的大地、江河湖泽、山陵丘壑、平原沃野以及辽阔海域，自然地理状况十分复杂，水土、气候、日照、生物分布等生态环境各地不完全相同，甚至差别很大。因而天然中药材的生产多有一定的地域性，且产地与其产量、质量有密切关系。古代医药家经过长期使用、观察和比较，知道即使是分布较广的药材，由于自然条件的不同，各地所产，其质量优劣也不一样，并逐渐形成了"道地药材"的概念。"道"曾是古代的行政区划，"地"指地域或地区。《神农本草经》已提出"土地所出，真伪新陈，并各有法。"孙思邈《千金翼方》中论"药出州土"时，首先按当时行政区划的十三个"道"来归纳药材产地，强调用药须知所出土地。明代《本草品汇精要》在药物条文中设有"道地"专项。其后汤显祖《牡丹亭》中有"好道地药材"一语。说明前人很早就认识到药材产地与质量的关系。

能否举例说明道地药材的变迁情况？

　　所谓道地药材（又称地道药材），是指历史悠久，品种优良，炮制独特，疗效突出，带有明显地域特点的药材。亦即某一地区（道）所产的某种药材，质量高、疗效好，因而素有盛名。宋代《本草衍义》云："凡用药必择土地所宜者，则药力具，用之有据"，强调了为提高疗效，须根据产地来选用药物。

　　道地药材的确定，与药材产地、品种、质量等多种因素有关，而临床疗效则是其关键因素。如四川的黄连、川芎、附子，江苏的薄荷、苍术，广东的砂仁、陈皮、藿香，东北的人参、细辛、五味子，云南的茯苓，河南的地黄、牛膝、菊花、山药，山东的阿胶等，都是著名的道地药材，受到人们的赞誉。道地药材在长期的生产和用药实践中形成，并不是一成不变的。自然环境条件的改变、过度采伐、栽培和养殖技术的进步、产区经济结构变化等多种因素，皆可导致药材道地的变迁。而药材的品质和临床疗效始终是确定道地药材的主要标准。

　　长期的临床医疗实践证明，重视中药产地与质量的关系，强调道地药材的开发和应用，对保证中药疗效，起着十分重要的作用。随着医疗事业的发展，中药材需求量的日益增加，再加上很多药材的生产周期较长,产量有限,因此,单靠强调道地药材产区扩大生产,已经无法满足药材需求。在这种情况下,进行药材的引种栽培以及药用动物的驯养,成为解决道地药材不足的重要途径。在现代技术条件下,我国已能对不少名贵或短缺药材进行异地引种,以及药用动物的驯养,并不断取得成效。如原依靠进口的西洋参在国内引种成功;天麻原产贵州,而今在陕西等地大面积引种;还有人工培育牛黄、人工养鹿取茸,人工养麝及活麝取香等。当然,在药材的引种或驯养工作中,必须确保该品种原有的性能和疗效。目前,我国许多地区正在大力推进中药种植示范基地的建设,这对促进中药资源的开发利用,提高中药材品质以及生态环境的保护都有重要意义。

第二节 中药的采集

合理采收对保证药材质量、医疗效果以及扩大和保护资源十分重要。《千金翼方》指出:"夫药采取,不知时节,不依阴干暴干,虽有药名,终无药实,故不依时采取与朽木不殊,虚费人工,卒无裨益。"中药材所含有效成分是药物具有防病治病作用的物质基础,而有效成分的质和量与中药材的采收季节、时间和方法有着十分密切的关系。因此,采收药材必须掌握它们的采收标准、适收标志、采收期、收获年限和采收方法。采收野生药材还必须掌握它们的生态环境和植物的形态特征等。

一、植物类药材的采收

从理论上讲,植物类药材的采收,在有效成分含量最高时进行为好。但除了有效成分外,还要考虑药材的产量,对于含有毒性成分的药材,同时要考虑其有毒成分的含量,因而药材采收期的确定,应综合考虑有效成分含量、有毒成分含量和药材产量三项指标。由于迄今对多数药用植物中的有效成分消长规律尚未完全弄清,多数还只能按其有效物质积累规律的认识来指导采收。由于各地土壤、气候、雨量、地势、光照时间等生长条件不同,因此同一药材各地最佳采收期是不同的,应根据测定分析的结果加以选择。

植物类药材其根、茎、叶、花、果实各器官的生长成熟期有明显的季节性,根据前人长期的实践经验,其采收时节和方法通常以入药部位的生长特性为依据,大致可按药用部位归纳为以下几种情况:

(一)全草类

多数在植物充分生长、枝叶茂盛的花前期或刚开花时采收。有的割取植物的地上部分,如薄荷、荆芥、益母草、紫苏等。以带根全草入药的,则连根拔起全株,如车前草、蒲公英、紫花地丁等。以茎叶同时入药的藤本植物,其采收原则与此相同,应在生长旺盛时割取,如首乌藤、忍冬藤等。

(二)叶类

叶类药材采集通常在花蕾将放或花正在盛开的时候进行。此时正当植物生长茂盛的阶段,性味完壮,药力雄厚,最适于采收,如大青叶、荷叶、艾叶、枇杷叶等。荷叶在荷花含苞欲放或盛开时采收者,色泽翠绿,质量最好。有些特定的品种,如桑叶须在深秋或初冬经霜后采集。

(三)花类

花的采收,一般在花正开放时进行,由于花朵次第开放,所以要分次适时采摘。若采收过迟,则易致花瓣脱落和变色,气味散失,影响质量,如菊花、旋覆花等。有些花要求在含苞

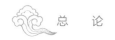

欲放时采摘花蕾,如金银花、辛夷;有的在刚开放时采摘最好,如月季花;而红花则宜于管状花充分展开,花色由黄转红时采。至于蒲黄之类以花粉入药的,则须于花朵盛开时采收。

（四）果实和种子类

多数果实类药材,当于果实成熟后或将成熟时采收,如瓜蒌、枸杞子、马兜铃等。少数品种有特殊要求,应当采用未成熟的幼嫩果实,如乌梅、青皮、枳实等。以种子入药的,如果同一果序的果实成熟期相近,可以割取整个果序,悬挂在干燥通风处,以待果实全部成熟,然后进行脱粒。若同一果序的果实次第成熟,则应分次摘取成熟果实。有些干果成熟后很快脱落,或果壳裂开,种子散失,如小茴香、豆蔻、牵牛子等,最好在开始成熟时适时采取。容易变质的浆果,如枸杞子、女贞子,在略熟时于清晨或傍晚采收为好。

（五）根和根茎类

古人经验以阴历二、八月为佳,认为春初"津润始萌,未充枝叶,势力淳浓""至秋枝叶干枯,津润归流于下",并指出"春宁宜早,秋宁宜晚",这种认识是很正确的。早春二月,新芽未萌;深秋时节,多数植物的地上部分停止生长,其营养物质多贮存于地下部分,有效成分含量高,此时采收质量好,产量高,如天麻、苍术、葛根、桔梗、大黄、玉竹等。天麻在冬季至翌年清明前茎苗未出时采收者名"冬麻",体坚色亮,质量较佳,春季茎苗出土再采者名"春麻",体轻色暗而中空,质量较差。此外,也有少数例外的,如半夏、延胡索等则以夏季采收为宜。

（六）树皮和根皮类

通常在清明至夏至间（即春、夏时节）剥取树皮。此时植物生长旺盛,不仅质量较佳,而且树木枝干内浆汁丰富,形成层细胞分裂迅速,树皮易于剥离,如黄柏、厚朴、杜仲。但肉桂多在十月采收,因此时油多容易剥离。木本植物生长周期长,应尽量避免伐树取皮等简单方法,以保护药源。至于根皮,则与根和根茎相类似,应于秋后苗枯,或早春萌发前采集,如牡丹皮、地骨皮、苦楝根皮等。

二、动物类药材的采收

动物类药材因品种不同,采收各异。其具体时间,以保证药效及容易获得为原则。如桑螵蛸应在每年秋季至翌年春季采集,此时虫卵未孵化;驴皮应在冬至后剥取,其皮厚质佳;小昆虫等,应于数量较多的活动期捕获。

三、矿物类药材的采收

矿物类药材大多可随时采收。

第四章

中药的炮制

中药炮制是按照中医药理论，根据药材自身性质，以及调剂、制剂和临床应用的需要，所采取的一项独特的加工技术。炮制古代又称之为炮炙、修治、修事、修制等。中药炮制后入药是中医临床用药的特色和优势。中药种类繁多，成分复杂，具有一药多效的特点，通过炮制能使之既充分发挥疗效又避免或减轻不良反应，最大限度地符合临床用药的目的。一般来讲，按照不同的药性和治疗要求而有多种炮制方法，有些药材的炮制还要加用适宜的辅料，并且注意操作技术和讲究火候。正如前人所说的"不及则功效难求，太过则性味反失"。炮制是否得当，直接关系到药效，而少数毒性和烈性药物的合理炮制，更是确保用药安全的重要措施。

第一节　炮制的目的

不同的药物，有不同的炮制目的；在炮制某一具体药物时，又往往具有几方面的目的。总的说来，炮制目的大致可归纳为以下六个方面：

一、降低或消除药物的毒副作用，保证用药安全

附子、川乌、草乌、半夏、天南星、马钱子等生用内服易中毒，炮制能降低其毒性。巴豆、千金子泻下作用剧烈，宜去油取霜用。常山用酒炒，可减轻其催吐的副作用。对于有毒药物，炮制应当适度，不可太过或不及。太过则疗效难以保证，不及则易发生中毒反应。

二、增强药物的作用，提高临床疗效

在中药的炮制过程中，常加入一些辅料。辅料的种类很多，可分为液体辅料和固体辅料两大类。加辅料炮制的目的各异，主要能增强药物的作用，提高临床疗效。对于液体辅料来说，尤其如此。许多辅料本身就是药物，具有重要的医疗作用，与炮制药物的某些作用之间，存在着协同配伍关系。如蜜炙百部、紫菀，能增强润肺止咳作用；酒炒川芎、丹参，能增强活血作用，醋制延胡索、香附，能增强止痛作用；姜汁炙可加强止呕作用，如姜川连、姜竹茹。不加辅料的其他炮制方法，也能增强药物的作用，如明矾煅为枯矾，可增强燥湿、收敛作用；槐花炒炭，能增强止血作用。

三、改变药物的性能或功效，使之更能适应病情的需要

药物的某些性味功效，在某种条件下不一定适应临床应用的需要，但经过炮制处理，能在一定程度上改变药物的性能和功效，以适应不同的病情和体质的需要。如吴茱萸，其性味辛热燥烈，宜于里寒之证，若以黄连水拌炒，或甘草水浸泡，去其温烈之性，对于肝火犯胃之呕吐腹痛，亦常用之；生地黄本为甘苦寒之品，长于清热凉血，经入黄酒反复蒸晒后而为熟地黄，其药性微温而以补血见长，适宜于血虚证；何首乌生用能泻下通便，制熟后则失去泻下作

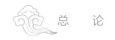

用而专补肝肾等。天南星性温,功能燥湿化痰,祛风解痉,用治湿痰、寒痰、风痰诸证,用牛胆汁拌制加工后,即为胆南星,其性凉,功能清热化痰,息风止痉,用治热痰、痰火、风痰诸证。

四、改变药物的某些性状,便于贮存和制剂

多数中药材可直接使用采集后的鲜品,如生地黄、芦根、石斛等。许多鲜品药材的疗效较之干品更佳。然而,由于受到产地、季节等因素的限制,许多药材无法直接使用鲜品,皆需干燥处理,才可贮存、运输。多数药材可采取日光曝晒,或人工烘烤进行干燥,但有少数动物药及富含汁液的植物药,需经特殊处理。如肉苁蓉之肉质茎富含汁液,春季采者所含水分较少,可半埋于沙中晒干,而秋季采者,茎中水分较多,需投入盐水湖中,加工为盐苁蓉,方可避免腐烂变质。桑螵蛸为螳螂之卵鞘,内有虫卵,应蒸后晒干,杀死虫卵,以防贮存过程中因虫卵孵化而失效。

五、纯净药材,保证药材品质和用量准确

中药在采收、运输、保管过程中常混有泥沙、霉变品及残留的非药用部位等。因此必须进行严格的分离和洗刷,使其达到规定的净度,保证药材品质和用量准确。如根和根茎类药物去泥沙,花叶类去枝梗,动物类去头、足、翅等。

六、矫臭、矫味,便于服用

某些药物具有令人不适的气味,难以口服或服后出现恶心呕吐、心烦等反应。为了利于服用,常将这些药物采用漂洗、酒制、醋制、麸炒等方法处理,能起到矫味矫臭的效果。如酒制乌梢蛇,麸炒僵蚕,醋制乳香、没药,用水漂去海藻、昆布的咸腥味等。

第二节　常用炮制方法

炮制方法是历代逐渐发展和充实起来的,其内容丰富,方法多样。现代的炮制方法在古代炮制经验基础上有了很大的发展和改进,根据目前的实际应用情况,可分为净制、切制、炮炙、其他等工序。

一、净制

即净选加工。净制药材可根据其具体情况,分别选用挑选、风选、水选、筛选、剪、切、刮、削、剔除、刷、酶法、剥离、擦、碾串、燀、火燎等方法处理,除去灰屑、杂质及非药用部分或分离不同药用部位,达到药用净度标准。药材必须净制后方可进行切制或炮炙等处理。

二、切制

将净制后的药材经软化处理(鲜切或干切除外),采用适合的切制工具或机械把药物切制成一定类型规格的饮片。目的是便于进行其他炮制,也利于干燥、贮藏和调剂时称量。根据药材的性质和医疗需要,切片有很多规格。如天麻、槟榔宜切薄片,泽泻、白术宜切厚片,黄芪、鸡血藤宜切斜片,桑白皮、枇杷叶宜切丝,白茅根、麻黄宜铡成段,茯苓、葛根宜切成块等。

三、炮炙

1. 炒　有炒黄、炒焦、炒炭等程度不同的清炒法。用文火炒至药物表面微黄称炒黄;用

武火炒至药材表面焦黄或焦褐色,内部颜色加深,并有幽香气者称炒焦;用武火炒至药材表面焦黑,部分炭化,内部焦黄,但仍保留有药材固有气味(即存性)者称炒炭。炒黄、炒焦使药物易于粉碎加工,并缓和药性。种子类药物炒后则煎煮时有效成分易于溶出。炒炭能缓和药物的烈性、副作用,或可增强其收敛止血的功效。除清炒法外,还可拌固体辅料如土、麸、米炒,可减少药物的刺激性,增强疗效,如土炒白术、麸炒枳壳、米炒斑蝥等。与砂或滑石、蛤粉同炒的方法习称烫,药物受热均匀酥脆,易于煎出有效成分或便于服用,如砂炒穿山甲、蛤粉炒阿胶等。

2. **炙** 是将药物与定量的液体辅料拌润并炒至一定程度,使辅料逐渐渗入药物内部的炮制方法。通常使用的液体辅料有蜂蜜、酒、醋、姜汁、盐水及食用油等。如蜜炙黄芪、蜜炙甘草、酒制川芎、醋制香附、盐水炙杜仲等。炙可以改变药性或减少副作用。

加这些辅料炙药物的意义各是什么?

3. **煅** 将药物直接放入无烟炉火中或置于适当的耐火容器内煅烧的方法,称为煅法。其中直接放炉火上或容器内而不密闭加热者,称为明煅,此法多用于矿物药或动物甲壳类药,如煅石膏、煅牡蛎等。药物在高温有氧条件下煅烧至红透后,立即投入规定的液体辅料,如醋、酒、药汁或水中骤然冷却的方法称煅淬法。主要适用于质地坚硬,经过高温仍不能酥脆的矿物类药和临床上因特殊需要而必须煅淬的药物。药物置于密闭容器内加热煅烧成炭的方法,称为煅炭、密闭煅或焖煅,本法适用于质地轻松,可炭化的药材,如血余炭、棕榈炭。

4. **煨** 取净药物用湿面皮或湿纸包裹,或用吸油纸均匀地隔层分放,进行加热处理,或将药物与麦麸同置炒制容器内,用文火炒至规定程度的方法。其中以面糊包裹者,称面裹煨;以湿草纸包裹者,称纸裹煨;以草纸分层隔开者,称隔纸煨;将药物与麦麸同炒者,称麦麸煨。其目的是除去药物中的部分挥发性物质和刺激性成分,以缓和药性,如煨木香、煨葛根等。

5. **煮** 是用清水或液体辅料与药物共同加热的方法,加醋煮芫花、酒煮黄芩。

6. **蒸** 是利用水蒸气或隔水加热药物的方法,不加辅料者,称为清蒸;加辅料者,称为辅料蒸。加热的时间,视炮制的目的而定。如改变药物性味功效者,宜久蒸或反复蒸晒,如蒸制地黄、何首乌;为便于干燥,杀死虫卵,以利于保存者,加热蒸至"圆气",即可取出晒干,如蒸银杏、女贞子、桑螵蛸等。

四、其他制法

1. **焯** 是将药物放入沸水中,翻动片刻,立即取出的方法。常用于种子类药物的去皮和肉质多汁药物的干燥处理,如焯杏仁、桃仁以去皮,焯马齿苋、天冬便于晒干贮存。

2. **制霜** 药物经过加工处理,成为松散粉末或细小结晶,或煎熬成粉渣状的方法称为制霜法。果实种子类药材经过去油制成松散粉末的方法称为去油制霜法,如巴豆霜。药物经过物料析出细小结晶称为渗析制霜法,如西瓜霜。煎熬成粉渣的如鹿角霜。

3. **发酵** 将药物与辅料拌匀后,置于一定的湿度和温度下,利用微生物和酶的催化分解作用,使其发泡、生霉,并改变原药的药性,以生产新药的方法,称为发酵法。如神曲、淡豆豉。

4. **发芽** 将具有发芽能力的果实或种子类药物用水浸泡后,经常保持一定的湿度和温度,使其萌发幼芽,称为发芽。如谷芽、麦芽、大豆黄卷等。

5. **水飞** 取净药材,置容器内,加适量水共研细,再加多量的水,搅拌,倾出混悬液,残渣再按上法反复操作数次,合并混悬液,静置,分取沉淀,干燥,研散。如水飞朱砂、雄黄、珍珠、滑石粉等。

第五章

中药的性能

　　中药的性能是中药作用的基本性质和特征的高度概括。中药性能又称药性。药性理论是中药理论的核心,主要包括四气、五味、归经、升降浮沉、有毒无毒等。

　　中药的性能与性状是两个不同的概念。明·贾所学《药品化义》指出,药物的性状为"天地产物生成之法象",药物的性能则是"医人格物推测之义理"。也就是说,药物性状是通过人的感官直接感知而得到的认识;药物性能则是根据机体用药反应,通过逻辑推理,对药物作用进行的概括和抽象。但古代也有用中药的性状来探求、解释中药的性能特点者。

第一节　四　　气

　　四气,即寒热温凉四种药性。中医学认为,病证寒热根本上讲是人体阴阳偏盛、偏衰引起的。四气反映了药物在影响人体阴阳盛衰、寒热变化方面的作用倾向,是说明药物作用性质的重要理论之一。

　　药性分寒温,不晚于西汉时代。"药有寒热温凉四气"则是首先由《神农本草经》提出的。宋代寇宗奭为了避免与药物的香臭之气相混淆,主张将"四气"改为"四性"。但是,不论称四气,还是称四性,含义都是一样的,都是指寒热温凉四种药性,而四气的称谓沿用已久,习称至今。

　　四气中温热与寒凉属于两类不同的性质。温热属阳,寒凉属阴。温次于热。凉次于寒,即在共同性质中又有程度上的差异。对于有些药物,通常还标以大热、大寒、微温、微寒等予以区别,这是对中药四气程度不同的进一步区分。

　　此外,还有一些平性药,是其寒热偏性不明显,称其性平是相对而言的,仍未超出四性的范围。故四性从本质而言,实际上是寒热二性。

　　药性寒热温凉,是从药物作用于机体所发生的反应概括出来的,是与所治疾病的寒热性质相对应的。故药性的确定是以用药反应为依据,病证寒热为基准。能够减轻或消除热证的药物,一般属于寒性或凉性,如黄芩、板蓝根对于发热口渴、咽痛等热证有清热解毒作用,表明这两种药物具有寒性。反之,能够减轻或消除寒证的药物,一般属于温性或热性,如附子、干姜对于腹中冷痛、四肢厥冷、脉沉无力等寒证具有温中散寒作用,表明这两种药物具有热性。

　　一般来讲,具有清热泻火、凉血解毒等作用的药物,性属寒凉;具有温里散寒、补火助阳、温经通络、回阳救逆等作用的药物,性属温热。

　　关于药性寒热与治则,《神农本草经》谓:"疗寒以热药,疗热以寒药。"《素问·至真要大论》谓:"寒者热之,热者寒之。"指出了药性寒热与治则的关系。阳热证用寒凉药;阴寒证用温热药,这是临床用药的一般原则。反之,则会造成以热益热,以寒增寒的不良后果,晋·王叔和谓"桂枝下咽,阳盛则毙;承气入胃,阴盛以亡"便是此意。至于寒热错杂之证,往往采用寒药热药并用。对于真寒假热之证,则当以热药治本,必要时反佐以寒药;真热假寒之证,

20

则当以寒药治本,必要时反佐以热药。

药性寒热与药物功效的关系必须明确两点:

(1)药性寒热与药物功效是共性与个性、抽象与具体的关系。药性寒热与八纲寒热相对应,是高层次上的抽象,而阴阳则是更高层次上的抽象。药性寒热只反映药物影响人体阴阳盛衰、寒热变化方面的基本倾向,并不说明药物的具体作用。因此,掌握药性寒热不能脱离其具体功效。正如清·徐灵胎所说:"同一热药,而附子之热与干姜之热迥乎不同;同一寒药,而石膏之寒与黄连之寒迥乎不同。"也就是说,对于药性寒热,不仅要从共性方面进行理解,还必须结合每一药物的具体作用,方能掌握其性寒、性热的特点。

(2)药性寒热是从特定角度概括药物作用性质,它只反映药物作用性质的一个侧面,而非所有方面。对药物作用可以从不同角度来认识,如作用性质、作用范围、作用趋势、作用强度、作用的益害性等。药性寒热是从药物对机体阴阳盛衰、寒热变化的影响这一特定角度来概括药物作用性质,而不概括药物作用的所有方面。因此,必须与其他方面的内容相结合,方能全面地认识和掌握药物性能和作用。

> 一般而言,特定药物气是单一的,那怎样看待"一物二气"观点?

第二节　五　味

五味即辛、甘、酸、苦、咸五种味。药物的味不止五种,但辛、甘、酸、苦、咸是五种最基本的滋味,此外还有淡味和涩味等。由于长期以来将涩附于酸、淡附于甘,故习称五味。至于其阴阳属性,辛、甘、淡属阳,酸、苦、咸属阴。

味的确定最初是依据药物的真实滋味。如黄连、黄柏之苦,甘草、枸杞之甘,桂枝、川芎之辛,乌梅、木瓜之酸,芒硝、食盐之咸等。后来由于将药物的滋味与作用相联系,遂以味解释和归纳药物的作用。随着用药实践的发展,对药物作用的认识不断丰富,一些药物的作用很难用其滋味来解释,因而采用了以作用推定其"味"的方法,并逐渐成为主要的推定方法。例如,葛根、皂角刺并无辛味,但前者有解表散邪作用,常用于治疗表证;后者有消痈散结作用,常用于痈疽疮毒初起或脓成不溃之证。二者的作用皆与"辛能散、能行"有关,故皆标以辛味。磁石并无咸味,因其能入肾潜镇浮阳,而肾在五行属水与咸味相应,磁石因之而标以咸味。

由上可知,确定"味"的主要依据,主要是根据药物的作用和药物的滋味来推定。一是标示药物作用的基本特征,二是提示药物的真实滋味。而五味的实际意义,不一定是用以表示药物客观具有的真实滋味或气味,更主要的是用以反映药物功效在补、泄、散、敛等方面的作用特征。

《素问·宣明五气》篇曰:"酸入肝,辛入肺,苦入心,咸入肾,甘入脾。"指出五味各归所喜而入脏的一般规律,对临床用药有一定的指导意义,但不可拘泥,应用时须与药物的具体功效相结合。此外,由于确定药味的依据不止一种,且多属经验积累获得的知识,因而历代对药味的标定难免出现一些分歧。

综合前人的论述和用药经验,五味作用有如下述:

辛:能散、能行,有发散、行气、行血等作用。如治疗表证的药物,麻黄、薄荷发散表邪;治疗气血阻滞证的药物,如木香行气止痛、红花活血化瘀等。

甘:能补、能和、能缓,即有补益、和中、调和药性、缓急止痛的作用。如人参大补元气,熟地滋补精血,饴糖缓急止痛,甘草调和诸药等。某些甘味药还具有解药食中毒的作用,如甘草、绿豆等,故又有甘能解毒之说。

> 《素问·脏气法时论》:"肾苦燥,急食辛以润之"。还有认为辛味药有润的作用,如何理解?

21

酸：能收、能涩，即有收敛固涩作用。多用于体虚多汗、久泻久痢、肺虚久咳、遗精滑精、尿频遗尿等证。如山茱萸、五味子涩精、敛汗，五倍子涩肠止泻，乌梅敛肺止咳、涩肠止泻等。

涩：能收敛固涩，与酸味作用相似。如龙骨、牡蛎涩精，赤石脂、禹余粮涩肠止泻，莲子固精止带，乌贼骨收敛止血、固精止带等。

酸味药的作用与涩味药相似而不尽相同。如：酸能生津、酸甘化阴等皆是涩味药所不具备的作用。

苦：能泄、能燥。泄的含义较广，有指通泄的，如大黄泻下通便，用于热结便秘。有指降泄的，如杏仁降泄肺气，用于肺气上逆之咳喘；又如枇杷叶除能降泄肺气外，还能降泄胃气，用于胃气上逆的呕吐呃逆。有指清泄的，如栀子、黄芩清热泻火，用于火热上炎，神躁心烦、目赤口苦等证。燥即燥湿，用于湿证。湿证有寒湿、湿热的不同。温性的苦味药，如苍术、厚朴，用于寒湿证，称为苦温燥湿；寒性的苦味药，如黄连、黄柏，用于湿热证，称为苦寒燥湿。

咸：能软、能下，有软坚散结和泻下作用。软坚散结作用多用于瘰疬、瘿瘤、痰核、癥瘕等病证，如海藻、昆布消散瘰疬，鳖甲软坚消癥。泻下作用用于大便秘结，如芒硝泻下通便等。

淡：能渗、能利，有渗湿、利水作用。多用于治疗水肿、小便不利等证，如猪苓、茯苓、薏苡仁、通草等。

性和味分别从不同的角度说明药物的作用，二者合参才能较全面地认识药物的作用和性能。例如，紫苏、薄荷皆有辛味，能发散表邪。但紫苏辛温，能发散风寒；薄荷辛凉，能发散风热。麦冬、黄芪皆有甘味。前者甘凉，有养阴生津的作用；后者甘温，有温养中焦，补中益气作用。

第三节　升降浮沉

升降浮沉反映药物作用的趋向性，是说明药物作用性质的概念之一。

气机升降出入是人体生命活动的基础。气机升降出入发生障碍，机体便处于疾病状态，产生不同的病势趋向。病势趋向常表现为向上（如呕吐、喘咳）、向下（如泄利、脱肛）、向外（如自汗、盗汗）、向内（如表邪未解而入里）。能够针对病情，改善或消除这些病证的药物，相对说来也就分别具有向下、向上、向内、向外的作用趋向。

升是上升，降是下降，浮表示发散，沉表示收敛固藏和泄利二便，因而沉实际上包含着向内和向下两种作用趋向。升降浮沉之中，升浮属阳，沉降属阴。一般具有升阳发表、祛风散寒、涌吐、开窍等功效的药物，都能上行向外，药性都是升浮的；具有泻下、清热、利水渗湿、重镇安神、潜阳息风、消导积滞、降逆止呕、收敛固涩、止咳平喘等功效的药物，则能下行向内，药性都是沉降的。有的药物升降浮沉的特性不明显，如南瓜子的杀虫功效。有的药物则存在二向性，如川芎既上行头目，治头痛，又下行血海，治经产诸疾。

掌握药物的升降浮沉性能，可以更好地指导临床用药，以纠正机体功能的失调，使之恢复正常；或因势利导，有助于祛邪外出。一般说来，病变在上、在表宜用升浮而不宜用沉降，如外感风寒表证，用麻黄、桂枝发表；在下、在里宜用沉降，而不宜用升浮，如里实便秘之证，用大黄、芒硝攻下。病势逆上者，宜降不宜升，如肝阳上亢之头痛，当用牡蛎、石决明潜降；病势陷下者，宜升而不宜降，如久泻、脱肛当用人参、黄芪、升麻、柴胡等药益气升阳。

药性升降浮沉理论形成于金元时期，当时很强调药性升降浮沉与四时气候的关系："风升生，热浮长，湿化成，燥降收，寒沉藏"（张元素《医学启源》）。注意服药、服食与季节、气候的关系,这一思想在今天仍有一定的指导意义。

1. **升降浮沉与性味的关系**　一般来说,药性升浮的大多具有辛甘之味和温热之性;药性沉降的大多具有酸苦咸涩之味和寒凉之性。故李时珍说:"酸咸无升,辛甘无降,寒无浮,热无沉。"但对此"无"字,应理解为"多数不"。如前所述,性味是从特定角度对中药作用特征的概括,药性升降浮沉也是如此。前人往往将性味作为影响或确定药性升降浮沉的重要因素,实际上,由于性味和升降浮沉都是从不同角度对药物作用特点的概括,因此,从逻辑关系而言,升降浮沉与性味是间接相关的,与功效是直接相关的。

2. **升降浮沉与药物质地的关系**　前人重视药物升降浮沉与药物质地的关系。认为花、叶、皮、枝等质轻的药物大多数是升浮的,而种子、果实、矿物、贝壳等质重者大多是沉降的。然而,前人也认识到,上述关系并非是绝对的,如旋覆花降气消痰,止呕止噫,药性是沉降的;苍耳子祛风解表,善通鼻窍,药性是升浮的。

3. **影响药性升降浮沉的主要因素——炮制和配伍**　例如,酒炒则升,姜汁炒则散,醋炒则收敛,盐水炒则下行。在复方配伍中,性属升浮的药物在同较多沉降药配伍时,其升浮之性可受到一定的制约。反之,性属沉降的药物同较多的升浮药同用,其沉降之性亦能受到一定程度制约。而在某些情况下,又需利用升降配合以斡旋气机,以恢复脏腑功能。如血府逐瘀汤中用柴胡、枳壳一升一降,以助气血周行。故李时珍说:"升降在物,亦在人也。"

第四节　归　经

归经是药物作用的定位概念,即表示药物作用的定位。归是作用的归属,经是脏腑经络的概称。

前人在用药实践中观察到,一种药物往往主要对某一经或某几经发生明显作用,而对其他经的作用较小,甚至没有作用。同属性寒清热的药物,有的偏于清肝热,有的偏于清胃热,有的偏于清肺热或清心热;同属补药,也有补肺、补脾、补肝、补肾的不同,反映了药物在机体产生效应的部位各有侧重。将这些认识加以归纳,使之系统化,便形成了归经理论。

归经是以脏腑经络理论为基础,以所治病证为依据而确定的。由于经络能沟通人体内外表里,所以体表病变可通过经络影响在内的脏腑,脏腑病变亦可反映到体表。通过疾病过程中出现的证候表现以确定病位,这是辨证的重要内容。归经是药物作用的定位概念,因而与疾病定位有着密不可分的关系。例如,心主神志,当出现精神、思维、意识异常的证候表现,如昏迷、癫狂、呆痴、健忘等,可以推断为心的病变。能缓解或消除上述病变的药物,如开窍醒神的麝香、镇惊安神的朱砂、补气益智的人参皆入心经。同理,桔梗、杏仁能治胸闷、咳喘,归肺经;全蝎能止抽搐,归肝经。

经络与脏腑虽有密切联系,但各成系统,故有经络辨证与脏腑辨证的不同。经络辨证体系的形成早于脏腑辨证体系,因而历史上不同时期,不同医家,在确定药物的归经时,或侧重于经络系统,或侧重于脏腑系统。这样一来,便造成有些药物归经含义有所不同。例如,本草文献记载,羌活、泽泻皆归膀胱经。羌活能疗外感风寒湿邪所致的头痛身痛,肢体关节酸楚之证,其归膀胱经,是依据经络辨证,盖足太阳膀胱经主表,为一身之藩篱。泽泻利水渗湿,其归膀胱经,是指膀胱之腑。羌活与泽泻,一为解表药,一为利水药,虽都归膀胱经,但两者包含的意义是不同的。至于有的药物只归一经,有的药物则归数经,这正说明不同药物的作用范围有广、狭之分。

掌握归经,有助于提高用药的准确性。正如清·徐灵胎所说:"不知经络而用药,其失也

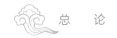 笔记栏

泛。"例如，里实热证有肺热、心火、肝火、胃火等不同，应当分别选用清泄肺热、心火、肝火、胃火的药物来治疗。头痛的原因很多，疼痛的性质和部位亦各有不同。羌活善治太阳经头痛，葛根、白芷善治阳明经头痛，柴胡善治少阳经头痛，吴茱萸善治厥阴经头痛，细辛善治少阴经头痛。治疗头痛时，考虑到药物的归经特点可以提高疗效。

运用归经理论，必须考虑到脏腑经络间的关系。由于脏腑经络在生理上互相联系，在病理上互相影响，因此，在临床用药时并不单纯使用某一经的药物。如肺病见脾虚者，每兼用补脾的药物，使肺有所养而逐渐痊愈。肝阳上亢往往因于肾阴不足，每以平肝潜阳药与滋补肾阴的药同用，使肝有所涵而亢阳自潜。若拘定于见肺治肺、见肝治肝，单纯分经用药，其效果必受影响。故徐灵胎又指出："执经络而用药，其失也泥，反能致害。"

此外还须注意，勿将中医脏腑经络定位与现代医学的解剖部位混为一谈，因两者的含义与认识方法都不相同。归经主要是指用药后的机体效应所在，不能简单等同于药物成分在体内的分布。

第五节　毒　　性

毒性是指药物对机体的损害性。毒性反应与副作用不同，它对人体的危害性较大，甚至可危及生命。为了确保用药安全，必须认识中药的毒性，了解毒性反应产生的原因，掌握中药中毒的解救方法和预防措施。

西汉以前是以"毒药"作为一切药物的总称。《周礼·天官》："医师聚毒药以供医事。"《素问·脏气法时论》："毒药攻邪，五谷为养，五果为助……"对此，日本丹波元坚《药治通义》指出："毒药二字，古多连称，见《素问》及《周官》，即总括药饵之词。"古代毒药概念一方面反映了药、食分离在认识上的进步，另一方面也反映出当时对药物的治疗作用和毒副作用还不能很好地把握，故笼统称为"毒药"。

东汉时代，《神农本草经》提出了"有毒、无毒"的区分，并谓："若用毒药疗病，先起如黍粟，病去即止。不去倍之，不去十之，取去为度。"《黄帝内经》七篇大论中，亦有大毒、常毒、小毒等论述。从毒药连称到有毒、无毒的区分，反映了人们对毒性认识的进步。东汉以后的本草著作对有毒药物都标出其毒性。

前人是以偏性的强弱来解释有毒、无毒及毒性大小的。有毒药物的治疗剂量与中毒剂量比较接近或相当，因而治疗用药时安全度小，易引起中毒反应。无毒药物安全度较大，但并非绝对不会引起中毒反应。人参、艾叶、知母等皆有产生中毒反应的报道，这与剂量过大或服用时间过长等有密切关系。

毒性反应是临床用药时应当尽量避免的。现代本草书籍大多以"大毒""有毒""小毒"来指药物毒副作用的大小。由于毒性反应的产生与药物储存、加工炮制、配伍、剂型、给药途径、用量、使用时间的长短以及病人的体质、年龄、证候性质等都有密切关系，因此，使用有毒药物时，应从上述各个环节进行控制，避免中毒发生。

有毒药物的偏性强，根据以偏纠偏、以毒攻毒的原则，有毒药物也有其可利用的一面。古今利用某些有毒药物治疗恶疮肿毒、疥癣、麻风、瘰疬、瘿瘤、癌肿癥瘕，积累了大量经验，获得肯定疗效。

古代文献中有关药物毒性的记载大多是正确的，但由于历史条件和个人经验与认识的局限性，其中也有一些错误之处。如《神农本草经》认为丹砂无毒，且列于上品药之首；《本草纲目》认为马钱子无毒等。我们应当借鉴现代药理毒理学及临床研究成果，全面客观

地认识中药的毒性。

　　应当强调的是,古人对药物毒性的认识大多是从急性中毒反应的观察中总结出来的,对于慢性中毒和蓄积中毒虽有一些认识,但由于历史条件的限制,未能进行系统、深入的观察和总结。在当今条件下,我们应当加强这方面的研究。

　　对于药物中毒的诊断和解救,古代文献有不少记载,其中包含了不少宝贵经验。在当今条件下,应结合现代认识及诊断、解救措施和方法,以及时取得更好的解救效果。

第六章

中药的作用与功效

第一节　中药的作用原理

中医理论认为,任何疾病的发生发展过程都是由于致病因素作用于人体,引起机体阴阳偏盛偏衰,脏腑经络功能失调的结果。药物防病治病的基本作用很多,但不外是祛邪消因,即祛除外邪,解除引起人体功能失常的原因,如清热泻火、散寒解表等;扶正固本,补充人体不足或调动人体正气生成精微物质,增强体质,消除衰弱,如补气生血、养阴生津等;调整脏腑经络气血功能,如理气活血、通经活络等,从而纠正阴阳偏盛偏衰,使机体恢复到阴平阳秘的正常状态。药物之所以能够针对病情,发挥上述基本作用,是因为药物各自具有若干特性和作用,前人称之为药物的偏性。意思是说以药物的偏性纠正疾病所表现的阴阳偏盛或偏衰。如清代医家徐灵胎总结说:"凡药之用,或取其气,或取其味……各以其所偏胜而即资之疗疾,故能补偏救弊,调和脏腑,深求其理,可自得之。"

除了用上述"以偏纠偏"来解释药物作用的基本原理外,前人还对药物作用的物质基础进行了探究。但是,由于历史的局限性,不可能对这些精微物质进行深入细致的认识,所以,长期以来,仍以药物的偏性来解释药物作用的基本原理。

中药的作用是指中药对机体的影响,或机体对药物的反应。中药的作用包括治疗作用和不良作用(不良反应)。中药的治疗作用又称为中药的功效,中药的不良作用包括副作用和毒性反应。

副作用是指以常用剂量即治疗剂量用药,出现与治疗需要无关的不适反应,一般都较轻微,对机体危害不大,停药后能消失。副作用的产生固然与药物的偏性有关,更重要的是因为一味中药往往有多种作用,治疗时利用其一种或一部分作用,其他作用便成为副作用。因而中药的治疗作用和副作用是相对的,在一定条件下是可以相互转化的。例如,大黄有清热泻火、泻下攻积等作用。对于热结便秘之证,上述两项作用皆为治疗作用;对于冷积便秘之证,泻下攻积为治疗作用,而清热泻火便成为副作用,可造成寒凉伏遏阳气及苦寒伐胃等不良后果。在这种情况下,常将大黄与温里的附子、干姜等同用。吴茱萸有温中、止呕作用,故最宜于胃寒呕吐;对于胃热呕吐或肝火犯胃者,其温中作用便成为副作用,故常与清热之黄连、栀子等同用。

正确利用和发挥中药的治疗作用,尽量避免和减少不良反应发生,确保用药安全、有效,这是临床用药的一条基本原则。

第二节　中药的功效

中药功效是在中医药理论指导下,将中药对人体的预防、治疗和保健作用进行的高度概括和总结,亦称为中药的"功能"。

对中药功效的认识和概括,是根据机体的用药反应,即用药前后症状、体征的变化,通过审证求因、辨证论治的方法归纳出来的。因此,中药功效的确定和功效系统的形成,与中医辨证论治体系的形成和发展过程有着密不可分的关系。

与功效相对应的是中药的主治,是指其所主治的病证,又称为"应用范围"或"适应证"。从认识方法而言,主治是确定功效的依据;从临床运用的角度来看,功效提示中药的适用范围。例如,鱼腥草能治疗肺痈咳吐脓血、肺热咳嗽痰稠及热毒疮疡等病证,因而具有清热解毒、排脓的功效;本品又能治疗热淋小便涩痛之证,故有清热利尿通淋的功效。从另一个角度而言,鱼腥草具有清热解毒、排脓、利尿之功效,提示本品宜用于热证,而不宜用于虚寒证。

中药的功效是中药学用以概括中药特有医疗作用的专业术语,属于中药作用的一部分。明末以来,随着中药功效概念的廓清,功效专项开始分列,推动了药物功效和应用的全面总结和深入研究,促进了中药按主要功效进行分类的发展,加强了中药的性能、主治、证候禁忌等内容与功效的有机联系,又由于功效的纽带作用,也使中医学理、法、方、药真正成为统一的整体。

怎样理解某些中药的"双向调节"功效?

第三节　中药的功效分类

中药的功效多种多样,内容十分复杂。从总体功能上,可以分为治疗功效和保健功效,保健功效包含预防、养生及康复三个方面。比如,佩兰、白芷等药的"芳香辟秽"之效即属于预防功效;灵芝等具有的"久食轻身不老"之能则属于养生功效;至于康复功效是指中药用以消除和减轻人体功能障碍,弥补和重建功能缺失的作用,这些作用与中药的治疗功效多有重叠,譬如中药能发挥"扶正祛邪"的功效用于肿瘤康复。故究其本质,保健功效仍是以中药的治疗功效为基础,是治疗功效的扩展和再现。

治疗功效,指的是从疾病的治疗中总结出的药物功效,按其作用对象不同分为对证治疗功效、对病治疗功效和对症治疗功效。从药性与功效的相关性又可将治疗功效分为直接功效、延伸功效和配伍功效。阐明功效的特性和种类,可以准确地识别和选用中药,也能更好地指导方药的实验研究。

中药治疗功效的总结,既依赖于药物临床实践,又依赖于中医理论。随着临床用药经验的积累,主治范围的扩大,以及中医病因病机学说及辨证理论的进一步深入,中药治疗功效也向纵深发展,从而逐渐形成了纵向的多系统和横向的多层次。如在纵向方面,有对因治疗功效系统及对症治疗功效系统;前者是药物的功效在于消除疾病发生的原因,即治本作用,而后者是药物的功效在于减轻或消除疾病症状,即治标作用。在横向层次方面,中药功效是与辨证论治相适应的,证有不同的层次,功效也应表现为不同的层次。由于中医辨证体系的多层次性,如虚证有气虚、血虚、阴虚、阳虚的不同,气虚又有在肺、在脾、在心等的差异,故相应的补虚功效,可分化为第二层次的补气、补血、补阳和补阴;补气又可再分化为第三层次的补肺气、补脾气等。又如石膏的清热泻火,包括了清气分热、清肺热与清胃热;麦冬养阴,包括了养肺阴、养胃阴、养心阴等。药物功效的层次分化越细致,对其个性的认识越深入,临床选用就越准确。

中医学的病因学说认为,人体的致病因素不外乎邪气外犯,或正气内虚,或脏腑功能紊乱,引起生理失调,因此,祛邪、扶正和调理脏腑功能的作用,都属于治疗功效。其可以分为以下三类。

1. 对证功效　"证"是中医学的特有概念,是对疾病所处一定阶段的病因、病位、病性、邪正盛衰变化等做出的病理综合性概括。对证功效是针对中医所特有的"证"发挥治疗作用,如平息肝风的功效,是针对"肝阳上亢证"发挥治疗作用;活血化瘀功效,是针对"血行不畅""瘀血证"发挥治疗作用等。

对证功效既是各药性能概括的基础,又是临床用药的主要依据。如麻黄具有发散风寒的功效,这一功效正是麻黄味辛(能散能行)、性温(寒者热之)、归肺经(肺合皮毛)之药性的功能显化,故其主治应为风寒表证。对证功效是药性理论与临床药物应用之间的桥梁和纽带,它在中药的各类功效中居于主导地位,是中药功效的核心。

为了使药物的治疗功效与证候有机联系,必须使对证功效在层次上不断细化。所以,对证治疗的中药功效具有多层次性,并与不同层次的证相对应。如八纲辨证有热证,中药功效则相应有清热;而卫气营血、脏腑等不同层次的辨证,又可辨出气分、血分或心、肺等不同层次的热证,中药功效亦相应有清气分热、清血分热、清心热、清肺热等不同层次的概念。

中药对证治疗功效的应用必须以正确认识证候为前提。由于中医有各种不同的辨证方法,诸如八纲辨证、脏腑辨证、六经辨证、三焦辨证、卫气营血辨证、气血津液辨证等,因而就有不同的证型,这些证型从不同的角度反映疾病的本质,为对证功效的概括奠定了基础。如石膏一药,在六经辨证中,是用以主治阳明经热证,相应具有清阳明经热的功效;在卫气营血辨证中,是用以主治气分热证,相应具有清气分热的功效;而在脏腑辨证中,主治肺热、胃热,则相应有清肺热、清胃热的功效。

2. 对病功效　"病"是对某种特定疾病全过程的特点与规律所做出的概括,代表着该病种的基本矛盾。对病功效就是针对中医的"病"发挥治疗作用的功效。如截疟、驱蛔等,分别针对疟疾、蛔虫病发挥治疗作用。含有专病专药的性质,体现了中医辨病施治的特色。

任何一种疾病,在病变的发生和发展过程中,证候和症状虽然可以千变万化,但总有其基本矛盾贯穿于疾病的始终,只要能抓住这一基本矛盾,予以有针对性的药物进行对病治疗,皆可收到较好的疗效。因此,清代徐灵胎《医学源流论》说:"欲治病者,必先识病之名……一病必有主方,一病必有主药。"可见,因病施治历来就在中医学中占有一席之地,并通过该医疗实践总结出了若干对病治疗功效。

3. 对症功效　除对证和对病的功效外,在中药治疗功效中还存在一类能消除或缓解患者某一自觉症状或临床体征的"对症治疗功效"。如麻黄之平喘,生姜之止呕,延胡索之止痛,三七之止血,皆属对症功效。随着对中药的研究和开发越来越深入,也发现不少针对现代医学检查指标的对症治疗药物,如天麻、地龙降压,五味子降低转氨酶,山楂、玉竹降脂等。

虽然中医对疾病的治疗主要着眼于病证机制的区别,所谓"证同则治亦同,证异则治亦异",即从"证"来确定相应的治法,又从治法选用相应的方药。但是由于证候是由若干症状和体征构成的,不少证候还常常有一种突出的主症,是疾病当前阶段比较突出的"标象",亟待解决;比如对于大出血等危及生命的症状,需以止血为要务,待血止络安,始可辨证善后。故对症治疗的意义在于,一是病证较轻,出现症状时,运用对症药物能够缓解痛苦,人体在愉悦的心情下,能够充分发挥体内正气的调适作用,从而恢复正常状态。二是对于某些危重绝症,如晚期肿瘤患者,丧失治愈机会,此时,减轻疼痛、增进食欲、改善体征,提高生存质量,则更有意义。所以中医在治疗原则上强调"标本兼治"或"急则治标",说明辨证用药需要对症用药补充,并使两者紧密配合。

中药的内在药性决定着各自的治疗和保健功效不同,但药性的种种差异,又使得相同(相似)功效的药物作用于机体及相应的病证途径和方式有所不同,所以,药物的各个功效所反映出与药性的相关性是不一样的。

1. **直接功效**　由药性决定的最本质的功效,称为直接功效,又称固有功效。如黄连、黄芩味苦,性寒,均有清热泻火、燥湿解毒的功效,只不过黄连主入心经,故善清心火;黄芩主归肺经,善清肺热。黄芪性温升浮,善补脾肺之气,又能升提中气等。部分药物的固有功效不止一种,如麻黄的发汗解表、宣肺平喘,都是麻黄最基本的功效。直接功效是药物的最基本功效,代表着药物治疗保健的根本机理,它在药物多种功能中占主导地位,是指导临床用药的主要依据。

2. **延伸功效**　由中药的直接功效衍化、派生出来的功效称为延伸功效。延伸功效属于间接功效,是部分中药有从固有功效中根据病机演变而来的次生功效。如生石膏辛、甘、大寒,既能清热泻火,又能泻火存津,间接达到止渴效果,所以止渴是生石膏的次生功效。人参的生津止渴,半夏的和胃安神等,都是这种次生功效的表述形式。

延伸功效,也是机体对药物的直接功效发生应答后,功能改变,从而消除原有病证的过程体现。如黄芪的利水消肿功效,是由于黄芪的直接补肺气功效,使机体发生应答,即肺的气化功能恢复或增强,能正常发挥通调水道作用而使小便通利、水肿消退。这种功效完整的表述应该为"补气利水消肿",与车前子的利水消肿是有区别的。药物的延伸功效往往是同类药物功效的特色反映。

3. **配伍功效**　两味或数味药同用所形成的原单味药不具备的新功效称配伍功效。通过配伍,可使药物发生协同增效或减少某些毒副作用,甚至还能改变单味药的性能,产生新功效。桂枝汤中的桂枝与白芍配伍有"调和营卫"功效,但桂枝及白芍单味药则无此功效;交泰丸中黄连与肉桂配伍产生交通心肾功效,但单味黄连与肉桂则无此功效。利用药物组合而成的"合力",扩展了单味药的功效,弥补了病情复杂时单味药功能力所不逮的不足。掌握药物的直接功效、延伸功效和配伍功效分类,有助于了解药物的本质特征及功用特色,指导临床合理、高效选择用药。

◇◇◇ 第七章 ◇◇◇

中药的应用

第一节 配 伍

配伍是指有目的地按病情需要和药物性能特点,有选择地将两味或两味以上药物配合使用。

前人把单味药的应用及药物之间的配伍关系概括为七种情况,称为"七情"。"七情"的提法首见于《神农本草经》,其序例云:"药……有单行者,有相须者,有相使者,有相畏者,有相恶者,有相反者,有相杀者。凡此七情,合和视之。"其中首先谈到"单行"。单行就是指用单味药治病。病机比较单纯,选用一味针对性较强的药物即能获得疗效,如清金散单用一味黄芩治肺热咳血,以及许多行之有效的"单方"等。它符合简便廉验的要求,便于使用和推广。另一方面,某些药物单用,乃取其功专力宏,以应急用。《本草经集注》有"单行径用赴急"的说法,其意即在病情紧急时,可单用以应急。如后世《十药神书》独参汤,以一味人参补气救脱;《证治准绳》独行散以一味五灵脂破血逐瘀,治产后血晕,均属"赴急"之意。但若病情较重,或病情比较复杂,单味药力量有限,且难全面兼顾治疗要求;有的药物偏性较强,具有毒副作用,单味应用难以避免不良反应,当用相应药物佐制,以减轻其不良反应,因此往往需要同时使用两味以上的药物。前人总结的"七情",除单行者外,其余六个方面都是讲配伍关系。现分述如下:

一、相须

即性能功效相类似的药物配合应用,可以增强原有疗效。如石膏与知母配用,能明显增强清热泻火的治疗效果;大黄与芒硝配用,能明显增强攻下泻热的治疗效果;全蝎、蜈蚣同用,能明显增强息风止痉作用。

二、相使

即在性能功效方面有某些共性,或性能功效虽不相同,但是治疗目的一致的药物配合应用,而以一种药为主,另一种药为辅,能提高主药疗效。如补气利水的黄芪与利水健脾的茯苓配用时,茯苓能提高黄芪补气利水的治疗效果。

药物在不同相使配伍中的主辅作用有不同。例如,以清热泻火为目的,将黄芩与大黄同用,是以清热泻火的黄芩为主药,大黄攻下泻热,即通过釜底抽薪的方式,增强黄芩清热泻火的治疗效果而为辅药;若治疗目的在于通便或攻下热结,则可用大黄与理气除满的厚朴配伍,此时大黄为主,厚朴理气、增强大黄攻下作用而为辅。因此,相使配伍的主辅关系是依据治疗目的和药物在治疗中的作用意义来确定的。

相使与相须共同之处是通过药物配合,产生协同作用,因而增强疗效。不同之处是相须配伍中,药物是平行并列的关系,而相使配伍中存在主辅之分,即一药为主,另一药为辅。

三、相畏

即一种药物的毒性反应或副作用能被另一种药物减轻或消除。如生半夏和生南星的毒性能被生姜减轻或消除,所以说生半夏和生南星畏生姜。

四、相杀

即一种药物能减轻或消除另一种药物的毒性或副作用。如生姜能减轻或消除生半夏和生南星的毒性或副作用,所以说生姜杀生半夏和生南星的毒。

由此可知,相畏、相杀实际上是同一配伍关系的两种提法,是药物间相互对待而言的。

五、相恶

即两药合用,一种药物能使另一种药物原有功效降低,甚至丧失。如人参恶莱菔子,是因莱菔子能削弱人参的补气作用。

应该注意的是,相恶只是两药的某方面或某几方面的功效减弱或丧失,并非二药的各种功效全部相恶。如生姜恶黄芩,只是生姜的温肺、温胃功效与黄芩的清肺、清胃功效互相牵制而疗效降低。但生姜还能和中开胃治不欲饮食及喜呕之病症,黄芩尚可清泄少阳以除热邪,在这些方面,两药并不一定相恶。不仅如此,两药是否相恶,还与所治病证有关。如用人参治元气虚脱或脾肺纯虚无实之证,而伍以消积导滞的莱菔子,则人参补气效果降低。但对脾虚食积气滞之证,如单用人参益气,则不利于积滞胀满之证;单用莱菔子消积导滞,又会加重气虚。此时两者合用又可相佐相成,故《本草新编》说:"人参得莱菔子,其功更神。"相恶配伍原则上应当避免,但也有可利用的一面。由此可以解释,为什么历代本草文献中所列相恶药物达百种以上,而临床医家并不将相恶配伍通作配伍禁忌对待。

六、相反

即两种药物合用,能产生或增强毒性反应或副作用。如"十八反""十九畏"中的若干药物(见"用药禁忌")。

上述六个方面,其变化关系可以概括为四项,即在配伍应用的情况下:①相须、相使关系的药物合用因产生协同作用而增进疗效,是临床用药时要充分利用的;②相恶关系的药物合用可能互相拮抗而抵消、削弱原有功效,用药时应加以注意;③相畏、相杀关系的药物合用能减轻或消除其中一味药或均有的毒性或副作用,在应用毒性药或烈性药时必须考虑选用;④相反关系的药物合用因产生或增强毒副作用,属于配伍禁忌,原则上应避免配用。基于上述,可知从单味药到配伍应用,是通过很长的实践与认识过程逐渐积累丰富起来的。药物的配伍应用是中医用药的主要形式。药物按一定法度加以组合,并按一定的分量比例制成适当剂型,即为方剂。方剂是药物配伍的发展,也是药物配伍应用的较高形式。

第二节 用 药 禁 忌

为了保证用药安全,有些药物在某种情况下不宜使用或不宜同用,以免降低药效或产生不良后果,这就是用药禁忌,包括配伍禁忌、妊娠用药禁忌、饮食禁忌和病证禁忌等内容。根据对患者造成的不良影响程度的不同,又常分为忌用和慎用。

一、配伍禁忌

《神农本草经·序例》指出："勿用相恶、相反者。"但相恶与相反所导致的后果不一样。相恶配伍可使药物某些方面的功效减弱，但在某些条件下又是一种可以利用的配伍关系，并非绝对禁忌。而"相反为害，甚于相恶"，相反的药物配伍可能危害患者的健康，甚至危及生命，故原则上应禁止配伍应用。目前医药界共同认可的配伍禁忌，有"十八反"和"十九畏"。

五代后蜀韩保昇《蜀本草》首先统计"七情"数目，提到"相恶者六十种，相反者十八种"，今人所谓"十八反"之名，盖源于此。相畏为中药七情之一，内容已如前述。但从宋代开始，一些医药著作中，出现畏、恶、反名称使用混乱的状况，与《神农本草经》"相畏"的原义相悖。作为配伍禁忌的"十九畏"就是在这种情况下提出的。

十八反：甘草反甘遂、大戟、海藻、芫花；乌头反贝母、瓜蒌、半夏、白蔹、白及；藜芦反人参、沙参、丹参、玄参、苦参、细辛、芍药。

十九畏：硫黄畏朴硝，水银畏砒霜，狼毒畏密陀僧，巴豆畏牵牛，丁香畏郁金，川乌、草乌畏犀角，牙硝畏三棱，官桂畏赤石脂，人参畏五灵脂。

对于"十八反""十九畏"作为配伍禁忌，历代医药学家虽然遵信者居多，但亦有持不同意见者，有人认为"十八反""十九畏"并非绝对禁忌；有的医药学家还认为，部分"相反"药同用，能相反相成，产生较强的功效，倘若运用得当，可愈沉疴痼疾。

关于配伍禁忌的现代研究一直没有停止，以"973"项目为代表的课题取得一些阶段性的成果：实验显示乌头类药与反药配伍后，毒性较大的双酯型乌头生物碱显著增加，吸收加快；芫花、京大戟、甘遂与甘草配伍后二萜类毒性成分转移溶出率明显提高，且抑制其体内代谢过程，长期给药易产生蓄积中毒。海藻配伍甘草后总砷、亚砷酸和二甲基砷溶出量增大，实验动物出现心、肝、肾多脏器损伤；人参、玄参与藜芦配伍后芥藜芦碱类、棋盘花胺类、藜芦定碱等毒性甾体生物碱溶出明显增加，代谢减慢。乌头与半夏、贝母、白及配伍后可延缓或降低川乌镇痛抗炎效应，也干扰生半夏、川贝的止咳作用；甘草与芫花、京大戟、甘遂配伍拮抗后者的利水作用，同时引起肠道黏膜损伤；人参与藜芦同用后，抗疲劳、增强免疫、抗肿瘤及雌激素样作用减弱。有些动物配伍后具有毒-效双重作用，如乌头与贝母配伍对肺心病模型动物可改善肺功能，但明显增加心脏毒性；附子与贝母、瓜蒌、半夏配伍在慢性阻塞性肺病（COPD）阶段可以改善肺功能，在心衰（HF）阶段则明显加速心衰的进展。

总的来说，迄今对于"十八反""十九畏"等配伍禁忌研究尚属初级阶段，目前决定其取舍为时过早。临床若无充分依据和应用经验，还应遵守。

二、妊娠用药禁忌

妊娠禁忌药是指妇女妊娠期除中断妊娠、引产外，为防止损伤胎儿或导致流产、早产而禁忌使用或须慎重使用的药物。

古代医药家很早就对妊娠禁忌药有所认识。如东汉《神农本草经》中即载具有堕胎作用的药；梁代《本草经集注·序例·诸病通用药》专设堕胎药一项，收载堕胎药41种。具体的妊娠禁忌药，在现存的文献中，最早见于南宋朱端章《卫生家宝产科备要》，所载产前所忌药物歌收载妊娠禁忌药计有73种，其后历代均有增加。在我国古代，堕胎是违反传统道德观念的。所以，前人记载堕胎药，主要还是从妊娠禁忌药的角度来认识、对待，而不是在寻求堕胎的有效药。

在为数众多的妊娠禁忌药中，不同药物对妊娠的危害程度是有所不同的，因而在临床上也应区别对待。古代对妊娠禁忌药主要提禁用与忌用,极少提慎用。近代则多根据临床实际,将常用中药中的妊娠禁忌药分为禁用与慎用两大类。属禁用的多系剧毒药,或药性作用峻猛之品,及堕胎作用较强的药。慎用药则主要是活血祛瘀药、行气药、攻下药、温里药中的部分药。

禁用药:如水银、砒霜、雄黄、轻粉、斑蝥、马钱子、蟾酥、川乌、草乌、藜芦、胆矾、瓜蒂、巴豆、甘遂、大戟、芫花、牵牛子、商陆、麝香、干漆、水蛭、虻虫、三棱、莪术等。

慎用药:如牛膝、川芎、红花、桃仁、姜黄、牡丹皮、枳实、大黄、番泻叶、芦荟、芒硝、附子、肉桂等。

在众多的妊娠禁忌药中,妊娠禁忌的理由也是多种多样的,其中,能引起堕胎是最早提出妊娠禁忌的主要理由,随着对妊娠禁忌药的认识逐渐深入,对妊娠禁忌理由的认识也逐步加深。归纳起来,主要包括:①对母体不利;②对胎儿不利;③对产程不利;④对小儿不利。今天,无论从用药安全的角度,还是从优生优育的角度来认识这几点,都是应当给予高度重视的。

总的说来,对于妊娠禁忌药物,如无特殊必要,应尽量避免使用,以免发生不良后果。如孕妇患病非用不可,则应做到辨证准确,掌握好剂量与疗程,并通过恰当的炮制和配伍,尽量减轻药物对妊娠的危害,做到用药安全而有效。

三、饮食禁忌

服药禁忌是指服药期间对某些食物的禁忌,又称服药食忌,简称食忌,俗称忌口。

饮食禁忌主要包括三方面的内容:一是指患病治疗期间,患者均有不同程度的脾胃虚弱、消化不良及正气不足,应忌食生冷、辛热、油腻、腥膻、有刺激性的食物,以免加重胃肠负担,引起消化不良,或助热伤阴,或增寒伤阳,以及敛邪等不良作用。二是指根据病情及用药特点,忌食与病情和药性不相宜的食物。根据不同病情和治疗需要而定,如寒性病忌食生冷食物、寒性饮料等;热性病忌食辛辣、热性、煎炸食物及酒类;胸痹患者,忌食肥肉、脂肪、动物内脏及烈性酒;肝阳上亢者,忌食胡椒、辣椒、大蒜、酒等辛热助阳之品;疮疡、皮肤病患者,忌食鱼、虾、蟹等腥膻发物及辛辣刺激性食品;外感表证者忌食油腻类食品等。三是指服某些药物期间对某些特定饮食的禁忌。如古代文献中的甘草、黄连、桔梗、乌梅忌猪肉;常山忌葱;薄荷忌鳖肉;地黄、何首乌忌葱、蒜、萝卜;丹参、茯苓、茯神忌醋;土茯苓、使君子忌茶;以及蜜反生葱;柿反蟹等。

古今中医皆重视病、药、食之间的服用禁忌,其目的是避免发生不良反应、降低疗效,或对病情不利,影响病人康复。关于饮食禁忌的现代研究甚少,且结果很不一致,有待进一步探讨。

四、病证禁忌

凡用药与证治相违者,即属病证禁忌。如寒证忌用寒药,热证忌用热药,邪盛而正不虚者忌用补虚药,正虚而无邪者忌用攻邪药等,皆属一般的用药原则,本节不讨论。对于某些类别和具体药物的病证药忌,将在各论中加以介绍。

附

1. **"十八反"歌** 本草明言十八反,半蒌贝蔹及攻乌,藻戟遂芫俱战草,诸参辛芍叛藜芦。(金·张从正《儒门事亲》)

2. **"十九畏"歌** 硫黄原是火中精,朴硝一见便相争,水银莫与砒霜见,狼毒最怕密陀僧。巴豆性烈最为上,偏与牵牛不顺情,丁香莫与郁金见,牙硝难合京三棱。川乌草乌不顺

笔记栏

如何理解清代医家郑钦安所言"病之当服,附子、大黄、砒霜皆是至宝,病之不当服,参芪、鹿茸、枸杞,皆是毒药?"

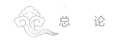

犀,人参最怕五灵脂。官桂善能调冷气,若逢石脂便相欺。大凡修合看顺逆,炮燔炙煿莫相依。(明·刘纯《医经小学》)

3. **妊娠服药禁忌歌**　蚖斑水蛭及虻虫,乌头附子配天雄,野葛水银并巴豆,牛膝薏苡与蜈蚣,三棱代赭芫花麝,大戟蝉蜕黄雌雄,牙硝芒硝牡丹桂,槐花牵牛皂角同,半夏南星与通草,瞿麦干姜桃仁通,硇砂干漆蟹爪甲,地胆茅根都失中。(《珍珠囊补遗药性赋》)

第三节　剂　量

剂量,即药物的用量,一般指单味药饮片汤剂内服成人一日用量,入丸、散剂内服的一次用量。也有指在方剂中,药与药之间的比例分量,即相对剂量。

一、古今计量单位及换算

中药的计量单位,古今有别。明清以来,普遍采用16位进制,即1斤=16两=160钱。现今我国对中药生药计量采用公制,即1公斤=1 000g。为了方便处方和配药,特别是古方剂量的换算,通常按规定以近似值进行换算,即1两(16位制)=30g,1钱=3g,1分=0.3g,1厘=0.03g。

常用剂量,除峻烈药、毒性药和某些精制品外,入汤剂一般干品药为5~10g,部分为15~30g,入丸、散药每次0.5~3g。各单味药后所标用量即此。中药的剂量与化学药品相比,有两个特点:一是中药大部分是天然药物,尤以植物药为主,相对比较平和,安全范围较大。二是在中医药理论指导下,根据药性、病情、患者不同情况,以及用法的不同,在规定的用量范围内可以灵活掌握剂量。

二、确定剂量的依据

剂量是否得当,是能否确保用药安全、有效的重要因素之一。临床上主要依据所用药物的性质性能、用药方法、患者情况及四时气候等诸方面来确定中药的具体用量。

(一) 药物的性质性能

1. **药材质量**　质优力强者,用量宜小些;质次力不足者,用量可大些。

2. **药材质地**　花叶类质轻之品用量宜轻,金石、贝壳质重之品用量宜重;干品用量宜轻,鲜品用量宜重。

3. **药物的气味**　气味平淡作用缓和的药,用量宜重;气味浓厚作用峻猛的药,用量宜轻。

4. **有毒无毒**　有毒者,应严格控制剂量,不得超出安全范围;无毒者,剂量变化幅度较大,可适当增加用量。

(二) 用药方法

1. **方药配伍**　单味应用时剂量宜大,复方应用时剂量宜小;在方中作为主药时用量宜稍大,而作为辅药则用量宜小些。

2. **剂型**　入汤剂时用量宜大;入丸、散剂时用量宜小。

3. **使用目的**　某些药因用量不同可出现不同作用,故可据不同使用目的增减用量。如以槟榔行气消积用6~15g即可,而驱绦虫则须用60~120g。

(三) 患者情况

1. **体质**　在以祛邪为主时,体强者用量宜重,体弱者用量宜轻。以补虚为主时,脾胃强健者,用量宜稍大;脾胃虚弱者,用量宜轻小。

笔记栏

2. **年龄**　小儿发育未全,老人气血渐衰,对药物耐受力均较弱,故用量宜减小;而青壮年气血旺盛,对药物耐受力较强,故用量宜大些。考虑到年幼患者喂服药物浪费因素,一般小儿 5 岁以下通常用成人量的 1/4,5 岁以上可按成人量减半用。

3. **性别**　一般来说男女用量差别不大,但妇女在月经期、妊娠期,用活血化瘀药则宜减量。

4. **病程**　新病患者正气损伤较小,用量可稍重;久病多伤正气,用量宜轻些。

5. **病势**　病急病重者用量宜重,病缓病轻者用量宜轻。

6. **生活习惯与职业**　如以辛热药疗疾,平时不喜食辛辣热物或常处高温下作业的人用量宜轻,反之则用量宜重。

总之,要准确掌握剂量,需从药、方、病三个方面考虑。此外,地区的不同,气候的影响以及个体差异等,与用药剂量也有关系,必须全面考虑。

如何理解"中医不传之秘,在于用量"?

第四节　用　　法

用法,即中药的应用方法,内容十分广泛。本节主要讨论中药的给药途径、应用形式、煎煮方法和服药方法。

一、给药途径

给药途径是影响药物疗效的因素之一。给药途径不同,会影响药物吸收的速度、分布以及作用强度。有的药甚至必须以某种特定途径给药,才能发挥某种作用。

中药的传统给药途径,除口服和皮肤给药两种主要途径外,还有吸入、舌下给药、黏膜表面给药、直肠给药等多种途径。20 世纪 30 年代后,中药的给药途径又增添了皮下注射、肌内注射、穴位注射和静脉注射等。

不同的途径给药各有其特点。临床用药时,具体应选择何种途径给药,除应考虑各种给药途径的特点外,还需注意病证与药物双方对给药途径的选择。而病证与药物对给药途径的选择,则是通过对剂型的选择来体现的。

二、应用形式

无论以什么形式给药,都需要将药物加工制成适合医疗、预防应用的一定剂型。传统中药剂型中,有供口服的汤剂、丸剂、散剂、酒剂、滋膏剂、露剂;供皮肤用的软膏剂、硬膏剂、散剂、丹剂、涂擦剂、浸洗剂、熏剂、灸剂、熨剂;还有供体腔使用的栓剂、药条、锭剂等。20 世纪 30 年代研制出了中药注射剂,以后又发展了胶囊剂、冲剂、气雾剂、膜剂等新剂型。

中药配方颗粒是 20 世纪 90 年代初开始出现的中药饮片新剂型,它是采用现代科技手段将传统中药饮片提取、浓缩、干燥而成的粉状、颗粒状产品。目前归属于饮片范畴。中药配方颗粒有统一规格、统一质量标准,可单用或作配方用。配方颗粒携带、服用方便,目前已在国内外较广泛应用。

中药颗粒剂与汤剂相比有哪些优缺点?你认为发展前景如何?

三、煎煮方法

汤剂是目前临床应用最广的剂型,并且大多由病家自制,煎药方法得当与否,与疗效有密切的关系。煎药器具最好用陶瓷器皿中的砂锅、砂罐。因其化学性质稳定,不易与药物成分发生化学反应,并且导热均匀,保暖性能好。其次可用白色搪瓷器皿或不锈钢锅。忌用铁、铜、铝等金属器具。中药配方颗粒则不需再煎煮。

煎药用水必须无异味、洁净澄清,含矿物质及杂质少,无污染。一般来说,人们在生活上可作饮用的水都可用来煎煮中药。

用水量一般以将饮片适当加压后,液面淹没过饮片约 2cm 为宜。质地坚硬、黏稠,或需久煎的药物加水量可比一般药物略多;质地疏松,或有效成分容易挥发,煎煮时间较短的药物,则液面淹没药物即可。

煎药前,宜用水浸泡一段时间,有利于有效成分的充分溶出,又可缩短煎煮时间,避免因煎煮时间过长,导致部分有效成分耗损、破坏过多。多数药物宜用 40℃ 左右的水浸泡,一般药物可浸泡 30 分钟,以种子、果实为主的药可浸泡 1 小时。夏天比冬季浸泡时间缩短。

煎煮中药应注意火候与煎煮时间。一般药物煎煮宜先武火后文火,即未沸前用大火,沸后用小火保持微沸状态,以免药汁溢出或过快熬干。解表药及其他芳香、容易挥发的药物,宜武火煮沸,改用文火维持 10~15 分钟即可。有效成分不易煎出的矿物类、骨角类、贝壳类、甲壳类药及滋补药物,一般宜文火久煎,使有效成分充分溶出。

一般来说,一剂药可煎煮两次,也可煎煮三次。因为煎药时药物有效成分首先会溶解在进入药材组织的水液中,然后再扩散到药材外部的水液中。当药材内外溶液的浓度达到平衡时,因渗透压平衡,有效成分就不再溶出了。只有将药液滤出,重新加水煎煮,有效成分才能继续溶出。药物煎好后,应趁热滤取药汁,防止药液温度降低,一些有效成分会因溶解度降低而沉淀,又可减少药渣对有效成分的吸附。

同一处方中的部分药物,因其性质、性能及临床用途不同,所需煎煮时间也会有不同。有的药还需特殊处理,在处方中标明,以便配方时另包及煎煮时遵循。主要有以下几方面:

1. **先煎**　即应先入煎 30 分钟左右,再纳入其他药同煎。包括有效成分不易煎出的矿物、贝壳类药,如磁石、牡蛎等;须久煎去毒的药物,如附子、川乌;有特殊治疗需要的药物,如大黄久煎泻下力缓,欲减其泻下之力则应先煎。

2. **后下**　即缩短煎煮时间,在其他药物快煎好之前投入,再煎沸 10 分钟左右即可。包括有效成分易挥散或不耐久煎,易受破坏的药物,如薄荷、豆蔻等入煎应后下;大黄、番泻叶久煎则泻下力减缓,故宜后下或用开水泡服。

3. **包煎**　花粉、细小种子及细粉类药物应包煎,因其易漂浮在水面,不利煎煮,或致汤液混浊,如蒲黄、葶苈子、滑石粉等;含淀粉、黏液质较多的药物应包煎,因其易粘锅糊化、焦化,如车前子等;绒毛类药物应包煎,因其难于滤净,混入药液则刺激咽喉,引致呛咳等,如旋覆花、辛夷等。

4. **另煎**　少数价格昂贵的药物须另煎取汁,再与其他药的煎液兑服,以免煎出的有效成分被其他药物吸附,导致昂贵药材的浪费。如人参、西洋参等。此外,有些药物根据临床治疗需要也可另煎。

5. **烊化**　即溶化。胶类药容易粘附他药或粘锅焦化,故应先行加热溶化,再与其他药汁兑服,或放入已煎好的药液中加热溶化,如阿胶、鹿角胶等。

6. **冲服**　一些入水即化的药,及原为汁液性的药,宜用煎好的其他药液或开水冲服,如芒硝、竹沥、蜂蜜等。中药配方颗粒一般用开水冲服。

7. **煎汤代水**　某些药物宜先煎后取其上清液代水再煎煮其他药物,主要是为了防止与其他药物同煎使煎液混浊,难于服用,如灶心土。此外,某些药物质轻用量多,体积大,吸水量大,也须煎汤代水用,如玉米须、丝瓜络等。

自20世纪后期起,各地医疗单位开始使用煎药设备,为患者代煎药物,免去其繁琐的煎药过程。机器煎药有卫生、方便、省时的优势,但有些也存在着"千药一锅下"的缺点。不少须后下的药物成分有可能遭受不同程度的破坏,也使得部分须先煎的药物有效成分不能保证充分溶出。因此,仍需研制符合中药使用特点,最大限度保证煎药效果的智能化煎药设备。

四、服药方法

口服,是中医临床使用中药的主要服用途径。口服给药的效果不单受到剂型等因素影响,还受服药时间、次数及冷热等服药方法所影响。

1. 服药时间　适时服药是保证药效的重要方面,具体服药时间应根据机体状况、病情需要及药物特性来确定。一般情况下,为保证药物能较好吸收,又避免对胃肠的不良刺激,多在饭后1.5小时左右服用。

清晨空腹时及饭前,胃及十二指肠均无食物,此时服药可免与食物相混合,且胃腑空虚,有利于药物迅速进入肠中,充分发挥药效,故峻下逐水药、攻积导滞药、驱虫药均宜空腹服;补益药也宜空腹服用。饭后胃中存有较多食物,可减少药物对胃的刺激,故消食健胃药或对胃肠有刺激的药物宜饭后服。

为了顺应人体生理节律而充分发挥药效,有些药宜睡前服。如安神药用于安眠时宜在睡前30分钟至1小时服用;涩精止遗药宜在临睡时服;缓下剂宜在睡前服,以便翌日清晨排便。截疟药应在疟发前2小时左右服。病情急险时,则当不拘时服。

2. 服药次数　一般疾病多采用每日一剂,每剂分两服或三服。病情急重者,可每隔4小时左右服药一次,昼夜不停,使药力持续,顿挫病势;病情缓轻者,亦可间日服或煎汤代茶,以图缓治。

应用发汗药、泻下药时,如药力较强,一般应分别以得汗、得下为度,不必尽剂,以免汗下太过,损伤正气。呕吐病人宜小量频服,以免因量大再致吐。昏迷或牙关紧闭者,应采用鼻饲给药。

3. 服药冷热　一般汤药多宜温服。如治寒证用热药,宜于热服;特别是以辛温发表药治风寒表实证,不仅宜热服,服后还需温覆取汗。至于热病用寒药,如热在胃肠,患者欲饮冷者可凉服;如热在其他脏腑,患者不欲饮冷者仍以温服为宜。此外,用从治法时,也有热药凉服,或凉药热服者。

此外,对于丸、散、配方颗粒等固体药剂,除特别规定者外,一般宜用温开水送服或冲服。

📖 学习小结

名词解释

[天然药物]即来源于自然界的植物、动物、矿物药等,非人工提取、化学合成的药物。与中药的区别在于,天然药物的认识和使用不受传统中医药理论之限。

[中药材]来源于自然界的植物、动物和矿物,采集后经洁净、干燥等简单处理,未经特殊的加工炮制,不能直接用于配方或制剂的原料药材。又称为原药材。

[饮片]系指中药材根据药材性质和医疗需要炮制成一定规格,可以直接调剂、使用的处方药品。饮片大多是单味药,也可以是复方,如神曲、六一散。饮片主要是固体状的,大多是片状、块状、节段状、颗粒状,少数是粉末状;也可以是半流体或液体状的。由于饮片便于煎汤饮服而得名,又习称咀片。

笔记栏

　　[中成药]是以中药饮片为原料,在中医药理论指导下,在中药方剂的基础上,按处方标准制成一定剂型的现成中药,包括丸、散、膏、丹等各种剂型。中成药使用方便,但针对性、个性化不如汤剂等。

　　[存性]指炮制药物必须适度,不可过度以致失效。通过炮制,去掉药物对病证不利的寒热之性或毒副作用,保存或加强原有的治疗、保健功能。典型的如止血药制炭,就必须以保留原药的有效成分为前提,不能完全炭化,而失去止血作用。

　　[引经报使]又叫引经,指某些药物能引其他药物到达病变部位的作用,好像向导一样,所以叫作引经报使。其中一是引向经脉,如太阳经病用羌活为引,阳明经病用升麻、白芷为引;少阳经病用柴胡为引;厥阴经病用吴茱萸为引。二是引向疾病所在,如咽喉及上部肺脏疾病用桔梗载药上浮以达病所;下焦及下肢病用牛膝引药下行以达到病所。

●（唐德才　吴庆光　李海燕　张晓东）

扫一扫
测一测

复习思考题

　　1. 从东汉《神农本草经》到现代的《中华本草》,试述历代重要本草代表著作的特色及创新之处。

　　2. 从辨证用药的角度简述中药治疗作用与副作用的相对性。

　　3. 四气五味为什么是中药药性理论的核心内容?

　　4. 甘寒药与苦寒药的作用特点各是什么? 各有什么病证禁忌?

　　5. 中药配伍禁忌以"十八反""十九畏"为代表,现代最新研究成果有哪些? 临床如何正确对待?

　　6. 确定中药剂量的主要依据有哪些?

　　7. 掌握中药汤剂的煎服方法及时间有什么临床意义?

各 论

第一章

解 表 药

凡以发散表邪，解除表证为主要功效，常用于治疗外感表证的药物，称为解表药。

根据解表药的药性、功效及临床应用的不同，一般将其分为发散风寒药和发散风热药两类。

解表药味多辛，质轻，性分温、凉，作用趋向以升浮为主，大多归肺、膀胱经。功能发散解表。部分药物兼能利水消肿，止咳平喘，透疹，止痛，消疮等。

解表药主要用于感受外邪所致外感表证。偏行肌表，能促进肌体发汗，使表邪由汗出而解。即《黄帝内经》："其在皮者，汗而发之。"正邪相争则恶寒、发热；外束肌表则头痛、身痛、无汗或有汗。或水肿、咳喘、麻疹、风疹、风湿痹痛、疮疡初起等兼有表证者，均可用解表药治之。

运用解表药应根据外感风寒、风热表邪的不同成因，选择适宜的解表药，并应分别配伍祛暑、化湿、润燥药、益气、助阳、养阴、补血、清热解毒药同用。根据四时气候变化的不同而恰当地配伍，暑多夹湿，秋多兼燥，故常配祛暑，化湿，润燥药；虚人外感，正虚邪实者，又应根据体质不同，则分别配益气、助阳、养阴、补血药，以扶正祛邪；温病初起，邪在卫分，除选用发散风热药物外，应同时配伍清热解毒药同用。

解表药中，发汗力较强的药物，使用时用量不宜过大，以免发汗太过，耗伤阳气，损及津液。表虚自汗、阴虚盗汗以及疮疡日久、淋证、失血患者，虽有表证，也应慎用。注意因时因地而异，适当增减用量，如秋冬腠理致密，用量宜重；春夏腠理疏松，用量宜轻；北方地区用药宜重，南方地区用药宜轻。本类药物多属辛散轻扬之品，入汤剂不宜久煎，以免有效成分挥发而降低药效。

解表药一般具有发汗解热、增强体表血液循环、抗菌、抗病毒等作用，部分药物还有镇痛、止咳祛痰、健胃、利尿等作用。

第一节　发散风寒药

本类药物味多辛,性多温燥,主归肺、膀胱经,具有发散风寒邪气之功,部分药物兼有利水消肿、止咳平喘、透疹、止痛等作用。发散风寒药,主治风寒表证,如寒邪袭表,正邪相争之恶寒发热,舌苔薄白,脉浮紧;寒邪外束之无汗或汗出不畅,头身疼痛,口不渴;肺失宣肃之鼻塞流涕等。部分药物还可用治水肿、喘咳、痹证等。临床运用时,常与宣肺化痰药物配伍,以达到发散风寒,宣肺止咳化痰之目的。

温燥之性的发散风寒药,发汗力强,用量不宜过大,以免发汗太过,损伤正气;表虚自汗,阴虚盗汗等慎用。

麻黄　Máhuáng
《神农本草经》

为麻黄科植物草麻黄 *Ephedra sinica* Stapf、中麻黄 *Ephedra intermedia* Schrenk et C. A. Mey. 或木贼麻黄 *Ephedra equisetina* Bge. 的草质茎。主产于山西、河北、甘肃等地,秋季采收。晒干,除去木质茎及杂质,切段。生用、捣绒或蜜炙用。

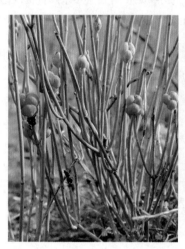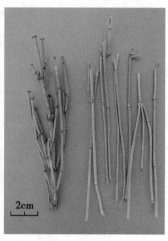

2cm

麻黄(中麻黄)

【药性】辛、微苦,温。趋向升浮。归肺、膀胱经。

【功效】发汗散寒,宣肺平喘,利水消肿。

【临床应用】

1. **风寒表证**　本品辛能发散,温可去寒,主入肺与膀胱经。长于开泄腠理,发汗散邪。凡风寒之邪在表者,皆可使之从汗出而解。因其发汗力强,发表最速,故素有"发散第一药"之称。主要用于风寒表实证,症见恶寒发热、无汗、头身疼痛、脉浮紧等,每与桂枝相须为用,如麻黄汤。

2. **胸闷喘咳**　本品主入肺经,外开皮毛之郁闭以宣畅肺气,内可泄肺气之壅塞,以复其肃降功能,故能平喘止咳。凡邪气壅肺,胸闷喘咳,常以本品为主药。①治风寒外束,肺气内壅之喘咳最为适宜,常与杏仁、甘草为伍,如三拗汤;②治寒痰停饮,咳嗽气喘,痰多清稀

各　论

者,常配伍细辛、干姜、半夏等温化寒痰寒饮药同用,如小青龙汤;③治疗肺热壅盛,高热喘急者,须与石膏或黄芩等寒凉清肺药同用,如麻杏甘石汤。

3. 风水浮肿　本品开腠发汗,使肌肤之水湿从毛窍外散;又能宣散肺气,通调水道,下输膀胱,而有消肿利水之效。常用于水肿、小便不利兼有表证之风水水肿,每与甘草同用,如甘草麻黄汤。

此外,取麻黄散寒通滞之功,也可治风寒痹证、阴疽、痰核。

【性能特点】麻黄辛散苦泄,性温,主归肺经。有发汗、宣肺、利水之功,发汗力最强,专治外感风寒表实证,症见恶寒发热无汗,脉浮紧;宣肺平喘,各种实喘,每恃为要药;利水作用显著,风水水肿是为常用药。三功效之间密切联系。肺外合皮毛,若风寒束表,则腠理闭塞,不仅无汗,肺气亦因之不宣。用麻黄发汗开腠理,不仅使风寒外邪随汗而出,表证可愈;又能开宣肺气,肺气通畅,肃降如常,则咳喘自止;肺为水之上源,宣肺上可通调水道,则水利而肿消。三种功效,均与肺有密切关系,故李时珍谓"麻黄乃肺经专药,故治肺病多用之。"

【用法用量】煎服,2~10g。生麻黄发汗、利水力强,发汗解表、利水用之,蜜炙或捣绒用药性变缓和,止咳平喘多用之。

【使用注意】表虚自汗、阴虚盗汗及肺肾虚喘者慎用。麻黄碱有兴奋中枢的作用,高血压、心衰患者禁用,运动员慎用,失眠者慎用。

【现代研究】三种麻黄均主含左旋麻黄碱、右旋伪麻黄碱、左旋去甲基麻黄碱、右旋去甲基伪麻黄碱等多种生物碱成分,尚含挥发油等。有发汗、平喘、止咳、祛痰、解热、镇痛、抗炎、利尿、抗病原微生物、兴奋中枢、升高血压、加快心率等作用。

【按语】麻黄辛温,其性主散,不仅散在表之风寒,其平喘、利水之功,均因其宣通肺气,提壶揭盖作用使之。即便是治疗痹证、阴疽、痰核,亦取其温散之功。

💗 思政元素

麻黄——药有利害,安全至上

很久以前,一名医收徒,学艺十年,弟子有心另立门户。临行前,老者叮嘱弟子"有一草,名无叶,根、茎用处异之,茎为发汗,根为止汗,一朝弄错,必出人命!"弟子回答:"发汗用茎,止汗用根,明白了,放心吧师父。"师徒分道,各自行医。数月过去,弟子接诊一患者,咳喘多日,脸色发白,虚汗不止,用无叶草茎,服药后,患者亡矣。家属将徒弟告上县衙。县令传名医,问是否告知徒弟无叶草根、茎用处之异。老者答曰:"已详细告知。"再问徒弟,也承认告知。县老爷判徒弟有罪,收监三年。

徒弟刑满,寻师认错,并痛改前非。此后,徒弟再无用药失误,每当使用"无叶草"时就更加小心。由于"无叶草"使他闯过大祸,惹过麻烦,就将之起名叫做"麻烦草",又因这草的根是黄色的,为了好记忆又改叫"麻黄",麻黄一名流传至今。

麻黄全株毒,大量服用初表现为中枢兴奋、神经过敏、焦虑不安、烦躁、心悸、心动过速、头痛、眩晕、震颤、出汗及发热,有的有恶心、呕吐、上腹胀痛、瞳孔散大,或有排便困难、心前区疼痛,重度中毒者则视物不清、呼吸困难、惊厥,最后因呼吸衰竭、心室纤颤而死亡。因此在临床中,要特别注意安全使用。

笔记栏

麻黄性温,为何能治热喘?何为"去性存用"?

麻黄,历代诸家认为虚喘者慎用,肺肾虚者尤须忌用,但古今临床每见用例,试结合临床、药理研究,说明其使用范围及使用原则。

桂枝　Guìzhī

《名医别录》

为樟科植物肉桂 *Cinnamomum cassia* Presl 的嫩枝。主产于广东、广西、云南等地。春、夏二季采收,除去叶,晒干,或切片晒干。生用。

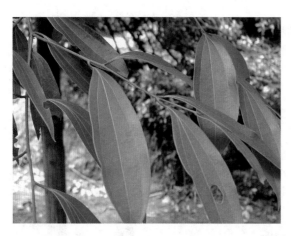

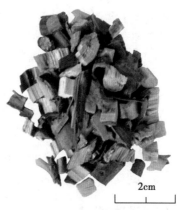

2cm

桂枝

【药性】辛、甘,温。趋向升浮。归心、肺、膀胱经。

【功效】发汗解肌,温通经脉,助阳化气,平冲降气。

【临床应用】

1. **风寒表证**　本品辛甘温煦,温可去寒,主入肺与膀胱经。其发汗之力较麻黄和缓。善于宣阳气,畅营血,有助卫实表,发汗解肌之功。对外感风寒,不论表实无汗,表虚有汗及阳虚外感,均可选用。①治外感风寒,表虚有汗者,每与白芍配伍,如桂枝汤;②治外感风寒,表实无汗者,常与麻黄配伍,如麻黄汤。

2. **脘腹冷痛、血寒经闭,关节痹痛**　本品辛散温通,有温经散寒之功。①主要用于中焦虚寒,脘腹冷痛,常与白芍、饴糖等配伍,以缓急止痛,如小建中汤;②治寒凝血滞,月经不调,经闭痛经,产后腹痛,与当归、吴茱萸配伍,以暖肝活血,调经止痛,如温经汤;③治风寒湿痹,肩臂关节疼痛,与附子配伍,以散寒通痹止痛,如桂枝附子汤;④治营血不足的痹痛,每与补气养血药黄芪、白芍等配伍,如黄芪桂枝五物汤;⑤治胸阳不振,心脉瘀阻,胸痹心痛,与枳实、薤白配伍,如枳实薤白桂枝汤。

3. **痰饮、水肿**　本品甘温,既可温脾阳,以助运水,又可温肾阳,以助膀胱气化。①主要用于心脾阳虚,水湿内停的痰饮眩晕、心悸、咳嗽者,与茯苓、白术配伍,以补益心脾,化湿利水,如苓桂术甘汤;②治膀胱气化失司的水肿、小便不利者,多与茯苓、猪苓、泽泻等同用,如五苓散。

4. **心悸、奔豚**　本品辛甘温,又能助心阳,通血脉,止悸动,平冲逆。①主要用于治心阳不振,心悸动、脉结代者,与炙甘草、人参、麦冬等同用,以补气养血、通阳复脉,如炙甘草汤;②治阴寒内盛,引动冲气,上凌心胸的奔豚者,常重用本品,如桂枝加桂汤。

桂枝治疗奔豚其机理如何?

【重点配伍】麻黄配桂枝:麻黄辛开苦泄,善行肌表卫分,开腠理散寒邪,开玄府以发汗;桂枝辛甘温煦,可入营分,解肌以和营,协同麻黄,以引营分之邪达于肌表,令汗出而解。二药伍用,发汗解表,善治风寒感冒,恶寒发热,无汗,头、身疼痛之表实证。

【性能特点】本品辛甘温,入肺、心、膀胱经。功效重在温通,其发汗之力较麻黄温和,能温通扶阳,助卫实表,发汗解肌,外散风寒。对于外感风寒,不论表实无汗、表虚有汗及阳虚受寒者皆宜;又能温通经脉,散寒止痛,用治寒凝血滞的脘腹冷痛、血寒经闭,关节痹证等,尤善治肩臂疼痛,如《药品化义》说它"专行上部肩臂,能领药至痛处";可温阳运水,逐寒邪以助膀胱气化,行水湿痰饮之邪,为治痰饮病、蓄水证的常用药;能助心阳,通血脉,止悸动,平冲气,治心阳不振,心悸动、脉结代及奔豚者。

【用法用量】煎服,3~10g。

【使用注意】温热病及阴虚阳盛,血热妄行诸证均忌用。孕妇及月经过多者慎用。

【现代研究】桂枝主含挥发油,主要为桂皮醛等。尚含反式桂皮酸、原儿茶酸、香豆精、酚类、有机酸、多糖、苷类等。有解热作用,对细菌和病毒也有抑制作用,还有健胃、利尿、强心、镇痛、镇静、抗惊厥等作用,能使冠状动脉血流增加。

紫苏叶　Zǐsūyè
《名医别录》

为唇形科植物紫苏 *Perilla frutescens*（L.）Britt. 的叶（或带嫩枝）。中国大部分地区均产。夏季枝叶茂盛时采收,除去杂质,晒干,切段。生用。

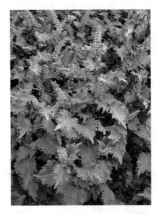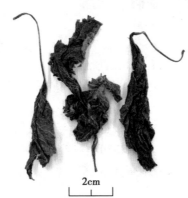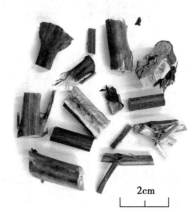

2cm　　　2cm

紫苏叶、紫苏梗

【药性】辛,温。趋向升浮。归肺、脾经。

【功效】解表散寒,行气和胃。

【临床应用】

1. 风寒表证　本品辛散发表,性温散寒,发汗解表散寒之力较为温和。风寒表证轻证可单用,若重证须与其他解表散寒药同用。其外能解表散寒,内能行气和胃,略兼有化痰止咳之功,善治风寒表证兼有气滞胸闷呕恶或咳嗽有痰者。①治风寒表证而兼气滞,胸脘满闷、恶心呕逆者,多与香附、陈皮等理气药配伍,如香苏散;②兼有咳喘痰多者,常配杏仁、桔梗等化痰止咳药同用,如杏苏散。

2. 咳嗽呕恶,妊娠呕吐　本品味辛能行,入脾胃经,能行气宽中除胀,和胃止呕,兼有理气安胎功效。①治中焦气机郁滞之胸脘胀满,恶心呕吐。偏寒者,与砂仁、丁香等温中止呕药同用;偏热者,与黄连、芦根等清胃止呕药同用;②治胎气上逆,胸闷呕吐,胎动不安者,多配砂仁、陈皮等理气安胎药同用;③治七情郁结,痰凝气滞之梅核气证,常配半夏、厚朴、茯苓等理气化痰散结药,如半夏厚朴汤。

此外,本品有解鱼蟹毒之功,治疗鱼蟹中毒,腹痛吐泻,可单用或配生姜、藿香等药煎服。

【性能特点】本品辛温气香,主入肺、脾经。善行肺脾气滞。发汗解表散寒之力较为缓和。既能发汗解表,用治风寒表证,又善行气宽中而止呕、安胎,治脾胃气滞,胸闷呕恶,妊娠呕吐。尤善治风寒表证兼有脾胃气滞者。正如《本草汇言》所言:"散寒气,清肺气,宽中气,安胎气,下结气,化痰气,乃治气之神药也。"

【用法用量】煎服,5~10g,不宜久煎。

【现代研究】紫苏叶主含挥发油,主要为紫苏醛、左旋柠檬烯等。其能减少支气管分泌,缓解支气管痉挛,对神经系统有镇静作用,对大肠杆菌、葡萄球菌等均有抑制,能缩短血凝时间、血浆复钙时间和凝血活酶时间。

【附】

紫苏梗 为紫苏的茎。性味辛,温;归肺、脾经。功能理气宽中,止痛,安胎。用于胸膈痞闷,胃脘疼痛,嗳气呕吐,胎动不安。煎服,5~10g。苏叶外能散风寒解表,内可理气机而和中;本品仅理气和中。

生姜　Shēngjiāng

《名医别录》

为姜科植物姜 Zingiber officinale Rosc. 的新鲜根茎。中国大部分地区均产。秋、冬两季采挖,除去须根及泥沙,鲜用或埋入砂中备用。切片,生用。

【药性】辛,微温。双重趋向。归肺、脾、胃经。

【功效】解表散寒,温中止呕,化痰止咳,解鱼蟹毒。

【临床应用】

1. **风寒感冒** 本品味辛发散,性温散寒,有发汗解表散寒之功,但作用较弱。①多用于风寒感冒的轻证,可单煎或配红糖、葱白煎服;②治疗风寒感冒重者,又多与桂枝等辛温解表药同用,以增强发汗解表之力,如桂枝汤。

2. **胃寒呕吐** 本品辛散温通,有温胃散寒,降逆止呕之功,善于止呕,有"呕家圣药"之称,尤善治胃寒呕吐,随证配伍可治疗多种呕吐。①治胃寒呕吐,多配半夏,即小半夏汤;②治胃热呕吐者,须与黄连、竹茹等清胃止呕药同用;③治寒犯中焦之胃脘冷痛、食少、呕吐者,与高良姜、胡椒等温里散寒药配伍;④治脾胃虚寒者,与人参、白术等补益脾气药同用。

3. **寒痰咳嗽** 本品味辛发散,性温散寒,有温肺散寒止咳之功,对于寒痰咳嗽,不论有无外感风寒,均可选用。①治风寒客肺,痰多咳嗽,恶寒头痛者,与麻黄、杏仁同用,如三拗汤;②治无表邪痰多者,多与杏仁、陈皮、半夏等温肺化痰止咳药同用,如杏苏二陈汤。

4. **鱼蟹中毒** 本品有解鱼蟹毒之功。主要用于生半夏、生南星等药物中毒及鱼蟹等食物中毒,可用生姜汁冲服或煎汤内服。

【性能特点】本品辛温气窜,走而不守,趋向双重。入肺、脾胃,既能外散发表祛寒,又能降逆温胃止呕。其解表作用较弱,多用于风寒感冒轻证;又能温胃散寒,和中降逆,为止呕良药,尤以胃寒呕吐最宜;入肺,又能温散肺中寒邪,兼化痰止咳,对于肺寒咳嗽,不论有无外感风寒,或痰多痰少皆宜。故《名医别录》云:"除风邪寒热,伤寒鼻塞,咳逆上气,止呕吐,去痰下气。"《本草纲目》又云其能"去邪辟恶",能解鱼蟹、药食多种中毒。

【用法用量】煎服,3~10g,或捣汁服。

【使用注意】阴虚内热及热盛者忌服。

【现代研究】生姜主含挥发油,主要为姜醇、α-姜烯、β-水芹烯等。尚含辣味成分姜辣素、姜酮、姜烯酚、姜酚等。能促进消化液分泌,保护胃黏膜,有抗溃疡、保肝、利胆、抗炎、解热、镇痛、镇吐作用。其醇提物能兴奋血管运动中枢、呼吸中枢、心脏;其浸膏及姜油酮、姜烯酮的混合物有镇吐作用。

【按语】大量方剂中,本品往往被作为"药引"使用。近代发现其对某些药物水提物有显著的吸收促进作用,增强其生物利用度,使药物充分发挥疗效。

【附】

1. **生姜皮**　为生姜根茎的外表皮。性味辛、凉。入脾、胃经。功能和脾行水。用于治疗皮肤水肿,小便不利。煎服,3~10g。

2. **生姜汁**　为生姜取汁入药。性味辛、温。入肺、脾、胃经。功能化痰止呕,用于天南星、半夏中毒的喉舌麻木肿痛及中风痰迷,口禁昏厥,呕逆不止者。冲服,3~10滴。

香薷　Xiāngrú
《名医别录》

为唇形科植物石香薷 *Mosla chinensis* Maxim. 及江香薷 *Mosla chinensis* 'Jiangxiangru' 的地上部分。前者称青香薷,后者称江香薷。青香薷主产于广西、湖北、湖南等地;石香薷以江西分宜县,产量大而质量佳。夏、秋两季茎叶茂盛、花盛时择晴天采割,除去杂质,阴干,切段,生用。

【药性】辛,微温。趋向升浮。归肺、胃经。

【功效】发汗解表,化湿和中,利水消肿。

【临床应用】

1. **暑湿感冒,阴暑**　本品辛能发散,温可散寒,入肺能发汗解表,气味芳香,入中焦又能化湿和中祛暑。既能外解风寒,又能内化湿浊。①治夏月乘凉饮冷,外感风寒,内伤暑湿,脾胃湿困而致暑湿感冒见恶寒发热,头痛无汗,身重及腹痛吐泻者,多与厚朴、扁豆配伍,如香薷散;②治暑季饮冷不洁,脾胃受伤的吐泻腹痛,与藿香、佩兰等化湿解暑药同用;③治暑温初起,复感于寒,发热恶寒,头痛无汗,口渴面赤,与金银花、连翘、厚朴等同用,如新加香薷饮。

2. **水肿,小便不利**　本品辛散温通,外发散肌表之水湿,内能宣肺气,通畅水道,有利水消肿之功。①可单用或配伍健脾利水的白术同用,如深师薷术丸;②治阳气被遏的水肿、小便不利,与白术、益母草等药配伍。

【性能特点】本品辛温芳香,入肺、胃经。外能发汗解表散寒,内能化湿和中祛暑,最宜于夏季外感风寒,内伤湿邪的阴暑证,《本草纲目》云:"世医治暑病,以香薷饮为首药。"故前人称"香薷乃夏月解表之药",善能发汗解暑,兼有利尿,颇似麻黄,有"夏月麻黄"之称。又能利尿消肿,治水肿,小便不利。

【用法用量】煎服,3~10g。利水消肿须浓煎服。

【使用注意】表虚多汗当忌用。

【现代研究】香薷主含挥发油,主要为香荆芥酚、百里香酚等。尚含有甾醇、黄酮苷等成分。能刺激消化腺分泌及胃肠蠕动。其挥发油对金黄色葡萄球菌、伤寒杆菌及脑膜炎双球菌等有较强的抑制作用。薷香酊剂能刺激肾血管,能使滤过性增大而有利尿功效。

荆芥　Jīngjiè
《神农本草经》

为唇形科植物荆芥 *Schizonepeta tenuifolia* Briq. 的地上部分。主产于江苏、浙江、河南等地。多为栽培。夏、秋两季花开到顶,穗绿时采割,除去杂质,晒干切段用。或只取花穗入药。生用或炒炭用。

【药性】辛,微温。趋向升浮。归肺、肝经。

【功效】解表散风,透疹,消疮。

【临床应用】

1. **外感表证**　本品辛散气香,长于发散风邪,且微温不燥,药性缓和,为发散风寒药中平和之品。善治外感表证,无论风寒、风热或寒热不明显者。①治风寒感冒,恶寒、发热、头痛无汗者,与防风、羌活、独活等药同用,如荆防败毒散;②治风热感冒,发热、头痛者,与银花、连翘、薄荷等疏散风热药配伍,如银翘散。

2. 风疹瘙痒,麻疹不透 本品芳香透散,有祛风透疹止痒之功。①治风疹瘙痒,常配苦参、防风、白蒺藜等祛风止痒药同用;②治表邪外束,麻疹初起、疹出不畅,常配蝉蜕、薄荷、紫草等药同用。

3. 疮疡初起兼有表证 本品既能祛风解表,又能消疮。可用于疮疡初起而兼有表证者。①治疮疡初起,偏于风寒者,配伍羌活、川芎、独活等发散风寒药;②治疮疡初起,偏于风热者,常与银花、连翘、柴胡等发散风热、清热解毒药同用。

4. 吐衄下血 本品炒炭有收敛止血功效,用于吐血、衄血、便血、崩漏等多种出血证。①治血热妄行之吐血、衄血,与生地黄、白茅根、侧柏叶等凉血止血药同用;②治血热便血、痔血,与地榆、槐花、黄芩炭等药配伍;③治妇女崩漏下血,与棕榈炭、莲房炭等固崩止血药配伍同用。

【性能特点】本品辛香透散,微温不燥,性较和平,善散风邪,为发散风寒药中药性平和之品。外感表证,无论风寒、风热或寒热不明显者,均可应用。质轻透散,祛风止痒,宣透疹毒,用治麻疹不透,风疹瘙痒;又有消散疮疡之效,用治疮疡初起兼有表证。此外,炒炭止血,用治多种出血证。

【用法用量】煎服,5~10g。不宜久煎。发表透疹消疮宜生用;止血须炒炭用;荆芥穗长于祛风。

【现代研究】荆芥主含挥发油,主要为右旋薄荷酮、消旋薄荷酮、胡椒酮等。尚含单萜类及黄酮类成分等。单萜类为荆芥苷、荆芥醇及荆芥二醇。其水煎剂可增强皮肤血液循环,增加汗腺分泌,有微弱的解热作用;对金黄色葡萄球菌、白喉杆菌有较强抑制作用,对伤寒杆菌、痢疾杆菌等也有抑制作用;生品不能缩短出血时间,但荆芥炭能使出血时间缩短。荆芥穗有明显的抗补体作用。

防风 Fángfēng
《神农本草经》

为伞形科植物防风 *Saposhnikovia divaricata* (Turcz.) Schischk. 的根。主产于东北及内蒙古东部。春、秋两季采挖未抽花茎植株的根,除去须根及泥沙,晒干切片,生用或炒炭用。

【药性】辛、甘,微温。趋向升浮。归膀胱、肝、脾经。

【功效】祛风解表,胜湿止痛,止痉。

【临床应用】

1. 感冒头痛 本品辛温发散,气味升散,长于祛风,又能胜湿、止痛。味甘和缓,祛风,无燥烈之弊,外感风寒、风湿、风热表证均可配伍使用。①治风寒表证,头痛身痛者,与荆芥、羌活、独活等配伍,如荆防败毒散;②治风热表证,发热恶风、咽痛口渴者,与薄荷、蝉蜕、连翘等辛凉解表药同用;③治外感风湿,头痛如裹,身重肢痛者,与羌活、川芎、藁本等药配用,如羌活胜湿汤;④治风热壅盛,表里俱实,发热恶寒,二便不通者,与荆芥、连翘、大黄等解表攻下药同用,如防风通圣散;⑤治卫气不足,肌表不固,感冒风邪者,与黄芪、白术益卫固表药同用,以扶正祛邪,如玉屏风散。

2. 风湿痹痛 本品辛能发散,微温散寒,能祛风散寒,胜湿止痛,为常用的祛风湿、止痹痛药。①治风寒湿痹,肢节疼痛、筋脉挛急者,多配羌活、姜黄等祛风湿,止痹痛药同用,如蠲痹汤;②治风湿上犯而致的偏正头痛,与白芷、川芎等祛风止痛药配伍。

3. 风疹瘙痒 本品能发散风邪止痒,尤以风邪所致的皮肤病多用。药性平和,以祛风见长,风寒、风热均可选用。①治偏于风寒者,与荆芥、苦参、当归等祛风燥湿和血药配伍,如消风散;②治偏于风热者,配薄荷、蝉蜕、僵蚕等药同用;③治湿热者,多与土茯苓、白鲜皮等配伍;④治血虚风燥者,多与当归、熟地黄等补血药同用。

4. 破伤风证　本品功专祛风,外散风寒,内息肝风以止痉。主要用于风毒内侵,贯于经络,引动内风所致角弓反张,四肢抽搐,项背强急的破伤风证,与天麻、天南星、白附子等祛风止痉药同用,如玉真散。

此外,本品入肝脾经,有疏肝理脾功效。①治肝气乘脾,肝脾不和,脾失健运,腹痛泄泻者,与白术、白芍、陈皮同用,即痛泻要方;②治脾虚湿盛,清阳不升所致的泄泻,与人参、黄芪、白术等补气健脾药配伍,如升阳益胃汤。

【性能特点】本品辛甘微温,其性升散,入肝、脾、膀胱经,以祛风解表为主,虽不长于散寒,但又能胜湿、止痛,且微温不峻,故外感风寒、风湿、风热表证均可配伍使用。其治风疹、痹证、破伤风等,多与风邪有关,故《神农本草经》记载其主治首以"主大风"为纲,《本草经疏》更称其为"治风通用"之品。本品兼有甘味,温而不燥,药力缓和,故又有"风药中润剂"之称。

【用法用量】煎服,5~10g。

【使用注意】阴血亏虚、热病动风者慎用或忌用。

【现代研究】防风主含挥发油、色原酮类、香豆素类、聚炔类、多糖类及 β- 谷甾醇、甘露醇等。挥发油中含戊醛、α- 蒎烯、2- 甲基 -3- 丁烯 -2- 醇、己醛、戊醇、己醇等。其煎剂对三联疫苗、伤寒混合菌苗所致家兔发热有解热作用。水浸液有明显加强机体免疫功能作用。还有抗炎、镇痛、镇静、抗溃疡、抗惊厥、抗过敏、抑制血栓形成等作用。

羌活　Qiānghuó
《神农本草经》

为伞形科植物羌活 *Notopterygium incisum* Ting ex H. T. Chang 或宽叶羌活 *Notopterygium franchetii* H. de Boiss. 的根茎和根。羌活主产于四川、云南、青海等省。宽叶羌活主产于四川、青海、陕西等省。春、秋两季采挖,除去须根及泥沙,晒干。切片,生用。

【药性】辛、苦,温。趋向升浮。归膀胱、肾经。

【功效】解表散寒,祛风除湿,止痛。

【临床应用】

1. 风寒感冒,头痛项强　本品辛温,气味雄烈,善散膀胱经风寒,有较强的解表散寒,祛风胜湿,止痛之功。①主要用于外感风寒夹湿,恶寒发热、肌表无汗、头痛项强、肢体酸痛较重者,常与防风、细辛、川芎等药同用,如九味羌活汤;②治风湿在表,头项强痛,腰背酸重,一身尽痛者,配独活、藁本、防风等药同用,如羌活胜湿汤。

2. 风寒湿痹,肩背酸痛　本品味祛风、味苦燥湿、性温散寒,有较强的祛风湿,止痛作用,入足太阳膀胱经,以除头项肩背之痛见长,尤善治上半身风寒湿痹、肩背肢节疼痛者。①治上半身风寒湿痹、肩背肢节疼痛者,多与防风、姜黄、当归等药同用,如蠲痹汤;②治风寒、风湿所致的头风痛,可与川芎、白芷、藁本等药配伍,如羌活芎藁汤。

【性能特点】本品辛散苦燥温通,气味雄烈,入膀胱、肾经。善于升散,有较强的解表散寒,祛风胜湿,止痛之功。治外感风寒夹湿表证见头痛身痛者疗效最佳。且善入足太阳膀胱经,又长于祛风湿、散寒邪、通利关节而止痛,善治上半身风寒湿痹,尤以肩背肢节疼痛者为佳,故《珍珠囊》云其主"太阳经头痛,去诸骨节疼痛"。

【用法用量】煎服,3~10g。

【使用注意】阴虚血热者忌用。用量过多,易致呕吐,脾胃虚弱者不宜服。

【现代研究】羌活主含挥发油、萜类、香豆素类、糖和糖苷类、聚烯炔类等。其挥发油能使致热性大鼠体温明显降低，具有显著的解热作用；能使醋酸所致小鼠扭体次数明显减少，有显著的镇痛作用；其注射液有镇痛及解热作用，对皮肤真菌、布氏杆菌有抑制作用；羌活水溶部分有抗实验性心律失常作用；对抗脑垂体后叶素引起的心肌缺血和增加心肌营养性血流量。

白芷　*Báizhǐ*

《神农本草经》

为伞形科植物白芷 *Angelica dahurica*（Fisch, ex Hoffm.）Benth. et Hook. f. 或杭白芷 *Angelica dahurica*（Fisch. ex Hoffm.）Benth. et Hook. f. var. formosana（Boiss.）Shan et Yuan 的根。白芷主产于河南长葛、禹县者习称"禹白芷"，产于河北安国者习称"祁白芷"。此外，陕西和东北亦产。杭白芷主产于浙江、福建、四川等省，习称"杭白芷"和"川白芷"。夏、秋间叶黄时采挖，除去须根及泥沙，晒干或低温干燥。切片，生用。

【药性】辛，温。趋向升浮。归胃、大肠、肺经。

【功效】解表散寒，祛风止痛，宣通鼻窍，燥湿止带，消肿排脓。

【临床应用】

1. 感冒头痛，眉棱骨痛　本品辛散温通，祛风解表散寒之力较温和，而长于止痛，善入足阳明胃经，故阳明经头额痛、眉棱骨痛及牙龈肿痛尤为多用。①治外感风寒湿邪，头痛身重，鼻塞流涕，与防风、羌活、川芎等药同用，如九味羌活汤；②治外感风寒，阳明头痛，眉棱骨痛，头风痛，可单用，如都梁丸；或与川芎、防风、细辛等祛风散寒止痛药同用，如川芎茶调散；③治属外感风热者，可与薄荷、菊花、蔓荆子等疏散风热药配伍。

2. 鼻塞流涕，鼻鼽，鼻渊，牙痛　本品辛温，祛风止痛，宣通鼻窍，可宣利肺气，升阳明清气，通鼻窍而止疼痛。①治鼻渊，鼻塞，浊涕不止，多与苍耳子、辛夷等宣通鼻窍药同用，如苍耳子散；②治风热上攻，鼻渊，鼻流浊涕，头痛者，配金银花、黄芩等解表清热药同用；③用治牙痛属风寒者，多与细辛、川芎等散寒止痛药同用；④治风热牙痛，多与石膏等清热泻火药配伍。

3. 带下　本品辛温香燥，善除阳明经湿邪而燥湿止带。①治寒湿下注，白带过多者，多与鹿角霜、白术、山药等温阳助阳，健脾除湿药同用；②治湿热下注，带下黄赤者，多与车前子、黄柏等清热利湿止带药同用。

4. 疮痈肿痛　本品辛散温通，又有消肿排脓之功。①治疮疡初起，红肿热痛者，与金银花、当归、穿山甲等药配伍，即仙方活命饮；②治脓已成难溃破者，多与人参、黄芪、当归等益气补血药同用，如托里透脓散。

此外，本品还有祛风燥湿止痒，祛斑除臭等功效，外用可治多种皮肤病，如风湿瘙痒、湿疹、面部色斑、狐臭、白癜风等。

【性能特点】本品味辛性温，气味芳香，入胃、大肠、肺经。辛能发散，温可祛寒，性燥除湿，芳香走窜上达，祛风解表散寒之力较温和，既善散阳明经风寒湿邪，又善于宣通鼻窍，止痛，为治疗感冒头痛，眉棱骨痛，牙痛，鼻塞，鼻渊等常用药物，且善入足阳明胃经，故阳明经头额痛、眉棱骨痛及牙龈肿痛尤为多用；辛温香燥，又善除阳明经湿邪，能燥湿止带，消肿排脓，用治带下，疮疡肿痛，风湿瘙痒等证。

【用法用量】煎服，3~10g。

【使用注意】阴虚血热者忌服。

【现代研究】白芷与杭白芷的化学成分相似，主含挥发油，尚含欧前胡素、白当归素等多种香豆素类化合物，另含白芷毒素、花椒毒素、甾醇、硬脂酸等。其水煎剂对大肠埃希菌、痢疾杆菌、伤寒杆菌、铜绿假单胞菌、变形杆菌有一定抑制作用；小剂量白芷对血管运动中枢、呼吸中枢、迷走神经及脊髓有兴奋作用，大量能引起强直性痉挛,继以全身麻痹。尚有解热、抗炎、镇痛、解痉、抗癌作用。呋喃香豆素类化合物为"光活性物质",可治疗白癜风及银屑病。

细辛　Xìxīn

《神农本草经》

为马兜铃科植物北细辛 *Asarum heterotropoides* Fr. Schmidt var. *mandshuricum*(Maxim.) kitag.、汉城细辛 *Asarum sieboldii* Miq. var. *seou lense* Nakai 或华细辛 *Asarumsieboldii* Miq. 的根和根茎。前两种习称"辽细辛",主产于东北地区;华细辛主产于陕西、河南、山东等省。夏季果熟期或初秋采挖,除净地上部分和泥沙,阴干,切段,生用。

【药性】辛,温。有小毒。趋向升浮。归心、肺、肾经。

【功效】解表散寒,祛风止痛,宣通鼻窍,温肺化饮。

【临床应用】

1. 风寒感冒,阳虚外感　本品味辛发散,性温散寒,芳香透达,长于解表散寒,祛风止痛。①治外感风寒,头身疼痛较甚者,多与羌活、防风、白芷等药同用,如九味羌活汤;②治阳虚外感,恶寒发热、无汗、脉反沉者,配伍麻黄、附子,如麻黄附子细辛汤。

2. 头痛牙痛,风湿痹痛　本品辛香走窜,通利九窍,上达巅顶,善于祛风散寒,尤善止痛,善治风寒性头痛、牙痛、痹痛等多种寒痛证。①治少阴头痛,足寒气逆,脉象沉细者,多与独活、川芎等配伍,如独活细辛汤;②治外感风邪,偏正头痛,多与川芎、白芷、羌活同用,如川芎茶调散;③治风冷牙痛,可单用或与白芷、荜茇煎汤含漱;④用治风寒湿痹,腰膝冷痛,与独活、桑寄生、防风等药同用,如独活寄生汤。

3. 鼻鼽、鼻渊　本品辛散温通,芳香透达,散风邪,通鼻窍,常用治鼻鼽、鼻渊等鼻科疾病,为治鼻渊之良药。主要用于鼻渊等鼻科疾病,见鼻塞、流涕、头痛者,多与白芷、苍耳子、辛夷等散寒通窍止痛药同用。

4. 痰饮喘咳　本品辛散温通,既能发散风寒,又能温肺化饮,配伍散寒宣肺、温化痰饮药同用,以治风寒咳喘证,或寒饮咳喘证。①治外感风寒,水饮内停之恶寒发热,无汗,喘咳,痰多清稀者,多与麻黄、桂枝、干姜等药同用,如小青龙汤;②治寒痰停饮,咳嗽胸满,气逆喘急者,可与茯苓、干姜、五味子等药同用,如苓甘五味姜辛汤。

此外,本品辛温行散,芳香透达,吹鼻取嚏,有通关开窍醒神之功,用治中恶或痰厥所致猝然口噤气塞,昏不知人,牙关紧闭之闭证,与皂荚研末,吹鼻取嚏,如通关散。

【性能特点】本品辛温,入心、肺、肾经,有小毒。本品芳香透达,通彻表里上下,散寒力强。《神农本草经百种录》言:"疏散上下之风邪,能无微不入,无处不到。"能外散风寒而解表邪,内能化寒饮而止喘咳,散寒通经脉而善于止痛,辛散透达而宣通诸窍。用治风寒感冒,阳虚外感,头痛牙痛,风湿痹痛,鼻鼽,鼻渊,鼻衄,痰饮喘咳等证,尤长于止痛,善治多种寒痛证及少阴头痛,《医学启源》称"治少阴经头痛如神";此外,还能通窍开闭,治中风口噤等证。

【用法用量】煎服,1~3g;散剂每次服 0.5~1g。外用适量。

【使用注意】阴虚阳亢头痛,肺燥伤阴干咳者忌用。不宜与藜芦同用。细辛用量过大或煎煮时间过短,易引起中毒。

【现代研究】细辛主含挥发油,主要为甲基丁香油酚、细辛醚、黄樟醚等。其挥发油、水及醇提取物有解热、抗炎、镇静、抗惊厥及局麻等作用;华细辛醇浸剂可对抗吗啡所致的呼吸抑制。所含消旋去甲乌药碱有强心、扩张血管、松弛平滑肌、增强脂代谢及升高血糖等作用。

【按语】宋代《本草别说》载:"细辛单用末,不可过半钱匕,多用则气阿塞而死"。至此,有"辛不过钱"之说,实验研究及临床报道均证实所含挥发油(黄樟醚)具有一定肺、肝、肾毒性及致癌活性。临床应用散剂,用量必须慎重,入汤剂可酌情增加,但也不可妄用大剂量。

藁本 Gǎoběn
《神农本草经》

为伞形科植物藁本 *Ligusticum sinense* Oliv. 或辽藁本 *Ligusticum jeholense* Nakai et Kitag. 的根茎及根。藁本主产于陕西、甘肃、河南等省。辽藁本主产于辽宁、吉林、河北等省。秋季茎叶枯萎或次春出苗时采挖,除去泥沙,晒干或烘干,切片,生用。

【药性】辛,温。趋向升浮。归膀胱经。

【功效】祛风散寒,除湿止痛。

【临床应用】

羌活、白芷、藁本治疗头痛的特点各是什么?

1. **风寒感冒,巅顶疼痛** 本品辛温香燥,趋势升浮,善达巅顶,以发散太阳经风寒湿邪见长,并有较好的止痛作用。①治太阳风寒,循经上犯,症见头痛、鼻塞、巅顶痛甚者,常与羌活、苍术、川芎等祛风湿、止痛药同用,如神术散;②治外感风寒夹湿,头身疼痛明显者,与羌活、独活、防风等药配伍,如羌活胜湿汤。

2. **风湿痹痛** 本品辛散香燥温通,又能入于肌肉、经络、筋骨之间,以祛除风寒湿邪,蠲痹止痛。治风湿相搏,一身尽痛,多与羌活、防风、苍术等祛风湿药同用,如除风湿羌活汤。

【性能特点】本品辛温香燥,趋势升浮,善于走窜,上达巅顶,入膀胱经,以发散太阳经风寒湿邪见长,并有较好的止痛作用,善治太阳经巅顶头痛,如《珍珠囊》云:"治太阳头痛,颠顶痛,大寒犯脑,痛连齿颊。"性燥走窜,又散除湿止痛,故常用治风寒夹湿表证及风湿痹痛。

【用法用量】煎服,3~10g。

【使用注意】血虚头痛及热证均慎用。

【现代研究】藁本含挥发油,主含 3- 正丁基酞内酯、川芎内酯、蛇床肽内酯等。辽藁本根含挥发油,另含生物碱、棕榈酸等成分。其中性油有镇静、镇痛、解热及抗炎作用,并能抑制肠和子宫平滑肌,能明显减慢耗氧速度,延长小鼠存活时间,增加组织耐缺氧能力,对抗由脑垂体后叶素所致的大鼠心肌缺血。醇提取物有降血压作用,对常见致病性皮肤癣菌有抗菌作用。

苍耳子 Cāng'ěrzǐ
《神农本草经》

为菊科植物苍耳 *Xanthium sibiricum* Patr. 的成熟带总苞的果实。中国大部分地区均产。秋季果实成熟时采收,干燥,除去梗、叶等杂质。炒去硬刺用。

【药性】辛、苦,温;有毒。趋向升浮。归肺经。

【功效】散寒解表,宣通鼻窍,祛风除湿。

【临床应用】

1. **风寒头痛,鼻塞流涕** 本品辛温发散,既外散风寒,又能宣通鼻窍。治外感风寒,恶寒发热,头身疼痛,鼻塞流涕者,与防风、白芷、羌活等药同用。因发汗解表力弱,一般风寒表证少用。

2. **鼻鼽,鼻渊** 本品味辛散风,味苦燥湿,善通鼻窍,以除鼻塞,善治鼻渊头痛、不闻香臭、时流浊涕者,内服、外用均可,为治鼻渊之良药。①治鼻渊兼外感风寒者,多与辛夷、白芷等药配伍,如苍耳子散;②治疗鼻渊属风热外袭或湿热内蕴,浊涕腥臭者,多配薄荷、黄芩、石膏等清泻肺火药同用。

3. **风疹瘙痒,湿痹拘挛** 本品辛散苦燥,性温散寒,既能祛风除湿止痛,又能祛风杀虫止痒。①治风疹瘙痒,多与地肤子、白鲜皮、白蒺藜等药同用;②治疥癣麻风,须与大风子等药同用;③治风湿痹证,关节疼痛,四肢拘挛,可单用,或与威灵仙、防风、川芎等药同用。

【性能特点】本品味辛苦,性温,有毒。主入肺经。药性温和疏达,苦以燥湿,《本草备要》云:"善发汗,散风湿,上通脑顶,下行足膝,外达皮肤。"有散寒解表,宣通鼻窍,祛风除湿的功效,故可用治风寒头痛,鼻鼽鼻渊,风疹瘙痒,风湿痹痛等证,尤为治鼻渊之要药。唯有小毒,不可过服。

【用法用量】煎服,3~10g。或入丸、散。

【使用注意】血虚头痛不宜服用。过量服用易致中毒。

【现代研究】苍耳子主含苍耳苷、苍耳醇、异苍耳醇、苍耳酯、生物碱、维生素 C 等。其煎剂有镇咳作用,对金黄色葡萄球菌、乙型链球菌、肺炎双球菌有一定抑制作用,并有抗真菌作用。苍耳苷对正常大鼠、兔和犬有显著的降血糖作用。本品对心脏有抑制作用,使心率减慢,收缩力减弱。对兔耳血管有扩张作用。

【按语】苍耳全株皆有毒,以果实之毒性最强,鲜叶比干叶毒性强,嫩叶比老叶毒性强。近年常有成人服用 100g 以上,或儿童服用 50g,引起严重中毒,抢救无效而死亡者。亦有服苍耳子 30g,或误服新鲜苍耳子 10 粒以上(儿童 5~6 粒)而引起中毒。临床应用不可不察。

【附】

苍耳草　为苍耳的茎叶。性味苦、辛、微寒;有小毒。功能祛风清热解毒。治风湿痹痛,四肢拘急,麻风疔毒、皮肤瘙痒等证。用量 5~10g,水煎或熬膏及入丸、散。本品有毒,内服不宜过量,亦不能持续服用。外用适量。

辛夷　Xīnyí
《神农本草经》

为木兰科植物望春花 *Magnolia biondii* Pamp.、玉兰 *Magnolia denudata* Desr. 或武当玉兰 *Magnolia sprengeri* Pamp. 的花蕾。主产于河南、安徽、湖北等省。玉兰多为庭园栽培。冬末春初花未开放时采收,除去枝梗,阴干入药用。

【药性】辛,温。趋向升浮。归肺、胃经。

【功效】散寒解表,宣通鼻窍。

【临床应用】

1. 风寒头痛,鼻塞流涕　本品辛散温通,有发散风寒,宣通鼻窍之功。①治外感风寒,恶寒发热,头痛鼻塞者,多与防风、白芷、细辛等药同用;②治风热感冒而鼻塞头痛者,多与薄荷、金银花、菊花等疏散风热药配伍。

2. 鼻鼽,鼻渊　本品芳香通窍,其性上达,外祛除风寒邪气,内升肺胃清气,善宣通鼻窍,为治鼻渊头痛、鼻塞流涕之要药。①治鼻渊头痛、鼻塞流涕。偏风寒者,与白芷、细辛、苍耳子同用,如苍耳子散;②治偏风热者,多与薄荷、连翘、黄芩等散风热,清肺热药配伍;③治肺胃郁热发为鼻疮者,又与黄连、连翘、野菊花等清热泻火解毒药同用。

此外,在治鼻腔疾患时,除内服药外,还可用辛夷制成油剂、乳剂或散剂作局部滴用或吹敷,均有较好疗效。

【性能特点】本品辛温,趋向升浮。主入归肺、胃经。气味芳香质轻,其性升散,解表之力较弱。然入肺经善散肺部风邪而宣通鼻窍,入胃经能引胃中清阳之气上达头脑以止头痛。为治疗鼻渊之头痛鼻塞,浊涕长流,不闻香臭之要药,也为治疗风寒头痛、鼻塞之佳品。

【用法用量】煎服,3~10g;入汤剂宜纱布包煎。外用适量。

【使用注意】阴虚火旺者忌服。

【现代研究】辛夷主含挥发油、黄酮类及木脂素类等。其中望春花花蕾之挥发油中含有枸橼醛、丁香油酚等;玉兰花蕾含柠檬醛、丁香油酚、桉叶素生物碱等。其挥发油有镇静、镇痛、抗过敏、降血压、收缩鼻黏膜血管的作用。浸剂或煎剂对动物有局部麻醉作用。水煎剂对横纹肌有乙酰胆碱样作用,对多种致病菌有抑制作用。

附表药物

药名	药性	功效	主治证	用法用量
葱白	辛,温 归肺、胃经	发汗解表,散寒通阳,解毒散结,通络下乳	风寒感冒轻证;阴盛格阳证;乳汁郁积不下,乳房胀痛;疮痈肿毒	煎服,3~10g 外用适量
胡荽	辛,温 归肺、胃经	发表透疹,开胃消食	麻疹不透;胃寒食滞	煎服,3~6g 外用适量 热毒壅盛而疹出不透者忌服
柽柳	辛,平 归肺、胃、心经	解表透疹,祛风除湿;宣肺止咳	麻疹不透,风疹瘙痒;风寒湿痹;咳喘	煎服,3~10g 外用适量 麻疹已透者不宜用 用量过大,令人心烦

第二节　发散风热药

本类药物性味多辛凉,发汗作用较发散风寒药缓和,有发散风热之功,部分药物兼有清热利咽、透疹、止咳、明目等作用。发散风热药,主治风热感冒及温病初起邪在卫分,如风热袭表,症见发热,微恶风寒,舌边尖红,苔薄黄,脉浮数;风热上攻之咽干口渴、头痛目赤等。部分药物还可用治咽喉肿痛、麻疹不透、风疹、风热咳嗽、风热目赤等证。临床多与清热药物同用,以达到发散风热,清肺化痰止咳之目的。

薄荷　Bòhe
《新修本草》

为唇形科植物薄荷 *Mentha haplocalyx* Briq. 的地上部分。主产于江苏的太仓以及浙江、湖南等省。夏、秋两季茎叶茂盛或花开至三轮时,选晴天,分次采割,晒干或阴干。切段,生用。

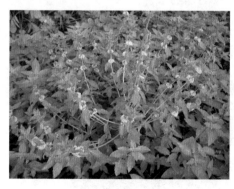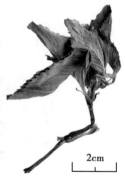

2cm

薄荷

【药性】辛,凉。趋向升浮。归肺、肝经。
【功效】疏散风热,清利头目,利咽透疹,疏肝行气。

【临床应用】

1. 风热感冒,风温初起　本品辛散之性较强,为发散风热药中最能宣散表邪,且有一定发汗作用之药,常用治风热感冒和风温初起。治风热感冒或风温初起、邪在卫分,发热、微恶风寒、头痛等症,多与金银花、连翘、牛蒡子等药配用,如银翘散;也可与桑叶、菊花等疏散风热药配伍,如桑菊饮。

2. 头痛目赤,喉痹口疮　本品辛凉,轻扬升浮、芳香通窍,善于疏散上焦风热,清头目、利咽喉。①治风热上攻,头痛目赤,多与菊花、牛蒡子等明目利咽药配伍,如薄荷汤;②治风热壅盛,咽喉肿痛,多与桔梗、生甘草、僵蚕等药同用,如六味汤。

3. 麻疹不透,风疹瘙痒　本品质轻宣散,有疏散风热,透疹止痒之功。①治风热束表,麻疹不透,多配蝉蜕、牛蒡子、柽柳等疏风透疹药同用,如竹叶柳蒡汤;②治风疹瘙痒,可与荆芥、防风、僵蚕等配伍。

4. 肝气郁滞,胸胁胀闷　本品辛凉,入肝经,又有疏肝行气之功。主要用于肝气郁滞,胸胁胀痛,月经不调,多与柴胡、白芍、当归等疏肝理气调经药同用,如逍遥散。

此外,本品能芳香辟秽,还可用治夏令感受暑湿秽浊引起的痧胀,腹胀吐泻,与藿香、连翘等同用。

【性能特点】本品辛凉,入肺、肝经。轻浮上升,芳香通窍,功善疏散上焦风热,清利头目,利咽喉,透疹毒。如《医学衷中参西录》:"薄荷味辛,气清郁香窜,性平。其力能内透筋骨,外达肌表,宣通脏腑,贯串经络,服之能透发凉汗,为温病宜汗解者之要药。"为治风热感冒,风温初起头痛目赤,喉痹口疮,麻疹不透,风疹瘙痒常用之品;且能疏肝理气,芳香辟秽,治肝气郁滞,胸胁胀闷,月经不调及暑湿秽浊之痧胀,腹胀吐泻等证。如《医学衷中参西录》:"又善消毒菌,逐除恶气,一切霍乱痧证,亦为要药。"

【用法用量】煎服,3~6g;宜后下。薄荷叶长于发汗,薄荷梗偏于行气。

【使用注意】体虚多汗、阴虚血燥者慎用。

【现代研究】薄荷主含挥发油。油中主要成分为薄荷醇或薄荷脑,其次为薄荷酮等。另含异端叶灵、薄荷糖苷及多种游离氨基酸等。其油内服能兴奋中枢神经系统,使皮肤毛细血管扩张,促进汗腺分泌,增加散热,而起到发汗解热作用。有祛痰作用,并有良好的止咳作用。薄荷油外用,能刺激神经末梢的冷感受器而产生冷感,并反射性地造成深部组织血管的变化而起到消炎、抑菌、止痛、止痒、局部麻醉作用。

牛蒡子　Niúbàngzǐ
《名医别录》

为菊科植物牛蒡 *Arctium lappa* L. 的成熟果实。中国大部分地区均产。秋季果实成熟时采收果序,晒干,打下果实,除去杂质,再晒干。生用或炒用,用时捣碎。

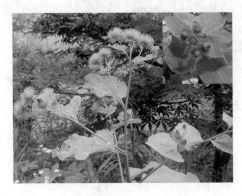

牛蒡子

【药性】辛、苦、寒。双重趋向。归肺、胃经。

【功效】疏散风热,宣肺透疹,解毒利咽。

【临床应用】

1. 风热感冒,温病初起,咳嗽痰多 本品辛散苦泄,寒能清热,升散中有清降之性,能疏散风热,发散之力不及薄荷,但善宣肺祛痰,清利咽喉,善治风热感冒而咽喉红肿疼痛,或咳嗽痰多不利者。①治风热外感,或温病初起,发热,咽喉肿痛等,多与金银花、连翘、荆芥等同用,如银翘散;②治风热咳嗽,痰多不畅者,与桑叶、桔梗、前胡等药配伍。

2. 麻疹不透,风疹瘙痒 本品清泄透散,有疏散风热,宣肺透疹之功。①治麻疹不透,多与薄荷、蝉蜕、葛根等宣毒透疹药同用,即加减葛根汤;或与薄荷、桦柳、竹叶等配伍,如竹叶柳蒡汤;②治风疹瘙痒,多与荆芥、蝉蜕、苍术等药同用,如消风散。

3. 咽喉肿痛,痄腮丹毒,痈肿疮毒 本品辛苦性寒,于升浮之中又有清降之性,既能外散风热,又能内解热毒,有解毒、利咽之功。①治风热外袭,火毒内结,痈肿疮毒,兼有便秘者,多与大黄、芒硝、栀子等药同用;②治风热疫毒上攻之大头瘟,恶寒发热,头面红肿焮痛,目不能开,咽喉不利等,多与黄芩、黄连、板蓝根等清热解毒,疏风散邪药同用,如普济消毒饮。

【性能特点】本品辛苦寒,入肺、胃经。辛散苦泄,寒能清热,升散之中具有清降之性,《本草经疏》称其"为散风除热解毒之要药"。功能疏散风热,发散力不及薄荷,但长于宣肺祛痰,清利咽喉,尤多用治风热感冒见咽喉红肿疼痛,或咳嗽痰多不利者;又能透疹解毒,治麻疹不透,风疹瘙痒,痈肿疮毒,痄腮丹毒等证。且性偏滑利,兼能滑肠通便,故上述诸证兼有大便秘结者,用之为佳。

【用法用量】煎服,6~12g。入汤剂宜捣碎,炒用滑肠及寒性略减。

【使用注意】性寒滑肠,脾虚便溏者慎用。

【现代研究】牛蒡子果实主含牛蒡苷,水解生成牛蒡苷元及葡萄糖。种子含牛蒡苷,牛蒡酚等。其煎剂对肺炎双球菌有显著抗菌作用。水浸剂对多种致病性皮肤真菌有不同程度的抑制作用。牛蒡子苷有抗肾病变作用,对实验性肾病大鼠可抑制尿蛋白排泄增加,并能改善血清生化指标。牛蒡子有解热、利尿、降低血糖、抗肿瘤等作用。

蝉蜕 Chántuì
《名医别录》

为蝉科昆虫黑蚱 *Cryptotympana pustulata* Fabricius 的若虫羽化时脱落的皮壳。中国大部分地区均产。主产于山东、河北、河南等省。夏、秋二季收集,除去泥沙,晒干。生用。

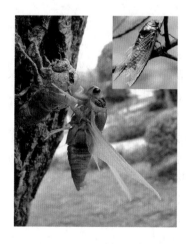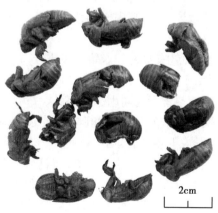

蝉蜕

【药性】甘,寒。趋向升浮。归肺、肝经。

【功效】疏散风热,利咽透疹,明目退翳,息风止痉。

【临床应用】

1. **风热感冒,咽痛音哑**　本品甘寒清热,质轻上浮,善于疏散肺经风热以宣肺利咽、开音疗哑,善治风热感冒,咽喉肿痛或声音嘶哑者。①治风热感冒,发热恶风,头痛口渴者,多配薄荷、连翘等疏散风热药同用;②治风热火毒上攻,咽喉红肿疼痛、声音嘶哑,多与薄荷、牛蒡子、金银花等清热利咽药,如蝉薄饮;③治咽痛音哑,与胖大海同用,即海蝉散。

2. **麻疹不透,风疹瘙痒**　本品有疏散风热,透疹止痒之功。①治风热外束,麻疹初起,透发不畅,多与薄荷、紫草等药配伍,如透疹汤;②治风疹瘙痒,多与荆芥、防风、苦参等同用,如消风散。

3. **目赤翳障**　本品入肝经,能疏散肝经风热,有明目退翳之功。治风热上攻或肝火上炎之目赤肿痛,翳膜遮睛,多与菊花、决明子等药同用,如蝉花散。

4. **惊风抽搐,破伤风证**　本品甘寒,有息风解痉之功。可用治惊风抽搐,破伤风证。①治小儿外感夹惊,惊痫夜啼,可单用本品,薄荷、钩藤煎汤送下,如止啼散;②治小儿急惊风,与天竺黄、栀子、僵蚕等药同用,即天竺黄散;③治破伤风证,牙关紧闭,手足抽搐,角弓反张,轻者可单用本品研末,以黄酒冲服;重证与天麻、僵蚕、全蝎同用,即五虎追风散。

【性能特点】本品甘寒。入肺、肝经。质轻上浮,长于疏散肺经风热以宣肺利咽、开音疗哑,故风热感冒,症见咽喉肿痛或声音嘶哑者,尤为适宜;又能透疹止痒,用治麻疹不透,风疹瘙痒;入肝经,善于凉散肝经风热,明目退翳,息风止痉,用治风热上攻或肝火上炎之目赤翳障,小儿惊痫夜啼,破伤风证等。《医学衷中参西录》云:"能发汗,善解外感风热,为温病初得之要药。又善托瘾疹外出,有皮以达皮之力,故又为治瘾疹要药。"

【用法用量】煎服,3~6g,或单用研末冲服。一般病证用量宜小;止痉则需大量。

【现代研究】蝉蜕主含甲壳质,并含蛋白质、氨基酸、有机酸、酚类化合物等。其水提液及醇提物有抗惊厥作用。水提液有明显的镇静作用。蝉蜕的煎剂也有镇静作用。尚有解热作用,其中蝉蜕头足较身部的解热作用强。此外,尚有一定的抗癌、免疫抑制及抗过敏等作用。

桑叶　Sāngyè

《神农本草经》

为桑科植物桑 *Morus alba* L. 的叶。中国大部分地区均产,以江南居多。初霜后采收,除去杂质,晒干。生用或蜜炙用。

【药性】甘、苦,寒。双重趋向。归肺、肝经。

【功效】疏散风热,清肺润燥,清肝明目。

【临床应用】

1. **风热感冒,温病初起**　本品甘寒质轻,轻清疏散,疏散风热作用较缓和,又能清肺热、润肺燥。主要用于风热感冒,或温病初起,温热犯肺,发热、咽痒、咳嗽等症,配菊花、薄荷、桔梗等疏散风热,清热解毒药同用,如桑菊饮。

2. **肺热燥咳**　本品甘寒凉润肺燥,苦寒清泄肺热,主要用于肺热或燥热伤肺,咳嗽痰少,色黄而黏稠,或干咳少痰,咽痒等症。轻者可与杏仁、沙参、贝母等止咳化痰养阴药配伍,如桑杏汤;重者可配生石膏、麦冬、阿胶等清肺养阴药同用,如清燥救肺汤。

3. **头晕头痛,目赤昏花**　本品苦寒,入肝经,有清肝明目之功。①治肝阳上亢,头痛眩晕,烦躁易怒者,多与菊花、石决明、白芍等药配伍;②治风热上攻、肝火上炎所致的目赤涩痛、多泪,多与菊花、蝉蜕、夏枯草等清肝明目药物同用;③治肝阴不足,目黯昏花,可与黑芝麻同用,作蜜丸服,即桑麻丸。

此外,本品略能凉血止血,用于血热吐血之轻证,单用或入复方。

【性能特点】本品味甘苦,性寒。入肺、肝经。轻清疏散,甘寒清润,入肺经,其疏散风热作用较为缓和,又能清肺热、润肺燥,故可治风热感冒,肺热燥咳;入肝经,能清肝热,平肝阳,明目,凉血,用治肝阳上亢,头痛眩晕,肝火上炎,目赤涩痛,肝阴不足,目黯昏花及血热吐血之轻证。

【用法用量】煎服,5~10g;或入丸、散。外用煎水洗眼。桑叶蜜制能增强润肺止咳的作用,故肺燥咳嗽多用蜜制桑叶。

【现代研究】桑叶主含芸香苷、槲皮素、异槲皮素、脱皮固酮、β-谷甾醇、昆虫变态激素、多种酸类、酚类、维生素 B_1、B_2、C、微量挥发油、糖类、蛋白质、鞣质等。鲜桑叶煎剂体外实验对金黄色葡萄球菌、乙型溶血性链球菌等多种致病菌有较强抑制作用,高浓度煎剂有抑制钩端螺旋体的作用。对多种原因引起的动物高血糖症均有降糖作用,所含脱皮固酮能促进葡萄糖转化为糖原,但不影响正常动物的血糖水平,脱皮激素还能降低血脂水平,能促进人体蛋白质合成,排出体内胆固醇。

菊花　Júhuā
《神农本草经》

为菊科植物菊 *Chrysanthemum morifolium* Ramat. 的头状花序。主产于浙江、安徽、四川等省。药材根据产地和加工方法的不同,分为"亳菊""滁菊""贡菊""杭菊"。以亳菊和滁菊品质最优。因花的颜色差异,又有黄菊花和白菊花之分。9—11月花盛时分批采收,阴干或焙干,或熏、蒸后晒干。生用。

【药性】甘、苦,微寒。双重趋向。归肺、肝经。

【功效】疏散风热,平肝明目,清热解毒。

【临床应用】

1. **风热感冒,温病初起**　本品疏散达表,气清上浮,微寒清热,功能疏散肺经风热,发散表邪之药力和缓。主要用于风热感冒,或温病初起,发热、头痛、咳嗽等症,多与桑叶、连翘、薄荷等同用,如桑菊饮。

2. **肝阳上亢,头痛眩晕**　本品性寒,入肝经,有清肝之火,平肝明目之功。①治肝阳上亢,头痛眩晕,与石决明、珍珠母、钩藤等平肝潜阳药同用;②治肝火上攻,眩晕头痛及肝经热盛、热极动风者,与羚羊角、钩藤、桑叶等药配伍,如羚角钩藤汤。

3. **目赤肿痛,眼目昏花**　本品性苦泄降,微寒清热,入肝经,既能疏散肝经风热,又能清泄肝热以明目。①治肝经风热,目赤肿痛,多与蝉蜕、木贼、白僵蚕等药配伍;②治肝肾精血不足,目失所养,眼目昏花,又常与枸杞子、熟地黄、山茱萸药补益肝肾明目药同用,如杞菊地黄丸。

4. **疮痈肿毒**　本品味苦性微寒,能清热解毒。主要用于疮痈肿毒,多与金银花、生甘草同用,如甘菊汤。

【性能特点】本品味甘苦,性微寒。入肺、肝经。芳香疏散,甘寒益阴,苦寒泄降。平肝、清肝明目之力较强,多治风热、肝火所致诸疾;又入肝经,能平肝阳,用治肝阳上亢,头痛眩晕,《本草纲目拾遗》云其"专入阳分。治诸风头眩";又能清热解毒,用治疮痈肿毒。

【用法用量】煎服,5~10g。疏散风热多用黄菊花,平肝明目多用白菊花。

【现代研究】菊花主含挥发油,油中为龙脑、樟脑、菊油环酮等。尚含菊苷、腺嘌呤、胆碱、黄酮、水苏碱、微量维生素等。菊花水浸剂或煎剂,对金黄色葡萄球菌、多种致病性杆菌及皮肤真菌均有一定抗菌作用。对流感病毒 PR_3 和钩端螺旋体也有抑制作用。水煎醇沉制剂对离体兔心有显著扩张冠状动脉,增加冠脉血流量,提高心肌耗氧量的作用,并能降低血压,抑制局部毛细血管通透性。并有缩短凝血时间、解热、抗炎、镇静作用。

笔记栏

蔓荆子　Mànjīngzǐ

《神农本草经》

为马鞭草科植物单叶蔓荆 *Vitex trifolia* L. var. *simplicifolia* Cham. 或蔓荆 *Vitex trifolia* L. 的成熟果实。单叶蔓荆主产于山东、江西、浙江等省；蔓荆主产于广东、广西等省区。秋季果实成熟时采收，除去杂质，晒干。生用或炒用。

【药性】辛、苦，微寒。趋向升浮。归膀胱、肝、胃经。

【功效】疏散风热，清利头目。

【临床应用】

1. **风热感冒，头昏头痛**　本品辛能发散，微寒清热，轻浮上行，解表之力较弱，善于清利头目、疏散头面之邪。①治风热感冒，头昏头痛者，常与薄荷、菊花等药配伍；②治偏头痛，常与菊花、川芎、防风等祛风止痛药同用，如菊芎散。

2. **目赤肿痛，齿龈肿痛，目黯不明，耳聋耳鸣**　本品辛散苦泄微寒清热，能疏散风热，清利头目。①治头痛眩晕，齿龈肿痛，目赤肿痛，头风作痛，多与菊花、白蒺藜、川芎等药同用；②治中气不足，清阳不升，风热上扰，头痛眩晕或内障初起，视物不清，或耳聋耳鸣，或齿痛等证，与黄芪、人参、升麻等补气升阳药配伍，如益气聪明汤。

此外，本品兼有祛风止痛功效，用治风湿痹痛，多与羌活、独活、川芎等药同用，如羌活胜湿汤。

【性能特点】本品味辛苦，性微寒。入膀胱、肝、胃经。辛能散风，微寒清热，轻浮上行，解表之力较弱，主散头面之邪，如《本草汇言》："蔓荆子，主头面诸风疾之药也。"能散风热、清头目、止疼痛，善治风热所致头面部诸证。此外，有祛风止痛功效，治风湿痹痛。

【用法用量】煎服，5~10g。外用适量。

【现代研究】蔓荆子主含挥发油，为茨烯、蒎烯，并含蔓荆子黄素、脂肪油、生物碱等。其水煎液对小鼠有明显镇痛作用。尚有一定的镇静、止痛、退热、降压作用。蔓荆子黄素有抗菌、抗病毒作用。蔓荆叶蒸馏提取物具有增进外周和内脏微循环的作用。

柴胡　Cháihú

《神农本草经》

为伞形科植物柴胡 *Bupleurum chinense* DC. 或狭叶柴胡 *Bupleurum scorzonerifolium* Willd. 的根。按性状不同，分别习称"北柴胡"及"南柴胡"。北柴胡主产于河北、河南、辽宁等省；南柴胡主产于湖北、四川、安徽等省。春、秋二季采挖，除去茎叶及泥沙，干燥。切段，生用或醋炙用。

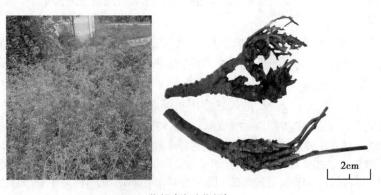

柴胡(狭叶柴胡)

笔记栏

【药性】辛、苦,微寒。趋向升浮。归肝、胆、肺经。

【功效】疏散退热,疏肝解郁,升举阳气。

【临床应用】

1. 感冒发热,寒热往来,少阳证 本品辛散苦泄,微寒退热,功善解表退热,善于疏散少阳半表半里之邪,为治少阳证之要药。外感表证发热,无论风热、风寒表证,皆可使用。①治外感风寒,寒邪入里化热,恶寒渐轻,身热增盛者,多与葛根、羌活、黄芩等疏散风热或清热药配伍,如柴葛解肌汤;②治伤寒邪在少阳,寒热往来、胸胁苦满、口苦咽干、目眩,多与黄芩、半夏等药同用,如小柴胡汤。

2. 肝郁气滞,胸胁胀痛,月经不调 本品辛行苦泄,性善条达肝气,疏肝解郁。①治肝气郁滞所致胸胁或少腹胀痛、月经失调、痛经等,多与香附、川芎、白芍同用,如柴胡疏肝散;②治肝郁血虚,脾失健运,月经不调,乳房胀痛,胁肋作痛,神疲食少,脉弦而虚者,常配当归、白芍、白术等养血健脾药配伍,如逍遥散。

3. 子宫脱垂,脱肛 本品能升举阳气。主要用于中气不足,气虚下陷所致久泻脱肛,子宫下垂,肾下垂等脏器脱垂,多与人参、黄芪、升麻等补气升阳药同用,如补中益气汤。

此外,还具退热截疟作用,又可用治疟疾寒热。

【性能特点】本品味辛苦,性微寒。入肝、胆、肺经。芳香疏散,可升可散,长于疏解半表半里之邪,又能升举清阳之气,为治疗少阳证要药。用于外感表证发热,无论风热、风寒表证,皆可使用,如《本草纲目》:"柴胡乃引清气退热必用之药。"又入肝经,善于疏泄肝气而解郁结,为治肝气郁结证之要药,治肝气郁滞,胸胁或少腹胀痛、月经失调、痛经等证;且能升举阳气,治气虚下陷,久泻脱肛,子宫下垂,肾下垂等脏器脱垂证。此外,有退热解疟功效,治疟疾寒热;有良好的疏散退热作用,常用于外感发热之证。

【用法用量】煎服,3~10g。和解退热宜生用;疏肝解郁宜醋炙;升举阳气可生用或酒炙;骨蒸劳热宜鳖血拌炒。

【使用注意】肝阳上亢,肝风内动,阴虚火旺及气机上逆者忌用或慎用。

【现代研究】柴胡根主含柴胡皂苷、柴胡皂苷元。另含 α-菠菜甾醇、Δ7-豆甾烯醇、Δ22-豆甾烯醇、豆甾醇、柴胡醇。并含有挥发油、芸香苷、生物碱等。柴胡具有较明显的解热、镇静、镇痛、镇咳等作用。主要有效成分为柴胡皂苷,挥发油也有解热作用。柴胡皂苷有抗炎作用。柴胡多糖能调节免疫功能。又有抗脂肪肝、抗肝损伤、利胆、降转氨酶、兴奋肠平滑肌、抑制胃酸分泌、抗溃疡、抑制胰蛋白酶、抗感冒病毒、增加蛋白质生物合成、抗肿瘤、抗辐射等作用。

【按语】现代临床用柴胡制成的单味或复方注射液,用于外感及其他多种原因发热,均有较好的退热作用,退热效果稳定、持久、温和。

升麻 Shēngmá
《神农本草经》

为毛茛科植物大三叶升麻 *Cimicifuga heracleifolia* Kom.、兴安升麻 *Cimicifuga dahurica* (Turcz.) Maxim. 或升麻 *Cimicifuga foetida* L. 的根茎。主产于辽宁、吉林、黑龙江等地。秋季采挖,燎去或除去须根,晒干。切片,生用或蜜制用。

【药性】辛、微甘,微寒。趋向升浮。归肺、脾、胃、大肠经。

【功效】发表透疹,清热解毒,升举阳气。

【临床应用】

1. 风热头痛,麻疹不透 本品辛甘微寒,性能升散,有发表透疹之功。①治风热上攻,阳明头痛,多与石膏、黄芩、白芷等疏散风热,清热止痛药同用;②治外感风热夹湿之阳明经

柴胡有疏肝解郁功效,又有"劫肝阴"之说,如何理解?炮制和配伍上有什么特点?

头痛,额前作痛,呕逆,心烦痞满者,多与苍术、葛根、鲜荷叶等燥湿清利头目药配伍,如清震汤;③治麻疹初起,透发不畅,多与葛根、白芍、甘草等药同用,如升麻葛根汤。

2. 齿痛口疮,咽喉肿痛,阳毒发斑　本品甘寒,尤善于清热解毒,用治热毒证所致的多种病证。且尤善清解阳明热毒,善治胃火炽盛的牙龈肿痛、口舌生疮、咽肿喉痛及皮肤疮毒等。①治阳明热盛,胃火上攻所致头痛,牙龈肿痛,口舌生疮等证,多与生石膏、黄连等清胃解毒药配伍,如清胃散;②治风热上壅,咽喉肿痛,多与桔梗、玄参等利咽散结药同用;③治风热疫毒上攻之大头瘟,头面红肿,咽喉肿痛,与黄芩、黄连、玄参等清热解毒药配伍,如普济消毒饮;④治温毒发斑,多与生石膏、大青叶、紫草等清热凉血解毒药同用。

3. 中气下陷,脱肛,子宫脱垂,崩漏下血　本品药性升浮,归脾胃经,善引脾胃清阳之气上升,其升提之力较柴胡为强。①治中气不足,气虚下陷所致的食少倦怠,久泻脱肛,胃、子宫下垂,肾下垂等脏器脱垂,多与黄芪、人参、柴胡等补气升阳药配伍,如补中益气汤;②治气虚下陷之气短、神疲,与柴胡、黄芪、桔梗等药同用,如升陷汤;③治气虚之崩漏下血,与人参、黄芪等补气摄血药同用,如举元煎。

【性能特点】本品味辛微甘,性微寒。入肺、脾、胃、大肠经。轻浮上行,既能升散,又能清泄,能发表透疹,清热解毒,治风热头痛,麻疹不透,胃火上攻之齿痛口疮,咽喉肿痛,阳毒发斑,尤善于清阳明热毒;且善引清阳之气上升,能升举阳气,为升阳举陷之要药,如《本草纲目》:"升麻引阳明清气上行……脾胃引经最要药也。"治气虚下陷,久泻脱肛,子宫脱垂等内脏下垂证。

【用法用量】煎服,3~10g。

【使用注意】阴虚阳浮,喘满气逆及麻疹已透者忌用。

【现代研究】升麻主含三萜类化合物及色原酮、酚酸、黄酮类化合物等。升麻对结核杆菌、金黄色葡萄球菌和卡他球菌有中度抗菌作用。其提取物具有解热、抗炎、镇痛、抗惊厥、升高白细胞、抑制血小板聚集及释放等作用。对氯乙酰胆碱、组胺和氯化钡所致的肠管痉挛有一定的抑制作用,有抑制心脏、减慢心率、降低血压等作用。

葛根　Gěgēn
《神农本草经》

为豆科植物野葛 *Pueraria lobata*(Willd.)Ohwi 的根。习称野葛。中国大部分地区均产。秋冬二季采挖,多除去外皮,趁鲜切成厚片或小块,干燥。生用,或煨用。

【药性】甘、辛,凉。趋向升浮。归脾、胃、肺经。

【功效】解肌退热,生津止渴,透疹,升阳止泻,通经活络,解酒毒。

【临床应用】

1. 外感发热头痛,项背强痛　本品甘辛性凉,药性升散,有解肌退热之功。外感表证发热,无论风寒与风热,均可选用。本品既能解肌退热,善于缓解外邪郁阻、经气不利、筋脉失养所致的颈背强痛。①治外感风寒,邪郁化热,发热重,恶寒轻,头痛无汗,目疼鼻干,口微渴,苔薄黄等,多与柴胡、黄芩、白芷等疏散风热,清解暑热药配伍,如柴葛解肌汤;②治风热表证,发热、头痛等,多与薄荷、菊花、蔓荆子等辛凉解表药同用;③治风寒感冒,表实无汗,恶寒,项背强痛者,多与麻黄、桂枝等药配伍,如葛根汤;④治表虚汗出,恶风,项背强痛者,与桂枝、白芍等药同用,如桂枝加葛根汤。

2. 口渴,消渴　本品甘凉,清热之中,又能鼓舞脾胃清阳之气上升,有生津止渴之功。①治热病津伤口渴,多与芦根、天花粉、知母等清热生津药同用;②治内热消渴,口渴多饮,体瘦乏力,气阴不足者,又多与乌梅、天花粉、麦冬等药配伍,如玉泉丸。

3. 麻疹不透 本品辛凉,有解肌退热,透发麻疹之功。①治麻疹初起,疹发不畅,多与升麻、芍药、甘草等药配伍,如升麻葛根汤;②治麻疹初起,已现麻疹,但疹出不畅,见发热咳嗽者,多与牛蒡子、荆芥、蝉蜕等药同用,如葛根解肌汤。

4. 痢疾,泄泻 本品味辛升发,有升发清阳,鼓舞脾胃清阳之气上升而奏止泻痢之效。①治外感表证未解,邪热入里,身热下利,胸脘烦热,口干作渴,或喘而汗出,舌红,苔黄,脉数,或湿热泻痢,多与黄芩、黄连、甘草同用,如葛根芩连汤;②治脾虚泄泻,常与人参、白术、木香等补气健脾药配伍,如七味白术散。

5. 眩晕头痛,中风偏瘫,胸痹心痛 本品尚有通经活络之功。近代用葛根治疗高血压头晕,头痛,颈项疼痛,冠心病,心绞痛,神经性头痛,早期突发性耳聋,有解痉止痛,增强脑及冠脉血流量的作用,如愈风宁心片。

6. 酒毒伤中 本品有解酒毒之功。还可用治酒毒伤中。主要用于饮酒过多,呕吐者,以葛粉末与葛花、砂仁、草豆蔻等同用,如《普济方》葛花丸。

【性能特点】本品味甘辛凉,趋向升浮。入脾、胃、肺经。在外轻扬升散,能解肌退热,透发麻疹,用治外感表证发热,无论风寒、风热;又长于通过缓解外邪,升清气使津液上承以濡养筋脉,善治外感表证兼项背强痛,为治表证发热,无汗,头痛,项强之主药,也为治麻疹不透的常用药;甘凉清热之中,又能鼓舞脾胃清阳之气上升,有生津止渴,升阳止泻之功,用治口渴,消渴及热痢,泄泻。李东垣云"其气轻浮,鼓舞胃气上行,生津液,又解肌热,治脾胃虚弱泄泻之圣药也"(引自《本草纲目》)。尚能通经活络,解酒毒,治疗眩晕头痛,中风偏瘫,胸痹心痛及酒毒伤中。

【用法用量】煎服,10~15g。退热、透疹、生津宜生用,升阳止泻宜煨用。

【现代研究】葛根主含黄酮类物质,主要有大豆苷、大豆苷元及葛根素,其次为大豆苷元 4′,7-二葡萄糖苷、芒柄素 -7- 葡萄糖苷,葛根素木糖苷等。其煎剂和醇浸剂有解热作用。其总黄酮能扩张冠脉血管和脑血管,增加冠脉血流量和脑血流量,降低心肌耗氧量,增加氧供应。能直接扩张血管,使外周阻力下降,而有明显降压作用,能较好缓解高血压患者的"项紧"症状。其煎剂、醇浸剂、总黄酮、大豆苷、葛根素均能对抗垂体后叶素引起的急性心肌缺血。葛根素能改善微循环,提高局部微血流量,抑制血小板凝集。黄酮苷元对肠管有解痉作用。

【附】

葛花 为野葛未开放的花蕾。性味甘,平。功能解酒醒脾。用于饮酒过度,头痛头昏、烦渴、呕吐、胸膈饱胀等症。煎服,3~15g。

淡豆豉 Dàndòuchǐ

《名医别录》

为豆科植物大豆 *Glycine max* (L.) Merr. 的成熟种子发酵加工品。中国大部分地区均产。晒干,生用。

【药性】苦、辛,凉。趋向升浮。归肺、胃经。

【功效】解表除烦,宣发郁热。

【临床应用】

1. 感冒,发热头痛 本品辛散轻浮,能疏散表邪,且发汗解表之力颇为和缓,无论风寒、风热表证,皆可配伍使用。①治风热外感,或温病初起,发热、微恶风寒,头痛口渴,咽痛者,多与金银花、连翘、薄荷等药同用,如银翘散;②治风寒感冒初起,恶寒发热、无汗、头痛、鼻塞者,常与葱白配伍,即葱豉汤。

2. 烦躁胸闷,虚烦不眠 本品辛散苦泄,性凉清热,既能透散外邪,又能宣散胸中邪热除烦。主要用于外感热病,邪热内郁胸中,心中懊侬,烦热不眠,与栀子同用,以宣散郁热,泻火除烦,如栀子豉汤。

【性能特点】本品味苦辛,性凉,入肺、胃经。质轻辛散,能疏散表邪,且发汗解表之力颇为和缓,无论风寒、风热表证,均可配伍使用。既能透散外邪,又能宣发郁热除烦,如《珍珠囊》:"去心中懊侬,伤寒头痛,烦躁。"尤善治外感热病,邪热内郁胸中,心中懊侬,烦热不眠。

【用法用量】煎服,6~12g。

【现代研究】淡豆豉主含脂肪、蛋白质和酶类等。其发汗力微弱,并有健胃助消化的作用。

【按语】豆豉的制法有多种,由于加工时所用的辅料不同,药性各异。用麻黄、紫苏叶等同制者,其药性偏于辛温,适应于外感风寒;用桑叶、青蒿等同制者,其药性偏于寒凉,适应于外感风热,热病胸中烦闷之证。

【附】

大豆黄卷　为大豆的成熟种子经发芽干燥的炮制加工品。性味甘,平。归脾、胃、肺经。功效解表祛暑,清热利湿。用于暑湿感冒,湿温初起,发热汗少,胸闷脘痞,肢体酸重,小便不利。煎服,9~15g。

附表药物

药名	药性	功效	主治证	用法用量
浮萍	辛,寒 归肺经	宣散风热,透疹,利尿	麻疹不透,风疹瘙痒,水肿尿少	煎服,3~9g 外用适量,煎汤浸洗
木贼	甘、苦,平 归肺、肝经	疏散风热,明目退翳	风热目赤,迎风流泪,目生云翳	煎服,3~9g 外用适量
谷精草	辛、甘,平 归肝、肺经	疏散风热,明目退翳	风热目赤,肿痛羞明,眼生翳膜,风热头痛	煎服,5~10g

学习小结

一、功效归纳

1. 解表药兼有功效归纳

共同功效	兼有功效	代表药物
解表发汗	利水消肿	麻黄、香薷、浮萍
	止咳平喘	麻黄、细辛、紫苏叶、紫苏梗
	行气	紫苏
	止呕	生姜、紫苏
	祛风湿或通络散寒	麻黄、桂枝、荆芥、防风、羌活、白芷、细辛、藁本、苍耳子
	祛风止痉	蝉蜕、防风
	通鼻窍止痛	白芷、细辛、苍耳子、辛夷
	利咽	薄荷、牛蒡子、蝉蜕
	透疹	荆芥、薄荷、牛蒡子、蝉蜕、升麻、葛根、浮萍、胡荽、柽柳
	清肝(平肝)明目	菊花、桑叶
	疏肝解郁	柴胡、薄荷
	止血	桑叶、荆芥、木贼
	升提中气	柴胡、升麻、葛根

2. 其他章节具有解表作用的药物

主要有：金银花、连翘、大青叶、板蓝根、青蒿、独活、藿香、佩兰、苍术、前胡等。

二、中药功效术语解释

[解肌] 为解表功效中的一种，指解除肌表之邪之义。用于邪由皮毛侵入肌腠，证见恶风，有汗之证；或温煦肌腠，使卫阳得通，外邪得解；或疏解肌表，透达外邪。

[通阳] 温通阳气之义。寒邪水饮可阻遏阳气，影响气机。通阳药味辛性温，能祛除寒邪，温化水饮，通利气机。适用于寒饮、小便不利、胸痹等。

[升提中气] 药性上升，能使下陷的中气得以上升谓之升提中气。亦称"升举中气"或"升阳"。升提中气药适用于中气下陷之慢性泄泻、脱肛、子宫下垂及内脏下垂等病证。

—————————————————————————————●（翟华强）

复习思考题

1. 解表药除治疗外感表证外，根据其药性特点，还常用于治疗哪些病证？如何保证解表药的解表功效发挥及治疗效果最大化？

2. 患者，女，30岁。昨天开始出现发热，微恶风，头晕，目赤，咳嗽，咽痛，舌红苔薄黄，脉浮数。首选桑叶、菊花治疗，意义何在？若嫌解表力不足，可再选何药？

扫一扫
测一测

◇◇◇ 第二章 ◇◇◇

清 热 药

📌 学习目标

1. 掌握清热药的含义、性能特点、功效、主治病证及各节药物的性能特点。

2. 具体药物分掌握、熟悉、了解三级要求。

掌握：石膏*、寒水石*、知母*、栀子*、夏枯草*、黄芩*、黄连*、黄柏*、金银花*、连翘*、板蓝根*、蒲公英*、鱼腥草*、射干*、白头翁*、生地黄*（附：鲜地黄）、玄参*、牡丹皮*、赤芍*、青蒿*、地骨皮*。

熟悉：芦根☆、天花粉☆、淡竹叶☆（附：竹叶）、决明子☆、龙胆☆、苦参☆、穿心莲☆、大青叶☆、青黛☆、贯众☆、野菊花☆、土茯苓☆、山豆根☆（附：北豆根）、白花蛇舌草☆、熊胆粉☆、紫草☆、水牛角☆。

了解：秦皮△、白鲜皮△、紫花地丁△、重楼△、漏芦△、金荞麦△、大血藤△、败酱草△（附：墓头回）、马勃△、马齿苋△、鸦胆子△、地锦草△、半边莲△（附：半枝莲）、山慈菇△、白薇△、银柴胡△、胡黄连△。

3. 掌握相似药物的基本功效与临床应用的异同点，熟悉部分药物的经典配伍。

4. 了解清热药的配伍原则及使用注意。

凡以清解里热为主要功效，主要用于治疗里热证的药物，称为清热药。

根据清热药的药性、功效及临床应用的不同，一般将其分为清热泻火药、清热燥湿药、清热凉血药、清热解毒药、清虚热药五类。

清热药性皆寒凉，寒能清热，使在里之热得以清解，即《黄帝内经》"热者寒之"及《神农本草经》"疗热以寒药"之意。清热药均能清里热，然其功效特点各有所长，或偏于清热泻火，或长于清除湿热，或能凉血，或善解毒，或清虚热。

清热药主要用于气分实热之温热病高热烦渴、脏腑实热证、湿热诸证、营血分实热之温毒发斑、阴虚发热等诸里热证及热毒疮痈。由于致病因素、病证发展阶段及病变脏腑、部位之殊，故里热证有热在气分、血分之分，有湿热、热毒之异，有实热、虚热之别，需要选择不同的清热药治疗。

使用清热药时，首先应辨证准确，选药精当。同时注意有无兼证，若里热兼有表证，当先解表后清里，或与解表药同用，以表里双解；若里热兼积滞，宜与通里泻下药同用；若阳热亢盛，热极生风或热陷心包而见高热惊厥、神昏谵语，常与息风止痉及开窍药同用；若热邪耗伤津液，宜与养阴生津药同用。

本类药物性多寒凉，易伤脾胃，故脾胃气虚，食少便溏者慎用；苦燥药易伤阴，阴虚者慎用；阴盛格阳或真寒假热证忌用。注意中病即止，避免克伐太过耗伤正气。

清热药一般具有抗病原微生物、抗炎、解热等作用，部分清热药尚有增强机体免疫功能、抗肿瘤、解蛇毒、抑制变态反应及保肝、利胆、镇静、降血压等多方面作用。

第一节　清热泻火药

本类药物多甘味或苦味,性寒凉,以清热泻火为主要功效,常用于治疗温热病气分实热证及脏腑火热证,症见高热、口渴、汗出、烦躁、脉洪大等,以及肺热咳喘、胃热口渴、心火烦躁、肝火目赤等。若里热炽盛而正气已虚,则宜随证配伍补虚药。

石膏　Shígāo
《神农本草经》

为硫酸盐类矿物硬石膏族石膏,主含含水硫酸钙($CaSO_4 \cdot 2H_2O$)。产于湖北、安徽、山东等地。采挖后,除去杂石及泥沙。打碎生用或煅用。

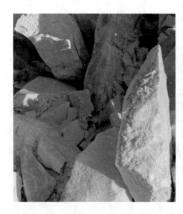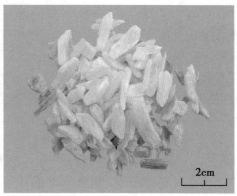

2cm

石膏

【药性】甘、辛,大寒。双重趋向。归肺、胃经。煅石膏甘、辛、涩,寒。归肺、胃经。

【功效】清热泻火,除烦止渴。煅石膏:收湿,生肌,敛疮,止血。

【临床应用】

1. **气分实热证**　本品辛甘大寒,善解肌透热,清热泻火,除烦止渴,为清泻肺胃二经气分实热之要药。①治外感热病,邪在气分,高热、烦渴、汗出、脉洪大等,常与知母相须为用,如白虎汤;②治热邪渐入血分,气血两燔而见高热不退、身发斑疹者,可与玄参、牡丹皮、栀子等清热凉血药同用,共奏解毒化斑,气血两清之效,如清瘟败毒饮。

2. **肺热喘咳**　本品入肺经,长于清泻肺热。治邪热袭肺之高热、喘咳、气急鼻扇,每与麻黄、杏仁、甘草配伍,以清宣肺热而平喘,如麻杏石甘汤。

3. **胃火牙痛,头痛**　本品入胃经,善清泻胃火。①治胃火亢盛所致之牙龈肿痛,常与升麻、黄连等配伍,如清胃散;②治胃热阴虚,牙痛烦渴者,常与知母、牛膝等配伍,如玉女煎;③治火热上炎之头痛,可与川芎、黄芩配伍,如石膏散。

4. **疮疡不敛,湿疹,烫伤**　本品煅后兼涩性,外用能收湿,生肌,敛疮,止血。①治疮疡溃后不敛,常与升药配伍,如九一丹;②治湿热浸淫之湿疹瘙痒,常与黄柏、枯矾等药同用,以清热燥湿止痒;③治水火烫伤,常与青黛、黄柏等药同用;④治外伤出血,可单用研末外撒。

【重点配伍】麻黄配石膏:两药皆为肺经祛邪要药。麻黄辛温,宣肺平喘,解表散邪;石膏辛寒,清泄肺胃之热以生津。二药相伍,一以宣肺为主,一以清肺为主,麻黄得石膏,宣肺平喘而不助热;石膏得麻黄,清解肺热而不凉遏,合而用之,治疗邪热壅肺或兼表邪未解之喘咳。

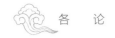

【性能特点】石膏味甘、辛，性大寒，辛散解肌透热，大寒清泄里热，具有双重趋向；主入肺胃，尤善清肺胃二经气分热邪，为清热泻火之要药。《本草经疏》言其"辛能解肌，甘能缓热，大寒而兼辛甘则能除大热"，故温热病气分实热非此不能除，而热除则津液复而烦渴止；且善清肺热，泻胃火，亦为治肺热咳喘，胃火上攻牙痛、头痛之良药。煅后有收涩之功，外用能清热收湿、敛疮止血，为疮疡、湿疹、烫伤常用之品。

【用法用量】煎服，15~60g，打碎先煎。煅石膏外用适量，研末撒敷患处。清热泻火、除烦止渴宜生用；敛疮、止血宜煅用。

【使用注意】脾胃虚寒及阴虚内热者忌用。

【现代研究】主含含水硫酸钙，还含微量的铁及镁。有解热、镇静、增强免疫、缩短凝血时间、降血糖等作用。煅石膏粉尚有生肌作用。

思政元素

石膏——与时俱进的清热要药

石膏自古用治外感热病，前人谓非石膏不足以治热疫。仲景《伤寒论》中白虎汤清阳明大热，竹叶石膏汤治热病后余热未清，津伤少气，均以石膏为主药。历代温病学家皆重用石膏以除气分大热。近代张锡纯善用石膏，或单味，或复方，或汤剂，或散剂，用法独到，屡愈热病。20世纪50年代，国内暴发流行性乙型脑炎疫情，以石膏作为重要药物之一的中医药疗法挽救了大量患者的生命。在2020年抗击新型冠状病毒肺炎疫情的斗争中，通过挖掘中医药伟大宝库，结合临床实践，形成了以"三药三方"为代表的"中国方案"，取得了举世瞩目的疗效。"三药"中的金花清感颗粒、连花清瘟胶囊均为含石膏的中成药，"三方"清肺排毒汤、化湿败毒方、宣肺败毒方皆含石膏。石膏被誉为"热病金丹"诚不为过。深入学习和继承前人在实践中积累的宝贵经验，坚持守正创新，中医药人在守护中华民族乃至人类健康中必定大有作为。

寒水石　Hánshuǐshí

《神农本草经》

为碳酸盐类矿物方解石族方解石或硫酸盐类矿物硬石膏族红石膏。前者习称南寒水石，主含碳酸钙（$CaCO_3$），产于安徽、河南、江苏等地；后者习称北寒水石，主含含水硫酸钙（$CaSO_4 \cdot 2H_2O$），产于辽宁、吉林、内蒙古等地。全年可采，采挖后，去净泥沙、杂石，研碎生用。

【药性】辛、咸，寒。趋向沉降。归心、胃、肾经。

【功效】清热泻火，除烦止渴，利尿，消肿。

【临床应用】

1. **热病烦渴**　本品辛咸而寒，善清热泻火，除烦止渴，治温热病邪在气分，壮热烦渴者，常与石膏、滑石同用，如三石汤。

2. **丹毒，烫伤**　本品辛寒，能清热泻火，散结止痛。①治丹毒，可研末与猪胆汁调涂患处；②治水火烫伤，研细末撒患处，或配赤石脂等分为末，菜油调敷，如水石散。

3. **小便不利，尿闭**　本品咸寒，入肾，有清热降泄、利尿消肿之功，治热郁膀胱之小便不利，尿闭，可与滑石、冬葵子等利尿通淋药同用。

【性能特点】寒水石辛、咸而寒，药势趋于沉降，主入心、胃，内服能清心热以除烦，泻胃火以止渴,故热在气分,壮热烦渴多用之;其性咸寒降泄,能清热利尿,用治热盛尿闭。《名医别录》载其"除时气热盛,五脏伏热,胃中热,烦满,口渴,水肿,小腹痹"。本品外用清热泻火而有消肿散结之效,又为治丹毒、烫伤所常用。

【用法用量】煎服,10~15g,打碎先煎。外用适量,研细粉调敷患处。

【使用注意】性寒伤阳,脾胃虚寒者忌服。

【现代研究】南寒水石主含碳酸钙。北寒水石主含含水硫酸钙及铁、铝等。

知母　Zhīmǔ
《神农本草经》

为百合科植物知母 *Anemarrhena asphodeloides* Bge. 的根茎。主产于河北、山西、陕西等地。春、秋二季采挖,除去须根及泥沙,晒干,习称"毛知母"。或新鲜时除去外皮,晒干,习称"知母肉"。切厚片,生用或盐水炙用。

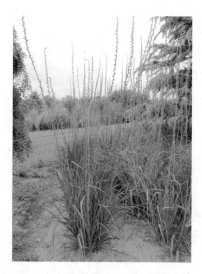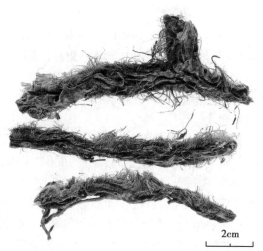

2cm

知母

【药性】苦、甘,寒。趋向沉降。归肺、胃、肾经。

【功效】清热泻火,滋阴润燥。

【临床应用】

1. **气分实热证**　本品苦寒清热泻火,甘寒生津止渴,治外感热病,高热烦渴,每与石膏相须为用,以清气泄热,除烦止渴,如白虎汤。

2. **肺热咳嗽,阴虚燥咳**　本品苦甘而寒,入肺经,能清肺热,润肺燥。①治肺热咳嗽,咯痰黄稠,常与贝母、黄芩、桑白皮等配伍,如二母宁嗽丸;②治肺热伤阴,燥咳无痰,常与天冬、麦冬、川贝母配伍,以养阴润肺止咳,如二冬二母汤。

3. **津伤口渴,消渴**　本品滋阴润燥,生津止渴,入肺胃肾三经,治阴虚内热,津伤口渴,或消渴引饮,常与天花粉、葛根等配伍,如玉液汤。

4. **骨蒸潮热**　本品入肾经,善滋肾阴,退蒸除热,治肾阴亏虚,阴虚火旺,骨蒸潮热,遗精盗汗,常与黄柏、熟地黄等配伍,以滋阴降火,如知柏地黄丸。

5. **肠燥便秘**　本品甘寒滋阴,润燥通便,治阴虚肠燥便秘,常与生地黄、玄参、麦冬等药配伍。

【重点配伍】石膏配知母:两药皆为性寒清热之品,皆入肺胃气分。石膏辛甘大寒,为清泻气分火热要药;知母苦寒清泻之中又兼甘寒生津之功。两药合用,清热泻火,生津止渴效著,主治外感热病,邪在气分,高热烦渴之证。

【性能特点】知母味苦、甘,性寒而质润,入肺、胃、肾三经。以其寒性,上能清润肃肺,中能泻胃生津,下能滋肾降火。既能清肺胃而泻实火,又善除骨蒸而退虚热,泻火之中长于清润,故火热内盛而津伤者尤为适宜,《用药法象》云:"泻无根之肾火,疗有汗之骨蒸,止虚劳之热,滋化源之阴。"温热病气分实热之证每恃为要药,肺热燥咳、阴虚消渴、骨蒸潮热、肠燥便秘等证亦为常用之品。

【用法用量】煎服,6~12g。清热泻火宜生用;滋阴润燥宜盐水炙用。

【使用注意】性寒质润,有滑肠之弊,脾虚便溏者不宜用。

【现代研究】主含皂苷、黄酮、多糖、生物碱、有机酸等。有抗病毒、降血脂、抗抑郁、对抗痴呆、解热、抗炎、降血糖作用。尚有降低血压、抑制血小板聚集、抗肿瘤及利胆等作用。

芦根 Lúgēn
《名医别录》

为禾本科植物芦苇 *Phragmites communis* Trin. 的根茎。全国大部分地区均产。全年均可采挖,除去芽、须根及膜状叶。鲜用,或晒干生用。

【药性】甘,寒。趋向沉降。归肺、胃经。

【功效】清热泻火,生津止渴,除烦,止呕,利尿。

【临床应用】

1. **热病烦渴** 本品甘寒,入肺胃,既能清热泻火,又能生津止渴,治热病伤津,烦热口渴及内热消渴,常与麦冬、天花粉、石膏等药配伍,以泻火除烦止渴;或以其鲜汁配伍梨汁、荸荠汁等,以清热生津止渴,如五汁饮。

2. **胃热呕哕** 本品入胃经,能清热止呕,且无滋腻碍胃之弊,治胃热气逆,烦闷,干哕呕吐,可单用煎浓汁频饮;或与竹茹、姜汁等降逆止呕药配伍,如芦根饮子。

3. **肺热咳嗽,肺痈** 本品入肺经,善清透肺热,祛痰排脓。①治肺热咳嗽,痰稠色黄,常与黄芩、浙贝母、瓜蒌等药配伍,以清肺化痰止咳;②治肺痈咳吐脓血,常与薏苡仁、桃仁等药配伍,以清热消痈排脓,如苇茎汤。

4. **热淋涩痛** 本品有清热利尿作用,治热淋涩痛,小便短赤,多与白茅根、车前子等药同用。

【性能特点】芦根味甘性寒而入肺胃,其性不滋腻,生津不恋邪,故凡温热病见津伤烦渴者用之皆宜。《本草经疏》言其"甘能益胃和中,寒能除热降火,热解胃和,则客热自解"。其势趋向沉降,善清泄肺热而止咳,清泄胃热而止呕,清热利尿而通淋,故长于治疗肺热咳嗽、胃热呕逆、热淋涩痛。兼能祛痰排脓,亦为肺痈所常用。

【用法用量】煎服,15~30g;鲜品用量加倍,或捣汁用。

【使用注意】脾胃虚寒者慎用。

【现代研究】主含咖啡酸,龙胆酸等酚酸类成分、维生素 B_1、维生素 B_2、维生素 C 等,还含天冬酰胺及蛋白质、脂肪、多糖等。有解热、镇静、镇痛及保肝等作用。

天花粉 Tiānhuāfěn
《神农本草经》

为葫芦科植物栝楼 *Trichosanthes kirilowii* Maxim. 或双边栝楼 *Trichosanthes rosthornii* Harms 的根。产于河南、山东、江苏等地。秋、冬二季采挖,洗净,除去外皮,切厚片,干燥。

生用。

【药性】甘、微苦,微寒。归肺、胃经。

【功效】清热泻火,生津止渴,消肿排脓。

【临床应用】

1. **热病烦渴,内热消渴** 本品甘苦微寒,入肺胃二经,善清泻肺胃实火,又具生津止渴之功。①治热病伤津,烦热口渴,可与芦根、石膏等配伍,以清热除烦止渴;②治燥伤肺胃,咽干口渴,可与沙参、麦冬、玉竹等配伍,以养阴润燥止渴,如沙参麦冬汤;③治阴虚内热,消渴多饮,常与葛根、知母、五味子等配伍,以滋阴清热,生津止渴。

2. **肺热燥咳** 本品入肺经,善清肺热而润肺燥。①治肺热咳嗽,咽喉不利,咳痰黄稠,常与射干、马兜铃配伍,如射干兜铃汤;②治燥邪伤肺,干咳少痰,或痰中带血,可与沙参、麦冬、生地黄等药配伍,以清肺养阴润燥,如滋燥饮。

3. **疮疡肿毒** 本品苦寒清热,泻火解毒,长于消肿排脓以疗疮。治热毒炽盛,疮疡初起,红肿热痛,或脓成未溃者,常与金银花、白芷、穿山甲等配伍,如仙方活命饮。

【性能特点】天花粉甘苦而寒,苦寒能清热泻火,甘寒能生津润燥,入肺胃二经,既善清泄肺胃之实热,又能滋养肺胃之津液,长于润肺燥而止咳,生胃津而止渴。《本经逢原》云:"栝楼根,降膈上热痰,润心中烦渴,除时疾狂热,祛酒瘅湿黄,治痈疡解毒排脓"。故本品既为治热病伤津口渴及内热消渴之良药,又为治肺热、肺燥咳嗽之佳品,且具清热散肿,溃疮排脓之效,亦善治痈肿疮疡,未成脓者或脓成未溃者皆可用之。

【用法用量】煎服,10~15g。

【使用注意】本品寒凉性润,脾胃虚寒,大便溏泄者慎服。孕妇慎用。不宜与川乌、制川乌、草乌、制草乌、附子同用。

【现代研究】主含天花粉蛋白、氨基酸、肽类、糖类及甾醇类、皂苷等成分。有降血糖、抗炎、抑菌、凝血、抗病毒、抗肿瘤、抗早孕及引产等作用。天花粉蛋白有强的抗原性,注射给药可引起过敏。

【按语】天花粉中提取的天花粉蛋白制成注射剂,曾用于中期妊娠引产,治疗恶性葡萄胎及绒毛膜上皮细胞癌等。因其有强的抗原性,注射给药可引起过敏,甚至有极少数医务人员或药剂生产人员因接触注射制剂引起过敏反应,加上临床已有更好的引产方法,现临床几乎停用。妊娠期间用天花粉入汤剂使用相对安全,因为煎煮时,高温情况下可使蛋白质成分失去抗原性。

淡竹叶 Dànzhúyè
《本草纲目》

为禾本科植物淡竹叶 *Lophatherum gracile* Brongn. 的茎叶。产于浙江、江苏、安徽等地。夏末抽花穗前采割,晒干。切段,生用。

【药性】甘、淡,寒。趋向沉降。归心、胃、小肠经。

【功效】清热泻火,除烦止渴,利尿通淋。

【临床应用】

1. **热病烦渴** 本品甘寒,入心、胃二经,长于清心火以除烦,又能泄胃火以止渴。治热病津伤,心烦口渴,常与石膏、芦根、知母等药配伍。

2. **口舌生疮,热淋涩痛** 本品甘淡性寒,上清心火,下利小便,善导邪热从小便而出。①治心火炽盛之口舌生疮和热移小肠之小便短赤,可与木通、生地黄、甘草等药配伍,以清心利尿,如导赤散;②治湿热蕴结膀胱,淋浊涩痛,多与车前子、滑石、海金沙同用,以清热通淋。

【性能特点】淡竹叶甘淡性寒,入心、胃、小肠经,趋向沉降,为清利之品。清者性寒能清泻心胃实火,力缓平和;利者味甘淡善淡渗利尿,能导热下行。《本草纲目》言其"去烦热,利小便,清心"。

【用法用量】煎服,6~10g。

【使用注意】阴虚火旺,骨蒸潮热者慎用。

【现代研究】主含芦竹素、白茅素、无羁萜等三萜类成分及菜油甾醇、蒲公英甾醇等甾类成分。有解热、利尿、升高血糖、抗氧化、保肝、心肌保护、降血脂等作用。对金黄色葡萄球菌、溶血性链球菌、铜绿假单胞菌、大肠埃希菌等有抑制作用。

【附】

竹叶　为禾本科植物淡竹 *Phyllostachys nigra* (Lodd.) Munro var. *henonis* (Mitf.) Stapf ex Rendle 的叶。其卷而未放的幼叶,称竹叶卷心。产于长江流域各省。全年均可采收,鲜用或晒干,生用。性味甘、辛、淡、寒;归心、胃、小肠经。功能清热除烦,生津,利尿。用于热病伤津,烦热口渴;心火上炎之口舌生疮,心烦尿赤。竹叶卷心清心泻火作用尤强,善治温病热陷心包证。用量 6~15g;鲜品 15~30g。

栀子　Zhīzǐ
《神农本草经》

为茜草科植物栀子 *Gardenia jasminoides* Ellis 的成熟果实。产于浙江、湖南、江西等地。9—11 月果实成熟呈红黄色时采收,除去果梗和杂质,蒸至上气或置沸水中略烫,取出,干燥。生用、炒用或炒焦用。

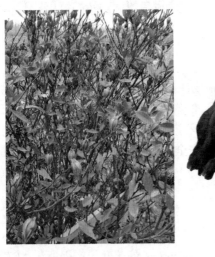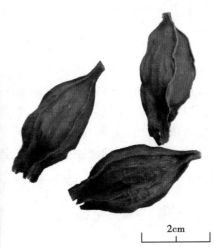

2cm

栀子

【药性】苦,寒。趋向沉降。归心、肺、三焦经。

【功效】泻火除烦,清热利湿,凉血解毒;外用消肿止痛。焦栀子:凉血止血。

【临床应用】

1. **热病心烦**　本品苦寒清泄,善清心泻火而除烦,为热病心烦、躁扰不宁之要药。①治外感热病,发热烦闷,每与淡豆豉同用,以宣泄热邪,解郁除烦,如栀子豉汤;②治热病火毒炽盛,高热烦躁,神昏谵语,常与黄芩、黄连、黄柏等配伍,如黄连解毒汤。

2. **湿热黄疸**　本品味苦降泄,性寒清热,善清利湿热而退黄疸,治湿热郁蒸之黄疸、小便短赤,常配伍茵陈、大黄等药以利湿退黄,如茵陈蒿汤。

3. **淋证涩痛**　本品苦寒降泄,清利三焦,尤善清下焦湿热而利小便,治湿热下注之热淋涩痛或血淋,常与木通、车前子、滑石等药配伍用,如八正散。

4. 血热出血 本品性寒,入血分,能清热凉血止血,治血热妄行之吐血、衄血、尿血等,可与白茅根、生地黄、侧柏叶等药配伍,以增强凉血止血之效,如十灰散。

5. 火毒疮疡,目赤肿痛 本品苦寒,有清热泻火,凉血解毒之功,治三焦热盛所致之火毒疮疡、目赤肿痛,常与金银花、黄连、大黄等药配伍,以清热解毒,消肿止痛,如栀子金花丸。

6. 扭挫伤痛 本品外用能消肿止痛,用生栀子粉以黄酒调糊外敷,治跌打损伤扭挫之肿痛。

【重点配伍】栀子配淡豆豉:栀子善入心肺,清胸中热邪,泻火除烦;淡豆豉宣发郁热,透邪除烦。两药合用,清宣郁热,除烦之效著,主治外感病邪热内陷,郁于胸中,心烦懊侬之证。

【性能特点】栀子味苦性寒,入心、肺、三焦经。其性清降,能清泄三焦火邪,清透疏解郁热,尤善清心泻火而除烦,《医林纂要》云其"泻心火,安心神",故为治热病烦闷之要药。其性清利,能清热利湿,导三焦湿热之邪从小便而出,为湿热黄疸、热淋所常用。入三焦,气血并治,泻火解毒,凉血止血,《本草纲目》言"治吐血衄血,血痢下血,血淋,损伤瘀血",故本品常用治火毒疮疡、血热出血、跌仆扭挫瘀肿热痛。

【用法用量】煎服,6~10g。外用生品适量,研末调敷。生用多走气分而泻火,炒用可缓和其苦寒,炒焦多入血分而止血。

【使用注意】苦寒伤胃,阴血亏虚,脾虚便溏者不宜用。

【现代研究】主含环烯醚萜类成分:栀子苷(京尼平苷),羟异栀子苷等;黄酮类成分:栀子素等;类胡萝卜素成分:西红花素,西红花酸等;有机酸类成分:栀子花甲酸,栀子花乙酸,绿原酸等;还含挥发油、多糖、胆碱及多种微量元素等。有抗病毒、清热、抗炎、利胆和保肝等作用,尚有抗抑郁、抗血管新生、抗氧化作用。大剂量栀子及其有效成分对肝脏有一定毒性作用。

【按语】栀子依不同炮制方法入药有栀子、炒栀子、焦栀子之别。栀子生品长于清热泻火,凉血解毒,用于温病高热,湿热黄疸,湿热淋证,疮疡肿毒,扭挫伤痛;因苦寒较甚,易伤中气,且对胃有刺激性,脾胃较弱者服后易吐。炒栀子可除此弊,有清热除烦之功,常用于热郁心烦,黄疸尿赤,目赤肿痛。焦栀子善于凉血止血,多用于血热妄行的吐血、衄血、尿血。

夏枯草 Xiàkūcǎo
《神农本草经》

为唇形科植物夏枯草 *Prunella vulgaris* L. 的果穗。产于江苏、浙江、安徽等地。夏季果穗呈棕红色时采收,除去杂质,晒干。生用。

【药性】辛、苦,寒。归肝、胆经。

【功效】清热泻火,明目,散结消肿。

【临床应用】

1. 目赤肿痛,头痛眩晕 本品苦寒降泄,入肝经,长于清热泻火,清肝明目。①治肝火上炎,目赤肿痛,常与桑叶、菊花、决明子等药配伍,以增强清肝明目之效;②治肝虚阴血不足,目珠疼痛,至夜尤甚者,与当归、枸杞子、生地黄等补血养肝药配伍;③本品兼有清热平肝作用,可用治肝火上炎或肝阳上亢之头痛眩晕,宜与石决明、钩藤、黄芩等平肝潜阳药同用。

2. 瘰疬,瘿瘤,乳痈,乳癖 本品味辛散结,苦寒泄热,尤善清肝泻火,散结消肿。①治肝郁化火,痰火凝聚之瘰疬,常与浙贝母、香附等药配伍,如夏枯草汤;②治瘿瘤,常与昆布、玄参等化痰软坚药配伍,如夏枯草膏;③治肝郁不舒,痰火蕴结所致之乳痈、乳癖、乳房胀痛等,须配蒲公英、金银花、浙贝母等清热解毒,消肿散结药。

【性能特点】夏枯草味辛、苦而性寒,主入肝、胆经,辛以散肝郁,苦寒泄肝热。《本草分经》云其"散肝经之郁火,解内热",《神农本草经》又云"主寒热,瘰疬""散瘿结气",故本品以辛寒清泄肝经郁火而散结消肿,肝郁化火,痰火凝聚之证尤为适宜;以其苦寒清肝明目,平降肝阳,肝火上炎之目赤疼痛及肝热阳亢之头痛眩晕为之常用。

【用法用量】煎服,9~15g。或熬膏服。

【使用注意】脾胃虚寒者慎用。

【现代研究】主含迷迭香酸等有机酸类成分;三萜类成分:齐墩果酸,熊果酸等;黄酮类成分:芸香苷,木犀草素等;还含甾类、香豆素类、挥发油等。有抗病原微生物、降血压、降血糖、调血脂、抗炎、调节免疫、保肝、抗心肌梗死、抗凝血及抗肿瘤等作用。

【按语】本品有较好的降血压作用,临床多用于高血压症。

决明子　Juémíngzǐ

《神农本草经》

为豆科植物钝叶决明 Cassia obtusifolia L. 或决明(小决明)Cassia tora L. 的成熟种子。产于安徽、广西、四川等地。秋季采收成熟果实,晒干,打下种子,除去杂质。生用或炒用。用时捣碎。

【药性】甘、苦、咸,微寒。趋向沉降。归肝、大肠经。

【功效】清热明目,润肠通便。

【临床应用】

1. **目赤肿痛,羞明多泪,目黯不明**　本品甘苦咸寒,主入肝经,苦寒清热,长于清泄肝火。虚实目疾均为常用。①治肝热目赤肿痛、羞明多泪,常与黄芩、石决明、木贼等药配伍,如决明子散;②治风热上攻之头痛目赤,常与菊花、青葙子、茺蔚子等药配伍,如决明子丸;③治肝肾阴亏所致之视物昏花、目黯涩痛,或青盲内障,宜与山茱萸、枸杞子、沙苑子等补养肝肾明目之品同用。

2. **头痛,眩晕**　本品苦寒清泄,入肝经,趋向沉降,有清肝火,平肝阳之功,治肝火上扰或肝阳上亢之头痛、眩晕,常与菊花、钩藤、夏枯草等药配伍以增其效。

3. **肠燥便秘**　本品味苦咸寒质润,入大肠经,善清热润肠通便,治内热肠燥,大便秘结,常与火麻仁、瓜蒌仁等润肠通便药同用。

【性能特点】决明子味甘、苦、咸而性微寒,主入肝和大肠经,苦寒清热,甘咸益阴,趋向沉降,善清泄肝热,《神农本草经》谓其"主青盲目淫,肤赤白膜,眼赤痛泪出",《本草正义》亦云"决明子明目,乃滋益肝肾,以镇潜补阴之义……"治目疾无论虚实,或肝热或阴亏者用之皆宜;且能清热而平肝,宜于肝火或肝阳头痛眩晕。本品味苦通泄,质润滑利,咸软泻下,入大肠经,尤能清热润燥,缓下通便,可治内热肠燥便秘。

【用法用量】煎服,9~15g;用于润肠通便,不宜久煎,或泡茶饮。

【使用注意】气虚便溏者不宜用。

【现代研究】主含醌类成分:大黄酚,大黄素甲醚,橙黄决明素,美决明子素;脂肪酸类成分:棕榈酸,硬脂酸,油酸等;尚含有挥发油。有缓泻、抗菌、抗糖尿病及并发症、抗氧化、降血脂和抗动脉粥样硬化作用。还具有减肥、保肝及肾保护作用。

附表药物

药名	药性	功效	主治证	用法用量	备注
鸭跖草	甘、淡,寒 归肺、胃、小肠经	清热泻火,解毒,利水消肿	感冒发热,热病烦渴;咽喉肿痛,痈肿疔毒;水肿尿少,热淋涩痛	煎服,15~30g 鲜品用量加倍 外用适量 脾胃虚弱者慎用	

72

药名	药性	功效	主治证	用法用量	备注
密蒙花	甘,微寒 归肝经	清热泻火,养肝 明目,退翳	目赤肿痛,羞明多泪,目生翳膜;肝虚目黯,视物昏花	煎服,3~9g	
青葙子	苦,微寒 归肝经	清肝泻火,明目 退翳	肝热目赤,目生翳膜,视物昏花;肝火眩晕	煎服,9~15g	青光眼患者禁用

第二节　清热燥湿药

本类药物性味苦寒,苦能燥湿,寒能清热,有清热燥湿的功效,主要用于湿热证。如湿温或暑温夹湿,症见身热不扬、胸脘痞闷、小便短赤;脾胃湿热,症见脘腹胀满、恶心呕吐;大肠湿热,症见泄泻、痢疾、里急后重;肝胆湿热,症见黄疸尿赤、胁肋疼痛、耳肿流脓;下焦湿热,症见带下色黄,或热淋涩痛;湿热流注关节,症见关节红肿热痛;湿热浸淫肌肤,症见湿疹、湿疮等。以上湿热诸证多见舌苔黄腻,均属本类药物主治范围。本节多数药物兼有清热泻火、清热解毒之功,亦常用于火热证及热毒证。

本类药物苦寒败胃,性燥伤阴,凡脾胃虚寒,津伤阴亏者应慎用。

黄芩　Huángqín
《神农本草经》

为唇形科植物黄芩 *Scutellaria baicalensis* Georgi 的根。产于河北、山西、河南等地。春、秋两季采挖,除去须根及泥沙,晒后撞去粗皮,晒干。蒸透或开水润透切片,干燥。生用、炒用或酒炙用。

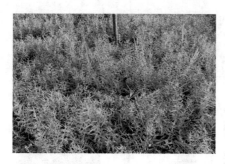
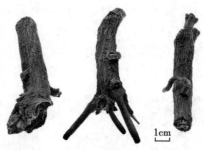

黄芩

【药性】苦,寒。趋向沉降。归肺、胆、脾、大肠、小肠经。

【功效】清热燥湿,泻火解毒,止血,安胎。

【临床应用】

1. 湿温暑湿,湿热痞满,泻痢,黄疸　本品味苦性寒,能清热燥湿,凡湿热诸证均为要药,尤长于清中上焦湿热。①治湿温、暑湿证,湿热阻遏气机而致胸闷恶心呕吐、身热不扬,常与滑石、白豆蔻、通草等药配伍,如黄芩滑石汤;②治湿热中阻,寒热错杂所致之痞满呕吐、舌苔黄腻者,多与黄连、半夏等药配伍,如半夏泻心汤;③治湿热蕴结大肠之泄泻、痢疾,身热腹痛,常与黄连、葛根等药配伍,如葛根黄芩黄连汤;④治湿热黄疸,每与茵陈、栀子等利湿退黄药同用。

2. 肺热咳嗽　本品主入肺经,善清肺火及上焦实热,又为肺热咳嗽之要药。治肺热壅

笔记栏

遏所致咳嗽痰黄,可单味应用,如清金丸;或与瓜蒌仁、枳实、胆南星配伍,如清气化痰丸。

3. 高热烦渴,寒热往来　本品有清热泻火作用,气分实热证每多用之。①治外感热病,高热烦渴,面赤唇燥、尿赤便秘,常与栀子、薄荷、大黄等药配伍,如凉膈散;②治邪在少阳,寒热往来,须与柴胡同用以和解少阳,如小柴胡汤。

4. 痈肿疮毒,咽喉肿痛　本品泻火解毒,消肿止痛。①治热毒壅滞之痈肿疮毒,常与黄连、黄柏、栀子配伍,如黄连解毒汤;②治火毒炽盛,咽喉肿痛,多与金银花、连翘、板蓝根等清热解毒药同用。

5. 血热出血　本品清泄火热,有凉血止血之效。治热盛迫血妄行之吐血、衄血、便血、崩漏等证,常与生地黄、侧柏叶等药配伍,以增其效。

6. 胎动不安　本品有清热安胎之功,治热盛胎动不安,宜与白术配伍,如芩术汤。

【性能特点】黄芩味苦,性寒,苦以燥湿,苦寒能清热燥湿;苦以清泄,苦寒能泻火解毒。清热燥湿之中,尤善清泄中上焦湿热,为治湿温、暑湿、胸脘痞闷之要药。《神农本草经》谓其"主诸热黄疸,肠澼,泄痢",故大肠湿热,泄泻痢疾,湿热黄疸亦常用之。《本草正》云其"清上焦之火,消痰利气,定喘咳,止失血,退往来寒热,风热湿热,头痛,解瘟疫,清咽,疗肺萎、乳痈发背",《滇南本草》云其"上行泻肺火",黄芩长于清泄肺火及上焦实热,乃苦寒清肃之品。

【用法用量】煎服,3~10g。清热多生用,安胎多炒用,清上焦热可酒炙用,止血可炒炭用。

【使用注意】苦寒败胃,脾胃虚寒者不宜使用。

【现代研究】主含黄芩苷、黄芩素、汉黄芩苷、汉黄芩素、黄芩新素、去甲汉黄芩素等。有抗病原微生物、抗内毒素、解热、抗炎、抗过敏、抗肿瘤及保肝、解毒、抗氧化等作用,尚有较强的抑制血小板聚集、防治白内障及降血糖等作用。

黄连　Huánglián
《神农本草经》

为毛茛科植物黄连 *Coptis chinensis* Franch.、三角叶黄连 *Coptis deltoidea* C. Y. Cheng et Hsiao 或云连 *Coptis teeta* Wall. 的根茎。以上三种分别习称"味连""雅连""云连"。多系栽培,主产于重庆。湖北、四川、云南等地也有出产。秋季采挖,除去须根及泥沙,干燥,撞去残留须根。生用或清炒、姜汁炙、酒炙、吴茱萸水炙用。

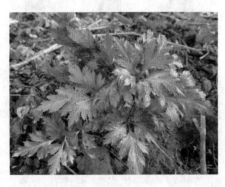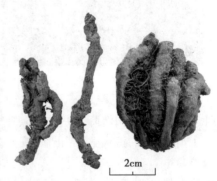

2cm

黄连

【药性】苦,寒。趋向沉降。归心、脾、胃、肝、胆、大肠经。

【功效】清热燥湿,泻火解毒。

【临床应用】

1. 湿热痞满,泻痢,黄疸　本品苦寒,清热燥湿力强,尤善清中焦湿热。①治湿热中阻,气机不畅所致之脘腹痞满、恶心呕吐,常与黄芩、干姜、半夏配伍,如半夏泻心汤;②为治湿热泻痢之要药,轻者单用有效;伴里急后重腹痛者,每与木香配伍,如香连丸;若兼表证发热者,宜与葛根、黄芩等药同用,如葛根黄芩黄连汤;③治热毒痢疾,下痢脓血,须与白头翁、黄柏、秦皮配伍,如白头翁汤;④治湿热黄疸,可与茵陈、栀子等利湿退黄药同用。

2. 高热神昏 本品有清热泻火之功,善治火热实证。①治外感热病,高热神昏,多与石膏、知母、玄参等药配伍,如清瘟败毒饮;②治三焦火热毒盛,发热烦躁,可与黄芩、黄柏、栀子配伍,以增强泻火解毒之效,如黄连解毒汤。

3. 心火亢盛,心烦不寐 本品苦寒入心,长于清心经实火,凡心经热盛诸证每多用之。①治心火亢盛所致烦躁不眠,心悸不宁,常与朱砂、生地黄等药配伍,如朱砂安神丸;②治热盛伤阴,心烦不寐,可与白芍、阿胶等补养阴血药同用,如黄连阿胶汤;③治心火亢旺,心肾不交之怔忡不寐,每与肉桂同用,共奏交通心肾而安神之功,如交泰丸。

4. 胃热呕吐,吞酸,消渴 本品入胃经,善清泄胃火。①治胃热呕吐,常与竹茹、芦根、半夏等药配伍,以清胃降逆止呕;②治肝火犯胃所致胁肋胀痛、呕吐吞酸,每与吴茱萸同用,如左金丸;③治胃火炽盛,消谷善饥,烦渴多饮,可与麦冬同用,如消渴丸。

5. 血热出血 本品泻火解毒,治心胃火盛,迫血妄行之吐血、衄血等,常与大黄、黄芩配伍,如泻心汤。

6. 痈肿疔疮,目赤,牙痛 本品有良好的清热解毒作用,为治皮肤疮痈等外科及五官科热毒证的常用之品。①治热毒亢盛所致痈肿疔疮,多与黄芩、黄柏、栀子同用,如黄连解毒汤;②治目赤肿痛,可以本品用人乳浸汁滴眼;③治胃火上攻,牙龈肿痛,可与生地黄、升麻、牡丹皮等药配伍,如清胃散。

7. 湿疹、湿疮、耳道流脓 本品外用清热燥湿解毒。①治湿热浸淫之皮肤湿疹、湿疮,可用本品制为软膏外敷;②治耳道疖肿,耳道流脓,可浸汁涂患处。

【性能特点】黄连性寒泻火,味苦燥湿,入心、肝、胃、大肠经。清热燥湿之力颇强,尤善清中焦湿热,长于治湿热中阻,脘腹痞满,恶心呕吐;且善除脾胃大肠湿热,尤为治湿热泻痢之要药。其苦寒清降,直折火势,善清心经实火,泻胃肝之热,为治热病高热昏谵,心火亢盛之烦躁不寐,胃热呕吐,胃火消渴以及肝火犯胃呕吐吞酸之良品。以其泻火解毒,常用治血热出血、疗毒疮痈。《珍珠囊》云:"其用有六:泻心火,一也;去中焦湿热,二也;诸疮必用,三也;去风湿,四也;治赤眼暴发,五也;止中部见血,六也。"

【用法用量】煎服,2~5g。外用适量。生黄连清热燥湿泻火力强;炒用可缓其寒性;酒黄连善清上焦火热;姜黄连善清胃和胃止呕;萸黄连善疏肝和胃止呕。

【使用注意】苦寒败胃,脾胃虚寒者忌用;苦燥易伤阴津,阴虚津伤者慎用。

【现代研究】主含小檗碱、黄连碱、甲基黄连碱、巴马汀、药根碱、非洲防己碱、表小檗碱、粉防己碱及木兰花碱等生物碱类成分。有抗病原微生物、抗细菌内毒素、抗炎、解热、抗腹泻与降血糖作用;尚具有抗胃溃疡、利胆、保肝、抗胰腺炎以及抗肿瘤等作用;小檗碱还有抗动脉粥样硬化、抗心肌缺血、抗心律失常及抗脑缺血等作用。

《名医别录》谓黄连"调胃厚肠",《本草经疏》又谓之"脾胃薄弱,法成忌用"。应如何理解?

黄柏 Huángbò

《神农本草经》

为芸香科植物黄皮树 *Phellodendron chinense* Schneid. 或黄檗 *Phellodendron amurense* Rupr. 的树皮。前者习称"川黄柏",后者习称"关黄柏"。川黄柏产于四川、贵州、湖北等地,关黄柏产于辽宁、吉林、河北等地。清明之后剥取树皮,除去粗皮、晒干压平;润透,切丝,干燥。生用或盐水炙、炒炭用。

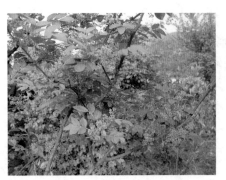 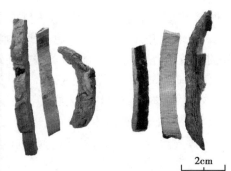

2cm

黄柏

【药性】苦,寒。趋向沉降。归肾、膀胱经。

【功效】清热燥湿,泻火除蒸,解毒疗疮。

【临床应用】

1. 湿热泻痢,黄疸,带下阴痒,热淋涩痛,脚气痿躄 本品苦寒,为清热燥湿之要药,入肾和膀胱经,其势沉降,偏走下焦,尤善清泻下焦湿热,凡湿热蕴结下焦之证均可首选。①治湿热蕴结肠胃之泻痢腹痛,常与白头翁、黄连、秦皮等药配伍,如白头翁汤;②治湿热郁蒸之黄疸,可与栀子、甘草配伍,如栀子柏皮汤;③治湿热下注之阴痒带下,黄浊臭秽,常与芡实、车前子、白果等药配伍,如易黄汤;④治湿热蕴结膀胱,小便短赤涩痛,宜与萆薢、茯苓、车前子等药同用,如萆薢分清饮;⑤治湿热浸淫筋脉所致脚气、足膝肿痛、痿躄,每与燥湿利水之品苍术、牛膝配伍,如三妙丸。

2. 疮疡肿毒,湿疹湿疮 本品苦寒,既能清热燥湿,又善泻火解毒。①治火热毒盛所致之疮疡肿毒,常与黄芩、黄连、栀子配伍,如黄连解毒汤,内服外用均可;②治湿疹瘙痒,可与荆芥、苦参、白鲜皮等清热解毒燥湿药配伍。

3. 骨蒸劳热,盗汗,遗精 本品入肾经,长于泻肾中虚火,有制相火、退骨蒸之功。治阴虚火旺,骨蒸潮热,腰酸耳鸣,盗汗遗精,每与知母、地黄、山药等药配伍,如知柏地黄丸。

骨蒸劳热为肾阴亏耗,虚火亢旺所致,黄柏苦燥伤阴,如何理解其作用机理?

【重点配伍】知母配黄柏:两药皆性寒入肾经,皆可清肾经虚热。知母清热中兼甘润之性,功善清热滋阴;黄柏苦寒坚阴,清热力强,功善清退骨蒸,泻火存阴。两药合用,退热除蒸,滋阴降火之效著,主治肾经阴虚火旺,骨蒸潮热之证。

【性能特点】黄柏苦寒沉降,入肾、膀胱经,偏走下焦,《神农本草经》载其"主五脏肠胃中结热,黄疸,肠痔,止泄利,女子漏下赤白,阴伤蚀疮"。《医学启源》亦有"泻膀胱龙火""利小便热结""除下焦湿肿"等记载。故黄柏尤善清泄下焦湿热,长于治泻痢、带下、热淋、足膝肿痛等下焦湿热诸证。其泻火解毒之功,亦为下焦湿热疮毒及湿疹湿疮所常用。又入肾经,尤以泻相火、退虚热为其所长,善治阴虚发热、盗汗遗精,为实热、虚热两清之品。

【用法用量】煎服,3~12g。外用适量。生黄柏苦燥性寒,泻火解毒、清热燥湿力强;盐黄柏入肾,泻相火、退虚热效佳。

【使用注意】苦寒易败胃,脾胃虚寒者忌用。

【现代研究】主含小檗碱、巴马汀、药根碱、木兰花碱、黄柏碱等生物碱类成分。有抗病原微生物、抗流感病毒、抗炎、抗变态反应、降压、抗痛风等作用。还具有抗癌和抗氧化作用。

龙胆 Lóngdǎn

《神农本草经》

为龙胆科植物条叶龙胆 *Gentiana manshurica* Kitag.、龙胆 *Gentiana scabra* Bge.、三花龙

胆 Gentiana triflora Pall. 或滇龙胆 Gentiana rigescens Franch. 的根及根茎。前三种习称"龙胆",产于东北地区;后一种习称"坚龙胆",产于云南、四川等地。春、秋二季采挖,洗净,干燥。切段。生用。

【药性】苦,寒。归肝、胆经。

【功效】清热燥湿,泻肝胆火。

【临床应用】

1. 湿热黄疸,阴肿阴痒,带下,湿疹瘙痒 本品味苦燥湿,性寒清热,主入肝胆,以清肝胆及下焦湿热见长。①治湿热黄疸,身黄尿赤,常与栀子、大黄、白茅根等药配伍,如龙胆散;②治湿热下注,阴肿阴痒,带下黄臭,或阴囊肿痛等,常与泽泻、木通、车前子等药用,如龙胆泻肝汤;③治湿热浸淫肌肤所致之湿疹瘙痒,可与黄柏、苦参、蛇床子等药配伍,以增强清热解毒,燥湿止痒之功。

2. 肝火头痛,肝热目赤,耳鸣耳聋,胁痛 本品苦寒清泄,善泻肝胆实火。①治肝胆火盛,上攻头目所致之头痛目赤、耳鸣耳聋,胁痛口苦,每与柴胡、黄芩、栀子等药配伍,如龙胆泻肝汤;②治肝胆实火,头晕目眩,神志不宁,便秘尿赤,多与芦荟、青黛、大黄等药配伍,如当归龙荟丸。

3. 惊风抽搐 本品苦寒沉降,清泄肝火。治肝经热盛,热极生风所致之高热惊风,手足抽搐,常与牛黄、青黛、黄连等药配伍,如凉惊丸。

【性能特点】龙胆味苦性寒,苦寒能清燥湿热,清泄火热,主入肝、胆二经,药势沉降,故以清肝胆及下焦湿热和泻肝胆实火为其主要功效,湿热黄疸、湿热带下、阴肿阴痒、湿疹瘙痒等证均常用之;肝火上炎之头痛、目赤耳聋以及肝经实热之高热抽搐等用之亦适宜。正如《药品化义》所载:"专泻肝胆之火,治目痛,颈痛,两胁疼痛,惊痫邪气,小儿疳积。善清下焦湿热。"

【用法用量】煎服,3~6g。

【使用注意】苦寒败胃之品,脾胃虚弱者不宜用,阴虚津伤者慎用。

【现代研究】主含龙胆苦苷、当药苦苷、当药苷、苦龙胆酯苷、苦当药酯苷等裂环烯醚萜苷类成分,以及龙胆碱(秦艽碱甲)、龙胆黄碱等生物碱类成分。有抗病毒、解热、抗炎、利胆、保肝等作用。

苦参 Kǔshēn

《神农本草经》

为豆科植物苦参 Sophora flavescens Ait. 的根。全国大部分地区均产。春、秋二季采挖,除去根头及小支根,洗净,干燥;或趁鲜切片,干燥。生用。

【药性】苦,寒。趋向沉降。归心、肝、胃、大肠、膀胱经。

【功效】清热燥湿,杀虫,利尿。

【临床应用】

1. 湿热泻痢,便血,黄疸,带下,阴肿阴痒 本品味苦性寒,清热燥湿,尤善清下焦湿热。①治胃肠湿热所致泄泻、痢疾,可单用,或与木香配伍,如香参丸;②治湿热肠风便血、痔漏出血,可与生地黄配伍,如苦参地黄丸;③治湿热蕴蒸之黄疸,每与茵陈、栀子、龙胆配伍,以增强清热利湿退黄之功;④治湿热下注,带下黄臭,阴肿阴痒等,可与椿皮、黄柏、蛇床子等清热燥湿药同用,内服或外洗。

2. 湿疹湿疮,皮肤瘙痒,疥癣麻风 本品苦燥,有燥湿杀虫止痒之功。①治湿疹湿疮,单用煎水外洗,或与黄柏、蛇床子煎水外洗;②治皮肤瘙痒,可与皂角、荆芥等药配伍,如参角丸;③治风疹瘙痒,须配防风、蝉蜕、荆芥等祛风之品同用,如消风散;④治疥癣,可单用煎水外洗,或与蛇床子、荆芥穗、白矾同用煎洗,如苦参汤;或与硫黄、枯矾同用制成软膏外涂;古代亦治麻风病。

3. **淋证涩痛,小便不利** 本品苦寒沉降,性善下行,善清膀胱湿热而利小便。治湿热蕴结膀胱之小便不利、灼热涩痛,常与石韦、车前子、栀子等清热利湿通淋药同用。

现代临床用治心律失常有效。

【性能特点】苦参苦寒沉降,性善下行,入心、肝、胃、大肠及膀胱经。清热燥湿之中尤善除下焦湿热,故常用治湿热泻痢、肠风下血及湿热带下诸证;能清膀胱湿热且兼利小便,导湿热外出,以治湿热蕴结膀胱之淋证涩痛,小便不利为宜。《本草正义》载有"退热泄降,荡涤湿火,其功效与芩、连、龙胆皆相近,而苦参之苦愈甚,其燥尤烈,故能杀湿热所生之虫,较之芩、连力量益烈"之论。故其杀虫止痒之功,为诸多皮肤顽疾所常用。

【用法用量】煎服,4.5~9g。外用适量,煎汤洗患处。

【使用注意】不宜与藜芦同用。脾胃虚寒者忌用。

【现代研究】主含苦参碱、氧化苦参碱、槐定碱、臭豆碱、甲基金雀花碱、槐果碱、氧化槐果碱及粉防己碱等生物碱类成分,及黄酮类成分苦参素等。有抗病原微生物、解热、抗炎、抗变态反应、抗肿瘤和抗心律失常和心肌缺血等作用;还具有止泻、抗胃溃疡以及较强的抗瘙痒作用。苦参急性中毒的主要表现是对中枢神经系统的影响,出现间歇性抖动和痉挛,致死的主要原因是呼吸麻痹。

【按语】《名医别录》曾记载苦参能"安五脏,定志"。苦参又有宁心止悸之功,可用治心悸不宁。

秦皮 Qínpí
《神农本草经》

为木犀科植物苦枥白蜡树 *Fraxinus rhynchophylla* Hance、白蜡树 *Fraxinus chinensis* Roxb. 或尖叶白蜡树 *Fraxinus szaboana* Lingelsh.、宿柱白蜡树 *Fraxinus stylosa* Lingelsh. 等的树皮。产于辽宁、河南、陕西等地。春、秋二季剥取。晒干。切丝,生用。

【药性】苦、涩,寒。趋向沉降。归肝、胆、大肠经。

【功效】清热燥湿,收涩止痢,止带,明目。

【临床应用】

1. **湿热泻痢,赤白带下** 本品苦涩而寒,能清燥湿热之邪,又兼收涩之性而止痢、止带。①治湿热或热毒痢疾,便下脓血,里急后重,常与黄柏、黄连、白头翁等清热解毒、燥湿止痢药配伍,即白头翁汤;②治妇女湿热下注,带下腥臭,可与椿皮、黄柏等清热燥湿药同用。

2. **目赤肿痛,目生翳障** 本品苦寒降泄,入肝胆经,能清肝泻火,明目退翳。治肝火目赤,翳膜遮睛,常与决明子、菊花、夏枯草等清肝明目药配伍,亦可配黄连煎汤外洗,以增强泻火解毒之效。

【性能特点】秦皮其味苦、涩而性寒,入肝、胆、大肠经。既清泄且收涩,药势趋向沉降,止痢止带效佳,故常用于湿热壅滞下焦所致的痢疾、带下。《神农本草经》谓其"除热,目中青翳白膜"。《药性论》亦云其"主明目,去肝中久热,两目赤肿疼痛,风泪不止"。本品既能清泄肝热,又具明目退翳之效,故肝火目赤翳障亦为多用。

【用法用量】煎服,6~12g。外用适量,煎汤洗患处。

【使用注意】脾胃虚寒者忌用。

【现代研究】主含秦皮甲素、秦皮乙素、秦皮素、秦皮苷等香豆素类成分;还含酚类、皂苷、鞣质等。有抗病毒、抗菌、抗炎、镇痛、抗痛风、保肝、抗肿瘤等作用,尚有镇咳、祛痰等作用。秦皮甲素还有显著的抗血凝作用;秦皮苷及秦皮素对中枢神经有抑制作用。

白鲜皮 Báixiǎnpí
《神农本草经》

为芸香科植物白鲜 *Dictamnus dasycarpus* Turcz. 根皮。产于辽宁、河北、山东等地。春、秋二季采挖根部,除去泥沙及粗皮,剥取根皮,干燥。生用。

【药性】苦,寒。归脾、胃、膀胱经。

【功效】清热燥湿,祛风解毒。

【临床应用】

1. **湿热疮毒、湿疹,疥癣** 本品性味苦寒,具有清热燥湿,泻火解毒,祛风止痒之功,凡湿热蕴于肌肤诸证皆可用之。①治湿热疮毒、肌肤溃烂、黄水淋漓者,可与苍术、苦参、连翘等清湿热消疮毒药同用;②治湿疹、风疹瘙痒,多与黄柏、防风、地肤子等药配伍,以增强清热燥湿,祛风止痒之功;③治疥癣,可与苦参、蛇床子等解毒杀虫之品配伍,煎汤外洗。

2. **湿热黄疸** 本品清热燥湿,可用治湿热内蕴;熏蒸肝胆之黄疸、尿赤,常与茵陈、栀子等药配伍,如茵陈汤。

3. **风湿热痹** 本品清热燥湿,又善祛风,有通痹之效,故可用治风湿热痹,关节红肿热痛,每与苍术、黄柏、薏苡仁等药同用。

【性能特点】白鲜皮味苦性寒,入脾、胃、膀胱经。功善清热燥湿,又能解毒消疮,祛风止痒,《本草纲目》言"白鲜皮,气寒善行,味苦性燥……去湿热药也"。《药性论》称其"治一切热毒风,恶风,风疮,疥癣赤烂",故其为治皮肤湿疹、疮疡、疥癣常用之品。《本草纲目》又云其"为诸黄风痹要药",故本品又具利湿退黄,祛风通痹之效,湿热黄疸及风湿热痹用之为宜。

【用法用量】煎服,5~10g。外用适量,煎汤洗或研粉敷。

【使用注意】脾胃虚寒者慎用。

【现代研究】主含梣酮、黄柏酮、柠檬苦素、白鲜碱、白鲜明碱、槲皮素、异槲皮素、补骨脂素、花椒毒素、东莨菪素;还含甾醇、皂苷等。有抗病毒、止痒、抗菌、抗内毒素、抗炎、免疫抑制、抗肿瘤及保肝等作用。

第三节 清热解毒药

本类药物性味多为苦寒,主归心经,作用趋向以沉降为主。具有清解热毒或火毒之功,主治热毒所致的高热烦躁、神昏谵语以及痈疮疔疖、咽喉肿痛、丹毒、痄腮、痢疾等证;部分药物兼有泻火、凉血、收敛生肌、解毒消肿、利湿作用,兼可用治温热病、水火烫伤、蛇虫咬伤、癌肿等病证以及湿热证。因热毒证、火毒证范围广泛,本节药物数量较多,功效特性各异,因此,临床用药时,应根据各种证候的不同表现及兼证,结合各个药物的具体特点,有针对性地选择应用,并根据病情的需要给予相应的配伍。

本类药物多为苦寒之品,易伤脾胃,脾胃虚寒者慎用。

金银花 Jīnyínhuā
《名医别录》

为忍冬科植物忍冬 *Lonicera japonica* Thunb. 的花蕾或带初开的花。中国大部分地区均产,主产于河南、山东等地。夏初花开放前采摘。阴干。生用或炒炭、或制成露剂使用。

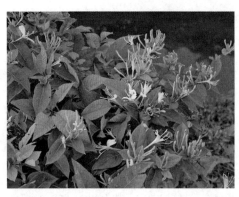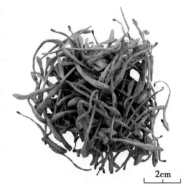

2cm

金银花

【药性】甘、辛、苦,寒。趋向升浮。归肺、心、胃经。

【功效】清热解毒,疏散风热。

【临床应用】

1. 疮痈疔疖　本品性寒清热,为清热解毒常用药。①治疮痈初起,红肿热痛;或疮痈中期,脓成未溃,常与天花粉、白芷、皂角刺等配伍,以清热解毒、消肿排脓,如仙方活命饮;②治疔疮疮形如粟,坚硬根深,常与紫花地丁、野菊花、蒲公英等配伍,以增强清热解毒作用,如五味消毒饮;③治热毒内蕴之脱疽,溃烂脓水淋漓,常与玄参、当归、甘草同用以解毒散结、活血止痛,即四妙勇安汤;④治肠痈腹痛,每与薏苡仁、黄芩、大血藤等清热消痈药同用;⑤治肺痈咳吐脓血,可与天花粉、桔梗等清热排脓之品同用。

2. 风热表证,各阶段温热病　本品芳香升散,为疏散风热之要药。①治外感风热表证或温病初起,常与连翘、薄荷、牛蒡子等发散风热药配伍,如银翘散;②治温热病热入营血,神昏舌绛,多与黄连、地黄、麦冬等凉血清心之品配伍,如清营汤。

3. 咽喉疼痛　本品既清热解毒,又有发散风热之功,治咽喉肿痛,无论热毒内伤或外感风热所致者均为适用。①治热毒内盛所致的咽喉肿痛,每与射干、山豆根等同用,以增强解毒利咽之效;②治风热外袭之咽喉肿痛,常与薄荷、牛蒡子等散风热、利咽喉之品配伍。

4. 热毒血痢　本品有凉血止痢之功,治热毒血痢,便下脓血,可单用,或与白头翁、秦皮等配伍,以收清热解毒、凉血止痢之功。

此外,本品经蒸馏制成金银花露,有清解暑热作用,可用于暑热烦渴,以及小儿热疖、痱子等证。

【性能特点】本品甘、辛、苦,性寒,辛散苦泄甘缓,"最能消火热之毒,而又不耗气血"(《洞天奥旨》),"为内外痈肿之要药"(《本经逢原》),"外科治毒通行要剂"(《本草求真》),适用于热毒疮痈,无论内痈或外痈皆宜,尤以治外痈为佳。擅清肺卫之热,且质轻气香,又能宣散肺经之风热,为治风热表证及温病初起之良药。宣散之性,尚能使初入营血之热邪转出,从气分而解,即叶天士所谓"入营犹可透热转气"之意,故温病在卫气营血各阶段均可应用。入血分能凉血止痢,用于热毒血痢。性寒清香,能清解暑热,故可用治暑热烦渴,热疖、痱子等。

【用法用量】煎服,6~15g。治热毒血痢,可煎汁保留灌肠。

【现代研究】主含挥发油、木犀草素、环己六醇、黄酮类、肌醇、皂苷、鞣质等。有广谱抗菌作用;其中分离出的绿原酸和异绿原酸是抗菌的主要成分。煎剂有明显抗炎和解热作用;还有促进白细胞吞噬能力、提高淋巴细胞转化率、抑制多种皮肤真菌、抗内毒素、抗氧化、抗肿瘤等作用。

笔记栏 多基源、药性、功用相同的中药,作为不同的药物分开收载,在2020版《中国药典》中还有哪些药? 对此你怎么看?

【按语】《中国药典》2020版收载山银花,为忍冬科植物灰毡毛忍冬 *Lonicera macranthoides* Hand.-Mazz.、红腺忍冬 *Lonicera hypoglauca* Miq、华南忍冬 *Lonicera confusa* DC. 或黄褐毛忍冬 *Lonicera fulvotomentosa* Hsu et S. C. Cheng 的花蕾或带初开的花。药性、功效、主治同金银花。

连翘 Liánqiào
《神农本草经》

为木犀科植物连翘 *Forsythia suspensa*(Thunb.)Vahl 的果实。主产于山西、河南、陕西等地。秋季果实初熟尚带绿色时采收,蒸熟,晒干,习称"青翘";果实熟透时采收,晒干,习称"黄翘"或"老翘"。种子作连翘心用。生用。

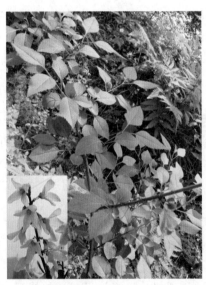
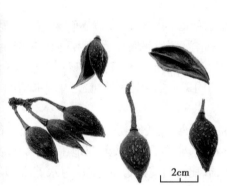

2cm

连翘

【药性】苦、辛,微寒。趋向升浮。归肺、心、小肠经。

【功效】清热解毒,消肿散结,疏散风热。

【临床应用】

1. **疮痈肿毒,瘰疬结核,咽喉肿痛** 本品苦泄辛散寒清,入心经,既能清热解毒,又能消痈散结,因"诸痛痒疮,皆属于心",故被誉为"疮家圣药"。①治疮痈初起,红肿未溃,常与金银花、蒲公英等配伍,以增强清热解毒之效;②治疮疡溃烂,脓出不畅,则与天花粉、皂角刺、穿山甲等配伍,以清热排脓;③治瘰疬结核,常与夏枯草、玄参、浙贝母等散结消肿之品同用;④治热毒所致的咽喉肿痛,多与金银花、马勃等清热解毒、利咽之品配伍。

2. **风热表证,温热病** 本品既长于清泄里热,又有良好的发散风热之功。①治风热表证、温病初起,常与金银花相须为用,如银翘散;②治温病热入营血,神昏舌绛,则与丹参、地黄、麦冬等清热凉血药同用,如清营汤;③治温病热陷心包,高热、烦躁、神昏,常配伍莲子心、竹叶卷心等清心泻火之品,如清宫汤。

【重点配伍】金银花配连翘:二药均为寒凉之品,既能疏散风热表邪,又能清泄里热而解毒;然金银花长于疏散表热,连翘长于清泄里热,清心解毒之力强,并善消痈散结。两药合用,疏散风热、清热解毒之力增强,治外感风热表证、温热病、咽喉肿痛、热毒疮疡等效佳。

【性能特点】本品味苦入心,性寒清热。长于清心火,有清热解毒、消痈散结之功,善治热毒疮痈、瘰疬，《珍珠囊》称之为"疮家圣药"；且辛寒入肺，能升浮宣散透热，为外感风热表证与温热病之常用药；因本品既清热解毒，又疏散风热以利咽喉，故亦为热毒和风热犯肺所致咽喉肿痛的常用药。

【用法用量】煎服，6~15g。

【现代研究】主含三萜皂苷，果皮含甾醇、连翘酚、生物碱、皂苷、齐墩果酸、香豆精类，尚含丰富的维生素 P 和少量挥发油。有广谱抗菌作用，抗菌主要成分为连翘酚和挥发油。对流感病毒、白色念珠菌、钩端螺旋体等亦有抑制作用。所含维生素 P 等成分可降低血管通透性及脆性，防止出血；并有扩张血管和收缩血管的双重作用。所含的齐墩果酸有强心、利尿、降压等作用。

穿心莲　Chuānxīnlián
《岭南采药录》

为爵床科植物穿心莲 *Andrographis paniculata* (Burm. f.) Nees 的地上部分。主产于广东、广西、福建等地。秋初茎叶茂盛时采收。晒干。切段，生用。

【药性】苦，寒。归肺、胃、大肠、小肠、肝、胆、膀胱经。

【功效】清热解毒，凉血，消肿，清热燥湿。

【临床应用】

1. **温病初起，风热表证，肺热咳嗽，肺痈，咽喉肿痛**　本品苦泄寒清，主归肺经，长于清泻肺热。①治温病初起或外感风热表证，常与金银花、连翘、薄荷等发散风热药配伍；②治肺热咳嗽，常与黄芩、瓜蒌等清肺止咳药配伍；③治肺痈咳吐脓血，则与鱼腥草、芦根、桔梗等清肺排脓药同用；④治咽喉肿痛，可单味应用，亦可与射干、牛蒡子、大青叶等解毒利咽之品同用。

2. **痈肿疮毒，毒蛇咬伤**　本品主归心经，有良好的清热泻火解毒作用，兼能凉血、消肿。①治热毒疮痈，常与野菊花、紫花地丁、重楼等清热解毒药同用；②治毒蛇咬伤，可单用本品捣烂外敷，或配伍白花蛇舌草、重楼等水煎服，以增强解毒之功。

3. **湿热病证**　本品苦寒性甚，能入大肠、小肠、肝、胆、膀胱等经以清热燥湿，可用治多种湿热病证。①治湿热泻痢、淋证、黄疸，单用或随证配伍应用；②治湿疹瘙痒，可用本品研末，局部外用。

【性能特点】本品苦寒降泄，归经广泛。有泻火解毒、清热燥湿、凉血、消肿之功，善清肺胃气分实热，常用治温病发热、肺热咳嗽、肺痈、咽痛；其清热解毒作用强而广泛，既能解热毒以消疮痈，又能解蛇毒、凉血消肿，用治热毒疮痈、毒蛇咬伤；并有良好的清热燥湿之功，用治多种湿热病证。

【用法用量】煎服，6~9g。外用适量。因本品味极苦，煎剂易致恶心呕吐，故现多作丸、片剂服用。

【现代研究】主含穿心莲内酯等多种二萜内酯化合物，多种黄酮类化合物，另含穿心莲烷、穿心莲甾醇、穿心莲酮、甾醇皂苷、酚类、糖类等。有解热、抗炎、镇静、增强机体免疫功能、保肝、利胆、抗蛇毒、抗肿瘤等作用；煎剂对金黄色葡萄球菌、铜绿假单胞菌等有抑制作用，醇提取物对大肠杆菌毒素引起的腹泻有对抗作用，还有调整脂质代谢、调节血脂、降血压等作用。

大青叶　Dàqīngyè
《名医别录》

为十字花科植物菘蓝 *Isatis indigotica* Fort. 的叶。主产于河北、陕西、江苏等地。夏、秋二季分 2~3 次采收。鲜用或晒干。生用。

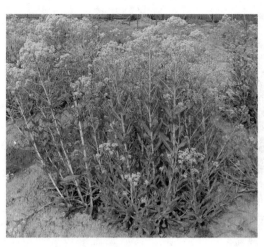

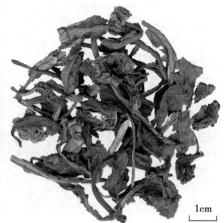

大青叶

【药性】苦,寒。归心、肺、胃经。

【功效】清热解毒,凉血消斑。

【临床应用】

1. **疮痈,丹毒,口疮,咽痛** 本品苦泄寒清,主归心经,有良好的清热解毒之功。①治疮痈、丹毒,常与蒲公英、紫花地丁、野菊花等清热解毒药配伍,或以鲜本品捣烂外敷;②治口舌生疮,可与黄连、大黄、栀子等清热泻火之品同用;③治风热或热毒炽盛所致的咽喉肿痛,可用鲜品捣汁内服,或与牛蒡子、板蓝根等疏散风热药或清热解毒药配伍。

2. **风热表证,温热病** 本品长于凉血消斑,兼可散表热。①治风热表证或温病初起,发热头痛、咽喉肿痛,常与金银花、连翘、牛蒡子等配伍,以清热解毒、疏散风热;②治温热病热入营血,或气血两燔,高热、神昏、斑疹,每与玄参、地黄等清热凉血之品配伍,如大青汤。

【性能特点】本品味苦性寒,入心、肺、胃经。善泻心胃之热而解热毒,兼能利咽、消肿,用治疮痈、丹毒、口疮、咽痛;其清热与凉血之力俱佳,能清解表里之热,又入营血而凉血消斑,故常用于温热病的各个阶段及外感风热表证。正如《本草正义》所说,为"清热解毒之上品,专主温邪热病,实热蕴结及痈疡肿毒诸证"。

【用法用量】煎服,9~15g。鲜品 30~60g。外用适量。

【现代研究】主含靛蓝、菘蓝苷、靛玉红、靛红烷 B、葡萄糖芸苔素、铁、锰、铜、锌等无机元素及挥发性成分等。煎剂对金黄色葡萄球菌、甲型链球菌、肺炎双球菌、痢疾杆菌、百日咳杆菌均有抑制作用。靛玉红能抑制移植性肿瘤,有显著的抗白血病作用。还有抑制流感病毒、腮腺炎病毒、保肝、抗炎、解热、增强白细胞吞噬能力等作用。

【按语】本品古称为"蓝",以多种植物入药。《中国药典》2020 版将十字花科植物菘蓝的叶定为大青叶正品。将蓼科植物蓼蓝 *Polygonum tinctorium* Ait. 的叶定名为蓼大青叶。此外,爵床科植物马蓝 *Baphicacanthus cusia*(Nees)Bremek.、马鞭草科植物路边青 *Clerodendron cyrtophyllum* Turcz. 等在不同地区也作大青叶使用,性能、功效与主治基本相同。

板蓝根　Bǎnlán'gēn
《本草纲目》

为十字花科植物菘蓝 *Isatis indigotica* Fort. 的根。主产于河北、陕西、江苏等地。秋季采挖。晒干。切厚片,生用。

【药性】苦,寒。归心、胃经。

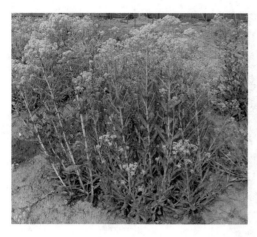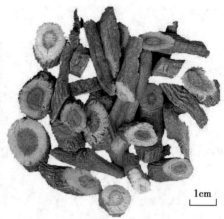

1cm

板蓝根

【功效】清热解毒,凉血,利咽。

【临床应用】

1. 温病发热,头痛,咽喉痛,身发斑疹　本品功善解毒散结、凉血利咽。治温病发热,头痛,咽痛,或身发斑疹,常与金银花、连翘、生石膏等配伍,以增强清热泻火、凉血解毒之力。

2. 大头瘟疫,丹毒,痄腮　本品清热解毒之功良好。治大头瘟疫,头面红肿、咽喉不利,以及丹毒、痄腮,常与连翘、牛蒡子、玄参等清热解毒、散结消肿药配伍,如普济消毒饮。

【性能特点】本品性能、功用与大青叶相似。《分类草药性》称其"解诸毒恶疮,散毒去火",但大青叶长于凉血消斑,本品长于清热解毒而利咽散结,常用治温病发热、头痛、咽喉痛,或身发斑疹、大头瘟疫、丹毒、痄腮等证;其中大青叶多用于热病发斑,板蓝根多用于咽喉肿痛。

【用法用量】煎服,9~15g。

【现代研究】主含靛蓝、靛玉红、板蓝根乙素、丙素、丁素等。尚含β-谷甾醇、γ-谷甾醇、植物性蛋白、树脂状物、芥子苷、糖类、多种氨基酸等。本品对流感病毒、虫媒病毒、腮腺炎病毒及多种细菌等有抑制作用,并有抗内毒素作用。对乙型肝炎表面抗原HbsAg有抑制作用。对流感病毒PR$_2$株有明显抑制作用。尚有增强免疫功能,血小板聚集作用。靛玉红有抗肿瘤、破坏白血病细胞等作用。

【按语】《中国药典》2020版将十字花科植物菘蓝的根定为板蓝根正品,而爵床科植物马蓝 *Baphicacanthus cusia*(Nees)Bremek. 的根茎及根定名为"南板蓝根",二者性能、功效与主治基本相同。

<h2 style="text-align:center">青黛　Qīngdài</h2>
《药性论》

为爵床科植物马蓝 *Baphicacanthus cusia*(Nees)Bremek.、蓼科植物蓼蓝 *Polygonum tinctorium* Ait. 或十字花科植物菘蓝 *Isatis indigotica* Fort. 的叶或茎叶经加工制得后的粉末或团块、颗粒。主产于福建、河北、云南等地,以福建所产品质最优,称"建青黛"。夏、秋季采收茎叶,加水浸泡,至叶腐烂、茎脱皮时,将茎枝捞出,加入石灰充分搅拌,待浸液色转为紫红色时,捞出液面泡沫状物,晒干而成。研细用。

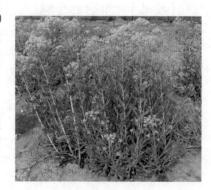

青黛

【药性】咸,寒。归肝、肺经。

【功效】清热解毒,凉血消斑,泻火定惊。

笔记栏

【临床应用】

1. 痄腮,喉痹,疮痈,丹毒 本品有清热解毒之功。①治痄腮、喉痹,既可与金银花、黄芩、玄参等清热解毒药配伍内服;又可单味水调外敷,或与冰片同用;②治热毒疮痈、丹毒,多与蒲公英、紫花地丁等解毒消痈药配伍。

2. 热毒发斑,吐血衄血 本品又能凉血消斑。①治热毒发斑,常与石膏、地黄、升麻等泻火、凉血、解毒之品配伍,如青黛石膏汤;②治血热吐血衄血,轻者单用,水调服;重者与地黄、白茅根等凉血止血药配伍。

3. 肝热惊痫 本品还能泻火定惊止痉,治肝热生风,惊痫抽搐,多与钩藤、牛黄等息风止痉药配伍。

4. 咳嗽痰血 本品性寒清热,归肝、肺二经。①治肝火犯肺之咳嗽胸痛,痰中带血,常与海蛤壳同用,以收清热化痰之功,即黛蛤散;②治肺热咳嗽,痰黄而稠者,可与瓜蒌、浙贝母等清肺化痰之品配伍。

【性能特点】本品性寒清泄,咸入血分,归肝、肺经,能"除热解毒,兼能凉血"(《要药分剂》)。其清热解毒、凉血消斑之功与大青叶、板蓝根相似,且长于凉血消斑,既为治热毒发斑之要药,亦为治血热吐衄、痄腮、喉痹、疮痈、丹毒之常品。尚能清泻肝火而定惊痫,用治肝热动风,惊痫抽搐;又能清肝泻肺、凉血止血,治肝火犯肺之咳嗽痰血。

【用法用量】入丸、散,1~3g。外用适量。

【现代研究】主含靛蓝、靛玉红。尚含靛棕、靛黄、鞣酸、β-谷甾醇、蛋白质及大量无机盐。所含的靛玉红有抗癌作用,对动物移植性肿瘤有中等强度抑制作用。醇浸液及煎剂体外实验对炭疽杆菌、肺炎球菌、金黄色葡萄球菌、痢疾杆菌等均有抑制作用。此外,靛蓝尚有一定的保肝作用。

贯众 Guànzhòng
《神农本草经》

为鳞毛蕨科植物粗茎鳞毛蕨 *Dryopteris crassirhizoma* Nakai 的根茎及叶柄残基。主产于黑龙江、吉林、辽宁等地。秋季采挖。晒干。切片,生用或炒炭用。

【药性】苦,微寒;有小毒。归肝、胃经。

【功效】清热解毒,止血,杀虫。

【临床应用】

1. 风热表证,温热病,热毒斑疹,痄腮 本品有清热解毒、凉血之功。①治风热感冒、温热病邪在卫分,多与牛蒡子、金银花等发散风热药同用;②治温热病热入营血,热毒斑疹,则与水牛角、玄参、大青叶等凉血消斑之品配伍;③治痄腮,可单用,或与板蓝根、金银花、连翘等同用,以增强清热解毒之力。

2. 血热出血 本品性寒,有凉血止血之功,炒炭用兼能收涩止血。①治血热之吐衄便血,常与侧柏叶、白茅根、血余炭等凉血止血药配伍;②治血热崩漏下血,可单用研末调服,或与五灵脂、乌贼骨等止血药同用。

此外,本品有杀虫作用,可用于绦虫、蛔虫、钩虫等肠道寄生虫病。但须用大量才能取效,而大量使用会损伤视神经,严重者可引起失明,因此,用本品驱虫宜谨慎。

【性能特点】本品苦寒清泄,有小毒,入肝、胃经。《神农本草经》言其"主腹中邪热气,诸毒,杀三虫"。善清气分血分之热毒,有清热解毒,凉血之效,凡温热毒邪所致之证皆可用之,并有一定的预防作用;炒炭止血,用治血热妄行之出血证,可"治吐衄崩带"(《玉楸药解》)尤善治妇女血热崩漏,兼能杀虫,用治虫积腹痛。

【用法用量】煎服,5~10g。清热解毒宜生用;止血宜炒炭用。

【使用注意】本品有小毒,用量不宜过大;服用本品时忌油腻;孕妇、脾胃虚寒者慎用。

【现代研究】主含间苯三酚衍生物,其主要成分为绵马酸类、黄绵马酸类。尚含微量白绵马素、绵马酚以及挥发油、鞣质、树脂等。对各型流感病毒有不同程度抑制作用,对乙脑病毒、腮腺炎病毒、脊髓灰质炎病毒亦有较强的抑菌作用。能使绦虫麻痹,对整体猪蛔虫的活动有抑制作用。对家兔在体或离体子宫均有明显收缩作用。还有抗早孕、抗肿瘤、止血、保肝作用。

【按语】

(1)本品所含间苯三酚衍生物有一定毒性。绵马酸主要作用于消化系统和中枢神经系统。中毒症状主要有:轻者头痛、头晕、腹泻、腹痛、呼吸困难、黄视或短暂失明;重者谵妄、昏迷、黄疸、肾功能受损,甚至出现四肢强直、阵发性惊厥,呼吸衰竭,永久性失明等。本品一般在肠道不易吸收,但肠中有过多脂肪时,可促进吸收而致中毒,故服用本品时忌油腻。

(2)贯众的品种复杂,毒性不一,《中国药典》2020年版规定上述品种为正品,名为绵马贯众。此外,紫萁科植物紫萁 *Osmunda japonica* Thunb.、球子蕨科植物荚果蕨 *Matteuccia struthiopteris* (L.) Todaro.、乌毛蕨科植物乌毛蕨 *Blechnum orientaie* L.、狗脊蕨 *Woodwardia japonica* (L. f.) Sm. 等多种蕨类植物的带叶柄残基的根茎在不同地区亦作贯众入药。

蒲公英　Púgōngyīng
《新修本草》

为菊科植物蒲公英 *Taraxacum mongolicum* Hand.-Mazz.、碱地蒲公英 *T. borealisinense* Kitam. 或同属数种植物的全草。中国各地均有分布。夏至秋季花初开时采收。晒干。生用或鲜用。

【药性】苦、甘,寒。趋向沉降。归肝、胃经。

【功效】清热解毒,消肿散结,利尿通淋。

【临床应用】

1. **热毒疮痈**　本品性寒,归肝、胃经,有良好的清热解毒,消肿散结之功。①治热毒疮痈,常与金银花、紫花地丁、野菊花等清热解毒药配伍,如五味消毒饮;②治乳痈,可用鲜品捣烂外敷,或配伍瓜蒌、连翘等消痈散结之品内服;③治瘀热互结之肠痈腹痛,可与大黄、牡丹皮等活血消痈药配伍;④治肺痈吐脓,常与鱼腥草、芦根、冬瓜仁等清热排脓药同用。

2. **热淋,湿热黄疸**　本品能利尿通淋。①治热淋涩痛,常与金钱草、车前子等利尿通淋药同用;②治湿热黄疸,常与茵陈、栀子、大黄等同用,以增强清利湿热、退黄疸之功。

【性能特点】本品苦泄寒清。功善清热解毒、消散痈肿,凡热毒壅盛所致之疮痈肿毒,不论内痈外痈,均为常用药。因本品入肝、胃二经,兼能解郁通乳,故为治乳痈之要药。正如《本草正义》所言:“治乳痈乳疖,红肿坚块,尤为捷效。”且苦泄清利,既清热通淋,治热淋涩痛;又清热利湿,治湿热黄疸。

【用法用量】煎服,10~15g。外用适量。

【现代研究】主含黄酮类、三萜类、多糖、甾醇,尚含香豆素类、挥发油类、蒲公英苦素、果胶等。体外对金黄色葡萄球菌、溶血性链球菌、卡他双球菌等有较强的抑制作用,对肺炎双球菌、脑膜炎双球菌、白喉杆菌、变形杆菌、铜绿假单胞菌、痢疾杆菌亦有一定的抑制作用。尚有利胆、保肝、提高免疫力、抗肿瘤、利尿、健胃及轻泻作用。

紫花地丁　Zǐhuādìdīng
《本草纲目》

为堇菜科植物紫花地丁 *Viola yedoensis* Makino 的全草。主产于长江下游至南部各地。春、秋二季采收。晒干。生用或鲜用。

【药性】苦,寒。趋向沉降。归心、肝经。

【功效】清热解毒,凉血消肿。

【临床应用】

1. 热毒疮痈　本品有良好的清热解毒之功,长于解疔毒。①治疗毒肿痛或疮痈疖肿,红肿热痛,可单用鲜品捣汁内服,以渣外敷;或与金银花、蒲公英、野菊花等清热解毒药配伍内服,如五味消毒饮;②治乳痈,常与蒲公英配伍,煎汤内服,并以渣外敷,或熬膏贴患处;③治肠痈,可与大黄、大血藤、白花蛇舌草等清热解毒、活血止痛之品配伍。

2. 毒蛇咬伤　本品能解蛇毒,治毒蛇咬伤,可单用鲜品捣汁内服,或配伍鲜半边莲、鲜野菊花等,捣烂外敷。

【性能特点】本品苦寒清泄,入心、肝经。有与蒲公英相似的清解热毒、消痈散结之功,并能凉血消肿,用治热毒炽盛之内外诸痈肿;尤善解疔毒,《本草正义》谓"地丁,专为痈肿疔毒通用之药",故多治疔疮。兼能解蛇毒,用治毒蛇咬伤。

【用法用量】煎服,15~30g。外用适量。

【现代研究】主含黄酮及其苷类、香豆素、生物碱类、萜类等,尚含棕榈酸、对羟基苯甲酸、反式对羟基桂皮酸、丁二醇、山柰酚-3-O-鼠李吡喃苷和蜡。有明显抗菌作用,对结核杆菌、痢疾杆菌、金黄色葡萄球菌、肺炎球菌、皮肤真菌及钩端螺旋体均有抑制作用。还有抗病毒、解热、消炎、消肿等作用。提取液对内毒素有拮抗作用。

野菊花　Yějúhuā
《本草正》

为菊科植物野菊 *Chrysanthemum indicum* L. 的头状花序。中国大部分地区均产。秋、冬二季花初开时采摘。晒干或蒸后晒干。生用或鲜用。

【药性】苦、辛,微寒。趋向沉降。归肺、肝、心经。

【功效】清热解毒,泻火平肝。

【临床应用】

1. 疮痈疖肿,咽喉肿痛　本品长于清热解毒。①治热毒炽盛的疮痈疖肿,常与蒲公英、紫花地丁、金银花等清热解毒药配伍,如五味消毒饮;②治热盛之咽喉肿痛,常与牛蒡子、蒲公英、蝉蜕等解毒利咽之品配伍。

2. 目赤肿痛,头痛眩晕　本品入肝经,有清泻肝火、平抑肝阳之功。①治肝火上炎之目赤肿痛,多与菊花、密蒙花、决明子等清肝明目之品配伍;②治肝阳上亢之头痛眩晕,常与夏枯草、决明子、钩藤等清肝、平肝之品配伍。

【性能特点】本品味辛芳香透邪,苦降寒清泄热,主入肝、心经。《本草正》言其"散火散气,消痈肿,疔肿,瘰疬,眼目热痛"。清热解毒之力强于菊花,为治热毒疮痈之要药。又可利咽止痛,用治热毒咽喉疼痛。且能泻肝火、平抑肝阳,治肝火上炎的目赤肿痛、肝阳上亢之头痛眩晕。

【用法用量】煎服,9~15g。外用适量,煎汤外洗或制膏外涂。

【现代研究】主含挥发油,其主要成分为樟脑、α-蒎烯、野菊花内酯、藏茴香酮等。尚含蒙花苷、木犀黄酮苷、菊苷、香豆精类、多糖等。有增加冠脉流量、改善心肌缺血、抑制血小板聚集、增强白细胞的吞噬能力等作用;有明显降压作用。煎剂对痢疾杆菌、金黄色葡萄球菌、白喉杆菌及流感病毒均有抑制作用。

重楼　Chónglóu
《神农本草经》

为百合科植物云南重楼 *Paris polyphylla* Smith var. *yunnanensis*（Franch.）Hand.-Mazz. 或七叶一枝花 *Paris polyphylla* Smith var. *chinensis*（Franch.）Hara 的根茎。主产于广西、云南、广东、华东等地。秋季采挖,除去须根,洗净,晒干。生用。

【药性】苦,微寒;有小毒。归肝经。

【功效】清热解毒,消肿止痛,凉肝定惊。

【临床应用】

1. 痈肿疔疮,咽喉肿痛,毒蛇咬伤　本品有清热解毒,消肿止痛之效。①治热毒疮痈,可单味研末醋调外敷,或与黄连、金银花、赤芍等清热药配伍,如夺命丹;②治热毒内盛之咽喉肿痛,可与金银花、连翘等清热解毒同用;③治毒蛇咬伤,常与半边莲同用,以增强解毒之效;可水煎内服,或鲜品捣烂外敷。

2. 跌打损伤　本品有化瘀消肿止痛之功。治跌打损伤、瘀肿疼痛,可单用研末冲服,或与三七、自然铜、血竭等活血疗伤药同用,为云南白药的重要组成部分。

3. 小儿惊风　本品苦泄清肝,能清热息风定惊。治小儿高热、惊风抽搐,常与钩藤、蝉蜕、菊花等凉肝息风药同用。

此外,本品现代常用治恶性肿瘤,尤其多治消化道肿瘤。

【性能特点】本品味苦性微寒,有小毒,入肝经。功擅清泄热毒、解蛇毒、消肿止痛,为治疮痈肿痛、毒蛇咬伤之要药。又能清肝泻热而息风,治热极动风证。《神农本草经》言其"主惊痫,摇头弄舌,热气在腹中,癫疾,痈疮……去蛇毒"。尚可化瘀消肿止痛,用治跌打伤痛,《本草求原》称其"为劳伤上药"。

【用法用量】煎服,3~9g。外用适量。

【使用注意】本品有小毒,用量不宜过大。阴证疮疡忌用。

【现代研究】含甾体皂苷、离氨基酸、甾醇、β蜕皮激素、多糖及黄酮等,主要成分为重楼皂苷。重楼具有明显的抗肿瘤、广谱抗菌消炎作用,具有多脏器保护作用,重楼皂苷Ⅰ、Ⅱ、Ⅲ均具有较强的免疫增强作用。此外,重楼还有止血、镇痛、镇静作用。

漏芦　Lòulú
《神农本草经》

为菊科植物祁州漏芦 *Rhaponticum uniflorum* (L.) DC. 的根。主产于河北、辽宁、山西等地。春、秋二季采挖。晒干。生用。

【药性】苦,寒。归胃经。

【功效】清热解毒,消痈,下乳,舒筋通脉。

【临床应用】

1. 热毒疮痈,乳痈　本品苦泄寒清,长于清热解毒、消散痈肿。①治疮痈初起,红肿疼痛,常与连翘、大黄等清热泻火解毒药配伍;②治乳痈,每与瓜蒌、蒲公英等解毒消痈之品同用。

2. 产后乳房胀痛,乳汁不下　本品入胃经,清热解毒作用良好,又能通经下乳,故常用治产后热壅乳房作胀,乳汁不下,多与穿山甲、王不留行等通经下乳药同用。

3. 湿痹拘挛　本品还能舒筋通脉,治风湿热痹,筋脉拘挛,可与秦艽、木瓜等祛风湿、通经络药配伍。

【性能特点】本品苦寒泄热,入胃经。"寒而通利之药也"(《本草经疏》)。长于清热解毒、消散痈肿,用治热毒疮痈,尤为治乳痈之要药;又有清热、通经下乳之功,治产后热壅乳房作胀、乳汁不下;尚可舒筋通脉,用治湿痹拘挛。如《神农本草经》所言:"主恶疮、疽痔、湿痹,下乳汁"。

【用法用量】煎服,5~9g。

【使用注意】孕妇慎用。

【现代研究】主含植物蜕皮激素、三萜类、噻吩类,以及黄酮、挥发油成分,具有抗氧化、抗衰老、降血脂、保肝、抗肿瘤等作用。煎剂有抗氧化作用,能降低血浆胆固醇水平。乙醇提取物能显著抑制大脑线粒体B型单胺氧化酶的活性,提示具有抗衰老作用。漏芦蜕皮甾醇有增强巨噬细胞的吞噬能力作用。

土茯苓 Tǔfúlíng
《滇南本草》

为百合科植物光叶菝葜 *Smilax glabra* Roxb. 的根茎。主产于长江流域及南部各省。夏、秋二季采挖。晒干。生用。

【药性】甘、淡,平。趋向沉降。归肝、胃经。

【功效】解毒,除湿,通利关节。

【临床应用】

1. **梅毒** 本品既能解毒除湿,又能通利关节,解汞毒,为治梅毒要药。①治梅毒,可单味大剂量水煎服;②治梅毒伴有肢体拘挛者,常与木瓜、薏苡仁等通络除痹之品配伍。

2. **热淋,带下,疮痈,瘰疬** 本品性平偏凉,有清热利湿之功。①治热淋,常与木通、车前子、海金沙等利湿通淋药配伍;②治湿热带下,常配伍黄柏、苦参等,以增强清热燥湿之力;③治疮痈瘰疬,可单用研末,醋调外敷,或与连翘、夏枯草、玄参等清热散结药同用。

【性能特点】本品甘淡渗利,性平偏凉,入肝、胃经。《滇南本草》云:"健脾胃、强筋骨,去风湿,利关节。杨梅疮服之最良。"《本草纲目》谓其"解汞粉、银朱毒"。长于解毒除湿,又能通利关节,解汞毒,对梅毒或因梅毒服汞剂中毒而致肢体拘挛者,可收标本同治之效,故为治梅毒要药。又可清热利湿,治淋证、妇人带下、湿疹、疮痈、瘰疬等病证。

【用法用量】煎服,15~60g。外用适量。

【使用注意】传统认为,服药期间忌饮茶。

【现代研究】主含落新妇苷、异黄杞苷、胡萝卜苷、生物碱、挥发油、鞣质、树脂、淀粉、甾醇等。有抑制金黄色葡萄球菌、溶血性链球菌、大肠杆菌、铜绿假单胞菌、痢疾杆菌等作用。所含落新妇苷有利尿、镇痛、抗肿瘤、抗棉酚毒性等作用。

鱼腥草 Yúxīngcǎo
《名医别录》

为三白草科植物蕺菜 *Houttuynia cordata* Thunb. 的全草或地上部分。主产于长江以南各省。夏季茎叶茂盛花穗多时采收。晒干。生用。

【药性】辛,微寒。趋向沉降。归肺经。

【功效】清热解毒,消痈排脓,利尿通淋。

【临床应用】

1. **肺痈,肺热咳嗽** 本品专入肺经,长于清泻肺热,散痈排脓。①治肺痈咳吐脓血,常与桔梗、芦根、薏苡仁等清热排脓药配伍;②治肺热咳嗽,痰黄黏稠,多与桑白皮、浙贝母、瓜蒌等清热化痰药同用。

2. **热毒疮痈** 本品有清热解毒之功。治热毒疮痈,红肿热痛,常与蒲公英、野菊花、连翘等清热解毒药同用,或用鲜品捣烂外敷。

3. **热淋** 本品能清热利尿通淋。治热淋小便涩痛,常与车前子、海金沙、金钱草等利尿通淋药配伍。

【性能特点】本品辛散寒清,专入肺经。功善清泻肺热,散痈排脓,《本草经疏》谓其"治痰热壅肺,发为肺痈吐脓血之要药"。多用治肺痈吐脓、肺热咳嗽;又能清热解毒,为治热毒疮痈之常品;尚能清热除湿、利尿通淋,用治热淋涩痛。

笔记栏

2006 年 6 月,鱼腥草注射液因存在不良反应而被国家食品药品监督管理局紧急暂停使用,你知道不良反应发生的原因吗? 怎样才能保证中药注射剂的安全性?

【用法用量】煎服,15~25g,不宜久煎;鲜品用量加倍,水煎或捣汁服。外用适量,捣敷或煎汤熏洗患处。

【现代研究】主含挥发油,其中有效成分为癸酰乙醛、月桂醛、月桂烯等。尚含槲皮素、槲皮苷、氯原酸、亚油酸、氯化钾等。煎剂对金黄色葡萄球菌、肺炎双球菌、结核杆菌、痢疾杆菌以及钩端螺旋体均有抑制作用;对病毒感染小鼠有预防作用。能明显促进白细胞和巨噬细胞的吞噬能力,具有抗炎作用。槲皮素苷有利尿作用。鱼腥草油镇咳、平喘作用明显。

金荞麦　Jīnqiáomài
《新修本草》

为蓼科植物金荞麦 *Fagopyrum dibotrys*(D. Don)Hara 的根茎。主产于河南、河北、山西等地。冬季采挖。晒干。切厚片生用。

【药性】微辛、苦,凉。归肺经。

【功效】清热解毒,排脓祛瘀。

【临床应用】

1. **肺痈吐脓,疮痈疔疖**　本品功善清热解毒消痈,无论内痈、外痈均可应用,尤多用于肺痈。①治肺痈咳吐脓血,可单味隔水炖汁服用,或与鱼腥草、芦根、金银花等清热排脓药配伍;②治痈肿疮疖,可与蒲公英、紫花地丁等清热解毒药同用。

2. **肺热咳嗽,咽喉肿痛**　本品专归肺经,有清肺利咽之功。①治肺热咳嗽,咳痰黄稠,常与黄芩、瓜蒌等清热化痰药配伍;②治肺热咽喉肿痛,常与牛蒡子、山豆根、射干等解毒利咽之品同用。

【性能特点】本品辛散苦泄凉清,专入肺经。善清肺热,既能清热解毒消痈,又能清肺化痰祛瘀,故以治肺痈咯痰浓稠腥臭或咳吐脓血为其所长;亦治外痈红肿疼痛。且可清肺利咽消肿,用治肺热咳嗽、咽喉肿痛。

【用法用量】煎服,15~45g。外用适量。

【现代研究】主含香豆酸、阿魏酸等。本品体外实验虽没有明显抗菌作用,但对金黄色葡萄球菌的凝固酶、溶血素及铜绿假单胞菌内毒素等有对抗作用。有祛痰、解热、抗炎、镇痛、抗肿瘤等作用。

【按语】《中国药典》2010、2015、2020 版载本品用法为"用水或黄酒隔水密闭炖服。"此为名老中医用药经验体会,可以参照。

大血藤　Dàxuèténg
《本草图经》

为木通科植物大血藤 *Sargentodoxa cuneata*(Oliv.)Rehd. et Wils. 的藤茎。主产于江西、湖北、江苏等地。秋、冬二季采收。晒干。生用。

【药性】苦,平。归大肠、肝经。

【功效】清热解毒,活血,祛风止痛。

【临床应用】

1. **热毒肠痈,疮痈肿毒**　本品主归大肠经,功善清热解毒,活血消痈,善治肠痈,亦治外痈。①治肠痈腹痛,常与金银花、连翘、牡丹皮等清热解毒、活血凉血之品配伍,如红藤煎;②治热毒疮痈,多与蒲公英、野菊花等清热解毒药同用。

2. **跌打损伤,痛经,风湿痹痛**　本品有祛瘀止痛、祛风通络之功。①治跌打损伤、瘀肿疼痛,常与赤芍、牛膝、续断等活血疗伤之品配伍;②治瘀滞痛经,常与香附、当归、丹参等活血调经、理气止痛药同用;③治风湿痹痛,关节不利,可配伍络石藤、威灵仙等祛风通络之品。

【性能特点】本品味苦降泄,性平偏凉,归大肠、肝经。功善清热解毒、活血消痈,为治肠痈要药,尤以肠痈初起,热毒瘀滞,腹痛胀满者为宜;亦治热毒疮痈。且擅活血祛瘀止痛、祛风通络,用治跌打瘀痛、经行腹痛及风湿痹痛等证。

【用法用量】煎服,9~15g。

【使用注意】孕妇慎用。

【现代研究】主含大黄素、大黄素甲醚、大黄酚、β-谷甾醇、胡萝卜苷、硬脂酸、毛柳苷、右旋丁香酚二葡萄糖苷、右旋二氢愈创木脂酸、香草酸、鞣质等。煎剂对金黄色葡萄球菌、大肠杆菌、乙型链球菌、卡他球菌、铜绿假单胞菌等有抑制作用;还有抑制血小板聚集,抑制血栓形成,扩张冠脉,增加冠脉流量,缩小心肌梗死范围等作用。

【按语】本品历来以"红藤"为正名。为了与其植物名相一致,《中国药典》2010版、2015、2020版将其正名改称为"大血藤",本教材据此亦作相应改变。

败酱草　Bàijiàngcǎo
《神农本草经》

为败酱科植物黄花败酱 *Patrinia scabiosaefolia* Fisch. ex Link.、白花败酱 *Patrinia villosa* Juss. 的带根全草。主产于四川、江西、福建等地。夏、秋季采收。鲜用;或阴干,生用。

【药性】辛、苦,凉。归肝、胃、大肠经。

【功效】清热解毒,消痈排脓,祛瘀止痛。

【临床应用】

1. 肠痈,肺痈,皮肤疮痈　本品既能清热解毒,又有良好的消痈排脓作用。①治肠痈初起,热毒瘀滞,腹痛拒按尚未化脓,常与大血藤、牡丹皮等活血消痈之品配伍;②治肠痈脓已成,常与薏苡仁、附子同用,以消痈排脓、辛热散结,即薏苡附子败酱散;③治肺痈吐脓,常与鱼腥草、桔梗、冬瓜子等清热排脓之品同用;④治外痈肿痛,可单味煎汤顿服,用鲜品捣烂外敷。

2. 产后瘀阻腹痛　本品兼能活血祛瘀止痛。治产后瘀滞腹痛,可单用,或与五灵脂、蒲黄等活血止痛药同用。

【性能特点】本品辛散苦泄,性凉清热,入肝、胃、大肠经。《本草纲目》言其"善排脓破血,故仲景治(肠)痈及古方妇人科皆用之"。其清热解毒之功虽不及大血藤,然长于消痈排脓、祛瘀止痛,为治肠痈要药,尤宜于肠痈脓已成者;兼治热毒所致肺痈、皮肤疮痈。又辛散行滞,可祛瘀通经止痛,用治产后瘀滞腹痛。

【用法用量】煎服,9~15g。大剂量15~30g。

【使用注意】孕妇慎用。

【现代研究】黄花败酱根及根茎含挥发油,其主要成分为败酱烯、异败酱烯等。尚含多种皂苷、常春藤皂苷元、β-谷甾醇-β-D-葡萄糖苷、齐墩果酸等。白花败酱含挥发油,根及根茎含白花败酱苷、莫诺苷、马钱苷等。对金黄色葡萄球菌、痢疾杆菌、伤寒杆菌、铜绿假单胞菌、大肠杆菌有抑制作用,并有抗病毒作用,能抑制艾滋病病毒,尚有保肝、利胆、促进肝细胞再生、防止肝细胞变性等作用。

【附】

墓头回　为败酱科植物异叶败酱 *Patrinia heterophylla* Bunge 及糙叶败酱 *P. seabra* Bunge 的根。性味辛、苦,微寒。归心、肝经。趋向沉降。功能燥湿止带,收敛止血,清热解毒。用于赤白带下,崩漏下血,以及泄泻,痢疾,肠痈,疮疡肿毒,跌打损伤等。煎服,9~15g。

射干　Shègān
《神农本草经》

为鸢尾科植物射干 *Belamcanda chinensis* (L.) DC. 的根茎。主产于湖北、河南、江苏等

笔记栏

地。春初刚发芽或秋末茎叶枯萎时采挖。晒干。生用。

【药性】苦,寒。归肺经。

【功效】清热解毒,消痰,利咽。

【临床应用】

1. **咽喉肿痛**　本品苦寒清泄,专归肺经。功善清肺解毒、利咽消肿。①治热毒壅盛之咽喉肿痛,可单味应用,或与升麻、马勃等解毒利咽药配伍,如射干汤;②治外感风热,咽痛音哑,宜与牛蒡子、蝉蜕等发散风热、利咽之品同用。

2. **痰壅咳喘**　本品又善清肺降火祛痰。①治肺热咳嗽,痰稠色黄,常与桑白皮、马兜铃、桔梗等清肺化痰之品配伍,如射干兜铃汤;②若治寒痰咳喘,则须与细辛、麻黄等温肺止咳之品同用,如射干麻黄汤。

【性能特点】本品苦寒清泄,专入肺经。既善清肺解毒、利咽消肿,《本草纲目》曰:"射干能降火,故古方治喉痹为要药。"为治咽喉肿痛之要药;又善降火祛痰,为治痰壅咳喘之常品。

【用法用量】煎服,3~10g。

【使用注意】孕妇慎用。

【现代研究】主含射干苷、鸢尾苷、鸢尾黄酮、鸢尾黄酮苷、紫檀素、射干酮、草夹竹桃苷、多种二环三萜及其衍生物、苯酚类化合物等。本品乙醇提取物有抗炎解热作用,体外对流感病毒有抑制作用,所含的鸢尾苷皮下注射有明显的利尿作用。体外试验,对人子宫颈癌细胞株培养系 JTC-26 有抑制作用。

山豆根　Shāndòugēn

《开宝本草》

为豆科植物越南槐 *Sophora tonkinensis* Gagnep. 的根及根茎。主产于广西、广东、贵州等地。秋季采挖。晒干。生用。

【药性】苦,寒;有毒。归肺、胃经。

【功效】清热解毒,消肿利咽。

【临床应用】

1. **咽喉肿痛**　本品苦泄寒清,主归肺经,长于清热解毒、消肿利咽,治热毒蕴结,咽喉肿痛,轻者可单味煎服或含漱;重者可配伍连翘、桔梗、牛蒡子等解毒利咽之品,如清凉散。

2. **牙龈肿痛**　本品兼归胃经,有清胃热之功。治胃火炽盛,牙龈肿痛,可单用煎汤漱口,或与黄连、生石膏、升麻等同用,以增强清胃泻火之力。

此外,尚可用治肺热咳嗽、湿热黄疸等。

【性能特点】本品大苦大寒,入肺、胃经。功善清热解毒、消肿利咽,《本草求真》谓:"解咽喉肿痛第一要药。"为治热毒蕴结,咽喉肿痛之常品;又能清肺胃热,以治胃火炽盛之牙龈肿痛及肺热咳嗽。

【用法用量】煎服,3~6g。

【使用注意】本品大苦大寒,且有毒,过量服用易致恶心、呕吐、腹泻、腹痛、心悸胸闷、乏力、头昏头痛等,甚至四肢厥冷、抽搐,故用量不宜过大。

【现代研究】主含生物碱,其主要成分为苦参碱、氧化苦参碱、槐果碱、臭豆碱、金雀花碱、山豆根碱等。尚含柔枝槐酮、柔枝槐素、柔枝槐素色烯等黄酮类衍生物。对金黄色葡萄球菌、絮状表皮癣菌及白色念珠菌有抑制作用。苦参碱、氧化苦参碱有抗癌、升高外周白细胞作用。所含总碱能增加心肌收缩力,显著增加冠脉流量;对结核杆菌、霍乱弧菌、皮肤致病性真菌有抑制作用。尚有抗炎、保肝、抑制胃酸分泌等作用。

【附】

北豆根　为防己科植物蝙蝠葛 *Menispermum dauricum* DC. 的根茎。为北方地区习用。性味苦,寒;有小毒。归肺、胃、大肠经。趋向沉降。功能清热解毒,祛风止痛。用于咽喉肿

笔记栏

痛,热毒泻痢,风湿痹痛等。煎服,3~9g。

马勃 Mǎbó
《名医别录》

为灰包科真菌脱皮马勃 *Lasiosphaera fenzlii* Reich.、大马勃 *Calvatia gigantea*(Batsch ex Pers.)Lloyd 或紫色马勃 *Calvatia* lilacina(Mont. et Berk.)Lloyd 的子实体。脱皮马勃主产于辽宁、甘肃、江苏等地;大马勃主产于内蒙古、河北、青海等地;紫色马勃主产于广东、广西、江苏等地。夏、秋二季采收,干燥。切成方块,或研成粉,生用。

【药性】辛,平。归肺经。

【功效】清肺利咽,止血。

【临床应用】

1. **咽喉肿痛,咳嗽失音** 本品专归肺经,功善清肺热,解毒利咽消肿。①治热毒壅盛之咽喉肿痛,可单味研末含咽,或与板蓝根、连翘等清热解毒利咽之品同用;②治风热和肺火上攻引起的咽痛,可与牛蒡子、板蓝根、连翘等发散风热、清热解毒之品配伍,如普济消毒饮;③治肺热咳嗽失音,可与蝉蜕、桔梗等清肺利咽之品配伍。

2. **吐血衄血,外伤出血** 本品有良好的止血作用。内服、外用均可。①治吐、衄血,可单用研末吞服,或与侧柏叶、茜草等止血药同用;②治外伤出血及手术伤口出血,可研末敷压伤口。

此外,现代临床还用治压疮。

【性能特点】本品味辛行散,质轻升浮,性平偏凉,专入肺经。长于清肺热、解毒利咽消肿,用治咽喉肿痛、咳嗽失音;《药性切用》誉称“消肿解热,为咽喉肿痛要药”,又具有较强的止血功效,用治各种出血证。

【用法用量】煎服,2~6g。外用适量,敷患处。

【现代研究】主含马勃素、紫颓马勃酸、马勃素葡萄糖苷、麦角甾醇、亮氨酸、酪氨酸、尿素、磷酸钠、砷及 α-直链淀粉酶等。尚含抗坏血酸成分。脱皮马勃有止血作用,对口腔和鼻出血有明显的止血效果。煎剂对金黄色葡萄糖球菌、铜绿假单胞菌、肺炎双球菌有抑制作用,对少数致病真菌亦有抑制作用。此外,尚有抗肿瘤、抗氧化作用。

白头翁 Báitóuwēng
《神农本草经》

为毛茛科植物白头翁 *Pulsatilla chinensis*(Bge.)Regel 的根。主产于东北、华北、华东等地。春、秋二季采挖。晒干。切薄片,生用。

【药性】苦,寒。归胃、大肠经。

【功效】清热解毒,凉血止痢。

【临床应用】

热毒血痢 本品善清热解毒,凉血止痢。①治热毒血痢,常与黄连、黄柏、秦皮等清热燥湿止痢药配伍,即白头翁汤;②若治赤痢日久不愈,腹中冷痛,可与干姜、赤石脂等同用,以温中散寒、涩肠止痢。

此外,本品亦可治阴痒,常与秦皮配伍煎汤外洗。

【性能特点】本品苦寒降泄,专入大肠经。功擅清热解毒、凉血止痢,尤善清大肠湿热及血分热毒,为治热毒血痢之良药,对湿热痢疾亦有良效。

【用法用量】煎服,9~15g。外用适量。

【现代研究】主含三萜皂苷。尚含白头翁素、原白头翁素、胡萝卜苷等。白头翁三萜皂苷有抗肿瘤、抗炎、抗氧化、抗菌、抗病毒、抗血吸虫、增强免疫等药理作用。鲜汁、煎剂、乙醇提取物等对金黄色葡萄球菌、铜绿假单胞菌、痢疾杆菌、伤寒杆菌等均有抑制作用。流浸膏在试管内可杀死阴道滴虫。白头翁素有镇静、镇痛及抗惊厥作用。

马齿苋　Mǎchǐxiàn
《本草经集注》

为马齿苋科植物马齿苋 *Portulaca oleracea* L. 的全草。中国大部分地区均产。夏、秋二季采收,略蒸或烫后,晒干。生用。

【药性】酸,寒。趋向沉降。归肝、大肠经。

【功效】清热解毒,凉血止血,止痢。

【临床应用】

1. 热毒血痢　本品性味酸寒,既能清热解毒,凉血止痢,又能收敛止血止痢。治热毒血痢,可单味水煎服,或与粳米煮粥,空腹服食;也常与黄连、黄柏、白头翁等清热解毒、凉血止痢药同用。

2. 疮痈肿毒　本品有清热解毒、凉血消肿之功。治热毒所致的疮痈肿痛,可取鲜品捣汁外涂,或单味煎汤内服;亦可与连翘、蒲公英等解毒消痈药同用。

3. 崩漏便血　本品酸收寒清,既能凉血止血,也能收涩止血。①治血热崩漏下血,可用鲜品捣汁内服,或配伍郁金、苎麻根等凉血止血之品;②治大肠湿热,便血痔血,可单用,或与地榆、槐花、茜草炭等凉血止血药同用。

4. 热淋、血淋　本品兼有利尿通淋作用。治湿热淋证、血淋,常与白茅根、车前草等利湿通淋、凉血止血药配伍。

【性能特点】本品味酸收敛,性寒质滑,入肝、大肠经,功善"凉血散热"(《本草经疏》),清利肠道湿热之毒,又能凉血止痢,善"止诸痢赤白"(《本草易读》),故为热毒血痢常用之品,亦常用治赤白带下。其寒清酸收之性,又能凉血止血,可治血热崩漏、便血、痔血。滑利之性,又可"利窍通淋"(《本草汇言》),用治热淋、血淋。《本草正义》言其"最善解痈肿热毒",内服、外用又可治疮痈肿毒。

【用法用量】煎服,9~15g。鲜品用量加倍。外用适量。

【现代研究】主含三萜醇类、黄酮类、氨基酸类、糖类、有机酸及其盐、钙、磷、铁、硒、硝酸钾、硫酸钾等微量元素;尚含大量的去甲基肾上腺素和钾盐。煎剂和醇提取物对痢疾杆菌、大肠杆菌、金黄色葡萄球菌等均有抑制作用,尤其对痢疾杆菌作用显著。对子宫有明显兴奋作用。还有利尿、升高血钾、降血脂、抗衰老、润肤美容等作用。

鸦胆子　Yādǎnzǐ
《生草药性备要》

为苦木科植物鸦胆子 *Brucea javanica*(L.)Merr. 的成熟果实。主产于广东、广西、云南等地。秋季采摘。晒干。去壳取仁,生用。

【药性】苦,寒;有小毒。归大肠、肝经。

【功效】清热解毒,截疟,止痢;外用腐蚀赘疣。

【临床应用】

1. 热毒血痢,休息痢　本品苦泄寒清,主归大肠经,善清大肠热毒而止痢。治热毒血痢,或休息痢乍轻乍重、大便乍红乍白。可单味服用。

2. 疟疾　本品有截疟作用。可治各型疟疾,以间日疟及三日疟效果较好,也用治恶性疟疾,可单味服用。

3. **鸡眼,赘疣** 本品外用可腐蚀赘疣。治鸡眼、赘疣,常捣烂涂敷患处,或用鸦胆子油局部外涂。

【性能特点】本品苦寒泄热,有小毒,入大肠、肝经。内服善清大肠热毒、燥湿杀虫止痢,为治热毒血痢、休息痢所常用;又有清肝胆湿热、杀虫截疟之效,用治疟疾。外用腐蚀赘疣,治鸡眼赘疣。

【用法用量】内服,0.5~2g,用龙眼肉包裹或装入胶囊吞服。外用适量。

【使用注意】本品对胃肠及肝肾有损害作用,不宜多用久服。胃肠出血及肝肾病患者应忌用或慎用;孕妇及小儿慎用。外用宜注意用胶布保护好周围正常皮肤,以防止对正常皮肤的刺激。

【现代研究】主含鸦胆子苦素、鸦胆子苷、鸦胆子碱、鸦胆子苦醇及鸦胆子酚等。尚含黄酮苷、脂肪油等。煎剂和氯仿提取物体外实验能抗疟原虫。鸦胆子提取物对犬肠道线虫、绦虫、鞭虫、蛔虫、钩虫等都有驱杀作用。去油鸦胆子水浸液和乙醚浸膏能抑杀阿米巴原虫。有抗菌、抗炎、降血糖、抗癌、抗病毒、兴奋离体子宫、小肠等作用。还能使赘疣细胞的细胞核固缩、坏死和脱落。

地锦草 Dìjǐncǎo
《嘉祐本草》

为大戟科植物地锦 *Euphorbia humifusa* Willd. 或斑地锦 *Euphorbia maculata* L. 的全草。主产于长江流域及南方各省。夏、秋二季采收。鲜用或晒干。生用。

【药性】苦,辛,平。趋向沉降。归肝、大肠经。

【功效】清热解毒,凉血止血,利湿退黄。

【临床应用】

1. **热毒或湿热痢疾** 本品苦燥辛散,性平偏凉,清热解毒、凉血止痢之功兼备。治热毒或湿热痢疾,便下脓血,可单味水煎服,亦可与黄连、马齿苋等配伍,以增强清热解毒、燥湿止痢的功效。

2. **热毒疮痈,毒蛇咬伤** 本品能清热解毒而消痈散肿。治热毒疮疡或毒蛇咬伤,可用鲜品捣烂外敷,或与蒲公英、重楼、紫花地丁等清热解毒药同用。

3. **出血证** 本品有凉血止血之功。①治便血、痔血,常与地榆、槐花等凉血止血药配伍;②治吐血衄血,可与牡丹皮、赤芍、地黄等清热凉血药同用;③治崩漏下血,常配伍茜草、蒲黄等,以增强止血之效;④治外伤肿痛出血,可用鲜品捣烂外敷。

4. **湿热黄疸** 本品能清利湿热、退黄疸。治湿热黄疸,常与茵陈、栀子等配伍,以增强清热利湿退黄之功。

【性能特点】本品苦辛平,入肝、大肠经。既能清热解毒止痢,又能凉血止血,清利湿热,用治热毒、湿热痢疾;又解疮毒、蛇毒,用治热毒疮痈,毒蛇咬伤。兼可活血,具有止血不留瘀的特点,用治便血痔血、吐衄下血等多种出血证。尚可利湿退黄,以治湿热黄疸。

【用法用量】煎服,9~20g。外用适量。

【现代研究】主含槲皮素、异槲皮苷、黄芪苷、东莨菪碱、泽兰内酯、没食子酸、棕榈酸等。对金黄色葡萄球菌、溶血性链球菌、伤寒杆菌、痢疾杆菌、铜绿假单胞菌等有明显的抑菌作用,能中和白喉杆菌外毒素,抑制钩端螺旋体及流感病毒。尚有抗炎、抗氧化、止血作用。

半边莲 Bànbiānlián
《本草纲目》

为桔梗科植物半边莲 *Lobelia chinensis* Lour. 的全草。主产于长江以南各省。夏季采收。鲜用,或晒干,生用。

【药性】辛,平。趋向沉降。归心、小肠、肺经。

【功效】清热解毒,利尿消肿。

【临床应用】

1. 疮痈肿毒,毒蛇咬伤 本品既能清热解毒,又长于解蛇毒。治热毒疮痈,毒蛇咬伤,可单用鲜品捣烂外敷,或与金银花、野菊花、重楼等清热解毒药配伍。

2. 臌胀水肿 本品又有利水消肿之功。治臌胀大腹水肿,可单用,或与泽泻、茯苓、槟榔等利水退肿药同用。

【性能特点】本品味辛行散,性平偏凉,入心、小肠、肺经。功善清热毒,解蛇毒,消痈散肿,用治热毒疮痈,毒蛇咬伤。又能利水消肿,用治臌胀水肿。

【用法用量】煎服,9~15g。鲜品30~60g。外用适量。

【现代研究】主含生物碱,其主要成分为山梗菜碱、山梗菜酮碱、山梗菜醇碱、异山梗菜酮碱等。尚含黄酮苷、延胡索酸、对羟基苯甲酸等有机酸、氨基酸、皂苷、葡萄糖等。煎剂及延胡索酸有抗蛇毒作用。其浸剂有持久而显著的降压作用。浸剂或半边莲总生物碱有显著的利尿作用。半边莲碱吸入能扩张支气管。此外,还有利胆、抗炎、抑菌、抗肿瘤等作用。

【附】

半枝莲 为唇形科植物半枝莲 *Scutellaria barbata* D. Don 的全草。性味辛、苦,寒。归肺、肝、肾经。趋向沉降。功能清热解毒,散瘀止血,利水消肿。用于热毒疮痈,毒蛇咬伤,跌打损伤,血热出血,大腹水肿。煎服,15~30g;鲜品30~60g。外用适量。血虚者及孕妇慎用。

白花蛇舌草 Báihuāshéshécǎo

《广西中药志》

为茜草科植物白花蛇舌草 *Oldenlandia diffusa* (Willd.) Roxb. 的全草。主产于福建、广东、广西等地。夏、秋二季采收。鲜用或晒干。生用。

【药性】苦、甘,寒。趋向沉降。归胃、大肠、小肠经。

【功效】清热解毒消痈,利湿通淋。

【临床应用】

1. 疮疡肿毒,咽喉肿痛,毒蛇咬伤 本品清热解毒、消散痈肿之功兼备,并能解蛇毒,为热毒诸证及蛇伤之常用药。①治热毒疮痈,可单用捣烂外敷,亦可与蒲公英、野菊花、紫花地丁等清热解毒药配伍内服;②治肠痈腹痛,常与大血藤、败酱草、牡丹皮等活血消痈药配伍;③治咽喉肿痛,多与牛蒡子、玄参、射干等清热利咽药同用;④治毒蛇咬伤,可单用鲜品捣烂绞汁内服或水煎服,渣敷伤口;亦可与半边莲、紫花地丁、重楼等同用,以增强清热解毒之效。

2. 湿热淋证 本品有清热除湿、利水通淋之功。治热淋小便涩痛,常与石韦、车前草等利尿通淋药配伍。

此外,取本品清热解毒消肿之功,现代亦用于癌症而见热毒内盛者。

以白花蛇舌草治疗癌症为例,总结清热药抗肿瘤药效与运用。

【性能特点】本品苦甘寒,入胃、大肠、小肠经。功善清热解毒,又能消散痈肿,凡热毒所致之证皆可应用,为治外痈、内痈之常品;尚可解蛇毒,用治毒蛇咬伤;且有清热利湿而通淋之效,用治热淋涩痛。取其清热解毒消肿之功,现广泛用治各种恶性肿瘤而见热毒内盛者。

【用法用量】煎服,15~60g。外用适量。

【现代研究】主含齐墩果酸、乌索酸等有机酸。尚含臭蚁苷、黄酮苷、蒽醌类、三十一烷、甾醇及白花蛇舌草素、对位香豆苷等。对兔实验性阑尾炎有显著治疗效果。粗制剂在体外高浓度时,有抑菌、抗肿瘤作用。能增强白细胞的吞噬能力,具有抗炎作用。尚有镇痛、镇静催眠、抑制生精、保肝、利胆等作用。

山慈菇　Shāncígū
《本草拾遗》

为兰科植物杜鹃兰 *Cremastra appendiculata*（D. Don）Makino、独蒜兰 *Pleione bulbocodioides*（Franch.）Rolfe 或云南独蒜兰 *Pleione yunnanensis* Rolfe 的假鳞茎。前者习称"毛慈菇"，后二者习称"冰球子"。主产于四川、贵州等地。夏、秋二季采挖。分开大小，置沸水中煮至透心，干燥。切片或捣碎，生用。

【药性】甘、微辛，凉。归肝、脾经。

【功效】清热解毒，化痰散结。

【临床应用】

1. **痈疽疔毒，发背恶疮，瘰疬痰核**　本品长于清热解毒、消痈散肿。治痈疽、恶疮、瘰疬等，常与雄黄、朱砂、麝香等解毒疗疮药配伍，如紫金锭，内服外用皆宜。

2. **癥瘕痞块**　本品有化痰散结之功，近年来广泛用于癥瘕痞块和多种肿瘤。①治肝硬化，可与穿山甲、蟅虫等破血消癥、利水消肿之品配伍；②治甲状腺瘤，可与丹参、浙贝母等活血、散结之品配伍。

【性能特点】本品辛散寒清，入肝、脾二经。有清热解毒、消痈散肿、化痰散结之功，用治痈疽疮疡、瘰疬结节、癥瘕痞块等证。

【用法用量】煎服，3~9g。外用适量。

【使用注意】正虚体弱者慎用。

【现代研究】杜鹃兰、独蒜兰、云南独蒜兰均主含菲类化合物、联苄类化合物；其中杜鹃兰尚含简单芳香化合物及其苷类、糖及糖苷类化合物、萜类及甾体类化合物等；独蒜兰尚含甾类化合物、苷类化合物、黄酮类化合物等。山慈菇有抗肿瘤、降压、抗菌、抗血管生成、抗氧化、抗痛风、降脂及抗动脉粥样硬化等药理作用。

熊胆粉　Xióngdǎnfěn
《新修本草》

为熊科动物黑熊 *Selenarctos thibetanus* Curvier 或棕熊 *Ursus arctos* Linnaeus 胆汁的加工品。主产于云南、四川、贵州及东北、华北地区。采用人工引流法引流胆汁，干燥而得熊胆粉。

【药性】苦，寒。归肝、胆、心经。

【功效】清热解毒，清肝明目，息风止痉。

【临床应用】

1. **惊痫抽搐**　本品苦泄寒清，主归肝经，有良好的清肝热、息风止痉之功。治小儿肝热急惊抽搐，常以竹沥化服，或单味温开水化服。

2. **肝热目赤**　本品功善清肝明目。治肝热目赤多用，可以本品与冰片溶于凉开水中，外用点眼或内服。

3. **热毒疮痈，痔疮肿痛**　本品有清热解毒、消散痈肿作用。治疮痈、痔疮肿痛，可用凉开水调化后涂患处。

【性能特点】本品苦寒泄热，主入肝、胆，兼入心经。既善清肝经之热，以平息肝风，治肝热动风之证；又擅清肝明目，为肝热目赤多用。外用有良好的清热解毒、消肿止痛之效，常用治疮痈肿痛及痔疮肿痛。

【用法用量】内服，0.25~0.5g，人工熊胆粉 1~2g，多入丸、散。外用适量。

你对以国家保护动物的部位入药有何看法？

【现代研究】主含胆汁酸类,其主要成分为熊去氧胆酸、鹅去氧胆酸、牛磺熊去氧胆酸等。尚含胆红素等胆色素、蛋白质、胆固醇、脂肪、磷质等。能降低心肌耗氧量,有抗心律失常作用。所含胆汁酸能促进胆汁分泌。鹅去氧胆酸能提高胆汁溶解胆固醇能力,减少胆固醇生物合成。熊去氧胆酸能降血脂、降血糖。此外,还有抑菌、抗炎、抗过敏、镇咳、祛痰、平喘、助消化、降压、解毒等作用。

附表药物

药名	药性	功效	主治证	用法用量
拳参	苦、涩,微寒。归肺、肝、大肠经	清热解毒,消肿,止血	湿热泻痢,痈疮肿毒,瘰疬,肺热咳嗽,血热吐衄,痔疮出血,蛇虫咬伤	煎服,5~10g
青果	甘、酸,平。归肺、胃经	清热,利咽,生津,解毒	咽喉肿痛,咳嗽,烦渴,鱼蟹中毒	煎服,5~10g
木蝴蝶	苦、甘,凉。归肺、肝、胃经	清肺利咽,疏肝和胃	肺热咽痛,喉痹,音哑,肝胃气痛	煎服,1~3g
千里光	苦,寒。归肺、肝经	清热解毒,明目,利湿	热毒疮痈,水火烫伤,肝热目赤肿痛,泄泻,痢疾,湿疹	煎服,15~30g;外用适量
白蔹	苦,微寒。归心、胃经	清热解毒,消痈散结,敛疮生肌	疮痈肿痛或溃久不敛,水火烫伤	煎服,5~10g;外用适量。反乌头
四季青	苦、涩,凉。归肺、大肠、膀胱经	清热解毒,消肿祛瘀	肺热咳嗽,咽痛,热淋,痢疾;外治水火烫伤,湿疹,皮肤溃疡,外伤出血	煎服,15~60g;外用适量
绿豆	甘,寒。归心、胃经	清热解毒,消暑利尿	疮痈肿痛,药食中毒,暑热烦渴、小便短赤	煎服,15~30g
绿豆衣	甘,寒。归心、胃经	清暑止渴,利尿解毒,退目翳	暑热烦渴,泄泻,痢疾,水肿,疮疡,丹毒,目翳	煎服,9~30g

第四节　清热凉血药

本类药物味多苦或咸,性寒,主归心、肝经,有清解营分、血分热邪之功,主治营分、血分等实热证。如热入营分,症见舌绛,身热夜甚,心烦不寐,脉细数,甚则神昏谵语,斑疹隐隐;若热入血分,热盛迫血,症见舌色深绛,吐血衄血,尿血便血,斑疹紫黯,躁扰不安,甚或昏狂等。部分药物尚具有养阴生津或活血散瘀作用。

生地黄　Shēngdìhuáng
《神农本草经》

为玄参科植物地黄 *Rehmannia glutinosa* Libosch. 的块根。主产于河南,为"四大怀药"之一。秋季采收,烘焙至约八成干。切片,生用。

【药性】甘,寒。归心、肝、肾经。

【功效】清热凉血,养阴生津。

【临床应用】

1. **热入营血,温毒发斑,吐血衄血**　本品性寒,入营血分,善于清热凉血。①治温热病热入营血,壮热烦渴、神昏舌绛,常与玄参、金银花、黄连等同用,如清营汤;②治血热毒盛,斑疹紫黑,多与赤芍、紫草、玄参等配伍;③治血热吐血衄血,与鲜荷叶、生艾叶、生侧柏叶同用,即四生丸。也可用治血热便血、崩漏,分别与地榆、益母草同用,方如两地丹、地黄酒。

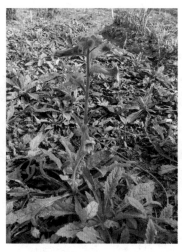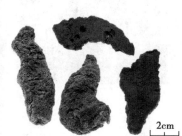

生地黄

2. 阴虚内热,骨蒸劳热 本品味甘性寒,入肾经,能滋肾阴,降虚火,泄伏热,①治阴虚内热,潮热骨蒸,可配知母、地骨皮用,如地黄膏;②治温病后期,余热未尽,阴津已伤,夜热早凉,配青蒿、鳖甲、知母等,如青蒿鳖甲汤。

3. 津伤口渴,内热消渴,津伤便秘 本品甘寒质润,能清热养阴生津。①治热病伤阴,烦渴多饮,常与麦冬、沙参、玉竹等配伍,如益胃汤;②治阴虚内热之消渴证,配山药、黄芪、山茱萸,如滋膵饮;③治热伤津液,肠燥便秘,配玄参、麦冬,如增液汤。

【性能特点】生地黄味甘性寒,质润,入营分、血分。既清解营血之热,用治热入营血证,又凉血宁络止血,用治血热妄行出血,如《本草新编》所言:"生地,凉头面之火,清肺肝之热,热血妄行,或吐血,或衄血,或下血,宜用之为君。"甘寒质润,既养阴生津以止渴,用治热病灼伤阴津,烦渴多饮,内热消渴,又养阴润燥,滋肾降火,用治阴虚内热,骨蒸潮热、温病后余热未尽,夜热早凉,以及肠燥便秘。故《本经逢原》曰:"内专凉血滋阴,外润皮肤荣泽,病人虚而有热者宜加用之……用此于清热药中,通其秘结最妙,以其有润燥之功,而无滋腻之患也。"

【用法用量】煎服,10~15g。鲜品用量加倍,或以鲜品捣汁入药。

【使用注意】脾虚湿滞,腹满便溏者不宜使用。

【现代研究】主含 β-谷甾醇与甘露醇、微量菜油甾醇、微量梓醇、地黄素、地黄低聚糖,还含有生物碱、脂肪酸、氨基酸、多糖、环烯醚萜苷类、紫罗兰酮类等。有增强体液免疫和细胞免疫功能及降血糖、抗胃溃疡、促进造血、止血、抗菌、抗氧化、抗肿瘤、抗衰老、促进细胞增生等作用。

【附】

鲜地黄 为地黄新鲜块根。性味甘、苦、寒;归心、肝、肾。功能清热生津,凉血,止血。用于热病伤阴,舌绛烦渴,温毒发斑,吐血衄血,咽喉肿痛。煎服,12~30g。

玄参 Xuánshēn
《神农本草经》

为玄参科植物玄参 *Scrophularia ningpoensis* Hemsl. 的根。主产于浙江、江苏、四川等地。冬季茎叶枯萎时采挖。晒或烘至半干,堆放 3~6 天,反复数次至干燥。切片,生用。

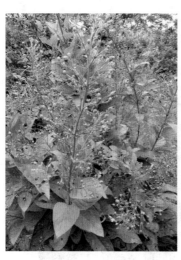

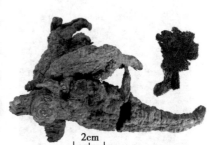

2cm

玄参

【药性】甘、苦、咸,微寒。趋向沉降。归肺、胃、肾经。

【功效】清热凉血,滋阴降火,解毒散结。

【临床应用】

1. **热入营血,温毒发斑**　本品味咸,性寒,入血分,能清热凉血。①治温病热入营分,身热夜甚,心烦口渴,舌绛脉数,常配生地黄、丹参、连翘等,如清营汤;②治热入心包,神昏谵语,常配莲子心、竹叶卷心、连翘心等,以增强清心泻火之功,如清宫汤;③治温热病气血两燔,发斑发疹,多与石膏、知母等清热泻火药配伍,以气血两清,如化斑汤。

2. **热病伤阴,津伤便秘,骨蒸劳嗽**　本品甘寒质润,能清热生津、滋阴降火。①治热病伤阴,津伤便秘,常与地黄、麦冬同用,如增液汤;②治肺肾阴虚,骨蒸劳嗽,常与百合、地黄、贝母等配伍,如百合固金汤。

3. **目赤咽痛,瘰疬,白喉,痈肿疮毒**　本品苦咸寒,既能泻火解毒,又可软坚散结。①治肝经热盛,目赤肿痛,配栀子、大黄等,如玄参饮;②治瘟毒热盛,咽喉肿痛,白喉,与黄芩、连翘、板蓝根等配伍,如普济消毒饮;③治痰火郁结之瘰疬,每与浙贝母、牡蛎配伍,如消瘰丸;④治痈肿疮毒,常与连翘、蒲公英等清热解毒药同用;⑤治脱疽,常配金银花、当归、甘草,以清热解毒,活血止痛,如四妙勇安汤。

【性能特点】玄参甘苦寒而质润,与生地黄功效相似,能清热凉血,养阴生津。但苦重于甘,又具咸味。善于解毒散结,为疮痈肿毒、咽喉肿痛所常用。如《本草正义》所言:"玄参,禀至阴之性,专主热病,味苦则泄降下行,故能治脏腑热结等证。味又辛而微咸,故直走血分而通血瘀。亦能外行于经隧,而消散热结治痈肿。"

【用法用量】煎服,9~15g。

【使用注意】不宜与藜芦同用。脾胃虚寒,食少便溏者不宜服用。

【现代研究】主含生物碱、糖类、甾醇、氨基酸、脂肪酸、亚油酸、硬脂酸、苯丙素苷、环烯醚萜苷、微量挥发油、胡萝卜素、肉桂酸等。有抑菌、抗炎、抗氧化、降压、强心、保肝、解热、抗血栓、抗疲劳等作用。

牡丹皮　Mǔdānpí
《神农本草经》

为毛茛科植物牡丹 *Paeonia suffruticosa* Andr. 的根皮。主产于安徽、山东、河北等地。秋季采挖。晒干。切片,生用或炒用。

【药性】苦、辛,微寒。归心、肝、肾经。

【功效】清热凉血,活血化瘀。

【临床应用】

1. **热入营血,温毒发斑,吐血衄血;夜热早凉,无汗骨蒸** 本品苦寒,入血分,善于清解营血分热。①治温病热入营血,迫血妄行所致发斑、吐血、衄血,配水牛角、生地黄、赤芍等清热凉血药同用;②温病伤阴,邪伏阴分,夜热早凉,无汗骨蒸,与鳖甲、知母、生地黄等配伍,如青蒿鳖甲汤。

2. **经闭痛经、跌打伤痛,痈肿疮毒** 本品辛行苦泄,有活血化瘀、散瘀消痈之功。①治血滞经闭、痛经,常配丹参、当归等活血调经药同用;②治跌打伤痛,与红花、乳香、没药等配伍;③治火毒炽盛,痈肿疮毒,多配金银花、蒲公英等清热解毒药同用;配大黄、桃仁、芒硝等,可治瘀热互结之肠痈初起,如大黄牡丹皮汤。

【性能特点】牡丹皮苦寒清热,入血分,能清热凉血、止血,如《本草经疏》所言"牡丹皮,其味苦而微辛,其气寒而无毒,辛以散结聚,苦寒除血热,凉血热之要药也",故常用治热入营血证,或血热吐衄出血等症;辛寒而入阴分,清透阴分伏热,传统认为其为治无汗骨蒸之佳品。如《珍珠囊》所言:"治肠胃积血,衄血,吐血,无汗骨蒸。"《重庆堂随笔》:"丹皮虽非热药,而气香味辛,为血中气药,专于行血破瘀。"故牡丹皮辛行苦泄,入血分,其活血化瘀之功显著,可广泛用于瘀滞、痈疮之证。

【用法用量】煎服,6~12g。清热凉血宜生用,活血祛瘀宜酒炙用。

【使用注意】血虚有寒、月经过多者不宜使用。孕妇慎用。

【现代研究】主含牡丹酚(丹皮酚)、牡丹酚苷、牡丹酚原苷、牡丹酚新苷、芍药苷、氧化芍药苷、苯甲酰芍药苷、苯甲酰氧化芍药苷、没食子酸、挥发油、植物甾醇、蔗糖等。有解热、镇静、抗惊厥、镇痛、抗炎、抑菌、保肝、护肾、抗子宫内膜异位、抗肿瘤、抗血栓、抗心脑缺血、抗过敏、降压、降血糖、抗抑郁等作用。

赤芍　Chìsháo
《开宝本草》

为毛茛科植物芍药 *Paeonia lactiflora* Pall. 或川赤芍 *Paeonia veitchii* Lynch 的根。芍药主产于黑龙江、吉林、辽宁等地;川赤芍主产于四川、西藏、山西等地。春、秋二季采挖。晒干。切片,生用,或炒用。

【药性】苦、微寒。归肝经。

【功效】清热凉血,散瘀止痛。

【临床应用】

1. **热入营血,温毒发斑,吐血衄血** 本品苦寒,入肝经血分。善清泄血分热邪。①治温毒发斑,常与水牛角、牡丹皮、生地黄等配伍;②治血热吐衄,与生地黄、大黄、白茅根等配伍。

2. **经闭痛经,癥瘕腹痛,跌打损伤,痈肿疮疡** 本品苦寒,主入肝经,善走血分,能活血散瘀止痛。①治血热瘀滞,经闭痛经,常与益母草、丹参、泽兰等活血调经药同用;②治血瘀癥瘕腹痛,可配桂枝、牡丹皮、茯苓等,如桂枝茯苓丸;③治跌打损伤,瘀肿疼痛,常配乳香、没药、土鳖虫等散瘀止痛疗伤之品同用;④治热毒壅盛,痈肿疮疡,配连翘、栀子、玄参,如连翘败毒散。

此外,本品还能清肝泻火,用治肝火上攻,目赤肿痛,或目生翳障,常与夏枯草、决明子等清肝明目药同用。

【性能特点】赤芍苦微寒,主入肝经,善走血分,能清热凉血,散瘀消斑,治热入营血,身发斑疹;味苦泄,善走血分,能活血散瘀,止痛,用治瘀血证,如《本经逢原》所言:"赤芍药,性专下气,故止痛不减当归……善行血中之滞也,故有瘀血留著作痛宜之。"《药品化义》曰:"赤芍味苦能泻,带酸入肝,专泻肝火。"故其又能清泻肝火,用治肝热目赤。

【用法用量】煎服,6~12g。

【使用注意】血虚经闭者不宜用。不宜与藜芦同用。

【现代研究】主含芍药苷、羟基芍药苷、苯甲酰芍药苷、苯甲酰羟基芍药苷、氧化芍药苷等单萜苷类及没食子酰基葡萄糖、丹皮酚等多元酚类化合物。有抗炎、抗血小板聚集、抗凝、抗血栓形成、抗动脉粥样硬化、抗心肌缺血、保肝护肝、抗内毒素、抗肿瘤、抗抑郁、改善学习记忆能力等作用。

紫草　Zǐcǎo
《神农本草经》

为紫草科植物新疆紫草 *Arnebia euchroma*(Royle)Johnst. 或内蒙紫草 *Arnebia guttata* Bunge 的根。新疆紫草主产于新疆、西藏,内蒙紫草主产于内蒙古、河北、甘肃。春、秋二季采挖。晒干。切片,生用。

【药性】甘、咸,寒。归心,肝经。

【功效】清热凉血,活血解毒,透疹消斑。

【临床应用】

1. 血热毒盛,斑疹紫黑,麻疹不透　本品咸寒,入血分,既能凉血活血,又能解毒透疹。①治温毒发斑,血热毒盛,斑疹紫黑,常配赤芍、蝉蜕、甘草等,如紫草快斑汤;②治麻疹不透,疹色紫黯,兼咽喉肿痛,与牛蒡子、山豆根、连翘等药同用,如紫草消毒饮。与甘草配伍,水煎服,能预防麻疹。

2. 疮疡,湿疹,水火烫伤　本品甘寒能清热解毒,咸寒能清热凉血,并能活血消肿。①治痈肿疮疡,与金银花、连翘、蒲公英等药同用;②治湿疹,可配黄连、黄柏等清热燥湿药同用,如紫草膏;③治水火烫伤,可用本品以植物油浸泡,滤取油液,外涂患处,或配黄柏、丹皮、大黄等药,麻油熬膏外搽。

【性能特点】紫草甘寒清热,咸入血,主入心肝血分,有凉血活血、解毒透疹之功,兼能滑肠,尤善清血分瘀滞热毒,适用于血热毒盛,斑疹紫黑之症。如《本草纲目》所言:"治斑疹痘毒,活血凉血,利大肠。"其凉血解毒,活血消肿之功,又常用治疮疡,水火烫伤。

【用法用量】煎服,5~10g。外用适量,熬膏或用植物油浸泡涂擦。

【使用注意】紫草性寒而滑利,脾虚便溏者忌服。

【现代研究】主含紫草素、乙酰紫草素、去氧紫草素、异丁酰紫草素、二甲基戊烯酰紫草素、二甲基丙烯酰紫草素、β - 二甲基丙烯酰紫草素等萘醌衍生物及油酸、亚油酸、软脂酸等脂肪酸。有抗炎、抑菌、抗病毒、解热、抗肿瘤、保肝、抗凝血、抗生育等作用。

水牛角　Shuǐniújiǎo
《名医别录》

为牛科动物水牛 *Bubalus bubalis* Linnaeus 的角。主产于华南、华东地区。全年可采收,取角后,水煮,除去角塞,干燥,镑片或锉成粗粉。生用,或制为浓缩粉用。

【药性】苦、咸,寒。归心,肝经。

【功效】清热凉血,解毒,定惊。

【临床应用】

1. 温病高热,神昏谵语,惊风,癫狂　本品苦咸寒,入心肝血分,可清心、肝二经血分邪热,而有清热凉血、解毒、定惊之功。①治温病热入营血,高热不退,甚则神昏谵语,常与生地、玄参、金银花等配伍,如清营汤。②若高热惊风抽搐,多与羚羊角、石膏、玄参等药同用,如紫雪。③治血热癫狂,可配石菖蒲、玄参、连翘等药,如抗热解痉丸。

2. 发斑发疹,吐血衄血　本品清热凉血之功,可治热入营血,发斑发疹,吐血衄血,可配生地黄、牡丹皮、赤芍等药同用,如清热地黄丸。

此外,清热解毒之功,亦可用治热毒壅盛,咽喉肿痛,痈肿疮疡,可与黄连、黄芩、连翘同用,如水牛角解毒丸。

【性能特点】水牛角苦、咸,性寒质重,入心肝血分,可清心、肝二经血分邪热,有清热凉血、泻火解毒、定惊之功,多用于热入营血所致高热烦躁,神昏谵语,惊风抽搐,癫狂及血热妄行所致斑疹吐衄。如《陆川本草》所言:"凉血,解毒,止衄。治热病昏迷,麻痘斑疹,吐血衄血,血热尿赤。"其泻火解毒之功,还可用治热毒壅盛所致咽喉肿痛,痈肿疮疡。

【用法用量】镑片或粗粉煎服,15~30g,宜先煎 3 小时以上。

【使用注意】脾胃虚寒者忌用。

【现代研究】主含胆甾醇、蛋白质、肽类及多种氨基酸、微量元素等。有解热、镇静、抗惊厥、抗炎、止血、强心、降血压、兴奋垂体 - 肾上腺皮质系统及兴奋肠道平滑肌等作用。

第五节　清　虚　热　药

本类药物性寒凉,主归肝、肾经,以清虚热、退骨蒸为主要功效,主要用于肝肾阴虚,虚火内扰所致的骨蒸潮热、午后发热、手足心热、虚烦不寐、盗汗遗精、舌红少苔、脉细数等症。亦可用于温热病后期,邪热未尽,阴液伤耗,而致夜热早凉、热退无汗、舌质红绛、脉细数等症。亦可用治实热证。本类药物常配伍清热凉血药及养阴药,以标本兼顾。

青蒿　Qīnghāo
《神农本草经》

为菊科植物黄花蒿 *Artemisia annua* L. 的地上部分。中国大部分地区均有分布。夏、秋二季采收。鲜用或阴干。切段,生用。

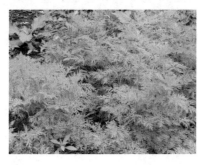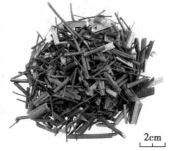

2cm

黄花蒿

【药性】苦、辛,寒。双重趋向。归肝、胆经。

【功效】清虚热,除骨蒸,解暑热,截疟,退黄。

【临床应用】

1. 温邪伤阴,夜热早凉　本品苦寒清热,辛香透散,长于清透阴分伏热。治温病后期,余热未清,邪伏阴分,夜热早凉,热退无汗,或热病后低热不退等,常与鳖甲、知母、牡丹皮、生地黄等同用,如青蒿鳖甲汤。

2. **阴虚发热,骨蒸劳热**　本品性寒,有退虚热、除骨蒸之功。治阴虚发热,骨蒸劳热,潮热盗汗,五心烦热,多与银柴胡、胡黄连、知母、鳖甲等同用,如清骨散。

3. **暑邪发热**　本品辛香发散,能外解暑热。治外感暑热,头昏头痛,发热口渴等,常与连翘、滑石、西瓜翠衣等同用,如清凉涤暑汤。

4. **疟疾寒热**　本品辛寒,入肝胆经,善截疟,为治疟疾要药。治疟疾,可用大量鲜青蒿绞汁服用,或与草果等截疟药同用。

5. **湿热黄疸**　本品辛能透散,苦能降泻,寒能清热,入肝胆,能清肝胆湿热以退黄疸,用治湿热黄疸,与茵陈、栀子等同用。

【性能特点】青蒿苦寒清热,辛香透散,入肝胆经,既长于清透阴分伏热,又善于退蒸除热,用治热病伤阴发热,阴虚骨蒸发热。如《本草图经》所言:"青蒿,治骨蒸劳热为最,古方多单用之。"《本草纲目》曰:"治疟疾寒热。"青蒿截疟之功甚强,为治疗疟疾之良药。此外,青蒿苦寒清热,辛香而散,外解暑热,内除湿热,如《本草新编》所言:"又能泄暑热之火。"《读医随笔》言:"入肝胆,清湿热。"用治暑热证及湿热黄疸。《本草从新》曰"青蒿解暑涤热之功优于藿佩。"为治暑热外感之要药。

【用法用量】煎服,6~12g,不宜久煎;或鲜用绞汁服。

【使用注意】脾胃虚弱,肠滑泄泻者忌服。

【现代研究】主含青蒿素、青蒿酸、青蒿醇、青蒿酸甲酯、挥发油、黄酮类、香豆素类成分及豆甾醇、β-谷甾醇和棕榈酸等。青蒿素有显著抗疟作用。还有抗肿瘤、抑菌、抗病毒、解热、抗炎、降压、抗心率失常、抗内毒素、抗寄生虫等作用。

🌿 **思政元素**

青蒿及青蒿素——科研求索,"抗疟新秀"

20世纪60~70年代,中国中医研究院(现中国中医科学院)中药研究所研究员屠呦呦带领的科研团队从《肘后备急方》等中医古典文献中获取启发,经过艰苦不懈的努力,从中药黄花蒿中成功提取到青蒿素,继而深入开展药化、药理、制剂及临床研究。作为组长的她,奋不顾身,冒着生命风险,亲身试药以验证药效与毒性,青蒿素终于应用于临床。青蒿素及其衍生物药品对疟原虫的抑制率达到100%,挽救了世界上千千万万病人的生命。

鉴于她对世界健康事业的伟大贡献,屠呦呦荣获2015年诺贝尔生理学或医学奖。作为首次获得此项大奖的中国科学家,屠呦呦是中华民族的骄傲和自豪。

白薇　Báiwēi
《神农本草经》

为萝藦科植物白薇 *Cynanchum atratum* Bge. 或蔓生白薇 *Cynanchum versicolor* Bge. 的根及根茎。主产于山东、安徽、辽宁等地。春、秋二季采挖。晒干。切段,生用。

【药性】苦、咸,寒。趋向沉降。归胃、肝、肾经。

【功效】清热凉血,利尿通淋,解毒疗疮。

笔记栏

【临床应用】

1. 温邪伤营发热,阴虚发热,产后血虚发热　本品咸寒,善入血分,有退虚热、凉血清热之功。①治热病后期,余邪未尽,夜热早凉,或阴虚发热,骨蒸潮热,常与地骨皮、知母、青蒿等同用;②治产后血虚发热,低热不退及昏厥等症,可与当归、人参、甘草等补气血药同用,如白薇汤③与生地黄、玄参等清热凉血药同用,还可用治温邪入营,高热烦渴,神昏舌绛等症。

2. 热淋,血淋　本品苦咸寒,趋向沉降,入血分。既能清热凉血,又能利尿通淋。治热淋、血淋涩痛,常与木通、滑石及石韦等清热利尿通淋药同用。

3. 痈疽肿毒　本品苦寒,有清热解毒,消肿疗疮之功。①治热毒疮痈,可单味捣烂外敷,或配蒲公英、金银花、连翘等内服;②治咽喉肿痛,多与桔梗、山豆根等药配伍;③治毒蛇咬伤,可捣烂外敷。

此外,清泄肺热而透邪,可治肺热咳嗽;清退虚热而益阴,与玉竹、豆豉、薄荷同用,治疗阴虚外感,发热咽干、口渴心烦等症,如加减葳蕤汤。

【性能特点】白薇苦咸寒,入血分,有清热凉血,益阴除热之功,尤擅治阴虚或产后发热,如《本草正义》所言:"凡苦寒之药多偏于燥,惟白薇则虽亦属寒而不伤阴液精血,故其主治各病,多属血分之热邪,而不及湿热诸证……既不嫌其伤津,又不偏于浊腻,诚清热队中不可多得之品。凡阴虚有热者,自汗盗汗者,久疟伤津者,病后阴液未复而余热未清者,皆为必不可少之药,而妇女血热,又为恒用之品矣。"此外,能清热解毒,用治疮痈。

【用法用量】煎服,5~10g。

【使用注意】脾胃虚寒、食少便溏者不宜服用。

【现代研究】主含白薇素、挥发油、强心苷等成分。有抗炎、解热、利尿、祛痰、平喘、抗肿瘤、强心、抑制黑色素瘤细胞、抑制糖尿病神经病变等作用。

【按语】内服过量,易引起强心苷样中毒反应,中毒量为30~45g。可见心悸、恶心、呕吐、头晕、头痛、腹泻、流涎等。

地骨皮　Dìgǔpí
《神农本草经》

为茄科植物枸杞 *Lycium chinense* Mill. 或宁夏枸杞 *Lycium barbarum* L. 的根皮。枸杞主产于河南、山西、江苏等地;宁夏枸杞主产于宁夏、甘肃。春初或秋后采挖。剥取根皮,晒干。切段,生用。

【药性】甘,寒。趋向沉降。归肺、肝、肾经。

【功效】凉血除蒸,清肺降火。

【临床应用】

1. 阴虚潮热,骨蒸盗汗　本品甘寒清润,入肝、肾经。长于清虚热、除骨蒸,为凉血退热除蒸之佳品。治阴虚发热,骨蒸潮热,心烦盗汗,常与知母、银柴胡等配伍,如清骨散。

2. 咯血衄血　本品性寒,入血分,能凉血止血。治血热妄行所致吐血、衄血、尿血等,可单用煎服,或配白茅根、侧柏叶等凉血止血药同用。

3. 肺热咳嗽　本品性寒,入肺经,能清泄肺热,治肺火郁结,气逆不降,咳嗽气喘,与桑白皮、甘草等同用,如泻白散。

此外,还能泄热而生津止渴,可治内热消渴,与生地黄、天花粉、五味子等同用。

【性能特点】地骨皮甘寒清润,入血分,主归肺、肝、肾经,既能清肝肾之虚热,除有汗之骨蒸,为退虚热、疗骨蒸之佳品;又能凉血止血,且善清泄肺热。如《本草述》所言:"主治虚劳发热,往来寒热,诸见血证、鼻衄、咳嗽血、咳嗽、喘、消瘅……"

【用法用量】煎服,9~15g。

【使用注意】外感风寒发热及脾虚便溏者不宜用。

【现代研究】主含生物碱、有机酸、酚类及甾醇。有解热、镇痛、降压、降血脂、降血糖、抑菌等作用。

银柴胡　Yíncháihú
《本草纲目》

为石竹科植物银柴胡 *Stellaria dichotoma* L. var. *lanceolata* Bge. 的根。主产于宁夏、甘肃、内蒙古等地。春、夏间植株萌发或秋后枝叶枯萎时采挖。晒干。切片,生用。

【药性】甘,微寒。归肝、胃经。

【功效】清虚热,除疳热。

【临床应用】

1. **阴虚发热,骨蒸劳热**　本品甘寒,善清虚热,治阴虚发热,骨蒸劳热,潮热盗汗,多与地骨皮、青蒿、鳖甲同用,如清骨散。

2. **小儿疳热**　本品能清虚热,除疳热,治小儿疳积发热,腹大消瘦,毛发焦枯,常与胡黄连、鸡内金等药同用。

【性能特点】银柴胡甘寒,入肝、胃经,既善清阴分热邪,又能除疳热,用治骨蒸劳热及小儿疳热。《本草正义》曰:"热在骨髓,非银柴胡莫疗,用以治虚劳肌热骨蒸,劳疟热从髓出及小儿五疳羸热,盖退热而不苦泄,理阴而不升腾,固虚热之良药。"

【用法用量】煎服,3~10g。

【使用注意】外感风寒,血虚无热者忌用。

【现代研究】主含甾醇类、环肽类、生物碱类、酚酸类成分等。有解热、抗过敏、抗癌等作用。

胡黄连　Húhuánglián
《新修本草》

为玄参科植物胡黄连 *Picrorhiza scrophulariiflora* Pennell 的根茎。主产于西藏、云南。秋季地上部分枯萎时采挖。晒干。切片或用时捣碎。生用。

【药性】苦,寒。归肝、胃、大肠经。

【功效】退虚热,除疳热,清湿热。

【临床应用】

1. **骨蒸潮热**　本品性寒,入肝经血分,能退虚热,除骨蒸,治阴虚发热,骨蒸潮热,常与银柴胡、地骨皮等同用,如清骨散。

2. **小儿疳热**　本品清虚热,除疳热,治小儿疳积发热,消化不良,腹胀体瘦,低热不退,常与补气健脾消食之品,如党参、白术、山楂等同用,如肥儿丸。

3. **湿热泻痢,痔疮肿痛,血淋尿血**　本品苦寒,入胃肠,能清热燥湿,治湿热泻痢,常与黄芩、黄柏、白头翁等配伍;治痔疮肿痛,可研末,以鹅胆汁调涂局部,或与刺猬皮、麝香配伍内服,如胡连追毒丸;配清热利湿通淋药,用治血淋尿血。

【性能特点】胡黄连苦寒清热,入肝经血分,能清虚热、除疳热,用治阴虚骨蒸潮热、小儿疳积发热;如《本经逢原》云:"胡黄连,苦寒而降,大伐脏腑骨髓邪热,除妇人胎蒸、小儿疳热积气之峻药。"又因苦寒之性,入胃、大肠经,有类似黄连的清热燥湿作用,善清中下焦胃肠湿热,用治湿热泻痢,痔疮肿痛,血淋尿血。如《本草正义》所言:"按胡黄连之用,悉与川连同功。惟沉降之性尤速,故清导下焦湿热,其力愈专,其效较川连为捷。凡热痢脱肛,痔漏疮疡,血痢血淋,溲血泻血及梅毒疳疮等症,湿火结聚,非此不能直达病所。"

【用法用量】煎服,3~10g。

【使用注意】脾胃虚寒者慎用。

【现代研究】主含胡黄连素、胡黄连醇、胡黄连甾醇、D- 甘露醇、香荚兰酸、香荚兰乙酮等。有抑菌、利胆、保肝、抗炎、抗氧化、降血脂、抗胃溃疡、抗肿瘤、抗哮喘、抗糖尿病等作用。

学习小结

一、功效归纳

1. 如何选用清热药

选药规则	功效特点	代表药物
按脏腑热(火)证选药	偏清泻心火(热)	黄连、栀子、连翘、水牛角、生地黄、竹叶、淡竹叶
	偏清泻肝火(热)	龙胆、夏枯草、栀子、青黛、赤芍、黄连、决明子、青葙子、密蒙花、熊胆粉
	偏清泻肺火(热)	黄芩、石膏、知母、地骨皮、金银花、连翘、芦根、天花粉、鱼腥草、金荞麦、射干、山豆根、马勃
	偏清胃热(火)	石膏、知母、黄连、芦根、天花粉、穿心莲、蒲公英
	偏清肠热	黄连、黄芩、黄柏、苦参、白头翁、秦皮、马齿苋、地锦草、鸦胆子、穿心莲、大血藤、败酱草、胡黄连
	偏清胆热	黄芩、熊胆粉、青蒿
	偏清肾、膀胱热	黄柏、知母、玄参
按卫气营血证选药	兼散卫分风热	金银花、连翘、芦根、大青叶、板蓝根、贯众
	偏清气泄热	石膏、知母、芦根、天花粉、竹叶、金银花、连翘、黄连、黄芩、栀子
	偏清营凉血	生地黄、牡丹皮、赤芍、紫草、连翘、白薇、水牛角
按热邪性质选药	擅清湿热	黄连、黄芩、黄柏、穿心莲、龙胆、夏枯草、苦参、白头翁、秦皮
	擅清暑热	青蒿、金银花、石膏、绿豆
	擅清虚热	青蒿、地骨皮、银柴胡、白薇、牡丹皮、生地黄、知母、黄柏、玄参、银柴胡、胡黄连

2. 清热药兼有功效归纳

共同功效	兼有功效	代表药物
清热	生津、养阴	知母、芦根、天花粉、生地黄、玄参
	活血化瘀	赤芍、丹皮、大血藤、败酱草、紫草
	清实热又清虚热	知母、黄柏、生地黄、玄参、丹皮、青蒿、白薇、地骨皮、胡黄连

笔记栏

3. 清热解毒药兼有功效归纳

共同功效	选药偏向	代表药物
清热解毒	湿热泻痢	金银花、马齿苋、白头翁、地锦草、穿心莲
	肺痈吐脓	金银花、鱼腥草、金荞麦、败酱草、蒲公英、穿心莲
	肠痈腹痛	金银花、蒲公英、紫花地丁、大血藤、败酱草、白花蛇舌草、鱼腥草
	乳痈肿痛	金银花、连翘、蒲公英、穿心莲、漏芦
	瘰疬	连翘、射干、金荞麦、山慈菇
	疮毒及蛇虫咬伤	白花蛇舌草、重楼、金荞麦、半边莲、山豆根、地锦草
	肝热惊风	青黛、重楼、熊胆粉
	咽喉肿痛	马勃、射干、山豆根、金银花、连翘、板蓝根、大青叶、青黛、山慈菇、熊胆粉
	湿热黄疸	地锦草、蒲公英、板蓝根
	湿疹湿疮	蒲公英、青黛、半边莲、白蔹、土茯苓、穿心莲、四季青
	痰热咳嗽	穿心莲、马勃、射干、山豆根、金荞麦、鱼腥草、青黛、山慈菇
	水火烫伤	四季青、白蔹

4. 其他章节兼有清热功效的药物

主要有：桑叶、菊花、大黄、芦荟、车前子、滑石、瞿麦、槐花、石决明、珍珠母等（清热泻火）；牛蒡子、菊花、升麻、大黄、芒硝、豨莶草、丝瓜络、虎杖、地耳草、垂盆草、苎麻根、羊蹄、紫珠、川贝母、浙贝母、黄药子、朱砂、羚羊角、牛黄、冰片、甘草、硼砂等（清热解毒）；小蓟、大蓟、地榆、槐花、侧柏叶、郁金、丹参、代赭石等（清热凉血）；秦艽、天冬、石斛、女贞子、墨旱莲、龟甲、鳖甲、浮小麦、糯稻根等（清退虚热）。

二、中药功效术语解释

[生津止渴]滋生津液以消除口渴，谓之生津止渴。生津止渴药多为甘寒之品，适用于热病津伤口渴及消渴多饮等。

[泻相火]系指清泄肝肾偏亢之火，一般多指泻肾火而言。泻相火药性味苦寒或苦甘寒，适用于相火妄动，症见五心烦热，潮热盗汗，腰膝酸软，性功能亢奋，遗精早泄等阴虚火旺之候。

[苦寒败胃]又称苦寒伐胃，败坏、克伐胃气之义。大苦大寒之品如黄连、龙胆等因其苦寒之性，易伤脾胃之气、津液，甚至脾胃之阳。如果量大久服，脾胃功能受伐，运化无力，出现食欲不振，食少便溏等症。

[除疳热]清除疳积发热之义。清疳热药药性寒凉，适用于小儿疳积所致发热症见形体羸弱，毛发焦枯，肚大青筋，面黄肌瘦，身热缠绵等。

（周　鹏　秦华珍　肖锦仁）

扫一扫
测一测

复习思考题

1. 清热药的性能特点是什么？常用于治疗哪些病证？应用时需要注意哪些方面？
2. 知母和黄柏配伍的临床意义是什么？适用于什么病证？
3. 试比较黄芩、黄连、黄柏在药性、功效及主治方面的共同点和不同点。
4. 比较金银花与连翘在药性、功效、应用方面的异同点。
5. 比较大青叶、板蓝根、青黛在基源、药性、功效、应用方面的异同点。

6. 大血藤与败酱草均为治肠痈要药,如何区别应用?

7. 清热凉血药除治疗热入营血证外,根据其药性特点,还常用于治疗哪些病证?

8. 比较生地黄与玄参在药性、功效、应用方面的异同点。

9. 患者,女,28 岁。近日出现发热微恶寒,头痛,口干,咽喉疼痛,舌红苔薄黄,脉浮数。中医诊断为风热感冒,首选金银花、连翘,意义何在? 根据症状,还可再选清热解毒药中的哪些药治疗? 为什么?

10. 患者,女,44 岁。近两周发现项下不适,可触摸到肿块,经诊断为甲状腺瘤。平素烦热,易怒,咽干,便秘,舌红,脉细数。可选用清热药中的哪些药物治疗,为什么?

PPT 课件

◆◆◆ 第三章 ◆◆◆

泻 下 药

> **学习目标**
>
> 1. 掌握泻下药的含义、性能特点、功效、主治病证及各节药物的性能特点。
> 2. 具体药物分掌握、熟悉、了解三级要求。
> 掌握：大黄*、芒硝*。
> 熟悉：甘遂☆、京大戟☆(附：红大戟)、芫花☆(附：狼毒)。
> 了解：番泻叶△、芦荟△、火麻仁△、郁李仁△、松子仁△、牵牛子△、巴豆霜△(附：巴豆)。
> 3. 熟悉相似药物的基本功效与临床应用的异同点，熟悉部分药物的经典配伍。
> 4. 了解泻下药的配伍原则及使用注意。

凡以泻下通便为主要功效，主要用于治疗里实积滞或便秘证的药物，称为泻下药。

根据泻下药的药性特点、功效及临床应用的不同，一般将泻下药分为攻下药、润下药及峻下逐水药三类。

泻下药中攻下药多苦寒，攻下导滞兼能清热；润下药多甘平，无毒，缓下通便兼能滋养；峻下逐水药大多苦寒，部分为辛温，有毒，泻下作用峻猛，通下大便兼利小便。泻下药作用趋向沉降，主归胃、大肠经。

泻下药主要用于大便秘结，胃肠积滞，实热内盛及水饮停蓄等里实证。通过泻下大便，排出胃肠积滞和有害物质等；或通过泻下大便而导热，起到"上病治下""釜底抽薪"的作用；或通过逐水退肿，使水湿停饮随大小便排出，达到祛除停饮，消退水肿的目的。

运用泻下药应根据饮食、痰湿、瘀血、寄生虫等不同积滞，分别配伍消食、化痰、祛湿、活血、驱虫药。里实积滞，易阻滞气机，故常需配伍行气药，以消除气滞胀满，增强泻下通便作用。若属热积便秘，应配伍清热药；寒积便秘，应配伍温里药；里实兼表邪者，宜与解表药配伍，或先解表后攻里，或表里同治；里实而正虚者，应配伍补虚药，攻补兼施。

泻下作用较强的攻下药和峻下逐水药，易伤正气及脾胃，使用时当奏效即止，不可过剂；年老体虚、脾胃虚弱者当慎用；妇女胎前产后及月经期应当忌用；对有毒性的泻下药，一定要严格炮制法度，控制剂量，避免中毒，确保用药安全。

泻下药具有泻下、利尿、利胆、抗病原体、抗菌、抗炎、抗肿瘤、免疫调节等药理作用。

第一节 攻 下 药

本类药物多具苦寒沉降之性，主入胃、大肠经，具有较强的泻下通便作用，并具有清热泻火之功。主要用于肠胃积滞，里热炽盛，大便秘结，燥屎坚结，腹满急痛等里实证。

攻下药的清热泻火作用,还可用于外感热病高热神昏,谵语发狂;或火热上炎之头痛目赤、咽喉肿痛、牙龈疼痛,以及火毒疮痈,血热吐衄等。上述病证,无论有无便秘,应用本类药物,可清实热或导热下行,起到上病下治,"釜底抽薪"的作用。

此外,对湿热下痢,里急后重,或饮食积滞,泻而不畅,也可适当选用本类药,以通因通用,清除积滞,消除病因。对肠道寄生虫病,使用驱虫药同时,适当选用本类药,可促进虫体排出。

临床运用时常配行气药,以增强泻下及消除胀满作用;若治冷积便秘,则配温里药。

根据"六腑以通为用""不通则痛""通则不痛"的理论,以攻下药为主,配伍清热解毒药、活血化瘀药等,用于治疗胆石症、胆道蛔虫症、胆囊炎、急性胰腺炎、肠梗阻等急腹症。

大黄　Dàhuáng
《神农本草经》

为蓼科植物掌叶大黄 *Rheum palmatum* L.、唐古特大黄 *Rheum tangutium* Maxim. ex Balf. 或药用大黄 *Rheum officinale* Baill. 的根和根茎。前两者称为"北大黄",产于青海、甘肃等地;后者称为"南大黄",主产于四川。秋末茎叶枯萎或次春发芽前采挖,除去细根,刮去外皮,切瓣或段,绳穿成串干燥或直接干燥。生用、酒炒、酒蒸或炒炭用,分别称生大黄、酒大黄、熟大黄或大黄炭。

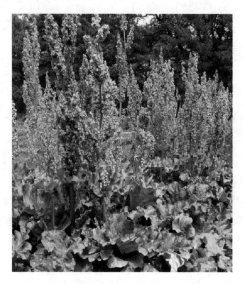
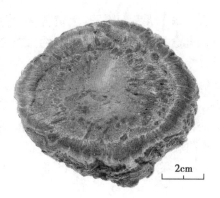

大黄

【药性】苦,寒。趋向沉降。归脾、胃、大肠、肝、心包经。

【功效】泻下攻积,清热泻火,凉血解毒,逐瘀通经,利湿退黄。

【临床应用】

1. 实热积滞便秘　本品苦泄沉降,有较强的泻下作用,能荡涤肠胃,推陈致新,凡实积便秘,脘腹胀满,腹痛拒按者,每用为主药。因性寒,故尤宜于治疗实热积滞便秘。①治阳明腑实证,腑气不通,高热不退、大便秘结,神昏谵语,或温热病、杂病热结便秘者,常与芒硝相须为用,以增强泻下攻积作用,如大承气汤;②治里实热结而兼气血虚者,多与人参、当归等配伍,以补气养血,通下积滞,如黄龙汤;③治热结津伤便秘,则配麦冬、生地、玄参等,以增液通便,如增液承气汤;④治脾阳不足,冷积便秘,常与附子、干姜等同用,以温里攻下,如温脾汤;⑤治湿热痢疾初起,腹痛里急后重者,与黄连、木香配伍,以清热燥湿,行气导滞,发挥通因通用作用,如芍药汤;⑥治食积泻痢,大便不爽,常配伍青皮、槟榔等,以行气消滞攻下,如木香槟榔丸。

2. 头痛,目赤咽肿,齿龈肿痛,口舌生疮　本品苦寒沉降,既能直折上炎之火,又能导热下行,有"釜底抽薪"之妙。①治火热炎上之目赤咽肿、口舌生疮、牙龈肿痛,可配伍黄芩、栀子、连翘等,以清热泻火、解毒消肿,如凉膈散;②治肝火偏亢之头痛,易怒,惊搐,便秘者,常与龙胆、栀子、夏枯草等清泻肝火药同用。

3. 血热吐衄　本品苦寒入血分,能清血分之热而凉血止血,且兼活血功效,有"止血不留瘀"之妙。治上消化道出血,单味使用大黄粉内服,即有很好的止血效果;治血热妄行之吐血、衄血、咯血,与黄连、黄芩等配伍,以清热泻火,凉血止血,如泻心汤。

4. 热毒疮肿　本品有良好的清热解毒、凉血消肿之力,又能借通便作用,使热毒下泄,为治热毒疮肿之要药。①治疮痈、丹毒初起,红肿疼痛,与连翘、白芷、紫花地丁等配伍,以解毒消疮;②治瘀热壅滞之肠痈,与牡丹皮、桃仁等活血消痈之品配伍,如大黄牡丹汤;③治水火烫伤,可外用大黄粉,蜂蜜或鸡蛋清调敷,或配地榆粉,用麻油调敷。

5. 瘀血诸证　本品有较好的活血逐瘀通经作用,常用于各种瘀血证。①治瘀热互结膀胱之下焦蓄血,少腹硬满,小便自利,其人发狂,与桃仁、芒硝等活血散结药配伍,如桃核承气汤、抵当汤;②治妇女闭经,月经不调及产后瘀滞腹痛、恶露不尽,与当归、芍药、益母草等活血调经药同用;或与桃仁、桂枝等同用,如下瘀血汤;③治跌打损伤,瘀肿疼痛,与当归、红花、穿山甲等配伍,以活血消肿,如复元活血汤。

6. 黄疸,淋证　本品苦寒泻下通便,还可导湿热之邪外出。①治湿热黄疸,与清热利湿退黄之茵陈、栀子等配伍,如茵陈蒿汤;②治湿热淋证,配伍木通、车前子等利尿通淋药,如八正散。

【**重点配伍**】大黄配附子:大黄苦寒,清热泻火,泻下攻积;附子大辛大热,中温脾阳,散寒止痛;两药合用,附子温阳之性制约大黄之苦寒,通便而不伤阳,温里散寒,泻下冷积。治脾阳不足,冷积便秘。

【**性能特点**】大黄苦寒沉降,主归脾、胃、大肠、肝、心包经,荡涤肠胃,走而不守,有"将军"之称,为治热结便秘要药;上病下治,"釜底抽薪",通便泄热以清热泻火、凉血解毒、清利湿热,治目赤咽肿、血热吐衄、热毒疮肿、湿热黄疸和淋证。并善活血祛瘀,又为治血瘀经闭、产后瘀阻腹痛及跌打损伤肿痛之佳品。如《药品化义》总结:"大黄气味重浊,直降下行,走而不守,有斩关夺门之力,故号将军。专攻心腹胀满,胸胃蓄热,积聚痰实,便结瘀血,女人经闭。"

【**用法用量**】煎服,3~15g;用于泻下不宜久煎。外用适量,研末敷于患处。

【**使用注意**】脾胃虚弱者慎用;孕妇及月经期、哺乳期慎用。

【**现代研究**】主要含蒽醌类成分:芦荟大黄素,大黄酸,大黄素,大黄素甲醚,大黄酚等;结合型蒽醌类成分:大黄素甲醚-8-葡萄糖苷,芦荟大黄素-8-葡萄糖苷等;双蒽酮苷类成分:番泻苷A、B、C、D;还含挥发油等。有泻下、止血、保肝、利胆、促进胰液分泌、抑制胰酶活性、保护胰岛功能、抗肝及十二指肠溃疡、抗菌、免疫调节等作用。尚可扩张血管、抗心肌缺血、降血脂、解热、抗炎、利尿、抗肿瘤、改善肾功能、抗氧化。

【**按语**】

1. 大黄毒性低,但生大黄尤其是鲜大黄服用过量可引起恶心、呕吐、头昏、腹痛、黄疸等。大黄蒽醌类成分具有肝、肾损伤,大黄长期、大剂量用药应慎重。

2. 大黄泻下除不宜久煎外,常用生品,或用开水泡服;久煎则泻下力减弱,熟大黄泻下力较缓,泻火解毒,用于热毒疮肿;酒大黄善清上焦血分热毒,用于目赤咽肿、齿龈肿痛,亦可活血,用于瘀血病证;大黄炭凉血化瘀止血,用于血热有瘀出血证。

结合古今文献、临床实验、临床研究评述大黄止血生用、制用效价。

芒硝 Mángxiāo

《名医别录》

为硫酸盐类矿物芒硝族芒硝,经加工精制而成的结晶体。主含含水硫酸钠（$Na_2SO_4·10H_2O$）。产于河南、河北、山东等地。将天然产品用热水溶解,滤过,放冷析出结晶,通称"皮硝"。再取萝卜洗净切片,置锅内加水与皮硝共煮,取上层液,放冷析出结晶,即芒硝。以青白色、透明块状结晶、清洁无杂质者为佳。芒硝经风化失去结晶水而成白色粉末称玄明粉(元明粉)。

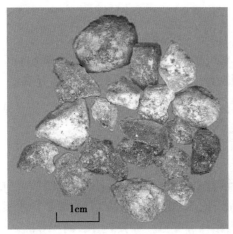
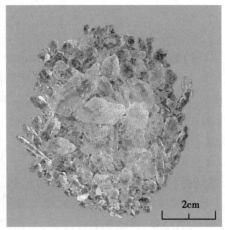

芒硝

【药性】咸、苦,寒。趋向沉降。归胃、大肠经。

【功效】泻下通便,润燥软坚,清火消肿。

【临床应用】

1. **实热便秘** 本品性寒清热,味咸润燥软坚,泻下攻积,善治实热积滞便秘。①治实热积滞,腹满胀痛,大便燥结者,常与大黄相须为用,以增强泻下通便作用,如大承气汤、调胃承气汤;②治水热互结之结胸证,见心下至少腹硬满而痛,大便秘结者,配伍大黄、甘遂,以泻热逐水,如大陷胸汤。

2. **咽痛口疮,目赤肿痛,乳痈疮肿** 本品苦寒泄热,清热消肿。①治咽喉肿痛、口舌生疮,可与冰片、硼砂等解毒疗疮药同用,研末吹患处,如冰硼散,亦可制成西瓜霜外用;②治目赤肿痛,可用本品外用滴眼;③治乳痈初起、肠痈、丹毒、皮肤疮痈等,可单用本品或配冰片外敷;④治痔疮肿痛,可单用本品,溶入热水中外洗。

此外,本品外敷尚可回乳。

【重点配伍】大黄配芒硝:大黄苦寒沉降,清火泄热,泻下力强,善治热结便秘;芒硝寒能清热,味咸软坚润燥,善除燥屎坚结,两药合用增强泻下通便作用,尤宜用治实热积滞,大便燥结者。

【性能特点】芒硝性寒味苦且咸,主归胃与大肠经,咸能软坚,一能软化燥屎,使燥结难下之大便得以通下;二能软化坚块,外用消退乳痈及其他疮肿。临床内服长于除实热积滞,治实热大便燥结;外用长于清热消肿,为外科、五官科常用之品,广泛用于咽喉肿痛、口舌生疮、目赤肿痛、乳痈及痔疮肿痛等多种火热病证。《珍珠囊》概括其功效为:"其用有三:去实热,一也;涤肠中宿垢,二也;破坚积热块,三也。"

【用法用量】一般不入煎剂，待汤剂煎得后，溶入汤液中服用，6~12g。外用适量。

【使用注意】孕妇慎用；不宜与硫黄、三棱同用。

【现代研究】主要含含水硫酸钠（$Na_2SO_4 \cdot 10H_2O$），占 96%~98%，并含少量硫酸镁、硫酸钙和氯化钠等。具有泻下、抗肿瘤、抗炎、利胆、利尿等药理作用。

【按语】本品因加工方法不同有朴硝、芒硝、玄明粉之分，三者功效相似，但朴硝为粗制品，杂质较多，临床以外用为主，治疗疮痈肿毒、乳痈初起等证；芒硝经炮制后质地较纯，泻下作用较强，主要用于实热积滞、大便燥结、谵语发狂之证；玄明粉经脱去水分子质地最纯，泻下作用最强，但临床多用于治疗口腔、咽喉疾患。

番泻叶　Fānxièyè
《饮片新参》

为豆科植物狭叶番泻 *Cassia angustifolia* Vahl 或尖叶番泻 *Cassia acutifolia* Delile 的小叶。前者产于印度、埃及和苏丹，后者主产于埃及。我国广东、广西及云南亦有栽培。通常于 9 月采收。除去杂质，晒干。生用。

【药性】甘、苦，寒。趋向沉降。归大肠经。

【功效】泻热行滞，通便，利水。

【临床应用】

1. **热结便秘**　本品苦能泄下，寒可清热，治疗热结便秘，小剂量缓泻通便，大剂量则可攻下。①治习惯性便秘及老人便秘，常单味泡服，或单用以清除胃内宿食，治消化不良，脘闷腹胀；②治热结便秘，腹痛胀满较甚者，与枳实、厚朴等配伍，以泻热通便，消积导滞。

临床借其泻下导滞，以清洁肠道，用于 X 线腹部摄片及腹部、肛门疾病手术前。

2. **腹水肿胀**　本品苦寒降泄通利二便，用于腹水肿胀，二便不利，可单用泡服，或配伍牵牛子、大腹皮等，以泻下行水消胀。

【性能特点】番泻叶苦寒降泄，归大肠经，既能泻下，又能清热，且能利小便，故善治热结便秘，无论急性积滞，肠道闭塞，或是慢性便秘，均可应用。还可用于腹水肿胀，二便不利。小剂量可缓下，大剂量则峻下。《饮片新参》云其"泄热，利肠腑，通大便"。

【用法用量】煎服，2~6g，后下，或开水泡服。

【使用注意】妇女哺乳期、月经期及孕妇慎用。剂量过大，偶有恶心、呕吐、腹痛等副作用。

【现代研究】主要含番泻苷 A、B、芦荟大黄素葡萄糖苷、大黄酸葡萄糖苷以及芦荟大黄素、大黄酸、山柰酚、植物甾醇及其苷等。蒽醌衍生物具有泻下作用。蒽醌类对多种细菌（葡萄球菌、大肠杆菌等）及皮肤真菌有抑制作用。

芦荟　Lúhuì
《药性论》

为百合科植物库拉索芦荟 *Aloe barbadensis* Miller、好望角芦荟 *Aloe ferox* Miller 或其他同属近缘植物叶的汁液浓缩物。前者习称"老芦荟"，产于非洲北部及南美洲的西印度群岛，我国云南、广东、广西等地有栽培，后者习称"新芦荟"，主产于非洲南部地区。全年可采，割取叶片，将叶汁浓缩干燥，砸成小块。生用。

【药性】苦，寒。趋向沉降。归肝、胃、大肠经。

【功效】泻下通便，清肝泻火，杀虫疗疳。

【临床应用】

1. **热结便秘**　本品苦能降泄通便，寒能清泻肝火，用于热结便秘，兼见心肝火旺，烦躁失眠者,常与朱砂同用,以清火通便,除烦安神,如更衣丸。

2. 惊痫抽搐 本品入肝经,有较好的清泻肝火,凉肝定痉作用。①治肝经火盛的便秘溲赤、头晕头痛、烦躁易怒、惊痫抽搐等证,常与龙胆、栀子、青黛等同用,以清肝泻火,通便泄热,如当归龙荟丸;②治小儿急惊风,与天竺黄、雄黄等配伍,以清热化痰。

3. 小儿疳积 本品能杀虫疗疳。治虫积腹痛、面色萎黄、形瘦体弱的小儿疳积证,以芦荟与使君子等分为末,米饮调服,如小儿脾疳方;或配人参、白术等益气健脾之品,如肥儿丸。

此外,用本品外敷,或与甘草末同用,治头癣或顽癣等。

【性能特点】芦荟苦寒沉降,入胃、大肠经,用于胃肠积热,热结便秘。又入肝经,用于肝经实火。其苦寒之性,还能杀虫疗疳,用于小儿疳积,外治癣疮等。《本草经疏》云:"寒能除热,苦能泄热燥湿,苦能杀虫,至苦至寒,故为除热杀虫之要药。"

【用法用量】2~5g,宜入丸、散服。外用适量,研末敷患处。

【使用注意】孕妇慎用;脾胃虚弱,食少便溏者忌用。

【现代研究】主要含芦荟大黄素苷、对香豆酸、少量 α-葡萄糖、多种氨基酸等。并含微量挥发油。有泻下、抗肿瘤、保肝、抗菌等药理作用。

【按语】本品味极苦,一般不入煎剂。临床常外用治疗痤疮或做美容护肤品。

第二节 润 下 药

本类药多为植物种子或种仁,富含油脂,味甘质润,多入脾、大肠经,具有润燥滑肠功效,使大便易于排出,作用和缓。适用于年老、体弱、久病、产后所致津枯、阴虚、血虚之便秘。使用时若热盛津伤而便秘者,配清热养阴药;兼气滞者,配伍行气药;因气虚便秘者,配补气药;因血虚引起便秘者,可配伍补血药。

火麻仁　Huǒmárén
《神农本草经》

为桑科植物大麻 *Cannabis sativa* L. 的成熟果实。产于山东、河北、黑龙江等地。秋季果实成熟时采收,除去杂质,晒干。生用或炒用,用时捣碎。

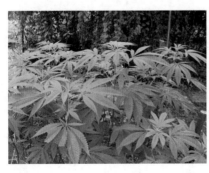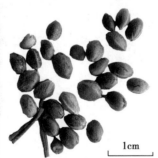

1cm

火麻仁

【药性】甘,平。趋向沉降。归脾、胃、大肠经。

【功效】润肠通便。

【临床应用】

肠燥便秘 本品甘平,质润多脂,能润肠通便,且又兼有滋养补虚作用。①治老人、产妇及体弱津血不足之肠燥便秘,可单用煮粥服;或配白术,以补气健脾,润肠通便;或配当归、熟地、杏仁等,以补血润肠,如益血润肠丸;或配麦冬,以养阴生津,润燥通便;②治肠胃燥热、脾约便秘之证,可配伍大黄、厚朴等,以增强通便作用,如麻子仁丸。

【性能特点】火麻仁甘平润肠通便,略具补养气血作用,用于体虚肠燥便秘者。《药品化义》总结其功用特点为"能润肠,体润能去燥,专利大肠气结便闭。凡老年血液枯燥,产后气血不顺,病后元气未复,或禀弱不能运行皆治"。

【用法用量】煎服,10~15g。打碎入煎。

【现代研究】主要含脂肪油高达30%以上,油中含有不饱和脂肪酸、蛋白质、氨基酸等。有润滑肠通、降血脂、护肝、改善记忆力、增强免疫力、抗疲劳、消脂减肥等作用。

郁李仁　Yùlǐrén
《神农本草经》

为蔷薇科植物欧李 *Prunus humilis* Bge.、郁李 *Prunus japonica* Thunb. 或长柄扁桃 *Prunus pedunculata* Maxim. 的成熟种子。前二种习称"小李仁",后一种习称"大李仁",产于内蒙古、河北、辽宁等地。夏、秋二季采收成熟果实,除去果肉和核壳,取出种子,干燥。生用,用时捣碎。

【药性】辛、苦、甘,平。趋向沉降。归脾、大肠、小肠经。

【功效】润肠通便,下气利水。

【临床应用】

1. **肠燥便秘**　本品功似火麻仁润肠通便,兼行大肠气滞。①治气滞腹胀,肠燥便秘,与柏子仁、杏仁等配伍,以降气润肠通便,如五仁丸;②治血虚肠燥便秘,可配伍当归、何首乌等,以养血润肠,如郁李仁饮。

2. **水肿腹满,脚气浮肿**　本品利水消肿,治水肿胀满,脚气浮肿,小便不利,常与陈皮、桑白皮、赤小豆等配伍,以行气利水消肿,如郁李仁汤。

【性能特点】郁李仁辛行气滞,苦泄沉降,体润味甘多脂,润肠通便类似火麻仁而无补虚之功,且行大肠气滞,多用于肠燥便秘而有大肠气滞之实证。辛开苦降,甘淡利水,又具下气利水消肿之功,用治水肿胀满,脚气浮肿,小便不利。《本草经疏》云:"郁李仁性专降下,善导大肠燥结,利周身水气,然而下后多令人津液亏耗,燥结愈甚,乃治标救急之药。"

【用法用量】煎服,6~10g。打碎入煎。

【使用注意】孕妇慎用。

【现代研究】主要含苦杏仁苷、脂肪油、挥发性有机酸、皂苷、植物甾醇等。具润滑性缓泻作用。并对实验动物有显著降压作用。

松子仁　Sōngzǐrén
《开宝本草》

为松科植物红松 *Pinus koraiensis* Sieb. et Zucc 等的种仁。主产于东北。于果实成熟后采收,晒干,去硬壳取出种子。生用。

【药性】甘,温。趋向沉降。归肺、肝、大肠经。

【功效】润肠通便,润肺止咳。

【临床应用】

1. **肠燥便秘**　本品润肠通便之功类同火麻仁和郁李仁,多用于津枯肠燥便秘。如治老人虚秘,可以本品配火麻仁、柏子仁等相须为用。

2. 肺燥干咳　本品有润肺止咳之功。用治肺燥咳嗽,可与胡桃仁共捣成膏状,加熟蜜,饭后米汤送服以润肺通便。

【性能特点】松子仁味甘性温,质润气香,甘润入肠而润肠通便;入肺,则可润肺止咳,主治津枯肠燥便秘,肺燥咳嗽。

【用法用量】煎服,5~10g。或入膏、丸。

【使用注意】脾虚便溏,有湿痰者忌用。

【现代研究】主要含脂肪油74%,主要为油酸脂、亚油酸脂。另尚含掌叶防己碱、蛋白质、挥发油等。

第三节　峻下逐水药

本类药物大多苦寒有毒,药力峻猛,服药后能引起剧烈腹泻,部分药物兼能利尿,使体内潴留的水液从二便排出,消除肿胀。适用于全身顽固水肿,胸腹积水及痰饮积聚、喘满壅实等正气未衰之证。

本类药物攻伐力强,副作用大,易伤正气,临床应用当"中病即止",切不可过量、久服,使用时常配伍补虚药以保护正气。体虚者慎用,孕妇忌用。尤需注意本类药物的炮制、剂量、用法及禁忌,以确保用药安全、有效。

甘遂　Gānsuí
《神农本草经》

为大戟科植物甘遂 *Euphorbia kansui* T. N. Liou ex T. P. Wang 的块根。产于陕西、山西、河南等地。春季开花前或秋末茎叶枯萎后采挖,撞去外皮,晒干。生用或醋制后用。

【药性】苦,寒;有毒。趋向沉降。归肺、肾、大肠经。

【功效】泻水逐饮,消肿散结。

【临床应用】

1. 水肿,臌胀,胸胁停饮　本品苦寒性降,泻水逐饮力峻猛。①治水肿胀满,胸腹积水,痰饮积聚,正气未衰者,可单用研末服,或与牵牛子同用,如二气汤;或与大戟、芫花为末,枣汤送服,如十枣汤;②治水饮与热邪结聚所致的结胸证,见心下疼痛,拒按,按之硬,伴短气烦躁,大便秘结,可配伍大黄、芒硝等以泻热逐水,如大陷胸汤。

2. 风痰癫痫　本品尚有攻逐痰涎作用,用于风痰癫痫,可用甘遂为末,入猪心煨后,与朱砂末为丸服,如遂心丹。

3. 疮痈肿毒　本品外用能消肿散结,治疮痈肿毒,可生用甘遂末水调外敷。

【性能特点】甘遂苦能泄泻,寒可除热,药性峻猛,入肺、肾、大肠经,为泻水逐饮之峻剂,善行经隧之水湿而泻水攻逐痰饮,多用治水饮为患重症之水肿胀满、胸胁停饮及风痰癫痫。《本草衍义》称"专于行水,攻决为用",须用于正气未衰者;外用能消肿散结,治疗疮痈肿毒。

【用法用量】内服宜炮制,入丸、散,0.5~1.5g。外用适量,生用。

【使用注意】孕妇禁用;不宜与甘草同用。有效成分不溶于水,多入丸、散剂。

【现代研究】主要含四环三萜类化合物 α- 和 γ- 大戟醇、甘遂醇、大戟二烯醇;此外,尚含棕榈酸、柠檬酸、鞣质、树脂等。具泻下作用。甘遂萜酯A、B有镇痛作用。甘遂的粗制剂有免疫抑制作用。所含甘遂素A、B有抗白血病的作用。乙醇提取物有引产作用。

【按语】

1. 生甘遂作用较强,毒性亦较大,醋制后其泻下作用和毒性均有减轻。

2. 甘遂的毒性作用较强,连续静脉给药 7 天,可见心、肝、肾的中毒性组织学改变。注射液有很强的溶血作用。内服过量,其中毒反应为腹痛,剧烈腹泻水样便,呈里急后重感,并有恶心、呕吐、头晕、头痛、心悸、血压下降、脱水、呼吸困难、脉搏细弱、体温下降、谵语、发绀等症状;严重者可因呼吸循环衰竭致死。

3. 自《本草经集注》提出"甘遂反甘草"以来,甘遂与甘草属中药"十八反"之列,为历代医家作为配伍禁忌,也为国家药典所规定为忌用之列。但临床中甘遂与甘草的配伍应用,前有古人,后有今人,不乏其例。如伤寒大家张仲景《金匮要略》甘遂半夏汤,甘遂甘草同用治留饮;宋代《圣济总录》芫苈汤,甘遂甘草同用治臌胀;近人林通国,将甘遂与甘草同用治疗结核性脓胸,渗出性胸膜炎、食道癌等病证。证明不但可以同用,而且奏效快、疗效高。故此,甘遂与甘草的反合问题值得深入研究。

京大戟　Jīngdàjǐ
《神农本草经》

为大戟科植物大戟 *Euphorbia pekinensis* Rupr. 的根。产于江西、四川等地。秋、冬二季采挖,洗净,晒干。生用或醋制后用。

【药性】苦,寒;有毒。趋向沉降。归肺、脾、肾经。

【功效】泻水逐饮,消肿散结。

【临床应用】

1. 水肿,胸腹积水,痰饮积聚　本品苦寒性降,泻水逐饮功似甘遂而稍逊。①治水肿、胸腹积水而正气未衰者,可与大枣同煮,食枣;或配伍甘遂、芫花等,以增强泻下逐水作用,如十枣汤、舟车丸;②治痰饮积聚,气逆咳喘,可配伍甘遂、白芥子同用,即控涎丹。

2. 痈疮肿毒,瘰疬痰核　本品寒能清热,消肿散结。①治热毒痈肿疮毒,可鲜用捣烂外敷;②治痰火凝聚的瘰疬痰核,可与鸡蛋同煮,食鸡蛋。

【性能特点】京大戟苦寒有毒,入肺、脾、肾经。泻水逐饮,药力峻猛,与甘遂功似,尤"能泄脏腑之水湿"(《本草纲目》),主治水肿胀满、胸腹积水、痰饮积聚。内服外用可消肿散结,治痈疮肿毒及瘰疬痰核等。

【用法用量】煎服,1.5~3g。入丸、散服,每次 1g。内服醋炙后用;外用适量,生用。

【使用注意】体弱及孕妇禁用;不宜与甘草同用。

【现代研究】主要含二萜脂类成分,还有三萜、黄酮、鞣质和有机酸等化学成分。有泻下、利尿、抗肿瘤、抗白血病等作用。

【附】

红大戟　为茜草科植物红大戟 *Knoxia valerianoides* Thorel et Pitard 的块根。性味苦,寒,有小毒。归肺、脾、肾经。功效与京大戟类似,消肿散结作用较强,而泻水逐饮作用稍弱。主治水肿胀满,胸腹积水,痰饮积聚,气逆咳喘,二便不利,痈肿疮毒,瘰疬痰核。煎服,1.5~3g,入丸、散服,每次 1g,内服醋炙以减轻毒性。外用适量,生用。体虚孕妇禁用,不宜与甘草同用。

芫花　Yuánhuā
《神农本草经》

为瑞香科植物芫花 *Daphne genkwa* Sieb. et Zucc. 的花蕾。产于河南、安徽、江苏等地。春季花未开放时采收,除去杂质,干燥。生用或醋制用。

【药性】苦、辛,温;有毒。趋向沉降。归肺、脾、肾经。

【功效】泻水逐饮,外用杀虫疗疮。

【临床应用】

1. **水肿,胸腹积水,痰饮积聚,咳嗽痰喘** 本品苦降性温,泻水逐饮作用与甘遂、京大戟相似而力稍逊,常与甘遂、京大戟等配伍,治水肿,胸腹水饮,以泻下逐饮,如十枣汤、舟车丸。兼能祛痰止咳,治肺中寒痰、寒饮咳嗽痰喘,可单用或与大枣煎服。

2. **疥癣秃疮,痈肿,冻疮** 本品外用杀虫疗疮,用治头疮、白秃、顽癣等皮肤病及痈肿,可研末单用,或加雄黄研末,猪脂调敷。

【性能特点】芫花苦辛温而有毒,入肺、脾、肾经。内服泻下作用强烈,善泻胸腹停饮,主治水肿、臌胀。入肺可温化寒痰停饮,兼能止咳,治寒痰饮邪蓄肺喘咳等证。外用杀虫疗疮,治疥癣秃疮、痈肿,冻疮。故《名医别录》云其"消胸中痰水,喜唾,水肿,五水在五脏皮肤及腰痛。

【用法用量】煎服,1.5~3g。醋芫花研末吞服,一次 0.6~0.9g,一日 1 次。外用适量。

【使用注意】体弱及孕妇禁用;不宜与甘草同用。

【现代研究】主要含芫花酯甲、乙、丙、丁、戊,芫花素,羟基芫花素,芹菜素及谷甾醇;另含苯甲酸及刺激性油状物。具泻下、利尿、抗菌、镇静、镇咳、祛痰作用。

【按语】

1. 甘遂、京大戟、芫花均为峻下逐水药,具有泻水逐饮之效,作用峻猛,常同用治疗水肿、臌胀、胸胁停饮之证。但甘遂作用最强,其次为京大戟,芫花最弱。但芫花兼有祛痰止咳之功。三者均有毒,且不宜与甘草同用;内服时,须醋制,为保证用药安全,用量宜小。

2. 芫花毒性成分为黄酮苷类,其煎剂口服有强烈利尿致泻作用,并可引起出血,血压下降,循环衰竭。芫花的中毒剂量成人为 9g 以上。

【附】

狼毒 为大戟科植物月腺大戟 *Euphorbia ebracteolata* Hayata 或狼毒大戟 *Euphorbia fischeriana* Steud. 的根。产于东北、华北、西北等地。春、秋二季采挖,洗净,切片,晒干。性味辛,平;有毒。归肝、脾经。功效散结,杀虫。外用于淋巴结核、皮癣;灭蛆。熬膏外敷。不宜与密陀僧同用。

牵牛子 Qiānniúzǐ

《名医别录》

为旋花科植物裂叶牵牛 *Pharbitis nil* (L.) Choisy 或圆叶牵牛 *Pharbitis purpurea* (L.) Voigt 的成熟种子。主产于辽宁。秋末果实成熟、果壳未开裂时采割植株,晒干,打下种子,除去杂质。生用或炒用。

【药性】苦,寒;有毒。趋向沉降。归肺、肾、大肠经。

【功效】泻水通便,消痰涤饮,杀虫攻积。

【临床应用】

1. **水肿胀满,二便不通** 本品苦寒降泄,通利二便以排泄水湿。①治水肿、臌胀、二便不利且正气未衰者,可单本品研末服,或配伍甘遂、京大戟等,以泻水逐饮,如舟车丸;②治热结便秘,单用本品,或配伍大黄、槟榔等,以清热泻下通便;③治食积便结,可与莱菔子配伍,以消食化积,行气通便。

2. **痰壅喘咳** 本品泻降肺气,化痰蠲饮,治肺气壅滞,痰饮咳喘,面目浮肿者,与葶苈子、杏仁、厚朴等配伍,以消痰涤饮,降气平喘,如牵牛子散。

3. **虫积腹痛** 本品杀虫攻积,可借苦降通便作用以排出虫体。治蛔虫、绦虫及虫积腹痛者,与槟榔、使君子等配伍,以去积杀虫。

笔记栏

【性能特点】牵牛子苦寒，其性降泄，善泄湿热，通利水道，能通利二便以排泄水湿，其泻下逐水作用虽较甘遂、京大戟等稍缓，但仍属有毒峻下之品，用于水肿臌胀，二便不利等正气未衰者为宜；入肺，可苦泄降气，涤痰饮，用于肺气壅滞，痰饮咳喘，面目浮肿；苦泄之性，归大肠经，又可泻下通便，杀虫消积，用治实热积滞，大便不通或虫积腹痛。《本草纲目》总结其特点为"逐痰消饮，通大肠气秘风秘，杀虫……"

【用法用量】煎服，3~6g。入丸、散服，每次 1.5~3g。炒用药性减缓。

【使用注意】孕妇禁用；不宜与巴豆、巴豆霜同用。

【现代研究】主要含牵牛子苷、牵牛子酸甲、没食子酸及生物碱麦角醇、裸麦角碱、喷尼棒麦角碱、异喷尼棒麦角碱、野麦碱。具泻下、驱虫作用。

【按语】本品有毒，大量使用除直接引起呕吐、腹痛、腹泻及黏液血便外，还可刺激肾脏，引起血尿，严重者可损及神经系统，发生语言障碍、昏迷等。

巴豆霜　Bādòushuāng
《神农本草经》

为大戟科植物巴豆 Croton tiglium L. 成熟果实的炮制加工品。产于四川、广西、云南等地。秋季果实成熟时采收，堆置 2~3 天，摊开，干燥。去皮取净仁，制成"巴豆霜"，入丸、散用。

【药性】辛，热；有大毒。趋向沉降。归胃、大肠经。

【功效】峻下冷积，逐水退肿，豁痰利咽；外用蚀疮。

【临床应用】

1. 寒积便秘，乳食停滞　本品辛热有毒，能峻下冷积。①治腹满胀痛，大便不通，气急口噤，属寒邪食积阻滞肠道，气血未衰者，可单用本品装胶囊服，或配大黄、干姜为丸服，即三物备急丸，以峻下冷积，开通肠道；②治小儿痰壅、乳食停积，甚则惊悸，可少用巴豆，峻药轻投，配伍胆南星、朱砂、神曲等，以祛痰消积，如万应保赤散。

2. 腹水臌胀，二便不通　本品峻泻，有较强的逐水退肿作用。治腹水臌胀，可配杏仁为丸服。近代治晚期血吸虫病肝硬化腹水，用本品配绛矾、神曲为丸，如含巴绛矾丸。

3. 喉风，喉痹　本品祛痰利咽以畅气道，善治喉痹、结胸、肺痈。①治喉痹痰阻，呼吸急促，甚至窒息欲死者，可用本品灌服或鼻饲，引吐痰涎，开通气道；现代单用本品吹喉，引吐痰涎，治白喉及急性喉炎引起的急性喉梗阻；②治寒实结胸及肺痈脓痰不出，可与桔梗、贝母同用，以排痰外出，即三物白散。

4. 痈疽，疥癣，恶疮　本品外用蚀疮毒。①治痈疽成脓未溃者，常与乳香、没药、木鳖子等熬膏外贴，如验方咬头膏；②治痈疽溃后，腐肉不脱，可用本品外敷；③治疥癣，可用本品加雄黄和匀外擦局部；④治恶疮，单用本品炸油，以油调雄黄、轻粉，外搽疮面即可。

【性能特点】巴豆霜辛热大毒，入胃、大肠经，能峻下冷积，荡涤肠胃沉寒痼冷，开通闭塞，药力刚猛，善治寒滞食积便秘；又能攻痰逐湿，具有很强的峻下逐水退肿作用，对大腹水肿，臌胀，二便不通有良效。豁痰利咽，以利气道，治喉风，喉痹及寒实结胸证；"峻药轻投"，治小儿痰壅咽喉，气逆喘促、乳食停积甚则惊痫者；外用以毒攻毒，可疗疮毒，蚀腐肉，促溃排脓，用治痈肿脓成未溃及疥癣恶疮。《神农本草经》云："破癥瘕痃结聚、坚积、留饮痰癖，大腹水胀，荡涤五脏六腑，开通闭塞，利水谷道，去恶肉。"

【用法用量】口服，0.1~0.3g，多入丸、散用，外用适量。

【使用注意】孕妇禁用；不宜与牵牛子同用。传统认为巴豆得热则助泻，得冷则泻止，故服巴豆时不宜食热粥、饮开水等热物。

【现代研究】主含巴豆油 34%~57%，其中含巴豆油酸和甘油酯。油中尚含巴豆醇二酯和多种巴豆醇三酯。此外,还含巴豆毒素、巴豆苷、生物碱、β-谷甾醇等。有泻下、抗肿瘤、抗炎、抗菌作用。巴豆油主要含有毒性球蛋白,能溶解红细胞,使局部组织坏死。

【按语】本品因含巴豆毒蛋白而具有强烈的毒性。巴豆毒蛋白是一种细胞原浆毒,能溶解红细胞,并使局部细胞坏死。中毒表现:症状为咽喉肿痛、呕吐、肠绞痛、腹泻,甚则腐蚀肠壁,出现霍乱样米汤样大便,头痛,眩晕,皮肤冷湿,脱水,呼吸或循环衰竭而死亡。外用巴豆霜可产生接触性皮炎,局部烧灼成脓疱状红疹,水疱等症状。

【附】

巴豆　为大戟科植物巴豆 *Croton tiglium* L. 的成熟果实。性味辛,热;有大毒。归胃、大肠经。功效外用蚀疮。适用于恶疮疥癣,疣痣。外用适量,研末涂患处,或捣烂以纱布包擦患处。孕妇禁用;不宜与牵牛子同用。

附表药物

药名	药性	功效	主治证	用法用量
商陆	苦,寒;有毒。归肺、脾、肾、大肠经	逐水消肿,通利二便;外用解毒散结	水肿胀满,二便不通;外治痈肿疮毒	3~9g。外用适量,煎汤熏洗。孕妇禁用
千金子	辛,温;有毒。归肝、肾、大肠经	泻下逐水,破血消癥;外用疗癣蚀疣	二便不通,水肿,痰饮,积滞胀满,血瘀经闭;外治顽癣,赘疣	1~2g,去壳,去油用,多入丸、散服。外用适量,捣烂敷患处。孕妇禁用。以免中毒

学习小结

一、功效归纳

1. 泻下药兼有功效归纳

共同功效	兼有功效	代表药物
泻下	活血	大黄、千金子
	消肿散结	芒硝、大戟、甘遂、商陆
	利水利尿	牵牛子、郁李仁、商陆
	清热泻火	大黄、芒硝、芦荟

2. 其他章节具有泻下作用的药物

主要有:榧子、桃仁、瓜蒌仁、胖大海、苦杏仁、紫苏子、柏子仁、核桃仁、肉苁蓉、何首乌、桑椹、当归、黑芝麻、决明子、蜂蜜、硫黄等(润肠通便);虎杖、轻粉、羊蹄等(攻下)。

二、中药功效术语解释

[釜底抽薪]攻下药大多具有苦寒沉降之性,具有较强的清热泻火的作用,可用于治疗热病高热神昏,谵语发狂;火热上炎所致头痛目赤,咽喉肿痛,牙龈肿痛以及火热炽盛所致的上部出血证等,不论便秘与否均可用之。以其通导积滞,导热下行,具有釜底抽薪之效。

[推陈致新]祛除人体陈腐物质,促进气血津液的新生。如攻下药之大黄,通过清除肠胃积滞,减少毒素吸收,使消化功能得以恢复。以及下瘀血以达祛瘀生新之功。所以《神农本草经》谓大黄"下瘀血……留饮宿食,荡涤肠胃,推陈致新"。

[逐水]攻逐水饮之义。逐水药有毒,服后能引起峻泻,使体内潴留的水饮得以排出。适用于水肿、臌胀、悬饮等。

(许利平)

复习思考题

1. 泻下药如何将通因通用治则用于临床病证?

2. 峻下逐水药毒性较强,如何保证临床安全用药?

3. 张某,男,32岁。自诉肝脓肿术后右胁隐痛伴持续低热1月余,近日疼痛加剧,前来就诊。刻下:患者诉右胁隐痛,腹胀,胸闷心烦,急躁易怒,厌食,睡眠一般,口苦,大便2日一行,质干结,小便微黄,神清,肝区按压疼痛(+),墨菲征(-),皮肤及巩膜微黄染,舌黯红苔黄腻,脉弦数。根据临床表现,可选用哪些泻下药,为什么?

◆◆◆ 第四章 ◆◆◆

祛 风 湿 药

凡以祛除风湿，解除痹痛为主要功效，主要用于治疗风湿痹证的药物，称为祛风湿药。

根据祛风湿药的药性、功效及临床应用的不同，一般将其分为祛风寒湿药、祛风湿热药和祛风湿强筋骨药三类。

祛风湿药味多辛香苦燥走散，性或温或凉，大多归肝、肾经，部分兼入脾经，多具祛除风湿之功，有的分别还有舒筋、通络、止痛、活血或补肝肾、强筋骨等功效，主要用治风、寒、湿、热等外邪留着于肌肉、经络、筋骨，闭阻经络，气血运行不畅所致的痹证，症见肢体关节疼痛、酸楚、麻木、重着、屈伸不利、半身不遂、腰膝酸痛、下肢痿弱、关节肿大灼热等。

使用祛风湿药应根据痹证类型、邪犯部位、病程长短等，选择相应的药物，并作适当配伍。如风邪偏盛的行痹，应选择善能祛风的祛风湿药，佐以活血养营之品；湿邪偏盛的着痹，应选用温燥的祛风湿药，佐以健脾渗湿之品；寒邪偏盛的痛痹，当选用温性较强的祛风湿药，佐以通阳温经之品；外邪入里而从热化或郁久化热的热痹，当选用寒凉的祛风湿药，酌情配伍凉血清热解毒药；感邪初期，病邪在表，当配伍散风胜湿的解表药；病邪入里，须与活血通络药同用；若夹有痰浊、瘀血者，须与化痰、散瘀药同用；久病体虚，肝肾亏虚，气血不足者，应选用强筋骨的祛风湿药，配伍补肝肾、益气血的药物，扶正以祛邪。

痹证多属慢性疾病，为服用方便，可制成酒或丸、散剂，酒制还能增强祛风湿药的功效。也可制成外敷剂型，直接用于患处。辛温性燥的祛风湿药，易耗血伤阴，故阴血亏虚者应慎用。部分药物有毒，应注意其炮制、配伍、剂量、用法等合乎规范。

祛风湿药一般具有抗炎、镇痛、改善外周循环、抑制血小板聚集、调节机体免疫等作用。

第一节　祛风寒湿药

本节药物味多辛苦,性温,入肝脾肾经。辛行散祛风,苦燥湿,温通祛寒。有较好的祛风、除湿、散寒、止痛、通经络等作用,尤以止痛为其特点,主要适用于风寒湿痹,肢体关节疼痛,痛有定处,遇寒加重等。配伍亦可用于风湿热痹。因药性偏于温燥,故血虚津亏或阴虚内热者当慎用。

独活　Dúhuó
《神农本草经》

为伞形科植物重齿毛当归 Angelica pubescens Maxim. f. biserrata Shan et Yuan 的根。主产于四川、湖北、安徽等地。春初或秋末采挖,晒干。生用。

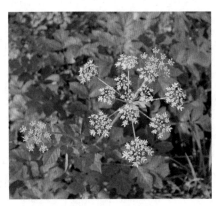
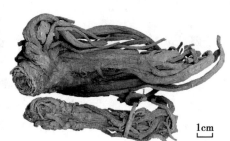

独活

【药性】辛、苦,微温。趋向升浮。归肾、膀胱经。

【功效】祛风除湿,通痹止痛。

【临床应用】

1. 风寒湿痹　本品辛散苦燥温通,功善祛风湿,止痹痛,为治风湿痹痛主药,凡风寒湿邪所致之痹证,无论新久,均可应用;因其主入肾经,性善下行,尤以下半身寒湿痹痛为宜。①治风寒湿痹证,肌肉、腰背、手足疼痛,可配防风、附子、石楠叶等以祛风除湿、温里散寒,如独活汤;②治痹证日久正虚,腰膝酸软,关节屈伸不利者,配桑寄生、杜仲、人参等,以补益肝肾,养血活血,祛除风湿,如独活寄生汤。

2. 风寒夹湿表证　本品辛散温通苦燥,有类似羌活而较弱的散风寒胜湿作用,宜于外感风寒夹湿所致的头痛头重,一身尽痛,配羌活、藁本等以解表散寒,祛风胜湿,如羌活胜湿汤。

此外,其祛风湿之功,亦治皮肤瘙痒,内服或外洗皆可。其止痛之功,可治风扰肾经,伏而不出之少阴头痛等。

【重点配伍】独活配羌活:独活性微温,功擅祛风湿、止痛、发表,能散在里寒湿与伏风,善治腰以下的风寒湿痹。羌活性温,长于发表、胜湿止痛、祛风散寒,能散肌表寒湿及游风,善治上半身的风寒湿痹;两药合用,达表走里,增强祛风寒湿之功,治无论上下风湿痹痛均可,且用治外感风寒夹湿表证。

【性能特点】独活辛散苦燥,气香温通,既温燥寒湿,又疏散风邪,且能止痛。凡风寒湿

羌活与独活分治上下半身风湿痹痛的内在机制是什么?

杂至所致痹证,无论病程长短急缓,均可应用,《名医别录》云"治诸风,百节痛风无问久新者";因其主入下焦足少阴肾经,作用部位偏下,临床对腰以下之寒湿痹痛尤为常用;入膀胱经,又可发散肌表风寒,苦燥之性,可除外感之湿邪。因而有解表功效,常用治外感风寒夹湿之证。善入肾经,搜伏风,止痛,善治少阴伏风头痛。

【用法用量】煎服,3~10g。外用适量。

【使用注意】阴虚及血燥者慎用。

【现代研究】主含香豆素类成分,如:蛇床子素,东莨菪素,异欧前胡素等;挥发油,如:佛手柑内酯,二氢山芹醇当归酸酯,二氢山芹醇,二氢山芹醇乙酸酯,当归醇等;还含甾醇类等。有抗炎、镇痛、抗心律失常、抑制血小板聚集等作用。

【按语】《神农本草经》谓:"羌活……一名独活",故当时羌活与独活是混淆的,陶弘景在《本草经集注》里始明确指出了羌活与独活药材性状、气味、效用、产地的不同,将二者分开。

威灵仙　Wēilíngxiān
《新修本草》

为毛茛科植物威灵仙 *Clematis chinensis* Osbeck、棉团铁线莲 *Clematis hexapetala* Pall. 或东北铁线莲 *Clematis manshurica* Rupr. 的根及根茎。前一种主产于江苏、安徽、浙江等地,应用较广。后两种部分地区应用。秋季采挖,晒干,切段,生用。

【药性】辛、咸,温。趋向升浮。归膀胱经。

【功效】祛风湿,通经络。

【临床应用】

风湿痹证　本品辛散温通,性猛善走,既能祛风湿,又能通经络止痛,为治风湿痹痛要药。凡风湿痹痛,肢体麻木,筋脉拘挛,屈伸不利,无论上下皆可应用,尤宜于风邪偏盛,拘挛掣痛者。①治风邪偏盛,拘挛掣痛者,可单用为末服,即威灵仙散;②治风寒腰背疼痛,与当归、肉桂同用,即神应丸。

此外,本兼有软化鲠骨作用,用治诸骨鲠喉,可单用或与砂糖、醋煎后慢慢咽下。尚能通经络止痛,可治跌打伤痛、头痛、牙痛、胃脘痛等。

【性能特点】威灵仙辛散温通,性善走窜,《药品化义》谓其"性猛急,善走而不守,宣通十二经络",且长于"疏风邪,走络通经"(《本草便读》),既可祛周身肌表之风湿,又能通上下经络而止痛,为治风湿痹痛之要药。对于痹证风邪偏盛,全身游走性疼痛尤为适宜。骨鲠咽喉,也为常用之品。

【用法用量】煎服,6~10g。外用适量。

【使用注意】本品辛散走窜,气血虚弱者慎服。

【现代研究】主含皂苷类成分,如:威灵仙皂苷 A、B,常春藤皂苷,齐墩果酸苷等;黄酮类成分,如橙皮苷,柚皮素,大豆素等;三萜类成分,如齐墩果酸;还含挥发油等。有镇痛、抗炎、保肝利胆、促尿酸排泄、降血糖、降血压等作用。威灵仙所含白头翁素与白头翁醇为有毒成分,服用过量会引起中毒。

川乌　Chuānwū
《神农本草经》

为毛茛科植物乌头 *Aconitum carmichaelii* Debx. 的母根。主产于四川、云南、陕西等地。6月下旬至8月上旬采挖,除去子根、须根及泥沙。生用或制后用。

【药性】辛、苦,热;有大毒。趋向升浮。归心、肝、肾、脾经。

【功效】祛风除湿,温经止痛。

【临床应用】

1. 风寒湿痹,拘急疼痛　本品辛热燥烈,善于祛风除湿、温经散寒,止痛作用强,为治风寒湿痹证之佳品,尤宜于寒邪偏盛之风湿痹痛。①治寒湿侵袭,历节疼痛,不可屈伸者,配麻黄、芍药、甘草等,以散寒除湿止痛,如乌头汤;②治寒湿瘀血留滞经络,肢体筋脉挛痛,关节屈伸不利,或中风手足不遂,日久不愈者,配草乌、地龙、乳香,以祛寒通经活络,如活络丹。

2. 心腹冷痛,寒疝疼痛　本品辛散温通,散寒止痛之功显著,治阴寒内盛之心腹冷痛、寒疝腹痛、手足厥冷者,单用本品浓煎加蜂蜜服,即大乌头煎。

此外,本品止痛作用强,可用治跌打损伤,骨折瘀肿疼痛。古方亦常以本品作为麻醉止痛药,如整骨麻药方、外敷麻药方。

【性能特点】川乌辛热燥烈,药性雄悍,既可散在表之风邪,又通逐在里之寒湿,温通经络而止痛,为治疗寒湿痹证日久,关节疼痛不可屈伸,中风手足不仁之要药。归心、肝、肾、脾四经,能温煦脏腑,温里散寒止痛,故也常用治阴寒内盛之心腹冷痛,寒疝疼痛之常用药。故《长沙药解》称"其性疏利迅速,开通关腠,驱逐寒湿之力甚捷,凡历节、脚气、寒疝、冷积、心腹疼痛之类并有良功"。

【用法用量】煎服,1.5~3g;宜先煎、久煎。外用适量。

【使用注意】内服应炮制用,生品内服宜慎;酒浸、酒煎服易致中毒,应慎用。孕妇忌用。不宜与半夏、瓜蒌类、贝母类、白蔹、白及同用。

【现代研究】主含多种生物碱,如:乌头碱,次乌头碱,新乌头碱等,以及乌头多糖A、B、C、D等。制川乌主含单酯型乌头生物碱类成分:苯甲酰乌头原碱,苯甲酰次乌头原碱,苯甲酰新乌头原碱,酯型生物碱及微量双酯型乌头生物碱。有明显的抗炎、镇痛及免疫抑制等作用,有强心作用,但剂量加大则引起心律失常,终致心脏抑制;乌头碱可引起心律不齐和血压升高,还可增强毒毛旋花子苷G对心肌的毒性作用,有明显的局部麻醉作用;乌头多糖有显著降低正常血糖作用;注射液对癌细胞有抑制作用。

【按语】

1. 乌头一药在明代《本草纲目》始分为川乌、草乌两种,川乌辛温燥烈,有大毒,而草乌之毒更甚。

2. 乌头服用不当可引起中毒,其症状为口舌、四肢及全身麻木,流涎,恶心,呕吐,腹泻,头昏,眼花,口干,脉搏减缓,呼吸困难,手足搐搦,神志不清,大小便失禁,血压及体温下降,心律不齐,室性期前收缩和窦房停搏等。严重者,可致循环、呼吸衰竭及严重心律不齐而死亡。乌头内服均宜制用,并先煎、久煎。

【附】

草乌　为毛茛科植物北乌头 *Aconitum kusnezoffii* Reichb. 的根。主产于东北、华北。性味归经、功效、应用、用法用量、使用注意等与川乌基本相同,但毒性更强。

蕲蛇　Qíshé
《雷公炮炙论》

为蝰科动物五步蛇 *Agkistrodon acutus* (Güenther) 的干燥体。主产于湖北、江西、浙江等地。多于夏、秋二季捕捉,剖开蛇腹,除去内脏。以黄酒润透,去鳞、骨用。

【药性】甘、咸,温;有毒。趋向升浮。归肝经。

【功效】祛风,通络,止痉。

【临床应用】

1. 风湿顽痹,中风半身不遂　本品性善走窜,能内走脏腑,外达肌表而透骨搜风,祛内外之风邪,又能通经络,凡风寒湿痹证无不宜之,尤善治病深日久之风湿顽痹,经络不通,麻木拘挛,以及中风口眼㖞斜,半身不遂者,配防风、羌活、当归等祛风通络、活血养营之品,如白花蛇酒。

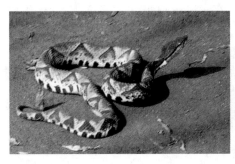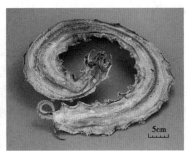

蕲蛇

2. **小儿惊风,破伤风** 本品入肝,既能祛外风,又能息内风,风去则惊搐自定,为治抽搐痉挛常用药。治小儿急慢惊风、破伤风之抽搐痉挛,配乌梢蛇、蜈蚣等,如定命散。

3. **麻风,疥癣** 本品能外走肌表而祛风止痒,兼以毒攻毒,故风毒之邪壅于肌肤亦为常用之品。①治麻风,配大黄、蝉蜕、皂角刺等,如追风散;②治疥癣,配荆芥、薄荷、天麻,即驱风膏。

此外,本品有毒,能以毒攻毒,可治瘰疬、恶疮。

【性能特点】蕲蛇味甘性温,性善走窜,既内走脏腑,又外彻皮肤,周达全身,透骨搜风;既祛外风,又能息内风,为治疗顽痹风瘫,惊风抽搐,痒疹癣癞恶疮之要药。《本草纲目》云:"白花蛇能透骨搜风,截惊定搐,为风痹、惊搐、癫癣恶疮要药。"

【用法用量】煎汤,3~9g;研末吞服,一次1~1.5g,一日2~3次。或酒浸、熬膏、入丸、散服。

【使用注意】阴虚内热者忌服。

【现代研究】主含蛋白质及脂肪类成分,蕲蛇酶等蛇毒成分为蛋白质类成分。有抗血栓、降血压及抗肿瘤等作用。

【按语】本品在古代本草文献中以白花蛇为正名,历代本草和医家均认为"有毒"。然蕲蛇之毒性是在活体头部毒腺所分泌的毒液,而药材所用是其干燥体,古今临床未见其中毒记载,现代亦未见其药材毒性、毒理研究的报道,故是否有毒,值得商榷。

【附】

金钱白花蛇 为眼镜蛇科动物银环蛇 *Bungarus multicinctus* Blyth 的幼蛇干燥体。性味归经、功效、应用与蕲蛇相似而力较强。煎服,2~5g;研粉吞服1~1.5g。

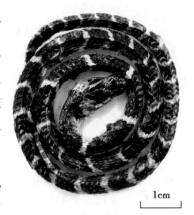

金钱白花蛇

乌梢蛇 Wūshāoshé
《药性论》

为游蛇科动物乌梢蛇 *Zaocys dhumnades*(Cantor)的干燥体。中国大部分地区有分布。多于夏、秋二季捕捉,剖开蛇腹或先剥去蛇皮留头尾,除去内脏。黄酒闷透,去皮骨用。

【药性】甘,平。趋向升浮。归肝经。

【功效】祛风,通络,止痉。

【临床应用】

1. **风湿顽痹,中风不遂** 本品性走窜,能搜风邪,透关节,通经络,其功用与蕲蛇相似而力缓。常用于风湿痹证及中风半身不遂,尤宜于风湿顽痹,日久不愈者。①治风痹,手足缓弱,麻木拘挛,配全蝎、天南星、防风等,如乌蛇丸;②治顽痹瘫缓,挛急疼痛,或制酒饮,即乌蛇酒;③治中风口眼㖞斜,半身不遂,宜配通络、活血之品。

2. **小儿惊风,破伤风** 本品入肝,既祛外风,又息内风以定惊搐。①治小儿急慢惊风,配麝香、皂荚等,如乌蛇散;②治破伤风之抽搐痉挛,配蕲蛇、蜈蚣,即定命散。

3. **麻风,疥癣** 本品善行祛风而能止痒。①治麻风,配白附子、大风子、白芷等,如乌蛇丸;②治干湿癣证,配枳壳、荷叶,即三味乌蛇散。

此外,本品又可治瘰疬、恶疮。

【性能特点】本品功用与蕲蛇相似而力缓。《雷公炮制药性解》云:"专主去风。"无论内风、外风,还是外风诱发内风所致的病证均可选用。以祛肌肉皮肤风邪为优,是治顽麻不仁,瘰疬疥癣之良品。

【用法用量】煎服,6~12g;研末,每次 2~3g;或入丸剂、酒浸服。外用适量。

【使用注意】血虚生风者慎服。

【现代研究】含多种氨基酸、蛋白质及脂肪类成分。有抗炎、镇痛、镇静及调节免疫等作用。其血清有对抗五步蛇毒作用。

【附】

蛇蜕 为游蛇科动物多种蛇蜕下的皮膜。性味甘、咸,平。趋向升浮。归肝经。功能祛风,定惊,退翳,解毒止痒。适用于惊风癫痫,翳障,喉痹,口疮,痈疽疔毒,瘰疬,皮肤瘙痒,白癜风等。煎汤,2~3g;研末吞服,每次 0.3~0.6g。外用适量。

木瓜　Mùguā

《名医别录》

为蔷薇科植物贴梗海棠 *Chaenomeles speciosa* (Sweet) Nakai 的近成熟果实。夏、秋二季果实绿黄时采收,置沸水中烫至外皮灰白色,对半纵剖,晒干。切片,生用。

【药性】酸,温。双重趋向。归肝、脾经。

【功效】舒筋活络,和胃化湿。

【临床应用】

1. **风湿痹证** 本品味酸入肝,性温不燥。祛风除湿之力和缓,功善舒筋活络,为治痹证筋脉拘挛、关节屈伸不利之要药。①治风湿痹痛,腰膝关节酸重疼痛,配威灵仙、蕲蛇、川芎等;②治筋急项强,不可转侧,配乳香、没药等活血舒筋药,如木瓜煎;③治脚膝疼重,不能远行久立者,配羌活、独活、附子等,如木瓜丹。

2. **脚气水肿** 本品去湿舒筋,为治脚气水肿常用药。治脚气水肿疼痛不可忍者,配吴茱萸、槟榔、苏叶等温中燥湿,利水之品,如鸡鸣散。

3. **吐泻转筋** 本品气香入脾经,能化湿以和脾胃,舒筋以除脚腓挛急,用于湿浊中阻之腹痛吐泻转筋。偏寒者,配吴茱萸、茴香、紫苏等,如木瓜汤;偏热者,可配蚕沙、薏苡仁、黄连等,如蚕矢汤。

此外,本品尚有消食作用,用于消化不良;并能生津止渴,可治津伤口渴。

【性能特点】木瓜酸温气香,酸能入肝而舒筋活络,温香入脾而化湿和胃。为治痹证筋脉拘挛、关节屈伸不利之要药,水肿脚气、吐泻转筋,亦为常用。《名医别录》云:"主湿痹邪气,霍乱大吐下,转筋不止。"

【用法用量】煎服,6~9g。

【使用注意】内有郁热,小便短赤者忌服。

【现代研究】主含三萜类成分,如:齐墩果酸、熊果酸、白桦脂酸等;有机酸类成分,如:苹果酸,枸橼酸,酒石酸,琥珀酸,苯甲酸等。有镇痛、抗炎、保肝、松弛胃肠道平滑肌及抑菌等作用。

【按语】除上述品种外,同属植物榠楂 *Chaenomeles sinensis*(Thouin)koehn 的果实作木瓜用,称光皮木瓜。此外,毛叶木瓜 *Chaenomeles chaenomeles*(Hemsl.)Schneid.、西藏木瓜 *Chaenomeles thibetica* Yü 的果实在某些地区也作为木瓜使用。

伸筋草　Shēnjīncǎo
《本草拾遗》

为石松科植物石松 *Lycopodium japonicum* Thunb. 的全草。中国大部分地区均产。夏、秋季采收,晒干。切段,生用。

【药性】微苦、辛,温。趋向升浮。归肝、脾、肾经。

【功效】祛风除湿,舒筋活络。

【临床应用】

1. **风寒湿痹**　本品辛散苦燥温通,善祛风除湿而舒筋活络,痹痛拘挛属风湿俱盛兼寒者用之为宜。①治风寒湿痹,关节酸痛,屈伸不利,配羌活、独活、桂枝、白芍等;②治肢体软弱,肌肤麻木,配松节、寻骨风、威灵仙等。

2. **跌打损伤**　本品能舒筋活血,消肿,用于跌打损伤,瘀肿疼痛,配苏木、土鳖虫、红花等活血通络药,内服外洗均可。

【性能特点】伸筋草辛散苦燥温通,《滇南本草》云:"其性走而不守,其用沉而不浮。"尤以擅长缓筋急而得名,为风湿久痹,筋脉拘急之要药。舒筋活血,消肿通络也可用于跌打损伤,筋骨疼痛。《生草药性备要》云其"消肿,除风湿,舒筋活络,治气结疼痛,损伤,金疮内伤"。

【用法用量】煎服,3~12g。外用适量。

【使用注意】孕妇及月经过多者慎用。

【现代研究】主含石松碱,棒石松宁碱等生物碱,石松三醇,石松四醇酮等萜类化合物,β-谷甾醇等甾醇,及香草酸,阿魏酸等。有抗炎、镇痛、调节免疫及镇静等作用。其透析液对实验性硅沉着病有良好的疗效;所含石松碱对小肠及子宫有兴奋作用。

海风藤　Hǎifēngténg
《本草再新》

为胡椒科植物风藤 *Piper kadsura*(Choisy)Ohwi 的藤茎。主产于福建、海南、浙江等地。夏、秋二季采割,除去根、叶,晒干。切厚片,生用。

【药性】辛、苦,微温。趋向升浮。归肝经。

【功效】祛风湿,通经络,止痹痛。

【临床应用】

1. **风寒湿痹**　本品辛散、苦燥、温通,为治风寒湿痹,肢节疼痛,筋脉拘挛,屈伸不利的常用药,每与羌活、独活、当归等配伍,如蠲痹汤。亦可入膏药方中外用。

2. **跌打损伤**　本品能通络止痛,治跌打损伤,瘀肿疼痛,可与三七、土鳖虫、红花等配伍。

【性能特点】海风藤辛苦微温,长于祛风湿,行经络,和血脉,止疼痛,为祛风通络止痛之要药。并能活血通络,舒筋止痛,也可用于跌打损伤,局部肿痛。《本草再新》云其"行经络,和血脉……下湿除风,理腰脚气"。

【用法用量】煎服,6~12g。外用适量。

【现代研究】主含木脂素类成分,如:海风藤酮,海风藤酚,甲基海风藤酚等;挥发油。挥发油有抗炎、镇痛作用,木脂素类成分及其水、醇提物有抑制血小板活化、抗脑缺血等作用。其主要成分海风藤酮有抑制肿瘤转移等作用。

青风藤　Qīngfēngténg
《本草纲目》

为防己科植物青藤 *Sinomenium acutum*(Thunb.)Rehd. et Wils. 及毛青藤 *Sinomenium acutum*(Thunb.)Rehd. et Wils. var. *cinereum* Rehd. et Wils. 的根茎。主产于长江流域及其以南各地。秋末冬初采割,晒干。切片,生用。

【药性】苦、辛,平。双重趋向。归肝、脾经。

【功效】祛风湿,通经络,利小便。

【临床应用】

1. **风湿痹证**　本品辛散苦燥,有较强的祛风湿,通经络作用。①治风湿痹痛,关节肿胀,或风湿麻木,单用即效;亦常与防己配伍,加酒煮饮;或与红藤、防风、桂枝等同用;②治肩臂痛可配姜黄、羌活等;③治腰膝痛常配伍独活、牛膝等。

2. **水肿,脚气**　本品通经络又能利小便。①治水肿,可单用亦可与白术等同用;②治脚气湿肿,可单用或随证配伍吴茱萸、木瓜等。

此外,本品尚可用于胃痛、皮肤瘙痒。

【性能特点】青风藤味苦、辛,性平,《本草纲目》称其"治风湿流注,历节鹤膝,麻痹瘙痒,损伤疮肿"。其辛能散风,苦能燥湿,入肝,祛风除湿,通络止痛,入脾,既可清生湿之源,又可俾湿有去路,故常用于治疗风湿痹证,关节肿胀及水肿脚气等。

【用法用量】煎服,6~12g。外用适量。

【现代研究】主含生物碱类成分,如:青藤碱,异青藤碱,双青藤碱,四氢表小檗碱等;脂类、甾醇类等。有镇痛、抗炎、抑制免疫、抑制胃肠收缩、促组胺释放、中枢神经抑制及抗心律失常等作用。

路路通　Lùlùtōng
《本草纲目拾遗》

本品为金缕梅科植物枫香树 *Liquidambar formosana* Hance 的成熟果序。全国大部分地区有产。冬季果实成熟后采收,除去杂质,晒干。生用。

【药性】苦,平。双重趋向。归肝、肾经。

【功效】祛风活络,利水,通经。

【临床应用】

1. **风湿痹痛,中风半身不遂**　本品既能祛风湿,又能舒筋络,通经脉。①善治风湿痹痛,麻木拘挛者,常与伸筋草、络石藤、秦艽等配伍;②治气血瘀滞,脉络痹阻,中风后半身不遂,可与黄芪、川芎、红花等同用。

2. **跌打损伤**　本品能通行经脉而散瘀止痛,治跌打损伤,瘀肿疼痛,常配桃仁、红花、苏木等。

3. **水肿**　本品味苦降泄,能通经利水消肿,治水肿胀满,多与茯苓、猪苓、泽泻等同用。

4. **经行不畅,经闭**　本品能疏理肝气而通经,治气滞血瘀之经少不畅或经闭,小腹胀痛,常与当归、川芎、茺蔚子等配伍。

5. **乳少,乳汁不通**　本品能通经脉,下乳汁,治乳汁不通,乳房胀痛,或乳少,常配穿山甲、王不留行、青皮等。

此外,本品能祛风止痒,用于风疹瘙痒,可与地肤子、刺蒺藜、苦参等配伍,内服或外洗。

【性能特点】《本草纲目拾遗》谓路路通"其性大能通十二经",善祛风除湿,故风寒湿痹,筋脉拘挛,周身骨节痛者宜之;并能行血通脉,祛瘀通经下乳,故气血瘀滞、脉络闭阻之半身不遂,跌打损伤、瘀血疼痛,经行不畅、痛经,产后乳汁不下等均可用之。尚有利水消肿作用,用于水肿胀满。

【用法用量】煎服,5~10g。外用适量。

【使用注意】月经过多及孕妇忌服。

【现代研究】主含萜类成分,如:路路通酸,路路通内酯,齐墩果酸,熊果酸等;挥发油、黄酮类成分、环烯醚萜类成分、甾醇等。路路通水煎剂和路路通酸有抗炎、镇痛等作用。其甲醇提取物白桦脂酮酸有明显的抗肝细胞损伤作用。

附表药物

药名	药性	功效	主治证	用法用量
徐长卿	辛,温。归肝、胃经	祛风,化湿,止痛,止痒	风湿痹痛,胃脘胀痛,牙痛,腰痛,跌仆伤痛。风疹、湿疹	煎服,3~12g,后下
蚕沙	甘、辛,温。归肝、脾、胃经	祛风湿,和胃化湿	风湿痹证,吐泻转筋,风疹、湿疹瘙痒	煎服,5~15g;宜布包煎。外用适量
油松节	苦、辛,温。归肝、肾经	祛风除湿,通络止痛	风寒湿痹,跌打损伤	煎服,9~15g。外用适量。阴虚血燥者慎服
丁公藤	辛,温;有小毒。归肝、脾、胃经	祛风除湿,消肿止痛	风湿痹痛,半身不遂,跌仆肿痛	3~6g,用于配制酒剂,内服或外搽。本品有强烈的发汗作用,虚弱者慎用;孕妇禁用
昆明山海棠	苦、辛,温;有大毒。归肝、脾、肾经	祛风湿,祛瘀通络,续筋接骨	风湿痹证。跌打损伤,骨折	煎服,根6~15g,茎枝20~30g,宜先煎。或酒浸服。外用,适量。孕妇及体弱者忌服
穿山龙	甘、苦,温。归肝、肾、肺经	祛风除湿,舒筋通络,活血止痛,止咳平喘	风湿痹病,关节肿胀,疼痛麻木,跌仆损伤,闪腰岔气,咳嗽气喘	9~15g;也可制成酒剂用

第二节 祛风湿热药

本类药物性味多为辛、苦、寒,入肝、脾、肾经。辛行散,苦降泄,寒清热。具有良好的祛风除湿,通络止痛,清热消肿之功,主要用于风湿热痹,关节红肿热痛等症。经配伍亦可用于风寒湿痹。

秦艽　Qínjiāo

《神农本草经》

为龙胆科植物秦艽 *Gentiana macrophylla* Pall.、麻花秦艽 *Gentiana straminea* Maxim.、粗茎秦艽 *Gentiana crassicaulis* Duthie ex Burk. 或小秦艽 *Gentiana dahurica* Fiseh. 的根。前三

种按性状不同分别习称"秦艽"和"麻花艽",后一种习称"小秦艽"。主产于陕西、甘肃、内蒙等地。春、秋二季采挖。去芦头,晒干。切片,生用。

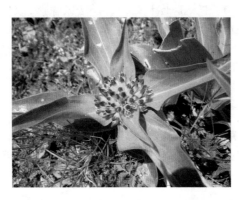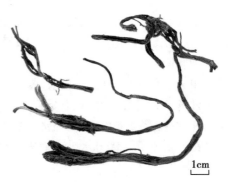

秦艽

【药性】辛、苦,平。双重趋向。归胃、肝、胆经。

【功效】祛风湿,清湿热,止痹痛,退虚热。

【临床应用】

1. **风湿痹证** 本品辛散苦泄,质偏润而不燥,为祛风湿药中之润剂。有祛风湿,通经络,止痹痛的功效,凡风湿痹痛,筋脉拘挛,骨节酸痛,无问寒热新久均可配伍应用。因其性平偏寒,兼有清热作用,故对热痹尤为适宜。①治风湿热痹,关节红肿疼痛,多配伍防己、牡丹皮、络石藤等;②治风寒湿痹,肢节疼痛拘挛,配天麻、羌活、当归等,如秦艽天麻汤。

2. **中风半身不遂** 本品既能祛风邪,舒筋络,又善"活血荣筋",可用于中风半身不遂等。①治中风半身不遂,口眼㖞斜,四肢拘急,舌强不语等,单用大量水煎服即能奏效;②治中风口眼㖞斜,言语不利,恶风恶寒者,配升麻、葛根、防风、芍药等祛风散寒通络药,如秦艽升麻汤;③治血虚中风者,配当归、熟地、白芍等补血药,如秦艽汤。

3. **骨蒸潮热,疳积发热** 本品尚能退虚热,除骨蒸,为治虚热证要药。①治骨蒸日晡潮热,配青蒿、地骨皮、知母等,如秦艽鳖甲散;②治小儿疳积发热,配薄荷、炙甘草,即秦艽散。

4. **湿热黄疸** 本品可清肝胆湿热而退黄疸,用于湿热黄疸,单用为末服;亦可配茵陈、栀子、大黄等,如山茵陈丸,以增强利湿退黄之功。

【性能特点】秦艽辛散苦泄,能散厥阴肝经之风,泄阳明胃腑之湿,质润性平,为"风药中之润剂,散药中之补剂"。凡风湿痹痛,筋脉拘挛,骨节酸痛,无问寒热新久均可配伍应用。性平偏寒,对热痹尤为适宜。又能舒筋活络,可用于中风半身不遂等。尚能退虚热,除骨蒸,且无损阴津,为治虚热证常用药。并"去阳明之湿热"(《本草纲目》),"宣通诸府,引导湿热,直走二阴而出"(《本草正义》),除主治湿热痹证外,还可清利肝胆湿热而退黄疸,用于湿热黄疸。

【用法用量】煎服,3~10g。

【现代研究】主含环烯醚萜类成分,如:龙胆苦苷,獐牙菜苦苷,秦艽苷,当药苷,马钱苷酸等;生物碱类成分,如:龙胆碱(秦艽碱甲),龙胆次碱(秦艽碱乙)等;有机酸类成分:栎瘿酸;糖类及挥发油等。有抗炎镇痛、免疫调节、降压和保肝等作用。

【按语】各地作秦艽药用的尚有:天山秦艽 *Gentiana tianschanica* Rupr.;西藏秦艽 *Gentiana tibetica* King ex Hook. f.;中亚秦艽 *Gentiana kaufmanniana* Regel et Schmalh.;管花秦艽 *Gentiana siphonantha* Maxim. ex Kusnez.;斜升秦艽 *Gentiana decumbens* L. f.。

防己 Fángjǐ

《神农本草经》

为防己科植物粉防己 *Stephania tetrandra* S. Moore 的根。习称"汉防己",主产于安徽、浙江、江西等地;秋季采挖,洗净,除去粗皮,切段,粗根纵切两半,晒干。切厚片,生用。

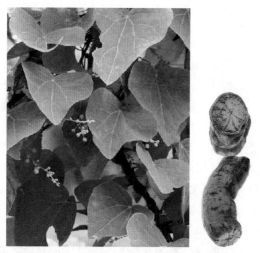

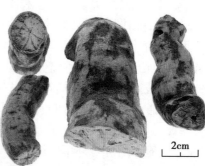

防己

【药性】苦,寒。双重趋向。归膀胱、肺经。

【功效】祛风止痛,利水消肿。

【临床应用】

1. **风湿痹证** 本品辛散祛风,苦以燥湿,寒以清热。功善祛风除湿、清热止痛、利水消肿,为风湿痹证常用药,尤宜于风湿热痹。①治风湿痹证湿热偏盛,肢体酸重,关节红肿疼痛,及湿热身痛者,配滑石、薏苡仁、蚕沙等利湿清热通痹药,如宣痹汤;②治风寒湿痹,四肢挛急者,配伍麻黄、肉桂、茯苓等散寒除湿药,如防己饮。

2. **水肿,小便不利,脚气** 本品清利湿热,亦为治水肿,小便不利之常用药,无论风水、皮水或腹水均可配用,但尤宜于湿热壅盛者。①治湿热腹胀水肿,配椒目、葶苈子、大黄,即己椒苈黄丸;②治风邪外袭,水湿内阻之头面水肿、小便不利、身重汗出恶风之风水证,配黄芪、白术、甘草等,如防己黄芪汤;③治一身悉肿,小便短少者之皮水证,配茯苓、黄芪、桂枝等,如防己茯苓汤;④本品善泄下焦血分湿热,常用治脚气足胫肿痛、重着、麻木,常配吴茱萸、槟榔、木瓜等。

此外,本品苦以燥湿,寒以清热,尚可用治湿疹疮毒。

【性能特点】防己味苦性寒,苦以泄湿,寒能清热,善走下行。可外散风邪,内清湿热,并以除湿为长,故风湿热邪阻滞经络所致之关节红肿热痛者尤为适宜。善泻下焦膀胱湿热,使内蕴水湿下行,用于水肿,小便不利,脚气。《本草求真》云:"善走下行,长于除湿、通窍、利道,能泻下焦血分湿热及疗风水要药。"

【用法用量】煎服,5~10g。

【使用注意】胃纳不佳及阴虚体弱者慎服。

【现代研究】主含生物碱类成分,如粉防己碱,防己诺林碱,轮环藤酚碱,氧防己碱,防己斯任碱等。有抗炎、抑制免疫、抗心肌缺血、抗心律失常及降血压等作用。

笔记栏

桑枝　Sāngzhī
《本草图经》

为桑科植物桑 *Morus alba* L. 的嫩枝。中国各地均产。春末夏初采收,去叶,晒干,或趁鲜切片。生用或炒用。

【药性】微苦,平。双重趋向。归肝经。

【功效】祛风湿,利关节。

【临床应用】

风湿痹证　本品苦泄性平,祛风湿而善达四肢经络,通利关节,痹证无问新久、寒热均可配用,尤宜于风湿热痹,肩臂、关节酸痛麻木者。①治风湿热痹,单用煎服,或配络石藤、忍冬藤等;②治风湿寒痹,配桂枝、威灵仙等;③治痹证兼气血虚者,可配黄芪、鸡血藤、当归等;④治风毒引起手足疼痛,皮肤不仁,常与柳枝、杉枝、槐枝等外洗,如桑枝汤。

此外,尚能利水,治水肿、脚气肿痛。

【性能特点】桑枝微苦性平,善通行,能祛风湿,通经络,利关节,《本草撮要》云:"桑枝,功专祛风湿拘挛。"通行周身,横走四肢,但作用偏于走上,尤宜于上肢风湿热痹,肩臂关节疼痛拘挛。

【用法用量】煎服,9~15g。外用适量。

【现代研究】主含黄酮类成分,如:桑酮,桑素,桑色素,桑色稀素,环桑素,环桑色稀素,槲皮素,山柰酚等;生物碱、多糖及香豆素等。有抗炎、降血糖、降血脂等作用。

豨莶草　Xīxiāncǎo
《新修本草》

为菊科植物豨莶 *Siegesbeckia orientalis* L.、腺梗豨莶 *Siegesbeckia pubescens* Makino 或毛梗豨莶 *Siegesbeckia glabrescens* Makino 的地上部分。我国大部分地区有产,以湖南、湖北、江苏等地产量较大。夏、秋二季花开前及花期均可采割,晒干。切段,生用或黄酒蒸制用。

【药性】辛、苦,寒。趋向升浮。归肝、肾经。

【功效】祛风湿,利关节,解毒。

【临床应用】

1. **风湿痹痛,中风半身不遂**　本品辛散苦燥,能祛筋骨间风湿,通经络,利关节。有生泄熟补的特点,生用性寒,宜于风湿热痹;酒制后寓补肝肾之功,常用于风湿痹痛,筋骨无力,腰膝酸软,四肢麻痹,或中风半身不遂。①治风湿痹痛,筋骨无力,腰膝酸软,四肢麻痹,可单用为丸服,即豨莶丸;或与臭梧桐合用,即豨桐丸;②治中风口眼㖞斜,半身不遂者,配蕲蛇、黄芪、当归等。

2. **风疹,湿疮,疮痈**　本品又能清热解毒,化湿热,用于风疹、湿疮、疮痈。①治风疹湿疮,可单用内服或外洗,亦可配蒺藜、地肤子、白鲜皮等祛风利湿止痒之品;②治疮痈肿毒红肿热痛者,可配蒲公英、野菊花等清热解毒药;③治发背、疔疮,与五爪龙、小蓟、大蒜同用饮汁取汗。

【性能特点】豨莶草辛散苦燥,能祛筋骨间风湿,通经络,利关节。生用性寒,宜于风湿热痹;酒制后寓补肝肾之功,常用于风湿痹痛,筋骨无力,腰膝酸软,四肢麻痹,或中风半身不遂。又能清热解毒,化湿热,用于风疹、湿疮、疮痈。

【用法用量】煎服,9~12g。外用适量。治风湿痹痛、半身不遂宜制用,治风疹、疮痈宜生用。

【现代研究】主含萜类成分,如奇壬醇,豨莶精醇,豨莶酸,豨莶糖苷等;内酯类、甾醇类等。有抗炎、镇痛、调节免疫及抗血栓等作用。

臭梧桐叶　Chòuwútóngyè
《本草图经》

为马鞭草科植物海州常山 *Clerodendron trichotomum* Thunb. 的嫩枝和叶。主产于江苏、安徽、浙江等地。夏季尚未开花时采收,晒干。切段,生用。

【药性】辛、苦、甘,凉。双重趋向。归肝经。

【功效】祛风湿,通经络,平肝。

【临床应用】

1. **风湿痹证**　本品辛散苦燥,能祛风除湿,通经络,为风湿痹痛的常用药,治风湿痹痛,四肢麻木,半身不遂,可单用,或配豨莶草,即豨桐丸。

2. **风疹,湿疮**　治风疹等皮肤瘙痒、湿疮,可单用煎洗或外敷。

3. **头痛眩晕**　本品性凉入肝,能凉肝平肝,治肝阳上亢,头痛眩晕者,可单用,或配钩藤、菊花、夏枯草等平抑肝阳药。现常用于高血压的辅助治疗。

【性能特点】本品性能功效与豨莶草相似,亦能祛风湿,通经络,治疗风湿痹痛,中风半身不遂,偏寒偏热均可选用,单用或与豨莶草相须为用。

【用法用量】煎服,5~15g;研末服,每次 3g。外用,适量。用于高血压不宜久煎。

【现代研究】主含黄酮类成分,如:刺槐素-α-二葡萄糖醛酸苷等;臭梧桐糖苷、海棠山苦素、海州常山素 A、B 等。有抗炎、镇痛及降压等作用。

海桐皮　Hǎitóngpí
《海药本草》

为豆科植物刺桐 *Erythrina variegate* L. 或乔木刺桐 *Erythrina arborescens* Roxb. 的干皮或根皮。主产于浙江、云南、湖北等地。初夏剥取树皮,晒干,生用。

【药性】苦、辛,平。趋向升浮。归肝经。

【功效】祛风除湿,通络止痛,杀虫止痒。

【临床应用】

1. **风湿痹证**　本品辛能散风,苦能燥湿,主入肝经,尤善治下肢关节痹痛。治风湿痹痛,四肢拘挛,腰膝酸痛,或麻痹不仁,配薏苡仁、牛膝、五加皮等,如海桐皮酒。

2. **疥癣,湿疹**　本品能祛风燥湿,杀虫止痒,治疥癣、湿疹瘙痒,可单用或配蛇床子、苦参、黄柏等煎汤外洗或内服,或浸酒外涂。

【性能特点】海桐皮辛散苦燥,主入肝经,能祛风湿,行经络,止疼痛,达病所,有较好的止痛作用,尤善治下肢关节痹痛。《海药本草》:“主腰脚不遂,顽痹⋯⋯”又能杀虫止痒,外用治疥癣,湿疹瘙痒。

【用法用量】煎服,5~15g;或酒浸服。外用适量。

【现代研究】主含刺桐文碱、水苏碱等多种生物碱;黄酮、氨基酸和有机酸等。有抗炎、镇痛、镇静作用;并能增强心肌收缩力;且有降压作用;对金黄色葡萄球菌有抑制作用,对堇色毛癣菌等皮肤真菌亦有不同程度的抑制作用。

络石藤　Luòshíténg
《神农本草经》

为夹竹桃科植物络石 *Trachelospermum jasminoides* (Lindl.) Lem. 的带叶藤茎。主产于

笔记栏

江苏、湖北、山东等地。冬季至次春采割,除去杂质,晒干。切段,生用。

【药性】苦,微寒。趋向升浮。归心、肝、肾经。

【功效】祛风通络,凉血消肿。

【临床应用】

1. **风湿热痹**　本品味苦燥湿,性寒清热,功善祛风通络,适用于风湿热痹。治风湿热痹,筋脉拘挛,腰膝酸痛者,配忍冬藤、秦艽、地龙等;亦可单用酒浸服。

2. **喉痹,痈肿**　本品归肝经,入血分,味苦性微寒,能清热凉血,利咽消肿,故可用于热毒壅盛之喉痹、痈肿。①治热毒壅盛之咽喉肿痛,以之单用水煎,慢慢含咽;②治痈肿疮毒,配皂角刺、瓜蒌、乳香等,如止痛灵宝散。

3. **跌扑损伤**　本品能通经络,凉血而消肿止痛。治跌扑损伤,瘀滞肿痛,配伸筋草、透骨草、红花等。

【性能特点】络石藤味苦性微寒,味苦燥湿,性寒清热,善走经脉,通达肢节,祛风湿而舒筋活络,常用于风湿热痹,筋脉拘挛,屈伸不利及跌打损伤。《要药分剂》云:"凡病人筋脉拘挛,不易伸屈者,服之无不获效,不可忽之也。"入心肝血分,并能凉血清热而消肿,用于喉痹、痈肿。

【用法用量】煎服,6~12g。外用适量,鲜品捣敷。

【现代研究】主含黄酮类成分,如:牛蒡苷,络石苷等;二苯丁酸内酯类木质素、三萜及紫罗兰酮衍生物等。有抗炎、镇痛及抗肿瘤作用。

雷公藤　Léigōngténg
《本草纲目拾遗》

从雷公藤的发现、挖掘、运用,综论中药品种发展途径。

为卫矛科植物雷公藤 *Tripterygium wilfordii* Hook. f. 的根的木质部。主产于浙江、江苏、安徽等地。秋季挖取根部,去皮晒干。切厚片,生用。

【药性】苦、辛,寒。有大毒。趋向升浮。归肝、肾经。

【功效】祛风除湿,活血通络,消肿止痛,杀虫解毒。

【临床应用】

1. **风湿顽痹**　本品性猛有大毒,祛风除湿,活血通络之功较强,为治风湿顽痹要药,且清热力强,消肿止痛功效显著,故尤宜于关节红肿热痛、肿胀难消、晨僵、功能受限,甚至关节变形者,可单用内服或外敷,能改善功能活动,减轻疼痛。或配威灵仙、独活、防风等同用,并宜配伍黄芪、党参、当归等补气养血药,以防久服而克伐正气。

2. **麻风,顽癣,疥疮,湿疹**　本品以毒攻毒,清热燥湿,杀虫止痒,对麻风、顽癣、疥疮、湿疹等多种皮肤病皆有良效。①治顽癣等可单用,或随证配伍防风、荆芥、蒺藜等祛风止痒药内服或外用;②治麻风病,可单用煎服,或配金银花、黄柏、当归等。

3. **疔疮肿毒**　本品以毒攻毒,消肿止痛,治热毒痈肿疔疮,配蟾酥以增强攻毒消肿止痛之功。

此外,现代也治疗肾病综合征、肾小球肾炎、红斑狼疮、干燥综合征等。

【性能特点】雷公藤苦辛大寒,辛散苦泄,寒则清热,善通络消肿止痛,尤宜于风湿痹证,日久不愈,关节肿痛或伴色红热痛、肿胀难消、晨僵、拘挛,甚至关节变形者。又能以毒攻毒,杀虫解毒,除湿消肿,用治热毒痈肿疔疮、麻风顽癣、湿疹瘙痒。

【用法用量】煎服,1~5g,文火煎 1~2 小时;外用适量。

【使用注意】本品有大毒,内服宜慎。心、肝、肾功能不全及白细胞减少者慎服;孕妇禁用。外敷不可超过半小时,否则起疱。

【现代研究】主含生物碱类成分,如:雷公藤碱,雷公藤次碱,雷公藤新碱,雷公藤碱乙,雷公藤碱丁,雷公藤碱戊等;二萜类成分,如雷公藤甲素(雷公藤内酯醇),雷公藤乙素,雷公藤酮,雷公藤内酯乙,雷公藤三萜酸等;脂肪油、挥发油、蒽醌及多糖等。毒性成分:二萜类与生物碱类成分等。有调节免疫、抗炎、改善血液流变学、抗肿瘤及抗生育等作用。

【按语】雷公藤有毒,毒性成分主要是二萜类成分,其次为生物碱类成分及三萜类成分,主要毒性表现为生殖毒性,女性表现为月经减少,闭经;男性表现为精子减少;以及抗生育、致畸。白细胞、血小板减少;尿少,浮肿,尿液异常;后期发生骨髓抑制,黏膜糜烂,脱发等,个别可有抽搐。主要死因为循环及肾衰竭。

附表药物

药名	药性	功效	主治证	用法用量
老鹳草	辛、苦,平。归肝、肾、脾经	祛风湿,通经络,止泻痢	风湿痹痛,麻木拘挛,筋骨酸痛,泄泻痢疾	9~15g
丝瓜络	甘,平。归肺、胃、肝经	祛风,通络,活血,下乳	痹痛拘挛,胸胁胀痛,乳汁不通,乳痈肿痛	5~12g

第三节　祛风湿强筋骨药

本节药物主入肝肾经,除祛风湿外,兼有补肝肾、强筋骨的作用,主要用于风湿日久,肝肾虚损,腰膝酸软,脚弱无力等。风湿日久,易损肝肾;肝肾虚损,风寒湿邪又易犯腰膝部位;故选用本节药物有扶正祛邪、标本兼顾的意义。亦可用于肾虚腰痛,骨痿,软弱无力者。

五加皮　　Wǔjiāpí
《神农本草经》

为五加科植物细柱五加 *Acanthopanax gracilistylus* W. W. Smith 的根皮。习称"南五加皮"。主产于湖北、河南、安徽等地。夏、秋采挖,剥取根皮,晒干。切厚片,生用。

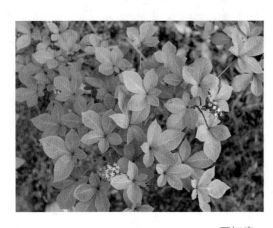
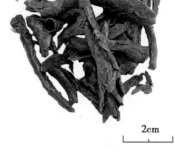

2cm

五加皮

【药性】辛、苦,温。双重趋向。归肝、肾经。

【功效】祛风湿,补肝肾,强筋骨,利水。

【临床应用】

1. **风湿痹证**　本品辛能祛风,苦能燥湿,温能祛寒,且兼补肝肾,强筋骨之功,治风湿痹证,腰膝疼痛,筋脉拘挛,可单用或配当归、牛膝、地榆等,如五加皮酒;亦配木瓜、松节,即五加皮散。

2. **筋骨痿软,小儿行迟,体虚乏力**　本品补肝肾而坚骨益精,也常用于肝肾不足,筋骨痿软者,以及小儿行迟。①治肝肾不足,筋骨痿软者,配杜仲、牛膝等,如五加皮散;②治小儿行迟,配龟甲、牛膝、木瓜等。

3. **水肿,脚气**　本品又能温肾而除湿利水,用于水肿、脚气。①治水肿,小便不利,配茯苓皮、大腹皮、生姜皮、桑白皮,即五皮散;②风寒湿壅滞之脚气肿痛,配远志,即五加皮丸。

【性能特点】五加皮辛能散风,苦能燥湿,温能祛寒,功善补肝肾,强筋骨,祛风湿,为强壮性祛风湿药,尤宜于老人及久病体虚者;补肝肾,益筋骨,又可治年老骨弱及小儿行迟。《本草纲目》云:"治一切风湿痿痹,壮筋骨,填精髓。" 利水作用,可用治小便不利、水肿、脚气。

【用法用量】煎服,5~10g;或酒浸、入丸、散服。

【现代研究】主含苯丙醇苷类成分,如紫丁香苷,刺五加苷 B_1,无梗五加苷 A~D、K_2、K_3;萜类成分,如 16α-羟基-(−)-贝壳松-19-酸,左旋对映贝壳松烯酸;多糖、脂肪酸及挥发油等。有抗炎、调节免疫、抗疲劳等作用,且有一定的抗排异作用。

桑寄生　Sāngjìshēng
《神农本草经》

本品为桑寄生科植物桑寄生 *Taxillus chinensis*（DC.）Danser 的带叶茎枝。主产于广东、广西、云南等地。冬季至次春采割,除去粗茎,切段,干燥,或蒸后干燥。切厚片,生用。

【药性】苦、甘,平。双重趋向。归肝、肾经。

【功效】祛风湿,补肝肾,强筋骨,安胎元。

【临床应用】

1. **风湿痹证**　本品苦燥甘补,祛风湿又长于补肝肾、强筋骨,治痹证日久,伤及肝肾,腰膝酸软,筋骨无力者尤宜,配伍独活、杜仲、牛膝等,如独活寄生汤。

2. **崩漏经多,妊娠漏血,胎动不安**　本品善于补肝肾之营血,安胎元。治肝肾亏虚,月经过多,崩漏,妊娠下血,胎动不安者,配阿胶、续断、当归等,如桑寄生散;或配阿胶、续断、菟丝子,如寿胎丸。

【重点配伍】独活配桑寄生:独活性温,有祛风寒湿、止痛之功;桑寄生性平,有祛风湿,补肝肾,强筋骨之功。两药合用,标本兼顾,相须增效,共奏祛风寒湿,补肾强骨、通络止痛之功,可用治肝肾亏虚,风寒湿痹证之腰膝酸软疼痛、四肢屈伸不利、关节拘挛疼痛者。

【性能特点】桑寄生苦能燥,甘能补,性平。祛风湿又长于补肝肾、强筋骨,对痹证日久,肝肾不足,腰膝酸软,筋骨无力者尤宜。又能补肝肾、养血而固冲任、安胎元。治肝肾亏虚、冲任不固之月经过多,崩漏,妊娠下血,胎动不安以及妊娠腰痛等。《本草求真》云:"桑寄生为补肾补血要剂……凡内而腰痛,外而肌肤风湿,何一不藉此以为主治乎。"

【用法用量】煎服,9~15g。

【现代研究】主含黄酮类成分,如:广寄生苷、槲皮素、金丝桃苷、槲皮苷等;挥发油,如:苯甲醛、苯二烯、芳姜黄烯,桉树脑等。有镇痛、抗炎、降血脂及抗肿瘤等作用。

【按语】古代所用的桑寄生,来源于桑寄生科不同属的数种植物,除钝果寄生属、梨果寄生属以外,尚包括槲寄生属植物。桑寄生科植物槲寄生 *Viscum coloratum*(Komar.)Nakai 的带叶茎枝,其性能、功效与应用均与桑寄生相似,过去作为桑寄生应用,《中国药典》已将其单独收载。

狗脊 Gǒujǐ
《神农本草经》

本品为蚌壳蕨科植物金毛狗脊 *Cibotium barometz*(L.)J. Sm. 的根茎。产于云南、广西、浙江等地。秋、冬二季采挖,除去泥沙,干燥;或去硬根、叶柄及金黄色绒毛,切厚片,干燥,为"生狗脊片";蒸后,晒至六、七成干,切厚片,干燥,为"熟狗脊片"。原药或生狗脊片砂烫用。

【药性】苦、甘,温。双重趋向。归肝、肾经。

【功效】祛风湿,补肝肾,强腰膝。

【临床应用】

1. **风湿痹证** 本品性苦温能散风寒湿邪,甘以补肝肾、强腰膝、坚筋骨,能行能补。①治风湿痹证,对肝肾不足,兼有风寒湿邪之腰痛脊强,不能俯仰者最为适宜,配杜仲、续断、海风藤等,如狗脊饮;②治腰痛,配萆薢、菟丝子,即狗脊丸。

2. **腰膝酸软,下肢无力** 本品能补肝肾,强腰膝,坚筋骨,治肝肾虚损,腰膝酸软,下肢无力者,配杜仲、牛膝、熟地等。

3. **遗尿,白带过多** 本品又有温补固摄作用。①治肾虚不固之尿频、遗尿,配益智仁、茯苓、杜仲等;②治冲任虚寒,带下过多清稀,配鹿茸、白蔹、艾叶,如白蔹丸。

此外,狗脊的绒毛有止血作用,外敷可用于金疮出血。

【性能特点】狗脊味苦性温祛除风湿,味甘,归肝、肾经,又长于补肝肾、强腰膝、坚筋骨。能散能行能补,善治风湿日久伴肝肾虚弱之腰痛脊强,酸软无力,俯仰不利。补益之余复能温敛固摄,常用于肾虚不固之尿频、遗尿,白带过多。

【用法用量】煎服,6~12g。

【使用注意】肾虚有热,小便不利,或短涩黄赤者慎服。

【现代研究】主含挥发油,如:十六酸,十八碳二烯酸等;蕨素类成分,如:金粉蕨素、金粉蕨素 -2'-O-葡萄糖苷,金粉蕨素 -2'-O- 阿洛糖苷,欧蕨伊鲁苷等;有机酸类成分:原儿茶酸等;淀粉及绵马酚等。有抗炎、镇痛、止血及增加心肌血流量等作用。

附表药物

药名	药性	功效	主治证	用法用量
千年健	苦、辛,温。归肝、肾经	祛风湿,壮筋骨	风寒湿痹,腰膝冷痛,拘挛麻木,筋骨痿软	煎服,5~10g
雪莲花	甘、微苦,温。归肝、肾经	祛风湿,强筋骨,补肾阳,调冲任	风湿痹证,阳痿,月经不调,经闭痛经,崩漏带下	煎服,6~12g。外用适量。孕妇忌服

学习小结

一、功效归纳

1. 祛风湿药兼有功效归纳

共同功效	兼有功效	代表药物
祛风湿	消骨鲠	威灵仙
	清虚热	秦艽
	解表	独活
	和胃化湿	木瓜,蚕沙
	补肾安胎	桑寄生
	强筋骨	桑寄生,五加皮,狗脊,千年健
	利水消肿	五加皮,防己,路路通,桑枝
	降血压	豨莶草,臭梧桐叶,桑寄生
	清肺化痰	穿山龙,丝瓜络

2. 选择用药

按痹证性质选择	药物	配伍
寒痹	独活、威灵仙、川乌、草乌、桑寄生	温经散寒之品,如桂枝、附子
热痹	防己、豨莶草、络石藤、桑枝、秦艽	清热泻火、清热解毒之品,如石膏、知母、黄柏等
行痹	威灵仙、秦艽、蕲蛇、乌梢蛇、海风藤、络石藤	祛肌表风邪之品,如麻黄、桂枝、防风
着痹	独活、防己、木瓜、油松节、豨莶草	健脾燥湿之品,如苍术、白术
按痹痛的部位来选择		
偏于上肢	羌活、秦艽、桑枝、桂枝、姜黄	
偏于下肢	独活、木瓜、防己、五加皮	
偏于腰背痛	桑寄生、独活、狗脊、五加皮	

3. 其他章节兼有祛风湿或通经络止痛功效的药物

主要有:麻黄、桂枝、细辛、防风、羌活、白芷、藁本、防风、苍耳子、蔓荆子、忍冬藤、香加皮、苍术、木通、薏苡仁、萆薢、虎杖、附子、杜仲、川断、川芎、牛膝、骨碎补、淫羊藿、巴戟天、仙茅等。

二、中药功效术语解释

[透骨搜风]祛风通络之力强,能驱除深入人体筋骨经络之风邪谓之透骨搜风。透骨搜风药多属虫类药,适用于风湿痹痛,肢体麻木等。

[舒筋活络]使筋脉拘急得以缓解、舒展谓之舒筋,具有舒筋作用的药物适用于痹证关节拘挛及筋脉挛急等。通利脉络谓之活络,具有活络作用的药物适用于痹证手足麻木不仁、屈伸不利等。

（李静平）

复习思考题

1. 试述祛风湿药的含义、药性特点、功效、主治及使用时的注意事项。

2. 本章的有毒药物有哪些? 各自的用法用量及使用注意是什么?

3. 试比较羌活与独活在性味、功效及主治方面的异同。

4. 患者,女,50岁。患有风湿痹证多年,近日加重,症见膝、腕等多个关节疼痛,屈伸不利,双手掌、指关节肿胀变形,晨僵明显,畏寒肢冷,不能久行久立。舌淡苔白,脉细弱。选用独活寄生汤加味,其中选独活、桑寄生意义何在? 若加川乌、雷公藤,剂量当是多少? 入汤剂该如何煎煮? 为防止中毒当注意哪些事项?

◇◇◇ 第五章 ◇◇◇

化 湿 药

■ 学习目标

1. 掌握化湿药的含义、性能特点、功效、主治病证及各药物的性能特点。
2. 具体药物分掌握、熟悉、了解三级要求。
掌握：广藿香★、苍术★、厚朴★（附：厚朴花）。
熟悉：砂仁☆（附：砂仁壳）、豆蔻☆（附：豆蔻壳）。
了解：佩兰△、草豆蔻△、草果△。
3. 掌握相似药物的基本功效与临床应用的异同点；熟悉部分药物的经典配伍。
4. 了解化湿药的配伍原则及使用注意。

凡以化湿运脾为主要功效，主要用于治疗湿阻中焦证的药物，称为化湿药。因气味芳香，又称为芳香化湿药。

化湿药气芳香，多味辛性温，主归脾、胃经，善化中焦湿浊、舒畅气机、健运脾胃，具有化湿健脾、和中开胃之功。

脾喜燥而恶湿，"土爱暖而喜芳香。"湿浊内阻中焦，易致脾胃运化功能受阻而致病。本类药物多适用于湿浊中阻，脾为湿困、运化失健所致的脘腹痞满、呕吐反酸、大便溏薄、食少体倦、舌苔厚腻、脉濡等。此外，部分药物兼有发表解暑、行气、止呕、止泻等作用，暑湿、湿温、中焦气滞、呕吐、泄泻等亦可选用。

湿性黏滞，湿阻易导致气滞，行气有助于化湿，故使用化湿药时常常配伍理气药，以增强疗效。湿证有寒湿与湿热之分，故在使用化湿药时，寒湿者宜配温里散寒药；湿热者宜配清热燥湿药。兼脾虚者，配伍益气健脾之品。"治湿不利小便，非其治也。"湿甚者，常配伍利水渗湿药，因势利导，使邪有去路，提高化湿药功效。

化湿药多为辛温香燥之品，易耗气伤阴，气虚及阴虚血燥者应慎用。又因其气味芳香，多含挥发油，入汤剂不宜久煎，以免药效降低。

化湿药大多能刺激嗅觉、味觉及胃黏膜，有促进胃液分泌、增强肠胃蠕动、增强食欲、促进消化、排出肠道积气、解除胃肠痉挛等作用，部分药物还有抗菌、抗炎、止泻、止呕等作用。

广藿香 Guǎnghuòxiāng
《名医别录》

为唇形科植物广藿香 *Pogostemon cablin* (Blanco) Benth. 的地上部分。主产于广东、海南等地。枝叶茂盛时采割。晒干生用。或鲜用。

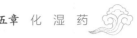

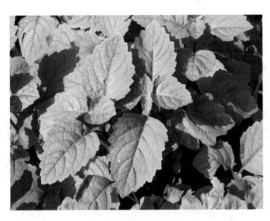

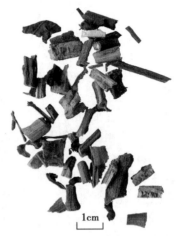

1cm

广藿香

【药性】辛,微温。双重趋向。归脾、胃、肺经。

【功效】芳香化浊,和中止呕,发表解暑。

【临床应用】

1. 湿阻中焦证　本品辛温,气味芳香,为芳香化湿要药。主治湿阻中焦证。①治寒湿中阻,脘腹痞满、食少、神疲体倦、大便溏薄等,常与苍术、厚朴、陈皮等同用,以增强燥湿行气之功,如不换金正气散;②治寒湿伤中之泄泻、痢疾,常配伍滑石、陈皮等,以增强行气燥湿、渗湿止泻之效;③治湿热蕴结之下痢赤白、里急后重,常与黄柏、秦皮、茵陈蒿等同用,以增强清热燥湿、解毒止痢之力,如茵陈白芷汤。

2. 呕吐　本品辛香而不燥烈,为和中止呕要药。呕吐之证,无论寒热虚实皆可应用。长于化湿,尤宜于湿浊中阻所致之呕吐。①治寒湿中阻之呕吐,常与半夏、丁香等同用,以化湿和中、温中降逆,如藿香半夏汤;②治胃热呕吐,常与黄连、竹茹等同用,以增强清热和胃、降逆止呕之效;③治脾胃虚弱、胃气上逆之呕吐,常与党参、白术、橘红等同用,以补益胃气、和中止呕,如藿香安胃散;④治妊娠恶阻,恶心呕吐,常与砂仁、紫苏梗等同用,以增强理气和胃、安胎之功。

3. 暑湿表证,湿温初起　本品辛温芳香,内可化湿和中,外可宣化湿浊,发表解暑。①治暑天外感风寒,内伤湿滞之恶寒发热、头痛、脘腹痞满、呕恶吐泻,常与白芷、紫苏、半夏等同用,以解表化湿、理气和中,如藿香正气散;②治湿温初起,邪在气分,湿重于热者,常与厚朴、茯苓、半夏等同用,以行气利湿,如藿朴苓夏汤;若湿热俱重,常与黄芩、滑石、茵陈等同用,以清热利湿,如甘露消毒饮。

【性能特点】广藿香气味芳香,"芳香而不嫌其猛烈,温煦而不偏于燥烈"《本草正义》,主入脾、胃经,善化湿醒脾,为治湿阻中焦证之要药;又善和中止呕,《本草图经》誉其为"脾胃吐逆为最要之药",各种寒热虚实之呕吐均可应用,尤宜于湿浊中阻之呕吐;发表解暑,也为治暑月外感风寒、内伤生冷之要药。

【用法用量】煎服,3~10g。鲜品加倍。叶偏于发表;梗偏于和中。鲜藿香气味芳香,夏季解暑可泡水代茶饮。

【使用注意】阴虚血燥者不宜用。

【现代研究】主含广藿香醇、广藿香酮、百秋李醇、苯甲醇、丁香油酚、桂皮醛等挥发油及生物碱、黄酮等。具有促进胃液分泌、增强消化、促进排便、保护胃黏膜、解除胃肠痉挛、止泻、抗真菌、增强免疫、抗炎、镇痛、解热、止咳、祛痰、平喘等作用。

佩兰　Pèilán
《神农本草经》

为菊科植物佩兰 *Eupatorium fortunei* Turcz. 的地上部分。主产于江苏、浙江、河北等地。夏、秋两季分两次采割。晒干生用。或鲜用。

【药性】辛,平。趋向升浮。归脾、胃、肺经。

【功效】芳香化湿,醒脾开胃,发表解暑。

【临床应用】

1. 湿阻中焦证　本品气香味辛,性平,主入脾、胃经,善芳香化湿、醒脾和中开胃。常用治湿阻中焦证。①治湿阻中焦之脘痞腹胀、呕恶不食,常与广藿香相须为用,并配伍厚朴、苍术等以行气健脾;②治脾经湿热,口中甜腻、多涎、口臭,可单用煎汤服用,即兰草汤,亦常配伍黄芩、黄连等,以增强清热燥湿之功。

2. 暑湿表证,湿温初起　本品味辛,入肺经,又能发表解暑。①治暑湿证,恶寒发热、头胀痛、腹胀、胸闷纳呆、舌苔白腻,常与广藿香、荷叶、厚朴等同用,以增强化湿解暑之功;②治湿温初起,发热恶寒、肢体倦怠、脘腹胀痛,常与藿香叶、薄荷叶、鲜荷叶等同用,以增强发表化湿之力,如五叶芦根汤。

【重点配伍】广藿香配佩兰:两药皆为气味芳香化湿之品。广藿香善化湿和中,发表解暑,为治湿阻中焦证要药;佩兰善化湿醒脾、辟秽和中。两药配伍相须为用,化湿和中、发表解暑效力增强,主治湿阻中焦证及暑湿表证、湿温初起。

【性能特点】佩兰气味芳香,性平,主入脾、胃经,化湿和中之功与广藿香相似而力稍缓,善化湿醒脾、去除陈腐、辟秽和中,常用治各种湿阻中焦证,尤善治脾经湿热,口中甜腻、多涎、口臭等,《素问·奇病论》:"津液在脾,故令人口甘也,此肥美之所发也……治之以兰,除陈气也。"又能发表解暑,治暑湿表证或湿温初起等证。

【用法用量】煎服,3~10g。鲜品加倍。

【现代研究】含挥发油、香豆精、蒲公英甾醇、豆甾醇、棕榈酸、延胡索酸等。佩兰挥发油能刺激胃肠运动、促进胃肠排空、抗炎,水煎剂和挥发油有抑菌及杀菌作用。

苍术　Cāngzhú
《神农本草经》

为菊科植物茅苍术 *Atractylodes lancea* (Thunb.) DC. 或北苍术 *Atractylodes chinensis* (DC.) Koidz. 的根茎。前者主产于江苏、湖北、河南等地,以产于江苏茅山一带者质量最佳,故名茅苍术,简称茅术;后者主产于内蒙古、山西、陕西等地。春、秋二季采挖。生用或麸炒用。

【药性】辛、苦,温。趋向升浮。归脾、胃、肝经。

【功效】燥湿健脾,祛风散寒,明目。

【临床应用】

1. 湿阻中焦证　本品味辛苦,性温,主入脾、胃经,为燥湿健脾要药。①治湿阻中焦,脾失健运所致的脘腹胀满、呕恶食少、吐泻乏力、肢体倦怠、舌苔白腻等,常与厚朴、陈皮等同用,以燥湿运脾、行气和胃,如平胃散;②治水湿内停之痰饮、水肿,常与茯苓、猪苓、泽泻等同用,以增强利水渗湿之力,如胃苓散;③治暑湿或湿温,常与黄芩、黄连、滑石等配伍,以清热利湿。

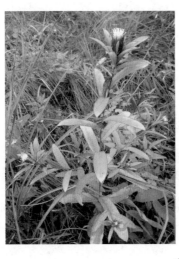
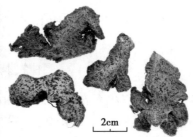

苍术

2. **风湿痹证** 本品辛散苦燥,性温散寒,能祛风散寒。①治风寒痹证湿邪偏胜,关节重着、屈伸不利者,常与羌活、独活、薏苡仁等同用,以祛风散寒胜湿,如薏苡仁汤;②治湿热痹痛,常与石膏、知母等同用,以增强清热泻火之力,如白虎加苍术汤;③治湿热下注之脚膝肿痛,或痿软无力,常与清热燥湿之黄柏相须为用,即二妙散;④治湿热下注之阴痒、带下黄白,常配伍栀子、龙胆、黄柏等,以增强清热燥湿之功。

3. **风寒夹湿之表证** 本品化内外湿浊,又能祛风散寒。治外感风寒表证夹湿所致之恶寒、发热、头身疼痛、无汗鼻塞,常配伍防风、羌活、白芷等,以增强发散风寒、除湿之功,如神术散。

4. **夜盲,眼目昏涩** 本品能明目。治夜盲症及眼目昏涩,可单用;或与羊肝、猪肝等煎煮同食,如抵圣散。

此外,苍术焚烧有辟秽、防疫之功。《本草纲目》云:"张仲景辟一切恶气,用赤术同猪蹄甲烧烟,陶隐居亦言术能除恶气,弥灾沴。故今病疫及岁旦,人家往往烧苍术以辟邪气。"近代名医张山雷亦谓:"苍术,气味雄厚,较白术愈猛,能彻上彻下,燥湿而宣化痰饮,芳香辟秽,胜四时不正之气,故时疫之病多用之。"苍术是临床常用的防疫药。

【重点配伍】苍术配厚朴、陈皮:三药皆为辛苦温之品。苍术善燥湿健脾;厚朴善燥湿行气除满;陈皮善理气健脾燥湿。三药合用化湿行气、健脾祛湿力增强,主治湿阻中焦证。

【性能特点】苍术辛香发散,苦温燥湿,主入脾、胃经,为燥湿健脾要药,《珍珠囊》谓:"能健胃安脾,诸湿肿非此不能除。"凡湿邪为病,不论表里上下,皆可配伍应用,主治湿阻中焦证、痰饮、水肿等,尤宜于寒湿中阻、脾失健运者;味辛性散,走而不守,又能祛肌表风寒湿邪,治多种风湿痹证、外感风寒夹湿证;尚能明目,治夜盲症及眼目昏涩等。

【用法用量】煎服,3~9g。生用燥性强,炒用燥性稍减。

【使用注意】阴虚内热、气虚多汗者忌用。

【现代研究】茅苍术主含苍术醇、茅术醇、β-桉叶醇等挥发油,北苍术主含苍术醇、苍术酮、茅苍术醇等挥发油。苍术水提物能促进胃肠运动、促进胃排空、抗心律失常、降压,挥发油有抗菌、抗病毒、抗炎、降血糖、镇静,北苍术醇提物有抗溃疡、保肝、促进胆汁分泌、镇痛等作用。维生素A样物质可治疗夜盲和角膜软化症。

【按语】应用苍术治疗雀目,始于《太平圣惠方》曰:"治雀目,不计时月,用苍术二两捣罗为散,每服一钱,不计时候,以好羊子肝一个……以粟米泔一大盏,煮熟为度。"中医认为,

苍术治湿,能否用于湿热证?临床如何使用?

目疾除与肝有关外,亦和脾的升清功能密切相关,清阳上升,充养清窍,引精于目则目明视清,苍术主入中焦,燥湿运脾,有助于清阳上升,而有明目之功。现代药理研究表明,苍术含维生素 A 原,口服后在肠道转化成维生素 A,吸收后贮存在体内,以肝脏最多。维生素 A 缺乏,不能合成足够的视紫红质而引起夜盲症。但维生素 A 为脂溶性物质,在煎煮时溶出率低,同时其含量极少,每 100g 苍术含胡萝卜素 7.47mg,成人正常治疗量每日需 6~10mg 维生素 A。故单用苍术治疗夜盲症,用量宜大,和猪肝、羊肝同用为宜。

厚朴　Hòupò
《神农本草经》

为木兰科植物厚朴 *Magnolia officinalis* Rehd. et Wils. 或凹叶厚朴 *Magnolia officinalis* Rehd. et Wils. var. *biloba* Rehd. et Wils. 的干皮、根皮及枝皮。主产于四川、湖北、浙江等地。4—6 月剥皮。生用或姜汁炙用。

【药性】苦、辛,温。趋向沉降。归脾、胃、肺、大肠经。

【功效】燥湿消痰,下气除满。

【临床应用】

1. **湿阻中焦证**　本品苦燥辛行,主入脾、胃经,善燥湿行气。治湿阻中焦,脾胃气滞之脘腹胀满、不思饮食、嗳气吞酸、倦怠便溏等,常配伍苍术、陈皮等,以燥湿健脾行气,如平胃散。

2. **胃肠气滞证**　本品味辛行散,善疏理气机,为行气除胀要药。①治脾胃气滞,脘腹胀痛、大便不通,常与枳实、大黄配伍,以行气通便,即厚朴三物汤;②治食积不化,脘腹胀痛、嗳腐吞酸,常配伍枳实、麦芽等,以行气消食,如枳实消痞丸;③治实热积滞之腹胀便秘,常与大黄、芒硝、枳实配伍,以泻热通便、行气导滞,即大承气汤;④治脾虚气滞,食少体倦、脘腹胀满,常与人参、白术等配伍,以增强补气健脾之力。

3. **痰饮喘咳**　本品味苦降泄,入肺经,能燥湿降气。①治痰饮阻肺,咳喘短气、胸膈满闷,与苏子、半夏、陈皮等配伍,以降气平喘、祛痰止咳,如苏子降气汤;②治寒饮化热,胸闷气喘、喉间痰声辘辘、烦躁不安者,常配伍石膏、麻黄、杏仁等,以清热降逆、化痰止咳,如厚朴麻黄汤;③治宿有喘病,又外感风寒而发者,常与桂枝、杏仁等配伍,以解肌发表、降气平喘,如桂枝加厚朴杏子汤。

此外,治痰气互结咽喉之梅核气,咽中如有物阻,咯吐不出,吞咽不下,常与半夏、茯苓、苏叶等配伍,以增强降逆化痰、行气散结之功,如半夏厚朴汤。

【重点配伍】厚朴配枳实:两药皆为苦辛之品。厚朴善燥湿消痰、下气除满;枳实善破气消积、化痰散痞。两药合用,一温一寒,相得益彰,消痰除满之力增强,主治中焦气滞证及痰阻气滞。

【性能特点】厚朴辛散苦燥,性温,主入脾、胃、大肠经,长于燥湿、行气,为消胀除满要药,善治湿阻中焦及胃肠气滞之脘腹胀满;味苦降泄,入肺经,能消痰下气平喘,治痰饮喘咳。《本草经读》谓:"厚朴,气味厚而主降,降则温而专于散,苦而专于泄,故所主皆为实症。"

【用法用量】煎服,3~10g。

【使用注意】气虚津亏者及孕妇慎用。

【现代研究】含桉醇、β - 桉叶醇等挥发油,木脂素、去甲木脂素、双木脂素、单萜木脂素等。厚朴水煎剂能促进胃蠕动和胃排空、抗溃疡、止泻、保肝、抗菌、抗肿瘤、延缓衰老,乙醇提取物有镇痛、抗炎,厚朴酚有镇静、抗焦虑等作用。

【附】

厚朴花　为厚朴或凹叶厚朴的花蕾。性味苦,微温;归脾、胃经。功能芳香化湿,理气宽中。用于脾胃湿阻气滞,胸脘痞闷胀满、食少纳差等。煎服,3~9g。

砂仁 Shārén
《药性论》

为姜科植物阳春砂 *Amomum villosum* Lour.、绿壳砂 *Amomum villosum* Lour. var. *xanthioides* T. L. Wu et Senjen 或海南砂 *Amomum longiligulare* T. L. Wu 的成熟果实。阳春砂主产于广东、广西、云南等地;绿壳砂主产于广东、云南等地;海南砂主产于海南、广东等地。夏、秋两季果实成熟时采收,晒干或低温干燥。生用,用时捣碎。

【药性】辛,温。归脾、胃、肾经。

【功效】化湿开胃,温脾止泻,理气安胎。

【临床应用】

1. **湿浊中阻证,脾胃气滞证** 本品味辛性温,能散能通,主入脾、胃经,长于化湿行气。①治湿阻中焦,脘腹痞闷、食少纳呆、呕吐泄泻等,常与豆蔻相须为用,以增强化湿行气、止呕止泻之力;②治寒湿中阻,脘腹胀满冷痛、食少腹泻,常配伍干姜、厚朴、草豆蔻等,以温中化湿;③治中焦湿阻气滞证,常配伍木香、枳实等,以增强行气止痛之功,如香砂枳术丸;④治中焦寒湿气滞兼脾胃气虚者,常配伍人参、白术、茯苓等,以增强益气健脾之力,如香砂六君子汤。

2. **脾胃虚寒,呕吐泄泻** 本品辛香性温,能温中健脾、止呕止泻。治脾胃虚寒之呕吐泄泻,可单用研末吞服,即缩砂散;或配伍干姜、炒白术等,以增强温中止呕止泻之功。

3. **妊娠恶阻,胎动不安** 本品能行气和中安胎。①治妊娠气滞恶阻及胎动不安,常配伍苏梗、白术等,以增强行气安胎之功;②治气血不足之胎动不安,常与人参、白术、当归等配伍,以增强补气养安胎之力,如泰山磐石散;③治肾虚胎元不固,胎动不安,常与杜仲、续断、桑寄生等配伍,以增强补肝肾安胎之效。

【重点配伍】砂仁配木香:两药皆为辛温之品。砂仁善化湿行气,善治湿阻中焦气滞证;木香善行脾胃之气滞,调中止痛。两药合用行气止痛效增,主治脾胃气滞证。

【性能特点】砂仁辛香温散,主入脾、胃经,长于"醒脾调胃,快气调中"(《本草求真》),善治湿浊中阻证,又长于温中行气,尤宜于中焦寒湿气滞者;温中而止呕、止泻,治脾胃虚寒之呕吐、泄泻等;尚能理气安胎,用于妊娠恶阻、胎动不安。

【用法用量】煎服,3~6g,后下。

【使用注意】阴虚血燥、火热内炽者慎用。

【现代研究】含挥发油、皂苷、黄酮苷、有机酸、K、Ca、Mn、Zn、Mg 等矿物质和微量元素。砂仁水提液有显著增强胃肠动力、促进胃液分泌、降糖,挥发油有抗溃疡、止泻、抗炎、镇痛,乙醇提取物有利胆、抑菌等作用。

【附】

砂仁壳 为阳春砂、绿壳砂或海南砂的成熟果壳。性味辛、甘,微温;归肺、脾、胃经。功能宽胸利膈,顺气安胎。用于脾胃气滞之胸胁胀痛、脘腹痞满及胎动不安等证。功效与砂仁相似,但温性略减,力也较弱。用法用量同砂仁。

豆蔻 Dòukòu
《名医别录》

为姜科植物白豆蔻 *Amomum kravanh* Pierre ex Gagnep. 或爪哇白豆蔻 *Amomum compactum* Soland ex Maton 的成熟果实。按产地不同分为"原豆蔻"和"印尼白蔻"。前者

笔记栏

主产于泰国、柬埔寨、越南等地,我国广东、广西、云南等地有栽培;后者主产于印度尼西亚,我国海南、云南等地有栽培。秋季果实由绿色转成黄绿色时采收,晒干。生用,用时捣碎。

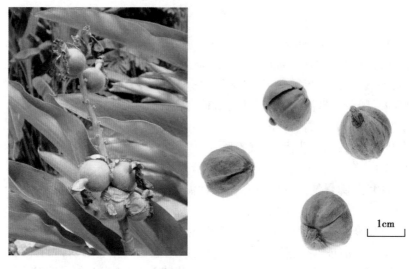

豆蔻

【药性】辛,温。双重趋向。归肺、脾、胃经。

【功效】化湿行气,温中止呕,开胃消食。

【临床应用】

1. **湿阻中焦证,脾胃气滞证**　本品味辛性温,气芳香,入脾、胃经,长于化湿行气。①治湿阻中焦及脾胃气滞所致之脘腹胀满、不思饮食,常配伍砂仁、广藿香、陈皮等,以增强化湿理气之功;②治脾虚湿阻气滞所致的胸腹虚胀、食少纳呆、倦怠无力,常与白术、人参、黄芪等配伍,以增强益气健脾之力,如白豆蔻丸。

2. **湿温初起**　本品辛温,入肺、脾二经,善除上、中二焦湿浊之邪。①治湿温初起,湿邪偏重之胸闷不饥、头痛身重,常与杏仁、薏苡仁等配伍,以宣畅气机、清利湿热,如三仁汤;②若热重于湿者,常与黄芩、滑石等配伍,以清热利湿,如黄芩滑石汤。

3. **呕吐**　本品性温,能温中止呕。①治寒湿中阻气滞之呃逆,可单用研末服,或配伍广藿香、半夏、陈皮等,以增强化湿行气、降逆止呕之功;②治小儿胃寒吐乳不食者,常与砂仁、甘草等配伍,以增强温胃和中之力。

4. **食积不化**　本品芳香醒脾,开胃消食。治食积不化之脘腹胀痛、不思饮食,常配伍莱菔子、山楂等,以增强消食化积之效。

【性能特点】豆蔻气味芳香,温而不燥,辛散入肺、脾经,善宣化在上焦、中焦之湿邪,长于化湿行气,主治湿阻中焦证、脾胃气滞证,亦常用治湿温初起;温中和胃止呕,善治多种呕吐证,尤宜于胃寒湿阻气滞之呕吐;能开胃消食,治食积不消。《开宝本草》云:"主积冷气,止吐逆反胃,消谷下气。"

【用法用量】煎服,3~6g,后下。

【使用注意】阴虚血燥者慎用。

【现代研究】主含右旋龙脑、右旋樟脑、松油烯、月桂烯、桃金娘醛等挥发油。水煎剂有促进消化、解酒等作用,体外试验对痢疾杆菌有抑制作用。

【按语】豆蔻又名白豆蔻,在本草中常与草豆蔻相混淆。《名医别录》只谓豆蔻,至宋代《开宝本草》才明确分列白豆蔻与草豆蔻二项。在古本草中对二者的原植物形态的描述非常相似。对白豆蔻的记载较混乱,其来源主要有两大类,一是产于我国古代广州、宜州的"白豆蔻",即现在姜科植物草豆蔻的成熟果实;另一种是从国外进口的姜科植物白豆蔻及爪哇白豆蔻的成熟果实,即现在正品豆蔻的来源。豆蔻与草豆蔻性能功效虽有相似之处,但仍有区别,临证不可不辨。

【附】

豆蔻壳　为白豆蔻或爪哇白豆蔻的成熟果壳。性味辛,温;归脾、胃经。功能化湿行气,温中止呕。用于中焦湿阻气滞之脘腹胀满疼痛、嗳气呕吐、不思饮食等。与豆蔻相似,但温性不强,力也较弱。用法用量同豆蔻。

草豆蔻　Cǎodòukòu
《名医别录》

为姜科植物草豆蔻 *Alpinia katsumadai* Hayata 的近成熟种子。主产于云南、广西、广东等地。夏、秋两季采收,取出种子团,晒干。生用,用时捣碎。

【药性】辛,温。趋向沉降。归脾、胃经。

【功效】燥湿行气,温中止呕。

【临床应用】

1. **寒湿中阻气滞证**　本品芳香温燥,长于燥湿行气。治寒湿中阻、脾胃气滞之脘腹胀满冷痛、恶心呕吐、泄泻,以寒湿偏重者为宜,常配伍干姜、厚朴、陈皮等,以增强温中散寒行气之功,如厚朴温中汤。

2. **寒湿呕吐**　本品性温燥,能散寒燥湿,温中止呕。①治寒湿中阻之呕吐,常配伍高良姜、肉桂、陈皮等,以增强温中止呕之力,如草豆蔻散;②治气虚寒凝之呕逆不止,常与人参、生姜、甘草等同用,以增强益气健脾、温中止呕之功,如豆蔻子汤。

此外,取其温燥寒湿、暖脾止泻之功,常配伍苍术、木香、厚朴等,以增强燥湿行气之力,治寒湿内盛,清浊不分之腹痛泻痢。

【性能特点】草豆蔻气辛香,性偏温燥,专入脾、胃经,善燥湿行气,治寒湿中阻气滞证;又温中止呕,治寒湿呕吐;燥湿温中而止泻,治寒湿内盛之腹痛泻痢。《本草经疏》云:"辛能破滞,香能入脾,温热能祛寒燥湿,故主温中及寒客中焦,心腹痛,中寒呕吐也。"

【用法用量】煎服,3~6g。用时捣碎。

【使用注意】阴虚血少、津液不足及未见寒湿者慎用。

【现代研究】主含挥发油,油中含豆蔻素、芳香醇、樟脑、龙脑;山姜素、乔松素、小豆蔻明等黄酮类;及桤木酮、皂苷等。水煎剂有调节胃肠功能、抗溃疡、抗病原微生物、抗肿瘤、抗氧化等作用。

草果　Cǎoguǒ
《饮膳正要》

为姜科植物草果 *Amomum tsao-ko* Crevost et Lemaire 的成熟果实。主产于云南、贵州、广西等地。秋季果实成熟时采收,晒干或低温干燥。生用、炒用或姜汁炙用。

【药性】辛,温。趋向沉降。归脾、胃经。

【功效】燥湿温中,截疟除痰。

【临床应用】

1. **寒湿中阻证**　本品辛温燥烈之性甚强,能燥湿、散寒、温中。多用治寒湿中阻之脘腹冷痛、呕吐、泄泻,舌苔白厚浊腻,或干厚如积粉,常配伍吴茱萸、干姜、砂仁等,以增强温中散寒、行气和胃之功。

2. 疟疾　本品性偏温燥,能燥湿除痰截疟,以寒湿偏胜之疟疾为宜。对山岚瘴气、秽浊湿邪所致之瘴疟多用,常配伍槟榔、厚朴、黄芩等,以辟秽化浊,如达原饮。

【性能特点】草果辛温燥烈,气味浓厚,主入脾、胃经,燥湿、温中之力均较草豆蔻强,主治寒湿中阻证;芳香辟浊,截疟除痰,治疟疾寒热。如《本草正义》所言:"草果,辛温燥烈,善除寒湿而温燥中宫,故为脾胃寒湿主药。"

【用法用量】煎服,3~6g。

【使用注意】阴虚血少者忌用,年老体弱者慎用。

【现代研究】主含 α-蒎烯、β-蒎烯、芳香醇、香叶醇等挥发油,及 Zn、Cu 等微量元素。草果水煎剂有调节胃肠功能、镇痛,挥发油有抗病原微生物等作用。

学习小结

一、功效归纳

1. 化湿药兼有功效归纳

共有功效	兼有功效	代表药物
化湿	行气	厚朴、砂仁、豆蔻、草豆蔻
	止呕	广藿香、砂仁、豆蔻、草豆蔻
	温中	砂仁、草豆蔻、豆蔻、草果
	宣化外湿	广藿香、佩兰、苍术、豆蔻
	截疟	草果

2. 其他章节兼有芳香化湿功效的药物

主要有:香薷、木瓜、蚕沙、陈皮、佛手、降香、石菖蒲、白扁豆、白术等。

二、中药功效术语解释

[化湿和中]化除湿浊,调和中焦脾胃之义,亦称化湿和胃。化湿和中药气味多辛温而燥,善化脾胃湿浊。适用于湿阻中焦,脾胃失和而见脘腹痞满,恶心呕吐,食少便溏,舌苔白腻者。

[宣化湿浊]宣通肺气,通过肌腠外散湿邪;另一方面肺气宣畅,亦有助于脾胃运化湿浊。宣化湿浊的药物,多属辛温芳香之品,适用于中上二焦湿浊内停证。

（陈　芳）

复习思考题

1. 简述苍术与厚朴、砂仁与豆蔻在性味归经、功效及临床应用上的异同点。

2. 患者,女,30岁。近日出现恶寒发热,头痛,胸膈满闷,脘腹疼痛,恶心呕吐,肠鸣泄泻,舌苔白腻。治疗首选广藿香,意义何在? 若恶寒发热的症状较重,宜再加何类药物?

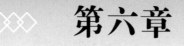

第六章

利水渗湿药

笔记栏

PPT 课件

学习目标

1. 掌握利水渗湿药的含义、性能特点、功效、主治病证及各节药物的性能特点。

2. 具体药物分掌握、熟悉、了解三级要求。

掌握：茯苓*（附：茯苓皮、茯神）、薏苡仁*、泽泻*、车前子*（附：车前草）、茵陈*、金钱草*、虎杖*。

熟悉：猪苓☆、滑石☆、木通☆（附：预知子、川木通）。

了解：冬瓜皮△（附：冬瓜子）、玉米须△、香加皮△、通草△（附：小通草）、瞿麦△、萹蓄△、地肤子△、海金沙△（附：海金沙藤）、石韦△、萆薢△。

3. 掌握相似药物的基本功效与临床应用的异同点，熟悉部分药物的经典配伍。

4. 了解利水渗湿药的配伍原则及使用注意。

凡以通利水道，渗泄水湿为主要功效，主要用于治疗水湿内停病证的药物，称为利水渗湿药。

根据利水渗湿药功效及临床应用的不同，一般将其分为利水消肿药、利尿通淋药及利湿退黄药三类。

利水渗湿药味多甘淡，性平或寒凉，作用趋向沉降，大多归肾、膀胱以及小肠经。功能利水渗湿。

利水渗湿药大多能使小便通畅、尿量增加、促进体内水湿之邪排泄，主要用于水湿内停所致的水肿、小便不利、淋证、黄疸、痰饮、泄泻、带下、湿疮、湿温、湿痹等病证。其中利水消肿药以渗除水湿，利尿退肿为主要功效，主治水湿内停所致的水肿，小便不利，及泄泻、痰饮等病证；利尿通淋药以清利下焦湿热，利尿通淋为主要功效，主治湿热下注或湿热蕴结于膀胱所致的淋证；利湿退黄药以清利肝胆湿热为主要功效，主治肝胆湿热所致之黄疸等。

运用利水渗湿药，应根据水湿之邪所致的不同病证，及其病因与兼证等，选用适宜的药物，并作适当配伍以增强疗效。如水肿日久见脾肾阳虚者，常配伍温补脾肾药，以标本兼顾；脾虚泄泻、痰饮者，常配伍健脾化湿药；水湿多易阻滞气机，气行则水行，气滞则水停，故常与理气药同用；水肿骤起兼有表证者，可配宣肺解表药；湿热合邪者，配清热燥湿药；寒湿并重者，配温里散寒药；淋证热伤血络而见尿血者，宜配凉血止血药。

利水渗湿药易耗伤津液，阴亏津少者应慎用或忌用；部分药物通利作用较强，孕妇慎用或忌用。

利水渗湿药一般具有利尿、利胆、保肝、抗病原微生物等作用，部分药物还有降血糖、降血压、抗炎、抗肿瘤、免疫调节等作用。

第一节　利水消肿药

本类药物味多甘、淡或苦,性平或微寒,作用趋向沉降,主归肾、膀胱经,有利水消肿之功,主治水湿内停所致之水肿、小便不利,及痰饮、泄泻等证。部分药物有健脾作用,治脾虚有湿之证,具标本兼顾之功。

茯苓　Fúlíng
《神农本草经》

为多孔菌科真菌茯苓 *Poria cocos*（Schw.）Wolf 的菌核。多寄生于松科植物赤松或马尾松等树根上。野生或栽培,主产于云南、安徽、湖北等地。产云南者称"云苓",质较优。7—9 月采挖。挖出后除去泥沙,堆置"发汗"后,摊开晾至表面干燥,再"发汗",反复数次至现皱纹、内部水分大部散失后,阴干。生用。

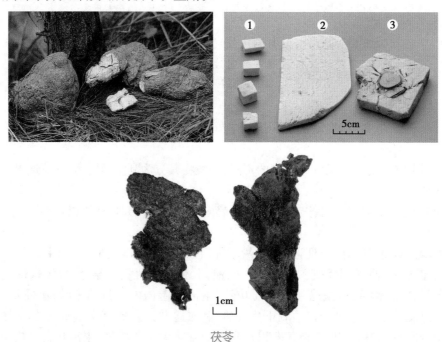

茯苓

【药性】甘、淡,平。趋向沉降。归心、肺、脾、肾经。

【功效】利水渗湿,健脾,宁心。

【临床应用】

1. **水肿,小便不利**　本品淡渗甘补,药性平和,既能渗湿利水以祛邪,又能健脾益气以扶正,利水而不伤正气,为利水消肿之要药,可用于寒热虚实各种水肿。①治水湿内停所致之水肿、小便不利,常与泽泻、猪苓、白术等同用,如五苓散;②治脾肾阳虚水肿,可与附子、生姜同用,以温阳利水,如真武汤;③治水热互结,阴虚小便不利、水肿,与滑石、泽泻、阿胶等泻热滋阴药合用,如猪苓汤。

2. **痰饮**　本品善能渗泄水湿,又能健脾,对痰饮证有标本兼治之功。①治湿痰,常配伍半夏、陈皮、甘草,如二陈汤;②治痰饮之目眩心悸,与桂枝、白术、甘草同用,如苓桂术甘汤;③治饮停于胃而呕吐者,多与半夏、生姜相伍,如小半夏加茯苓汤。

3. **脾虚泄泻** 本品健脾渗湿,兼有补气之功,可治脾虚诸证。①治脾虚湿盛泄泻,可与山药、白术、薏苡仁等同用,以补脾益气、除湿止泻,如参苓白术散;②治脾胃虚弱,倦怠乏力,食少便溏,常与人参、白术、甘草等药同用,以补脾益气,如四君子汤。

4. **心悸失眠** 本品入心经,善能宁心安神,为治心悸失眠之良药。①治心脾两虚,气血不足之心悸,失眠,健忘,常与黄芪、当归、远志等同用,如归脾汤;②治心气虚,惊恐而不安卧者,每与人参、龙齿、远志配伍,如安神定志丸。

【性能特点】茯苓淡渗甘补,药性平和,趋向沉降,既可祛邪,又可扶正,利水而不伤正气,"除湿之圣药"(《用药心法》),可用于寒热虚实各种水肿;又善渗湿健脾,对水湿为患有标本兼顾之功,常用于痰饮及脾虚诸证;尚能宁心安神,为治心悸失眠之良药。故《本草衍义》云:"行水之功多,益心脾不可阙也。"

【用法用量】煎服,10~15g。

【现代研究】主要含三萜类、多糖类、甾醇类、挥发油类、蛋白质、氨基酸及微量元素等成分。有利尿、免疫调节、保肝、抗肿瘤、抗氧化、抗衰老、抗炎、抗病毒等作用。

【按语】按中药以往炮制常规,茯苓所用的块或片多较厚(2~3mm),若入煎剂,常规煎煮则难以煮透,而加工为薄片或颗粒状,能扩大溶媒与饮片的接触面积,利于有效成分煎出。故茯苓入煎剂以切为薄片(1~2mm)或打碎入药为宜。

【附】

1. **茯苓皮** 为茯苓菌核的黑色外皮。性味甘、淡,平。归肺、脾、肾经。功能利水消肿,长于行皮肤水湿,多用治皮肤水肿。煎服,15~30g。

2. **茯神** 为茯苓菌核中间带有松根的部分。性味甘、淡,平。归脾、肾、心经。功能宁心安神。用于心神不安、惊悸、健忘等。煎服,10~15g。

茯神偏于安神的临床意义何在?

薏苡仁 Yìyǐrén
《神农本草经》

为禾本科植物薏苡 *Coix lacryma-jobi* L. var. mayuen(Roman.)Stapf 的成熟种仁。全国大部分地区均产,主产于福建、河北、辽宁等地。秋季果实成熟时采割植株,晒干,打下果实,再晒干,除去外壳、黄褐色种皮及杂质,收集种仁。生用或炒用。

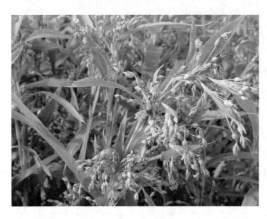
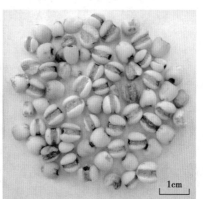

1cm

薏苡仁

【药性】甘、淡,凉。趋向沉降。归脾、胃、肺经。

【功效】利水渗湿,健脾止泻,除痹,排脓。

【临床应用】

1. 水肿，小便不利　本品甘淡渗利，既能利水又能健脾，功似茯苓而性凉，为淡渗清补之佳品。①治水湿内停之水肿、小便不利，常与茯苓、猪苓、泽泻等配伍；②治脾虚湿盛之水肿腹胀、小便不利，多与茯苓、白术、黄芪等药同用，以益气健脾利水；③治脚气浮肿，可与防己、木瓜、槟榔等同用。

2. 脾虚泄泻　本品渗湿健脾以止泻。治脾虚湿盛之泄泻，常与人参、茯苓、白术等药同用，以补脾益气，如参苓白术散。

3. 痹证　本品具渗湿与除痹之功，可舒筋脉，缓拘挛。①治湿痹而筋脉拘挛疼痛，与独活、防风、苍术同用，如薏苡仁汤；②治风湿热痹，与防己、滑石、栀子等配伍，如宣痹汤；③治风湿日久，筋脉挛急，水肿，用薏苡仁煮粥服，如薏苡仁粥；④治风湿在表，身痛发热者，可与麻黄、苦杏仁、炙甘草合用，如麻黄杏仁薏苡甘草汤。

4. 肺痈，肠痈　本品性凉，善清肺肠之热，排脓消痈。①治肺痈胸痛，咳吐腥臭脓痰者，常与苇茎、冬瓜仁、桃仁等配伍，如苇茎汤；②治肠痈腹痛，可与附子、败酱草同用，如薏苡附子败酱散。

此外，尚能解毒散结，用治赘疣，癌肿。

【性能特点】薏苡仁淡渗甘补，趋向沉降，既能利水渗湿，又能健脾止泻。且利水不伤正，补脾不滋腻，为淡渗清补之品。故凡水湿为患均可用之，尤以脾虚湿滞者为宜；又能渗湿舒筋缓急，善治湿痹拘挛者；其性凉，善清肺肠之热，排脓消痈，为肺痈肠痈常用之品。《本草纲目》云："薏苡仁，阳明药也，能健脾益胃。虚则补其母，故肺痿、肺痈用之。筋骨之病，以治阳明为本，故拘挛筋急、风痹者用之。土能胜水除湿，故泄泻、水肿用之。"

【用法用量】煎服，9~30g。清利湿热宜生用，健脾止泻宜炒用。孕妇慎用。

【现代研究】主要含有脂肪酸及酯类、薏苡多糖、甾醇类化合物、茚类化合物、三萜类化合物、生物碱类化合物及丰富的氨基酸与维生素等。有抗肿瘤、提高免疫力、降血糖、降血钙、降压、抗炎、镇痛、抗病毒、抑制骨质疏松、抗血栓形成、解热、镇静、兴奋子宫等作用。

【按语】薏苡仁酯、薏苡仁油等抗肿瘤作用较强。抗肿瘤药——康莱特注射液的主要成分就是薏苡仁油，其作为一种较理想的抗肿瘤药物，广泛应用于胃癌、肺癌、肝癌、胰腺癌、鼻咽癌、乳腺癌等的治疗或辅助治疗。

猪苓　Zhūlíng
《神农本草经》

为多孔菌科真菌猪苓 *Polyporus umbellatus* (Pers.) Fries 的菌核。寄生于桦树、枫树、柞树的根上。主产于陕西、山西、云南等地。春秋二季采挖，除去泥沙，晒干。切片入药，生用。

【药性】甘、淡，平。趋向沉降。归肾、膀胱经。

【功效】利水渗湿。

【临床应用】

水肿，小便不利，泄泻，淋证，带下　本品甘淡渗泄，利水作用强于茯苓，常用于水湿内停的各种水肿。①治水湿内停之水肿、小便不利，可单用或与茯苓、泽泻、桂枝配伍，如五苓散；②治水热互结，阴虚小便不利、水肿，则常与滑石、泽泻、阿胶等药合用，如猪苓汤；③治湿盛泄泻，与茯苓、白术、泽泻配用，如四苓散；④治热淋，小便淋沥涩痛，配生地黄、滑石、木通等，如十味导赤汤；⑤治湿毒带下，配茯苓、车前子、泽泻等，如止带汤。

【性能特点】猪苓味甘淡，以淡为主，性平，但作用明显。入肾、膀胱经，功专利水渗湿，"较之茯苓更捷"（《长沙药解》），但无补益功效，常用于水湿内停之水肿、小便不利、泄泻及膀胱湿热淋证等偏于实者。

【用法用量】煎服，6~12g。

【现代研究】含麦角甾醇、猪苓多糖、猪苓聚糖、猪苓酸、猪苓酮、粗纤维、氨基酸及钙、铁、镁等。有利尿、免疫调节、抗肿瘤、保肝、抗辐射、抗诱变、抗衰老等作用。

【按语】《本草衍义》载："猪苓行水之功多，久服必损肾气，昏人目，如欲久服者，更宜详审。"《医学启源》言："猪苓淡渗，大燥亡津液，无湿证勿服。"《医学入门》云："有湿症而肾虚者忌。"现代药理研究表明，猪苓利尿作用强，在增加排尿量的同时，还促进钠、钾、氯等电解质排出。因而，在长久应用猪苓时，应注意观察是否出现水、电解质平衡失调等副作用。

泽泻 Zéxiè
《神农本草经》

为泽泻科植物东方泽泻 *Alisma orientale*（Sam.）Juzep. 或泽泻 *Alisma plantago-aquatica* Linn. 的块茎。主产于福建、四川、江西等地。冬季茎叶开始枯萎时采挖，洗净，干燥，除去须根及粗皮，以水润透切片，晒干。生用；麸炒或盐水炒用。

【药性】甘、淡，寒。趋向沉降。归肾、膀胱经。

【功效】利水渗湿，泄热，化浊降脂。

【临床应用】

1. **水肿，小便不利，痰饮，泄泻** 本品淡渗利水作用较强。①治水湿内停之水肿、小便不利，常与茯苓、猪苓、桂枝配伍，如五苓散；②治痰饮停聚，清阳不升之头目昏眩，配白术同用，如泽泻汤；③治脾湿过盛，浮肿泄泻，与厚朴、苍术、猪苓配用，如胃苓汤。

2. **淋证，带下** 本品性寒，渗湿下行，善清下焦、膀胱之湿热。①治湿热淋证，常与木通、车前子同用；②治湿热下注，妇人带下，常与木通、车前子、龙胆等同用，如龙胆泻肝汤。

3. **遗精** 本品能泄下焦肾之虚火。治肾阴不足，相火亢盛之遗精盗汗、耳鸣、腰酸，常与熟地黄、山茱萸、山药等配伍，以滋补肾阴，如六味地黄丸。

此外，本品具化浊降脂之功，可治高脂血症。

【性能特点】泽泻甘淡性寒，趋向沉降，淡渗利水作用较强，又善泄下焦、膀胱之湿热，"功专利湿行水"（《本草分经》），常用于水湿内停之水肿、小便不利、痰饮、泄泻及下焦湿热之淋浊、带下等证。"善泻肾中邪火"（《本草新编》），在滋肾阴方药中加本品，可泻肾中相火，以保真阴。

【用法用量】煎服，6~10g。

【使用注意】本品性寒通利，肾虚精滑无湿热者忌用。

【现代研究】含三萜类化合物、甾醇、生物碱、苷类、黄酮、有机酸、氨基酸、多糖、挥发油、脂肪酸、树脂、蛋白质、淀粉等成分。有利尿、降血压、降血脂、抗动脉硬化、抗脂肪肝、抗炎、调节免疫等作用。

冬瓜皮 Dōngguāpí
《开宝本草》

为葫芦科植物冬瓜 *Benincasa hispida*（Thunb.）Cogn. 的外层果皮。全国大部分地区有产。均为栽培。夏末初秋果实成熟时采收。生用。

【药性】甘，凉。趋向沉降。归脾、小肠经。

【功效】利尿消肿。

【临床应用】

1. **水肿，小便不利** 本品味甘，药性平和，善利水消肿。①治水肿胀满，小便不利，可配

文献报道 泽泻治疗高脂血症，剂量可至42g/次，时长达3月余。但也有报道大剂量、长时间应用泽泻，可致水电解质失衡及尿血，甚至酸中毒肝损害等。如何认识？

155

五加皮、生姜皮等同用；②治体虚浮肿，可与赤小豆、红糖同煮，食豆服汤。

2. 暑热烦渴 本品性凉，有清热解暑之功。①治夏日暑热口渴，小便短赤，可与西瓜皮同用，煎水代茶饮；②治暑湿证，可与薏苡仁、滑石、扁豆花等合用，以清解暑热。

【性能特点】冬瓜皮甘凉，趋向沉降。善走肌肤以行水消肿，用治水肿、小便不利，可药食两用；又可清热解暑，亦为暑热烦渴所常用。

【用法用量】煎服，9~30g。

【现代研究】含有多糖类、蜡类、树脂类、挥发性物质（如 E-2- 己烯酶、正己醛、甲酸正醇酯等）、三萜类化合物（乙酸异多花独尾草烯醇酯、黏霉烯醇等）、胆甾醇衍生物、有机酸、烟酸、胡萝卜素等。具有抗氧化、解毒、治疗荨麻疹、降糖降压利尿等作用。

【附】

冬瓜子 本品为冬瓜的种子。又称冬瓜仁。性味甘、凉。归脾、小肠经。功能清肺化痰，利湿排脓。用于治疗肺热咳嗽、肺痈、肠痈、带下、白浊等证。煎服，10~15g。

玉米须　Yùmǐxū
《滇南本草》

为禾本科植物玉蜀黍 *Zea mays* L. 的花柱及柱头。全国各地均有栽培。玉米上浆时即可采收，但常在秋后剥取玉米时收集。鲜用或晒干生用。

【药性】甘，平。趋向沉降。归膀胱、肝、胆经。

【功效】利尿消肿，利湿退黄。

【临床应用】

1. 水肿，小便不利，淋证 本品甘淡渗泄，功专利水渗湿消肿。①治水肿、小便不利，可单用本品大剂量煎服，或与车前子、冬瓜皮、赤小豆等利水药同用；②治脾虚水肿，则与白术、茯苓等相伍，以健脾利水；③治膀胱湿热之淋证，小便短赤涩痛，可单味大量煎服，亦可与车前草、海金沙、金钱草等同用。

2. 黄疸 本品药性平和，利湿而退黄。治黄疸，阳黄或阴黄均可应用。可单味大剂量煎汤服，或与金钱草、郁金、茵陈等配用。

【性能特点】玉米须甘平，趋向沉降。归膀胱、肝、胆经。既善利水以消肿、通淋，用治水肿小便不利及湿热淋证；又善利湿退黄，治黄疸，阳黄、阴黄均宜。

【用法用量】煎服，30~60g。鲜者加倍。

【现代研究】主要成分为黄酮类、多糖类、挥发性成分及微量元素。有利尿、抗尿路结石形成、降血糖、降血脂、抗肿瘤、调节免疫、抑菌、抗氧化及促进胆汁分泌等作用。

香加皮　Xiāngjiāpí
《中药志》

为萝藦科植物杠柳 *Periploca sepium* Bge. 的根皮。主产于山西、河南、河北等地。春、秋二季采挖根部，剥取根皮，晒干。除去杂质洗净，润透，切片晒干，生用。

【药性】辛、苦，温。有毒。趋向沉降。归肝、肾、心经。

【功效】利水消肿，祛风湿，强筋骨。

【临床应用】

1. 水肿，小便不利 本品辛散温通，有利水消肿之功。治水肿、小便不利，可单用，或与陈皮、大腹皮、茯苓皮等配伍，如五皮饮。

2. 风湿痹证，筋骨痿软 本品辛散苦燥，芳香温通，能祛风湿、强筋骨，为治风湿痹证常用之品。①治风寒湿痹,关节拘挛疼痛,常与穿山龙、独活、木瓜等同用;②治筋骨痿软行迟,则与牛膝、木瓜等配伍。

【性能特点】香加皮辛温苦燥,有毒,主入肝、肾、心经。既能利水消肿,用治水肿小便不利;又能祛风湿、强筋骨,为治风湿痹证常用之药。唯有毒,不可多用久服。

【用法用量】煎服,3~6g。浸酒或入丸、散,酌量。

【使用注意】本品有毒,服用不宜过量。

【现代研究】含 C_{21} 甾类化合物、强心苷类化合物、萜类化合物、醛类以及低聚糖、小分子脂肪酸、黄酮等其他类化合物。有强心、抗肿瘤、抗炎、免疫调节、兴奋中枢、拟胆碱作用及升高白细胞等作用。

【按语】香加皮曾以五加皮名记载于古代文献,功效相类似。主含强心苷,强心作用较强,用量过多易致中毒。早期表现为恶心、呕吐、腹泻等胃肠道反应,严重中毒者会出现心率减慢、房室传导阻滞等心律失常现象,甚至死亡。

附表药物

药名	药性	功效	主治证	用法用量	备注
葫芦	甘,平。归肺、肾经	利水消肿	水肿,小便不利,淋证,黄疸	煎服,15~30g	
枳椇子	甘、酸,平。归脾经	利水消肿,解酒毒	水肿,醉酒	煎服,10~15g	

第二节 利尿通淋药

本类药物味多甘淡或苦,性偏寒凉,主归膀胱、小肠经,善入下焦,尤能清利下焦湿热,以利尿通淋为主要功效,主要用于湿热蕴结下焦所致的热淋、血淋、石淋、膏淋、小便短赤等病证。临床运用时,常据病情之异选用相应的利尿通淋药,并作适当配伍,以提高药效。

利尿通淋药,通利之性较强,易伤津液,故阴亏津少、肾虚遗精遗尿者及孕妇,用之当慎。

车前子 Chēqiánzǐ
《神农本草经》

为车前科植物车前 *Plantago asiatica* L. 或平车前 *Plantago depressa* Willd. 的成熟种子。前者中国大部分地区均产,后者分布北方各省。夏、秋二季种子成熟时采收果穗,晒干,搓出种子,除去杂质。生用或盐水炙用。

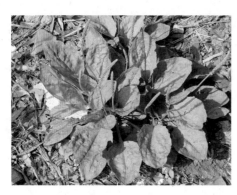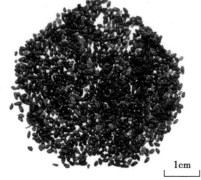

车前子(车前)

【药性】甘,寒。趋向沉降。归肝、肾、肺、小肠经。

【功效】清热利尿通淋,渗湿止泻,明目,祛痰。

【临床应用】

1. **淋证,水肿**　本品甘寒滑利,善通利水道,清膀胱热结,能导湿热之邪从小便而出,宜于湿热下注之淋证、水肿胀满、小便不利,尤为热淋涩痛之要药。经配伍血淋、砂淋、膏淋及水肿之证,无论虚实皆可使用。①治湿热淋证,常配伍木通、滑石、瞿麦等同用,以增强利尿通淋作用,如八正散;②治水湿停滞之水肿胀满、小便不利,常与猪苓、茯苓、泽泻为伍;③治肾虚腰重脚肿,常与牛膝、熟地黄、肉桂等同用,以温肾化气、利水消肿,如济生肾气丸。

2. **泄泻**　本品归小肠经,能渗湿利水,分清泌浊,以利小便而实大便而奏止泻之功。尤宜于湿盛小便不利之水泻。①治小便不利之水泻,可单用本品研末,米饮送服;②治暑湿泄泻,可与香薷、茯苓、猪苓等同用,共奏化湿、利水之效,如车前子散;③治脾虚湿盛泄泻,当与白术、茯苓、薏苡仁等健脾渗湿药同用。

3. **目赤肿痛**　本品性寒,主入肝经,善清肝泄热而明目,为治疗目疾之常用药,尤宜于肝热目赤涩痛。①治肝热目赤肿痛,常与菊花、决明子等同用;②肝肾亏虚之目黯昏花亦可用之,但因其清利之性较强,须与熟地黄、菟丝子等养肝明目之品配伍使用,如驻景丸。

4. **痰热咳嗽**　本品性寒,入肺经,能清泄肺热,化痰止咳。治肺热咳嗽,痰多黄稠,每与黄芩、瓜蒌、浙贝母等清肺化痰药同用。

【性能特点】车前子甘寒清热,性降滑利,主入肝、肾、肺、小肠之经,既善通利水道、导湿热下行从小便而出,又善渗湿止泻,利小便以实大便而奏止泻之功,为淋证、水肿、小便不利、泄泻常用,尤为热淋,小便淋沥涩痛,湿盛之水泻佳品;尚能清肝泻火以明目、清肺化痰以止咳,用治肝热目赤肿痛及肺热痰黄咳嗽等证。

【用法用量】9~15g。包煎。

【使用注意】肾虚滑精者慎用。

【现代研究】化学成分主要包括多糖类、苯乙醇甙类、环烯醚萜类、三萜类、黄酮类、甾醇及生物碱类、含有大量黏液质。有利尿、抗炎、祛痰、镇咳、抑菌、降血糖、降血压、调血脂、缓泻、预防肾结石等作用。

【附】

车前草　为车前或平车前的全草。性味甘、寒。趋向沉降。归肝、肾、肺、小肠经。功能清热利尿通淋,祛痰,凉血,解毒。主治热淋涩痛,水肿尿少,暑湿泄泻,痰热咳嗽,吐血衄血,痈肿疮毒。煎服,9~30g。鲜品加倍。外用适量。

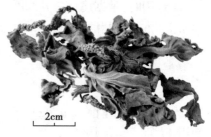

2cm

车前草

滑石　Huáshí
《神农本草经》

为硅酸盐类矿物滑石族滑石,主含含水硅酸镁[$Mg_3(Si_4O_{10})(OH)_2$]。主产于山东、江西、辽宁等地。全年可采。采挖后,除去泥沙及杂石,洗净,砸成碎块,研成细粉用,或水飞晾干用。

【药性】甘、淡,寒。趋向沉降。归膀胱、肺、胃经。

【功效】利尿通淋,清热解暑;外用祛湿敛疮。

【临床应用】

1. **热淋,石淋,尿热涩痛**　本品性寒滑利,寒能清热,滑能利窍,善清膀胱湿热而通利水道,有良好的利尿通淋之功,为治淋证常用药,尤宜于热淋、石淋。①治湿热下注,热结膀胱之热淋、尿热涩痛,常与木通、车前子、瞿麦等同用,如八正散;②治石淋,可与海金沙、金钱草、木通等配伍。

2. 暑温,湿温,湿热水泄　本品甘淡而寒,既能利水湿,又能解暑热,为治暑湿烦渴、湿温初起之常用药。①治暑热烦渴,小便短赤,可与甘草同用,如六一散;②治湿温初起及暑温夹湿,头痛恶寒,身重胸闷,则与薏苡仁、白蔻仁、杏仁等配伍,如三仁汤;③治湿热水泄,常与甘草同用,或配伍茯苓、车前子、薏苡仁等。

3. 湿疮,湿疹,痱子　本品外用有清热收湿敛疮作用。可用于皮肤湿疮,湿疹,痱子等证。①治湿疮,湿疹,可单用或与枯矾、黄柏等为末,撒布患处;②治痱子,则每与薄荷、甘草等配制成痱子粉外用。

【重点配伍】滑石配生甘草:滑石甘淡性寒,质重滑利,既可清解暑热,以治暑热烦渴,又可通利水道,使三焦湿热从小便而出;生甘草味极甘,性平而偏凉,得中和之性,生用既能清热,又能和中,与滑石为伍,既成甘寒生津之用,使小便利而津液不伤;又可制约滑石之寒滑重坠伐胃。二药合用,甘寒渗利清解,清心利湿,共奏清暑利湿之功,主治暑湿证。

【性能特点】滑石性寒滑利,寒能清热,滑能利窍,入膀胱、肺、胃经,既善渗湿利尿以通淋,又善清热解暑除烦渴,为治热淋、石淋、暑湿及湿温常用药;外用尚能清热收湿,敛疮止痒,为湿疹、湿疮、痱子所习用。《本草纲目》云:"滑石利窍,不独小便也。上能利毛腠之窍,下能利精溺之窍……为荡热燥湿之剂。"

【用法用量】10~20g。宜先煎、包煎。外用适量。

【使用注意】脾虚、热病津伤及孕妇慎用。

【现代研究】主含水合硅酸镁。尚含氧化铝、氧化镍等。有吸附、收敛、利尿、抑菌作用,内服能保护肠壁,有止泻作用。外用有保护创面,吸收分泌物,促进结痂的作用。

木通　Mùtōng
《神农本草经》

为木通科植物木通 *Akebia quinata*(Thunb.)Decne.、三叶木通 *Akebia trifoliata*(Thunb.)Koidz. 或白木通 *Akebia trifoliate*(Thunb.)Koidz. var. *australis*(Diels)Rehd. 的藤茎。木通主产于陕西、山东、江苏等地;三叶木通主产于河北、山西、山东等地;白木通主产于西南地区。秋季采收,截取茎部,除去细枝,阴干,洗净润透,切片,晒干,生用。

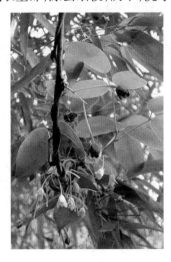
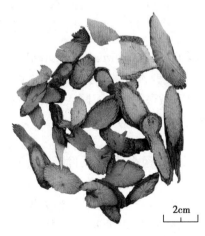

2cm

木通

【药性】苦,寒。趋向沉降。归心、小肠、膀胱经。

【功效】利尿通淋,清心除烦,通经下乳。

【临床应用】

1. **淋证,水肿** 本品苦寒清热,其性降泄,善清膀胱湿热,清热利尿力强。常用于湿热蕴结下焦之小便淋沥涩痛之证。其利尿之功亦可用于水肿、腹水之证,但以淋证多用。①治膀胱湿热,小便短赤,淋沥涩痛,常与车前子、滑石、瞿麦等同用,如八正散;②治水肿、腹水、小便不利、脚气,可与猪苓、桑白皮等配伍。

2. **口舌生疮,心烦尿赤** 本品苦寒清热,主入心与小肠二经,上清心经之热,下导小肠之火,利尿通淋,常治心火上炎之口舌生疮或心火移热于小肠之心烦、尿赤,多与生地黄、甘草、竹叶配伍,如导赤散。

3. **经闭,乳少** 本品擅入血分,有通经脉,下乳汁之功。①治血瘀经闭,常配桃仁、红花、丹参等活血化瘀药;②治乳汁不通或乳少,每与通乳之王不留行、穿山甲等为伍。

4. **湿热痹证** 本品有清湿热、通经脉之效,亦治湿热痹痛,可与防己、秦艽、薏苡仁等祛风湿清热药同用。

【性能特点】木通苦寒清降而通利,善下泄膀胱、小肠湿热,上清心经之实火,为治湿热淋证及心火上炎之口疮、移热肠腑之心烦尿赤之要药;且入血分以通经下乳,为治经闭乳少、湿热痹痛所常用。《本草汇言》云:"利九窍,除郁热,导小肠,治淋浊,定惊痫狂越,为心与小肠要剂。"

【用法用量】3~6g。

【使用注意】津亏、精滑、内无湿热及儿童、年老体弱、孕妇慎用。

【现代研究】主含常春藤皂苷元、齐墩果酸、木通皂苷、白桦脂醇、木通苯乙醇苷 B,还含豆甾醇、β-谷甾醇、胡萝卜苷、肌醇、蔗糖及钾盐等成分。有利尿、抗炎、抑菌、抗血栓等作用,其中利尿作用显著。

【附】

1. **预知子** 为木通、三叶木通或白木通近成熟果实。性味苦,寒。归肝、胆、胃、膀胱经。功能疏肝理气,活血止痛,散结,利尿。用于治疗脘腹胀痛,痛经闭经,痰核痞块,小便不利。煎服 3~9g。

2. **川木通** 为毛茛科植物小木通 *Clematis armandii* Franch.、或绣球藤 *Clematis montana* Buch.-Ham. 的藤茎。性味苦,寒。归心、小肠、膀胱经。功能利尿通淋,清心除烦,通经下乳。用于治疗淋证,水肿,心烦尿赤,口舌生疮,经闭乳少,湿热痹痛。煎服,3~6g。孕妇慎用,不宜长期或大剂量使用。

通草　Tōngcǎo
《本草拾遗》

为五加科植物通脱木 *Tetrapanax papyrifer* (Hook.) K. Koch 的茎髓。主产于贵州、云南、四川等地。秋季割取茎,截成段,趁鲜时取出髓部,理直,晒干,切片,生用。

【药性】甘、淡,微寒。趋向沉降。归肺、胃经。

【功效】清热利尿,通气下乳。

【临床应用】

1. **湿热淋证,水肿尿少** 本品甘淡性寒而体轻,善走上焦入肺,能开泄水之上源而通调水道,引热下降而利小便,有利尿通淋之功。①治湿热淋证,可与冬葵子、滑石、石韦同用,如通草饮子;②治石淋,常与金钱草、海金沙、鸡内金等同用;③治血淋,常与石韦、白茅根、蒲黄等同用;④治水湿停蓄之水肿证,可与猪苓、泽泻、茯苓等为伍。

2. **乳汁不下** 本品甘淡,善入胃经,能通胃气上达而下乳汁。治产后乳汁少或乳汁不通,可与穿山甲、甘草、猪蹄同用,如通乳汤。

【性能特点】通草甘淡渗湿,微寒清降,体轻升浮,善入肺、胃二经,开水源,通胃气,其性升中寓降,引热下降而利小便,升提胃气而下乳,故善治湿热淋证、水肿尿少及产后乳汁不下。《本草纲目》云:"故入太阴肺经,引热下降而利小便;入阳明胃经,通气上达而下乳汁。"

【用法用量】煎服,3~5g。

【使用注意】孕妇慎用。

【现代研究】主要含有三萜类及其三萜皂苷类化合物,此外还含有甾苷、黄酮类、苯衍生物类、神经酰胺类及 Zn、Fe、Mn 等 21 种微量元素。有明显利尿作用,并能明显增加尿钾排出量,有促进乳汁分泌等作用。尚有调节免疫、抗氧化、抗炎和解热等作用。

【按语】通草、木通名称不同,气味有别。《本草拾遗》以前之"通草",皆今之木通,而通草名为"通脱木",当知区别,不可混淆。

【附】

小通草 为旌节花科植物喜马山旌节花 *Stachyurus himalaicus* Hook. f. et Thoms.、中国旌节花 *S. chinensis* Franch. 或山茱萸科植物青荚叶 *Helwingia japonica* (Thunb.) Dietr. 的茎髓。性味甘、淡、寒。归肺、胃经。功能清热,利尿,下乳。用于治疗小便不利,淋证,乳汁不下。煎服,3~6g。其性效、临床应用、用法用量均与通草相似,部分地区亦作为通草使用。

瞿麦 Qúmài

《神农本草经》

为石竹科植物瞿麦 *Dianthus superbus* L. 和石竹 *Dianthus chinensis* L. 的地上部分。主产于河北、河南、辽宁等地。夏、秋二季花果期采割,除去杂质,洗净,稍润,干燥,切段生用。

【药性】苦,寒。趋向沉降。归心、小肠经。

【功效】利尿通淋,活血通经。

【临床应用】

1. 淋证,小便不通,淋沥涩痛 本品苦寒降泄,能利小肠而泻心火,清膀胱而导湿热下行,有利尿通淋之功,为治淋证常用药。①治热淋,可与萹蓄、木通、车前子等清热利湿通淋药同用,如八正散;②治血淋,可与栀子、甘草等同用,如立效散;③治石淋、小便不通,可与石韦、滑石、冬葵子等配伍,如石韦散。

2. 经闭瘀阻,月经不调 本品性偏寒凉,有活血通经之功,对于血热瘀阻之经闭或月经不调尤宜,常与活血调经之桃仁、红花、丹参等同用。

【性能特点】瞿麦苦寒降泄,其性滑利,善入心与小肠二经,能利小肠,清心火,逐膀胱湿热,有利尿通淋之功,为治淋常用药,尤宜于热淋、血淋。并善入血,能活血通经,用治经闭瘀阻、月经不调。《本草备要》云:"降心火,利小肠,逐膀胱邪热,为治淋要药。"

【用法用量】煎服,9~15g。

【使用注意】孕妇慎用。

【现代研究】主要有皂苷类、环肽类、黄酮类、蒽醌类、有机酸类成分,还含有少量挥发油类、生物碱类。有利尿、兴奋肠平滑肌、抑制心脏、兴奋子宫、降压、抑菌抗氧化、抗肿瘤等作用。

萹蓄 Biānxù

《神农本草经》

为蓼科植物萹蓄 *Polygonum aviculare* L. 的地上部分。主产于河南、四川、浙江等地。夏季叶茂盛时采收。割取地上部分,除去根和杂质,洗净,切断,干燥,生用。

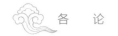

【药性】苦,微寒。趋向沉降。归膀胱经。

【功效】利尿通淋,杀虫,止痒。

【临床应用】

1. 热淋涩痛,小便短赤　本品苦寒清热,性偏沉降,主入膀胱经,有清膀胱湿热而利尿通淋之功。①治膀胱湿热所致之小便不利,淋沥涩痛,可与瞿麦、木通、车前子同用,如八正散;②治血淋,则与大蓟、小蓟、白茅根等凉血止血药同用。

2. 虫积腹痛,皮肤湿疹,阴痒带下　本品苦寒燥湿,善"杀三虫",有止痒之效。①治蛔虫腹痛,可以单味浓煎服用;②治小儿蛲虫,单味水煎,空腹饮之,还可以本品煎汤,熏洗肛门;③治皮肤湿疹、阴痒带下等证,可单用煎水外洗,亦可配伍地肤子、蛇床子等煎水外洗。

【性能特点】萹蓄苦降寒清,专入膀胱经。善清膀胱湿热而利尿通淋,可用于湿热下注膀胱诸淋,尤宜于热淋涩痛,小便短赤。并能杀虫止痒,用治虫积腹痛,皮肤湿疹,阴痒带下,湿疹阴痒,内服外用咸宜。《本草汇言》云:"利湿热,通小便之药也。"

【用法用量】9~15g。外用适量,煎洗患处。

【使用注意】脾胃虚者慎用。

【现代研究】主要含有黄酮类、酚酸类、生物碱类、萜类、甾醇类及微量元素等成分。有利尿、驱蛔虫、驱蛲虫、缓泻、抑菌、抗炎、促进血液凝固、增强子宫张力、降压、降血糖、抗癌等作用,其中利尿作用显著。

地肤子　Dìfūzǐ
《神农本草经》

为藜科植物地肤 *Kochia scoparia* (L.) Schrad. 的成熟果实。中国大部分地区均产。秋季果实成熟时采收植株,晒干,打下果实,除去杂质,生用。

【药性】辛、苦,寒。双重趋向。归肾、膀胱经。

【功效】清热利湿,祛风止痒。

【临床应用】

1. 小便涩痛,阴痒带下　本品苦寒降泄,能清利下焦湿热而通淋、止带。①治膀胱湿热所致之小便不利,淋沥涩痛,常与瞿麦、木通、冬葵子等同用,如地肤子汤;②治湿热带下,可配黄柏、苍术等煎服。

2. 风疹,湿疹,皮肤瘙痒　本品辛散苦燥寒清,有清热燥湿,祛风止痒之功,为皮肤病之常用药,且无论内服外用皆可。①治风疹、湿疹,常与白鲜皮、黄柏等同用,以祛风燥湿止痒;②治湿热浸淫,外阴湿痒者,可与苦参、龙胆、白矾等煎汤外洗患处。

【性能特点】地肤子辛散苦降寒清,主入肾与膀胱经。既善入里清利下焦湿热而利尿通淋,为治小便不利,淋沥涩痛之佳品,又善走表外散肌表之风而止痒,风疹、湿疹、皮肤瘙痒、阴痒带下等皮肤疾患,内服外用均可。《滇南本草》云:"利膀胱小便积热,洗皮肤之风……妇人湿热带下用之良。"

【用法用量】9~15g。外用适量,煎汤熏洗。

【现代研究】主含三萜皂苷、黄酮、脂肪油、维生素 A 类物质等。有抑菌、抑制单核巨噬系统的吞噬功能及迟发型超敏反应、抗辐射、升白细胞、增强免疫、溶血及较弱的利尿作用。

海金沙　Hǎijīnshā
《嘉祐本草》

为海金沙科植物海金沙 *Lygodium japonicum* (Thunb.) Sw. 的成熟孢子。主产于广东、浙江等地。秋季孢子未脱落时采割藤叶,晒干,搓揉或打下孢子,除去藤叶,生用。

【药性】甘、咸,寒。趋向沉降。归膀胱、小肠经。

【功效】清利湿热,通淋止痛。

【临床应用】

淋证,水肿 本品甘寒,其性下降,功专清小肠、膀胱湿热,尤善止尿道疼痛,为治诸淋涩痛之要药。①治热淋,可以本品为末,甘草汤送服;②治血淋,常与凉血止血之白茅根、小蓟同用;③治石淋,与鸡内金、金钱草等配伍;④治膏淋,则与滑石、麦冬、甘草相合,如海金沙散;⑤治水肿,每与泽泻、猪苓、防己等配伍,以增利水消肿之功。

【性能特点】海金沙甘咸而寒,性偏沉降,善清膀胱、小肠湿热以利尿通淋止痛,为治诸淋涩痛之要药。热淋、血淋、石淋、膏淋诸淋,据证配伍皆可用之。另本品亦有通利水道之功,因其性偏寒,故水肿、小便不利偏湿热者为宜。《本草纲目》云:"治湿热肿满,小便热淋、膏淋、血淋、石淋、茎痛,解热毒气。"

【用法用量】6~15g。包煎。

【使用注意】肾阴亏虚者慎服。

【现代研究】主含脂肪油,海金沙素,高丝氨酸,咖啡酸,香豆酸。有抑菌、排石、利胆等作用。

【附】

海金沙藤 为海金沙的全草。性味甘,寒。趋向沉降。归膀胱、小肠、肝经。功能利尿通淋,清热解毒。用于治疗淋证,水肿,痈肿疮毒,痄腮和黄疸。煎服,15~30g。外用适量,煎汤外洗或捣敷。

石韦 Shíwéi
《神农本草经》

为水龙骨科植物庐山石韦 *Pyrrosia sheareri*(Bak.)Ching、石韦 *Pyrrosia lingua*(Thunb.)Farwell 或有柄石韦 *Pyrrosia petiolosa*(Christ)Ching 的叶。主产于浙江、湖北、河北等地。全年均可采收。除去根茎及根,除去杂质,洗净,干燥,切段,筛去细屑,生用。

【药性】甘、苦,微寒。趋向沉降。归肺、膀胱经。

【功效】利尿通淋,清肺止咳,凉血止血。

【临床应用】

1. **淋证** 本品其性微寒,有清利膀胱湿热而利尿通淋之功,为淋证常用药。①治热淋,可以本品与滑石为末服;②治血淋,常与当归、蒲黄、芍药等为伍,如石韦散;③治石淋,常配伍鸡内金、金钱草、海金沙等。

2. **肺热咳喘** 本品苦降寒清,善入肺经,能清肺热,止咳喘。治肺热咳喘痰多,常与鱼腥草、黄芩、芦根等清肺化痰药同用。

3. **血热出血** 本品性寒清热,善入血分,有清热凉血止血之功。治血热妄行之吐血、衄血、尿血、崩漏,可单用或配伍侧柏叶、栀子、小蓟等凉血止血药同用。

【性能特点】石韦甘苦微寒,上清肺热,下利膀胱,为清热利尿通淋之常用品,又兼凉血止血,故尤宜于热淋、血淋。入肺经,功能清肺热,止咳喘,宜于肺热咳喘痰多。此外,有凉血止血之功,除善治血淋外,还可用治其他血热出血证。

【用法用量】6~12g。

【现代研究】主含 β-谷甾醇、芒果苷、异芒果苷、绿原酸、山柰酚、槲皮素、异槲皮素、甘草苷等。有抑菌、抗病毒、镇咳、祛痰、平喘、护肾、调节免疫、降压、降血糖等作用。

萆薢　Bìxiè

《神农本草经》

为薯蓣科植物绵萆薢 *Dioscorea spongiosa* J. Q. Xi，M. Mizuno et W. L. Zhao、福州薯蓣 *Dioscorea futschauensis* Uline ex R. Kunth 或粉背薯蓣 *Dioscorea hypoglauca* Palibin 的根茎。前两种称"绵萆薢"，主产于浙江、福建；后一种称"粉萆薢"，主产于浙江、安徽、江西等地。秋、冬二季采挖，除去须根，洗净，切片，晒干。生用。

【药性】苦，平。双重趋向。归肾、胃经。

【功效】利湿去浊，祛风除痹。

【临床应用】

1. 膏淋，白浊，白带过多　本品善利湿而分清别浊，为治膏淋、白浊要药。①治膏淋，小便混浊，白如米泔，常与乌药、益智、石菖蒲等配伍，如萆薢分清饮；②治湿浊下注之带下，可与猪苓、白术、泽泻等同用。

2. 风湿痹痛，关节不利，腰膝疼痛　本品入经络，能祛风除湿，通络止痛，善治腰膝痹痛，关节屈伸不利；因其性平，故寒热皆宜，但尤宜于湿盛着痹。①治寒湿痹证，可与附子、牛膝等同用，如萆薢丸；②治湿热痹证，常与黄柏、忍冬藤、防己等配伍。

【性能特点】萆薢性味苦平，入肾、胃二经，尤善利湿而分清去浊，为治膏淋、白浊要药；又具祛风除湿、通络止痛之功，善治各种寒热痹证，因药性平和，以"治湿最长"，故着痹尤佳。功以"利膀胱水道，赤白便浊"（《滇南本草》）为主。

【用法用量】9~15g。

【使用注意】肝肾阴亏之遗精、滑精者慎用。

【现代研究】主含薯蓣皂苷等多种甾体皂苷，尚含鞣质、淀粉、蛋白质等。具有降尿酸、抗炎镇痛、抗骨质疏松、抗真菌、抑制肿瘤细胞、降血糖等作用。

附表药物

药名	药性	功效	主治证	用法用量
冬葵子	甘、寒。归大肠、小肠、膀胱经	利尿通淋，下乳，润肠通便	淋证，水肿。乳汁不通，乳房胀痛，便秘	煎服，3~9g。本品寒润滑利，脾虚便溏者与孕妇慎用
灯心草	甘、淡，微寒。归心、肺、小肠经	清心火，利小便	心烦失眠，尿少涩痛，口舌生疮	煎服，1~3g

第三节　利湿退黄药

本类药物性味多苦寒，主入肝、胆经。以清热利湿、利胆退黄为主要功效，主要用于湿热黄疸，症见目黄、身黄、小便黄等；寒湿偏盛之阴黄亦可配伍应用。部分药物还可用于湿疮、湿疹、淋证、疮肿等证。临证可根据阳黄、阴黄之湿热、寒湿偏重不同，选择适当配伍治疗。

茵陈　Yīnchén

《神农本草经》

为菊科植物滨蒿 *Artemisia scoparia* Waldst. et Kit. 或茵陈蒿 *Artemisia capillaris* Thunb. 的地上部分。主产于陕西、山西、河北等地。春季幼苗高 6~10cm 时采收或秋季花蕾长成至初开时采割,净制晒干,春季采收的习称"绵茵陈",秋季采割的称"花茵陈"。生用。

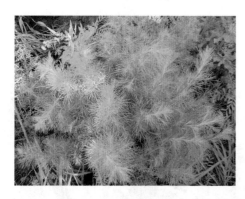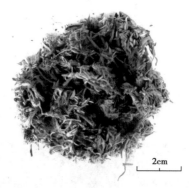

茵陈(茵陈蒿)

【药性】苦、辛,微寒。趋向沉降。归脾、胃、肝、胆经。

【功效】清利湿热,利胆退黄。

【临床应用】

1. **黄疸尿少**　本品苦以燥湿,寒能清热,其性降泄,主入肝胆经,尤善利肝胆湿热从小便而出,退黄效佳,为治黄疸之要药。黄疸无论湿热阳黄、寒湿阴黄,均广泛用之。①治黄疸湿热并重者,常与栀子、大黄配伍,如茵陈蒿汤;②治黄疸湿重于热者,可与茯苓、泽泻同用,如茵陈五苓散;③治寒湿郁滞,黄色晦黯之阴黄,则须配伍附子、干姜等以温化寒湿,如茵陈四逆汤。

2. **湿温暑湿**　本品苦寒中禀清香芳化之性,既能导泄湿热,又能芳化湿浊,善治湿热并重之湿温暑湿,常与滑石、黄芩等同用,如甘露消毒丹。

3. **湿疮瘙痒**　本品苦燥辛散,性寒而清,善清利肌表之湿热而解毒疗疮,故可用于肌表湿热蕴结之湿疮、湿疹瘙痒,内服外用均宜。可单用或与苦参、白鲜皮、地肤子等同煎。

【重点配伍】茵陈配栀子、大黄:三药皆为苦寒之品,均具利湿退黄之功。茵陈苦而微寒清利,其气清香疏理,善入肝胆,为清利湿热而退黄疸之要品。栀子苦寒通降下行,善通利三焦,能导湿热从小便而出,而奏利湿退黄之效。大黄苦寒攻下,既能通畅肠腑,又兼利小便,导湿热从二便分消而利湿退黄。三药相合,清热利湿退黄力强,主治湿热黄疸。

【性能特点】茵陈苦降寒清,善清利脾胃肝胆湿热,使之从小便出,退黄疸效佳,为治黄疸之要药,无论湿热郁蒸之阳黄,或寒湿郁滞之阴黄均可用之,《药义明辨》誉为"治黄疸之君药"。究之临床,当以湿热黄疸最宜。另本品亦具清香芳化之性,外感湿温暑湿及皮肤湿疮瘙痒亦可治。

【用法用量】6~15g。外用适量,煎汤熏洗。

【使用注意】蓄血发黄者及血虚萎黄者慎用。

【现代研究】主含挥发油及香豆素,尚含黄酮、有机酸、呋喃类等成分。有显著利胆作用,并有解热、保肝、镇痛、抗炎、抗肿瘤和降压、降脂、抑菌、抗病毒、抗骨质疏松、神经保护、调节代谢等作用。

【按语】茵陈古有"三月茵陈四月蒿,五月六月当柴烧"之说。关于茵陈采收季节1977、1985版药典规定为春季幼苗高6~10cm时采收;1990、1995、2000、2005版药典规定为春季幼苗高6~10cm时或秋季花蕾长成时采收;2010、2015、2020版药典变更为春季幼苗高6~10cm时或秋季花蕾长成至花初开时采收。现代药理研究显示:滨蒿、茵陈蒿的主要保肝利胆成分幼苗期以绿原酸为主,花穗期以6,7-二甲氧基香豆素为主。关于茵陈品种,仲景时代多以"茵陈蒿"即今之秋季采的"花茵陈"为主,其后逐步认识到春季采收的"绵茵陈"其效更佳,今之临床据"花茵陈""绵茵陈"二者使用历史及现代药理研究结果,将二者同等作为茵陈入药。

金钱草　Jīnqiáncǎo
《本草纲目拾遗》

为报春花科植物过路黄 *Lysimachia christinae* Hance 的全草。江南各省均有分布。夏、秋二季采收。除去杂质,切段,干燥,生用。

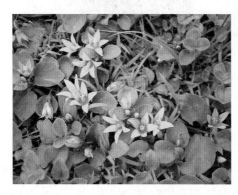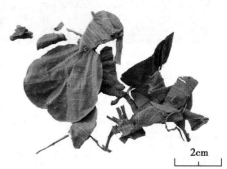

金钱草

【药性】甘、咸,微寒。趋向沉降。归肝、胆、肾、膀胱经。

【功效】利湿退黄,利尿通淋,解毒消肿。

【临床应用】

1. 湿热黄疸,胆胀胁痛　本品寒以清热,善入肝胆经,既能清肝胆之火,又能除下焦湿热,有清热利湿退黄之效,为湿热黄疸所常用。①治湿热黄疸,常与茵陈、栀子、大黄等同用;②治胁肋胀痛,肝胆结石,可配伍郁金、大黄、柴胡等。

2. 石淋,热淋,小便涩痛　本品咸寒,其性通利,有清热利尿、通淋排石之功,善消结石,为治疗石淋、热淋之要药。①治石淋,可单用大剂量煎汤代茶,或与海金沙、鸡内金等同用;②治热淋,小便涩痛,常与车前子、萹蓄等同用。

3. 痈肿疔疮,蛇虫咬伤　本品有清热解毒消肿之效,可用治恶疮肿毒,毒蛇咬伤等证,可用鲜品捣汁内服或捣烂外敷,亦可与蒲公英、野菊花等同用。

【性能特点】金钱草甘淡利尿,咸以软坚,微寒清热,善清肝胆之火,泻下焦湿热,有清热利胆退黄,利尿通淋排石之效,为治湿热黄疸之良品,石淋要药。另尚有清热解毒,消肿止痛之功,可治痈肿疔疮,蛇虫咬伤。王安卿《采药志》云:"治反胃噎膈,水肿臌胀,黄白火疸,疝气,阴症伤寒。"

【用法用量】15~60g。外用适量。

【现代研究】主含酚性成分、黄酮类及甾醇、氨基酸、鞣质、挥发油、胆碱、钾盐等。尚含多糖及多种微量元素。有促进胆汁分泌、利胆排石、利尿排石、镇痛、抑菌、抗炎、抑制血小板聚集、免疫抑制等作用。

【附】全国各地作金钱草药用的植物品种较多,且其功效与应用大同小异。如:

1. 广金钱草　为豆科植物广金钱草 *Desmodium styracifolium* (Osb.) Merr. 的地上部分。性味甘、淡,凉。归肝、肾、膀胱经。功能利湿退黄,利尿通淋。用于治疗黄疸尿赤,热淋,石淋,小便涩痛,水肿尿少。煎服 15~30g。为广东、广西等地区所习用。

2. **连钱草** 为唇形科植物活血丹 *Glechoma longituba* (Nakai) Kupr. 的地上部分。性味辛、微苦,微寒。归肝、肾、膀胱经。功能利湿退黄,清热解毒,散瘀消肿。用于治疗热淋,石淋,湿热黄疸,疮痈肿痛,跌打损伤。煎服 15~30g。外用适量,煎汤外洗。为江苏、浙江等地区所习用。

此外,伞形科植物白毛天胡荽 *Hydrocotyle sibthorpiodes Lam. var.* Batrachium(Hance) Hand. Mazz. 的地上部分,药材称江西金钱草,为江西等地区所习用。旋花科植物马蹄金 *Dichondra repens* Forst. 的地上部分,药材称小金钱草,为四川等地区所习用。

虎杖 Hǔzhàng
《名医别录》

为蓼科植物虎杖 *Polygonum cuspidatum* Sieb. et. Zucc. 的根茎和根。主产于江苏、江西、山东等地。春、秋二季采挖,除去杂质,润透,切厚片,干燥。生用。

【药性】微苦,微寒。趋向沉降。归肝、胆、肺经。

【功效】利湿退黄,清热解毒,散瘀止痛,止咳化痰。

【临床应用】

1. **湿热黄疸,淋浊,带下** 本品药性苦寒,善入肝胆经,清湿热,利小便,湿热黄疸多用。因善走下焦,湿热蕴结膀胱之淋证及湿热下注之带浊亦多用之。①治湿热黄疸,常与茵陈、金钱草等配伍以增强利湿退黄作用;②治膀胱湿热蕴结之小便涩痛,淋浊带下等症,单用本品,或与车前子、泽泻等利水通淋药同用。

2. **水火烫伤,疮痈肿毒,毒蛇咬伤** 本品苦寒,入血分,既有清热凉血解毒之功,又有活血化瘀止痛之效,常用于治疗水火烫伤,疮痈肿毒,毒蛇咬伤诸证,内服外用皆宜。①治水火烫伤,可单用本品研末或与地榆、冰片共研末,香油调敷患处;②治热毒疮痈,以虎杖根烧灰贴,或煎汤洗患处;③治毒蛇咬伤,可取鲜品捣烂敷患处。

3. **经闭,癥瘕,跌打伤痛,风湿痹证** 本品善入肝经血分,有活血化瘀以止痛、通经、消癥之效,可用于血瘀所致经闭、痛经,癥瘕,跌打损伤等血瘀诸证。本品亦能活血通络而止痹痛,因药性苦寒,又能清热利湿,故湿热痹证尤宜。①治经闭、痛经,常与桃仁、红花、延胡索等配伍;②治跌打损伤,可与赤芍同为细末,温酒调下,如虎杖散,亦可与乳香、没药、红花等同用,共奏活血疗伤定痛作用;③治风湿痹证,常与威灵仙、独活、桑寄生等药同用。

4. **肺热咳嗽** 本品苦寒,既能清泄肺热,又能降泄肺气,有清热化痰止咳之功,其治尤宜于肺热咳嗽,可与枇杷叶、黄芩、苦杏仁等药同用。

此外,本品还能泻热通便,可用治热结便秘。

【性能特点】虎杖苦泄寒清,入肝、胆经,善清泄肝胆湿热而利湿退黄,以治湿热黄疸,淋浊带下;入肺经,清泻肺热而化痰止咳,以治肺热咳嗽。又善入血,能活血祛瘀,以通经、止痛、疗伤、消癥,用治血瘀经闭、痛经、跌打伤痛、风湿痹证等。尚可清热解毒、泻热通便,还可用于水火烫伤,疮痈肿毒,毒蛇咬伤,以及热结便秘之证。《药性本草》云:"治大热烦躁,止渴,利小便,压一切热毒。"

【用法用量】9~15g。外用适量,制成煎液或油膏涂敷。

【使用注意】孕妇慎用。

【现代研究】主含蒽醌及蒽醌苷,主要为大黄素,大黄素甲醚等。尚含虎杖苷、黄酮类、白藜芦醇以及多糖、氨基酸、维生素、微量元素等。有泻下、祛痰、止咳、止血、镇痛、降压、降脂、降糖、抑菌、抗病毒、抗氧化、抗肿瘤等作用。

附表药物

药名	药性	功效	主治证	用法用量
地耳草	苦,凉。归肝、胆经	利湿退黄,清热解毒,活血消肿	湿热黄疸;肺痈、肠痈、痈肿疮毒;跌打损伤	煎服,15~30g。外用适量
垂盆草	甘、淡,凉。归肝、胆、小肠经	利湿退黄,清热解毒	湿热黄疸,小便不利;痈肿疮疡	煎服,15~30g
鸡骨草	甘、微苦,凉。归肝、胃经	利湿退黄,清热解毒,疏肝止痛	湿热黄疸,胁肋不舒,胃脘胀痛,乳痈肿痛	煎服,15~30g
珍珠草	甘、苦,凉。归肝、肺经	利湿退黄,清热解毒,明目,消积	湿热黄疸,泻痢,淋证;疮痈肿毒,蛇犬咬伤;目赤肿痛,小儿疳积	煎服,15~30g。外用适量。苦凉之品,阳虚体弱者慎用

学习小结

一、功效归纳

1. 利水渗湿药兼有功效归纳

共同功效	兼有功效	代表药物
利水渗湿	健脾	茯苓、薏苡仁
	安神或除烦	茯苓、茯神、灯心草、木通
	清肺化痰或止咳	车前子、石韦、虎杖
	杀虫止痒	萹蓄、地肤子
	通经下乳	木通、通草、冬葵子
	凉血止血	石韦
	祛风湿	香加皮、萆薢
	清肝明目	车前子
	清热解毒	车前草、金钱草、虎杖、地耳草、垂盆草

2. 其他章节兼有利水渗湿功效的药物

主要有:麻黄、香薷、浮萍、竹叶、淡竹叶、鸭跖草、商陆、牵牛子、桑枝、五加皮、大腹皮、槟榔、白茅根、蒲黄、牛膝、益母草、泽兰、小蓟、海蛤壳、海藻、昆布、桑白皮、葶苈子、琥珀、地龙、黄芪、白术等。

二、中药功效术语解释

[渗湿止泻]利小便去水湿,而止泄泻之义,又称"利小便,实大便"。渗湿止泻药味多甘淡,用于小便短少,大便稀溏或水泄。

● (赵海平　廖广辉)

复习思考题

1. 古有"通阳不在温,而在利小便""治湿不利小便非其治也"之论,基此试述利水渗湿药的应用。

2. 利水消肿药与峻下逐水药均可治疗水肿,试述二者作用之异同。

笔记栏

3. 周某,男,15 岁。1 周前因外感而致咽喉肿痛,曾服抗生素治疗,咽喉肿痛好转。近日晨起眼睑及颜面浮肿,按之凹陷,腰酸乏力,尿量少而色黄。查体:咽部充血,舌质红,苔黄腻,脉沉滑数。尿常规:蛋白(+),潜血(+)。应诊断为何种病证? 可从哪几个方面选择用药?

4. 患者,女,12 岁。腹泻,发热 3 天,继而出现身目俱黄,颜色鲜明,发热,口渴,呕恶,小便黄赤,舌红苔黄腻,脉滑数。中医诊断:黄疸(阳黄)。可选用本章节何药治疗? 意义何在? 若退黄之功仍不足,还可再辅以何药? 配伍机理是什么?

◆◇◆ 第七章 ◆◇◆

温 里 药

> ✏ **学习目标**
>
> 1. 掌握温里药的的含义、性能特点、功效、主治病证及各药物的性能特点。
> 2. 具体药物分掌握、熟悉、了解三级要求。
> 掌握:附子★、干姜★、肉桂★。
> 熟悉:吴茱萸☆、小茴香☆、丁香☆(附:母丁香)、花椒☆(附:椒目)。
> 了解:高良姜△。
> 3. 掌握相似药物的基本功效与临床应用的异同点,熟悉部分药物的经典配伍。
> 4. 了解温里药的配伍原则及使用注意。

凡能温里祛寒,以治疗里寒证为主要作用的药物,称为温里药。

温里药味多辛苦,性温热,大多归脾、胃、肾经,部分兼入肝、心、肺经。多具温里祛寒,温经止痛之功,个别药物还能助阳、回阳,故可用治里寒证。即《黄帝内经》"寒者热之",《神农本草经》"疗寒以热药"之意。

温里药能温中散寒止痛,可用治脾胃实寒及虚寒证,症见脘腹冷痛、呕吐泄泻、舌淡苔白等。部分药物可暖肝散寒止痛,用治肝经受寒之少腹冷痛、厥阴头痛、寒疝疼痛等;或可温肾助阳,用治肾阳不足证之阳痿宫冷、腰膝冷痛、遗精遗尿、夜尿频多等;或可温阳通脉,用治心肾阳虚证之畏寒肢冷、心悸气短、胸痹心痛、小便不利、肢体浮肿等;或可温肺化饮,用治肺寒痰饮证之痰白清稀、哮鸣喘咳、舌淡苔白滑等。少数药还可回阳救逆,用治亡阳证之畏寒蜷卧、汗出神疲、四肢厥逆、脉微欲绝等。

使用温里药应辨明病证所属脏腑、经络及寒邪性质,选择相应的温里药,并根据虚实及不同兼证作适当配伍。外寒内侵,表邪仍未解者,应配伍发散风寒药,以表里双解;寒凝经脉,气滞血瘀者,应配伍行气活血通经药;寒湿内阻者,应配伍温燥化湿药;脾肾阳虚者,应配伍温补脾肾药,以补阳散寒;亡阳气脱者,应配伍大补元气药,以补气回阳固脱。

温里药多辛热燥烈,易助火伤阴,实热证、阴虚火旺、津血亏虚者忌用;孕妇慎用。部分药物有毒,应注意炮制、剂量和用法合乎规范。

温里药一般具有镇痛、健胃、抗溃疡、抗缺氧、抗血栓形成、抗血小板聚集等作用,部分药物还有强心、抗休克、抗惊厥、调节胃肠运动等作用。

附子 Fùzǐ
《神农本草经》

为毛茛科植物乌头 *Aconitum carmichaelii* Debx. 的子根。主产于四川、湖北、湖南等地。6月下旬至8月上旬采挖,除去母根、须根及泥沙。分别加工成"盐附子""黑顺片""白附片"等品种。

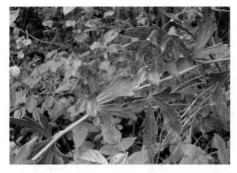

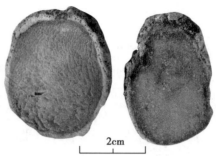

附子

【药性】辛、甘,大热;有毒。归心、肾、脾经。

【功效】回阳救逆,补火助阳,散寒止痛。

【临床应用】

1. 亡阳证　本品辛甘大热,能上助心阳,中温脾阳,下补肾阳,为回阳救逆第一要药。①治久病阳气亏虚,阴寒内盛,或大汗、大吐、大泻所致之四肢厥冷,脉微欲绝,常与干姜同用,以增强回阳救逆之效,如四逆汤;②治亡阳兼气虚欲脱,须与大补元气的人参同用,以回阳益气固脱,如参附汤。

2. 阳虚证　本品主归肾、脾、心经,能补助一身阳气。①治肾阳虚之阳痿遗精、宫冷不孕、腰膝冷痛、夜尿频多,常与肉桂、鹿角胶、杜仲等同用,以增强温肾助阳药之效,如右归丸;②治脾肾阳虚,水湿内停之肢体浮肿、小便不利,常与白术、茯苓等同用,以增强温阳利水之功,如真武汤;③治脾胃虚寒较甚,或脾肾阳虚之脘腹冷痛、恶心呕吐、大便溏泄,常与党参、白术、干姜等同用,以增强补脾益气、温中散寒之效,如附子理中丸;④治心阳不足之胸痹心痛,心悸气短,可与桂枝、人参等同用,以增强温阳益气宽胸之效;⑤治阳虚外感风寒,常配麻黄、细辛,以助阳解表,如麻黄细辛附子汤。

3. 寒湿痹证　本品又可散寒止痛,凡风寒湿痹,周身关节疼痛,均可用之,尤善治寒痹痛甚者,常与桂枝、白术、甘草等同用,以温经散寒除湿,如甘草附子汤。

【性能特点】附子辛、甘,大热,归心、脾、肾经,温煦透达,走而不守,上助心阳以通脉,中温脾阳以散寒,下补肾阳以益火,既为治亡阳证之要药,又善治肾、脾、心阳虚诸证;且性温燥走窜,亦为散阴寒、祛风湿、止疼痛之佳品。《本草正义》云:"诸脏诸腑,果有真寒,无所不治。"

【用法用量】煎服,3~15g,先煎,久煎。

【使用注意】实热证及阴虚阳亢者忌用,孕妇慎用。不宜与半夏、瓜蒌类、贝母类、白及、白蔹同用。

【现代研究】主含双酯型生物碱,如:乌头碱、新乌头碱、次乌头碱、去甲乌头碱、中乌头碱、新乌宁碱、异飞燕草碱等;还含单酯型生物碱,如苯甲酰乌头原碱、苯甲酰新乌头原碱、新苯甲酰次乌头原碱等。双酯型生物碱是主要活性和毒性成分。有强心、抗心律失常、扩血管、抗炎、镇痛、抗溃疡、抗衰老、抗肿瘤、兴奋垂体-肾上腺皮质系统等作用。

【按语】附子误食、剂量过大、煎煮不当、配伍失宜、个体差异等,易产生毒性反应,主要表现为心脏毒性,其次为神经系统及消化系统毒性。常见恶心、呕吐、腹痛、心慌胸闷、头昏眼花、口舌、四肢及全身发麻,严重者可见瞳孔散大、视觉模糊、呼吸困难、手足抽搐、大小便失禁,体温及血压下降。甚可导致死亡。临床使用必须符合规范。

笔记栏

干姜　Gānjiāng
《神农本草经》

为姜科植物姜 *Zingiber officinale* Rosc. 的根茎。主产于四川、贵州、湖北等地。冬季采挖。切片晒干或低温烘干。生用。

【药性】辛,热。双重趋向。归脾、胃、肾、心、肺经。

【功效】温中散寒,回阳通脉,温肺化饮。

【临床应用】

1. **脾胃寒证**　本品主归脾胃经,善除脾胃寒证。①治脾胃虚寒证之脘腹冷痛,呕吐泄泻,常与党参、白术等同用,以温中散寒、补气健脾,如理中丸;②治外寒直中脾胃之实寒证,腹痛呕吐泄泻,可单用本品,或与高良姜同用,以温中散寒、止呕止痛,如二姜丸。

2. **亡阳证**　本品又归心经,可回阳通脉,治阳气衰微,阴寒内盛之四肢厥冷、脉微欲绝,常与附子相配,既助附子回阳救逆之功,又可降低其毒性,如四逆汤。

3. **寒饮喘咳**　本品又归肺经,善于温肺化饮,治寒饮伏肺之咳喘、痰多清稀,形寒背冷、常与细辛、麻黄、五味子等同用,以温肺化饮、止咳平喘,如小青龙汤。

从附子与干姜的配伍谈七情的复合性。

【重点配伍】附子配干姜:附子辛热有毒,功擅回阳救逆,兼温助脾阳;干姜辛热,长于温中,兼回阳通脉,两药合用,干姜既能助附子回阳、温阳之功,又能减其毒性,治亡阳证及中焦虚寒证效佳。

【性能特点】干姜辛热,主入脾胃,长于温脾胃之阳,祛脾胃之寒,为温中散寒之要药,脾胃实寒、虚寒证均可应用;又入心、肾经,回阳之力虽逊于附子,但常与附子配伍,可增其疗效,减其毒性,故《证治要诀》云"附子无姜不热";兼入肺经,上能温肺散寒以化痰饮,中能温脾运水以消痰,亦为寒饮喘咳之良药。

【用法用量】煎服,3~10g。

【使用注意】血热妄行、阴虚内热者忌用。

【现代研究】主含挥发油(α-姜烯)、姜辣素;树脂、淀粉、多种氨基酸等。有止呕、调节胃肠运动、抗消化性溃疡、利胆、抗炎、镇痛、镇静、解热、短暂升高血压等作用。

肉桂　Ròuguì
《神农本草经》

为樟科植物肉桂 *Cinnamomum cassia* Presl 的树皮。主产于广东、广西、云南等地。多于秋季剥取,刮去栓皮,阴干。生用。

【药性】辛、甘,大热。趋向沉降。归肾、脾、心、肝经。

【功效】补火助阳,引火归元,散寒止痛,温通经脉。

【临床应用】

1. **肾阳虚证**　本品辛甘大热,能补火助阳,益阳消阴,引火归原,为治命门火衰之要药。①治肾阳不足,命门火衰之腰膝冷痛、阳痿宫寒、夜尿频多等,常与鹿角胶、杜仲、附子等同用,以温肾补阳,如右归丸;②治肾阳亏虚,虚阳上浮之面赤、虚喘、汗出、心悸,常与山茱萸、人参、五味子等药相配,以益肾引火归原;③治脾肾阳虚之脘腹冷痛、食少便溏,常与附子、人参、干姜等相配,以温补脾肾,如桂附理中丸。

2. **寒凝诸痛**　本品辛散温通,可散寒止痛。①治寒邪直中脾胃或脾胃虚寒之脘腹冷痛、呕吐、泄泻等,轻者可单用,重者常与干姜、高良姜、荜茇等同用,以温中散寒止痛;②治胸阳不振、寒邪内侵之胸痹心痛,常与附子、薤白等同用,以温通胸阳,散寒止痛;③治寒疝腹痛,常与小茴香、吴茱萸、乌药等同用,以温里散寒、行气止痛;④治风寒湿痹,尤宜于寒痹腰痛,常与独活、桑寄生、杜仲等同用,以祛风湿、补肾强腰膝,如独活寄生汤。

3. 寒凝血瘀证 本品辛散温通,能温通经脉,散寒止痛。①治冲任虚寒,寒凝血瘀之月经不调、痛经、闭经、或产后恶露不尽、腹痛不止,常与川芎、桃仁、益母草等同用,以活血祛瘀,温通经脉;②治阳虚寒凝之阴疽,常与鹿角胶、麻黄、白芥子等同用,以温经通阳、散寒行滞,如阳和汤。

此外,久病体弱,气血不足者,在补益气血方中加入少量肉桂,有宣导百药,鼓舞气血生长之效。

【重点配伍】肉桂配附子:两药皆为辛甘大热之品。肉桂补火助阳,温经散寒,为治命门火衰要药;附子补命火、助肾阳,散寒止痛力优。两药合用补火助阳、散寒止痛效著,主治肾阳虚或脾肾阳虚证及里寒重证。

【性能特点】肉桂辛甘大热,主归肾经,善补命门之火,有益阳消阴,引火归原之功,多用于肾阳不足、命门火衰及虚阳上浮证;因其味甘而大热,散寒止痛力强,善治脾胃寒证、脾肾阳虚及胸阳不振所致心腹冷痛;又入血分,能温通血脉,促进血行,用治寒凝血瘀之月经不调、痛经、闭经、产后瘀阻腹痛等。还常与补气血药同用,有鼓舞气血生长之效。《本草汇言》云:"肉桂,治沉寒痼冷之药也。"

【用法用量】煎服,1~5g。宜后下或焗服。研末,每次 1~2g。

【使用注意】阴虚火旺者忌服,有出血倾向者及孕妇慎用。不宜与赤石脂同用。

【现代研究】主含挥发油、桂皮醛、香豆素、鞣质等。有增强冠脉及脑血流量、促进血液循环、扩张血管、镇静、镇痛、解热、抗惊厥、增强消化功能、缓解胃肠痉挛性疼痛、排出消化道积气、抗肿瘤等作用。现代临床常用治胃及十二指肠溃疡、慢性胃炎、乳腺癌、胃癌、肠癌等。

吴茱萸 Wúzhūyú

《神农本草经》

为芸香科植物吴茱萸 *Euodia rutaecarpa*（Juss.）Benth.、石虎 *Euodia rutaecarpa*（Juss.）Benth. var. *officinalis*（Dode）Huang 或疏毛吴茱萸 *Euodia rutaecarpa*（Juss.）Benth. var. *bodinieri*（Dode）Huang 的近成熟果实。主产于贵州、湖南、四川等地。8—11 月果实尚未开裂时采集。晒干或低温烘干。生用或制用。

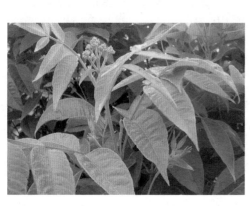
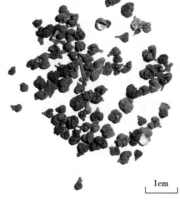

1cm

吴茱萸

【药性】辛、苦,热;有小毒。趋向沉降。归肝、脾、胃、肾经。

📝 笔记栏

【功效】 散寒止痛,降逆止呕,助阳止泻。

【临床应用】

1. 寒滞肝经诸痛证　本品辛散苦泄,性热,主归肝经,可散肝经之寒,解肝经之郁,为治疗寒滞肝经诸痛之主药。①治寒侵肝经,疝气疼痛,常与小茴香、木香、川楝子等同用,以温经散寒、行气止痛,如导气汤;②治肝胃虚寒,浊阴上逆之厥阴头痛、呕吐涎沫,常与生姜、人参等同用,以暖肝散寒、和胃止呕,如吴茱萸汤;③治冲任虚寒,瘀血阻滞之痛经,常与桂枝、当归、川芎等同用,以温经通脉、活血养血止痛,如温经汤;④治寒湿脚气肿痛,或上冲入腹,胀满疼痛,常与槟榔、木瓜、苏叶等同用,以行气除湿,如鸡鸣散。

2. 呕吐吞酸　本品既能散寒止痛,又可疏理肝气,降逆止呕,制酸止痛,为治肝胃不和呕吐吐吞酸之要药。①治肝胃虚寒之脘腹胁痛,呕吐反酸,常与人参、生姜等同用,以达温中补虚,和胃止呕之效;②治肝火犯胃,肝胃不和之胁痛口苦,呕吐吞酸,常与黄连相伍,以清泻肝火,降逆止呕,即左金丸。

3. 虚寒泄泻　本品辛热苦燥,能助阳止泻,治脾肾阳虚之五更泄泻,多与补骨脂、肉豆蔻、五味子同用,以温补脾肾、涩肠止泻,如四神丸。

【重点配伍】 黄连配吴茱萸:黄连苦寒,清热燥湿,泻肝胃之火;吴茱萸辛热,疏肝下气,降逆止呕,两药合用,寒温相制,辛散苦泄,既能清热燥湿泻火,又能疏肝和胃、制酸止呕,用于肝火犯胃、肝胃不和之呕吐吞酸。

【性能特点】 吴茱萸辛散苦降,性热燥烈,主归肝经,既散肝经之寒邪,又理肝气之郁滞,为治寒滞肝经诸痛之主药,常用于寒滞肝经之寒疝腹痛,厥阴头痛,寒凝痛经及寒湿脚气肿痛等证;兼归脾、胃、肾经,能温脾益肾,降逆止呕,助阳止泻,善治脾胃寒证或肝胃不和之呕吐吞酸和虚寒泄泻。

【用法用量】 煎服,2~5g。外用适量。

【使用注意】 本品有小毒,不宜多用,久用。阴虚有热者忌用。孕妇慎用。

【现代研究】 主含生物碱类成分,如吴茱萸碱、吴茱萸次碱、吴茱萸新碱等;挥发油,如吴茱萸烯、罗勒烯、吴茱萸内酯等;还含吴茱萸酸、吴茱萸苦素等。有抑制胃肠运动、抗溃疡、止泻、镇痛、降压、抗心肌缺血、抗肿瘤、抗血栓等作用。

小茴香　Xiǎohuíxiāng

《新修本草》

为伞形科植物茴香 *Foeniculum vulgare* Mill. 的成熟果实。主产于内蒙古、山西等地。秋季果实初熟时采收。晒干。生用或盐水炙用。

【药性】 辛,温。归肝、肾、脾、胃经。

【功效】 散寒止痛,理气和胃。

【临床应用】

1. 寒疝腹痛,睾丸偏坠,少腹冷痛,痛经　本品辛温,能温暖肝肾,散寒止痛,为治寒疝腹痛之要药。①治寒疝腹痛,常与吴茱萸、乌药、川楝子等同用,以散寒行气止痛,也可单用本品炒热,布包温熨痛处;②治肝郁气滞睾丸偏坠胀痛,常与橘核、荔枝核等同用,以行气散结止痛,如香橘散;③治寒侵肝脉之少腹冷痛,或冲任虚寒之痛经,常与肉桂、当归、川芎等同用,以温经活血止痛,如少腹逐瘀汤。

2. 中焦寒凝气滞证　本品又归脾胃经,可温中散寒止痛、开胃、止呕。①治胃寒气滞之脘腹胀痛、呕吐食少,常与高良姜、木香、香附等同用,以温中降逆、行气止痛;②治脾胃虚寒之脘腹胀痛、食少吐泻,常与白术、陈皮、生姜等同用,以温中健脾行气。

肝火犯胃之证,为何不选清泻肝火力量更强的龙胆,而用黄连与之配伍?

【性能特点】小茴香辛散温通,主归肝肾经,能温暖肝肾,散寒止痛,善治下焦寒凝气滞诸证,尤为治寒疝腹痛之要药;又归脾胃经,善行脾胃之气而开胃止呕,治中焦寒凝气滞之脘腹胀痛等。《本草汇言》云:"其温中散寒,立行诸气,乃小腹少腹至阴之分之要品也。"

【用法用量】煎服,3~6g。盐炙品可暖肾散寒止痛,用于寒疝腹痛、睾丸偏坠、经寒痛经。

【使用注意】阴虚火旺者慎用。

【现代研究】主含挥发油,如反式茴香脑、茴香醚、小茴香酮等;脂肪油。有镇痛、促进胆汁分泌、保肝、抗菌等作用。

丁香 Dīngxiāng
《雷公炮炙论》

为桃金娘科植物丁香 *Eugenia caryophyllata* Thunb. 的花蕾,习称公丁香。主产于坦桑尼亚、马来西亚、印度尼西亚;我国广东、广西、海南等地也有栽培。通常在 9 月至次年 3 月采摘。晒干。生用。

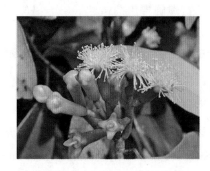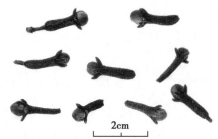

丁香

【药性】辛,温。趋向沉降。归脾、胃、肺、肾经。

【功效】温中降逆,补肾助阳。

【临床应用】

1. **胃寒呕吐,呃逆** 本品辛香温通,暖脾胃而降脾胃之气,为治疗胃寒呕吐、呃逆之要药。①治虚寒呕吐、呃逆,常与柿蒂、生姜、党参等同用,以温中补气降逆,如丁香柿蒂汤;②治脾胃虚寒,食少吐泻、脘腹冷痛,常与白术、高良姜、砂仁等同用,以温中健脾、散寒止痛。

2. **肾虚阳痿** 治肾阳虚衰之阳痿、腰膝酸痛,常与巴戟天、淫羊藿、附子等同用,以补肾壮阳。

【性能特点】丁香辛温芳香,主归脾胃经,长于温中散寒、降逆止呕、止呃,为治胃寒呕吐、呃逆之要药;《药性论》云:"治冷气腹痛。"亦治虚寒脘腹冷痛,食少吐泻。又归肾经,有温肾助阳起痿之功,常用于肾阳不足之宫冷、阳痿等。

【用法用量】煎服,1~3g。内服或研末外敷。

【使用注意】不宜与郁金同用。

【现代研究】主含挥发油,如丁香酚,乙酰丁香酚、β-丁香烯等;还含齐墩果酸、鼠李素等。有止呕、抗炎、镇痛、抗惊厥、抗腹泻、利胆、抗缺氧、抗凝血等作用。

【附】

母丁香 为桃金娘科植物丁香的近成熟果实,又名鸡舌香。性味辛,温。归脾、胃、肺、肾经。功能温中降逆,补肾助阳。用于脾胃虚寒之呃逆呕吐,食少泄泻,心腹冷痛,肾虚阳痿。煎服,1~3g。内服或研末外敷。不宜与郁金同用。

高良姜　Gāoliángjiāng
《名医别录》

为姜科植物高良姜 *Alpinia officinarum* Hance 根茎。主产于广东、海南、广西等地。夏末秋初采挖。晒干。生用。

【药性】辛,热。归脾、胃经。

【功效】温胃止呕,散寒止痛。

【临床应用】

1. **胃寒腹痛**　本品辛散温通,入脾胃经,可温中散寒止痛。①治胃寒脘腹冷痛,常与干姜同用,如二姜丸;②治寒凝气滞,胃寒肝郁,脘腹胀痛,嗳气吞酸,常与香附同用,如良附丸。

2. **胃寒呕吐**　本品性热,能温胃止呕。①治寒邪入侵之呕吐,常与半夏、生姜等同用;②治虚寒呕吐,常与党参、白术、陈皮等同用,以益气健脾止呕。

【性能特点】高良姜辛热,主归脾胃经,善散胃中之寒邪而止痛、止呕,用治脘腹冷痛、嗳气吞酸、呕吐等证。《本草汇言》云:"高良姜,祛寒湿、温脾胃之药也。"

【用法用量】煎服,3~6g。

【现代研究】主含挥发油、高良姜素、槲皮素、异鼠李素等。有镇痛、抗炎、抗腹泻、抗血栓形成等作用。

花椒　Huājiāo
《神农本草经》

为芸香科植物青椒 *Zanthoxylum schinifolium* Sieb. et Zucc. 或花椒 *Zanthoxylum bungeanum* Maxim. 的成熟果皮。主产于四川,故名川椒、蜀椒。秋季采收。生用或炒用。

【药性】辛,温。归脾、胃、肾经。

【功效】温中止痛,杀虫止痒。

【临床应用】

1. **脾胃寒证**　本品辛散温燥,主归脾胃经,长于温中燥湿、散寒止痛。①治脘腹冷痛、呕吐,因外寒内侵所致,常与生姜、豆蔻等同用;因脾胃虚寒所致,常与干姜、人参等同用,如大建中汤;②治寒湿腹痛泄泻,可与苍术、厚朴等同用。

2. **阴痒,湿疹瘙痒,虫积腹痛**　本品有良好的杀虫止痒之功,用于多种虫证。①治阴痒、湿疹瘙痒可单用,或与苦参、地肤子、黄柏等煎汤外洗;②治妇人阴痒,与吴茱萸、蛇床子、藜芦等同用,水煎熏洗,如椒茱汤;③治虫积腹痛,手足厥冷,常与乌梅、干姜、黄连等同用,以驱蛔杀虫止痛,如乌梅丸;④治小儿蛲虫,肛周瘙痒,单用本品浓煎保留灌肠,以杀虫止痒。

此外,本品可用于肾虚痰喘,腰痛足冷等症,常与茯苓同用,以温肾助阳,散寒止痛,如椒苓丸。

【性能特点】花椒辛散温燥,主归脾胃经,既可温胃散寒以止痛,又可温脾燥湿以止泻,善治中寒腹痛,寒湿吐泻;辛燥尚可杀虫止痒,内服善治虫积腹痛,外用可治湿疹瘙痒、阴痒、蛲虫肛周作痒。故《本草纲目》云:"散寒除湿,解郁结,消宿食,通三焦,温脾胃,补右肾命门,杀蛔虫,止泄泻。"

【用法用量】煎服,3~6g。外用适量,煎汤熏洗。

【使用注意】阴虚内热者慎用。

【现代研究】主含挥发油:柠檬烯、1,8-桉叶素、月桂烯、α-蒎烯、β-蒎烯、香桧烯、芳樟醇等。有调节胃肠运动、抗溃疡、抗炎、镇痛、抗菌等作用。

笔记栏

【附】

椒目 为花椒的种子。性味苦,寒。归肺、肾、膀胱经。功效降气平喘,利水消肿。用于痰饮喘咳,水肿胀满。煎服,3~10g。

附表药物

药名	药性	功效	主治证	用法用量	备注
胡椒	辛,热。 归胃、大肠经	温中散寒,下气消痰。可作调味品,有开胃进食的作用	胃寒腹痛,呕吐泄泻;癫痫	研粉吞服,每次0.6~1.5g。 外用适量	
荜茇	辛,热。 归胃、大肠经	温中散寒,下气止痛	胃寒腹痛,呕吐泄泻;头痛,牙痛,胸痹心痛	煎服,1~3g。 外用适量,研末塞龋齿孔中	
荜澄茄	辛,温。 趋向升浮。归脾、胃、肾、膀胱经	温中散寒,行气止痛	脾胃寒证;寒疝腹痛;肾与膀胱虚冷之小便不利;寒湿郁滞之小便混浊	煎服,1~3g	

学习小结

一、功效归纳

1. 温里药兼有功效归纳

共同功效	功效特点及兼有功效	代表药物
温里	偏于温心阳	附子、肉桂、干姜
	偏于温肾阳	附子、肉桂、乌药
	偏于温脾阳	附子、干姜
	回阳救逆	附子、干姜
	偏于温胃散寒	高良姜、干姜、吴茱萸、荜澄茄、荜茇
	偏于止痛止呕	胡椒、肉桂、丁香
	偏于温脾散寒止泻	干姜、附子、吴茱萸、胡椒
	温肺化饮	干姜、细辛
	温肝散寒止痛	吴茱萸、小茴香、肉桂、荜澄茄
	善治胃痛	丁香、高良姜、川椒、干姜、荜澄茄、胡椒
	善治腹痛	吴茱萸、肉桂
	善治胸痛	附子、乌头、肉桂
	善治少腹痛(疝痛)	吴茱萸、小茴香、肉桂、荜澄茄
	善治痹痛	乌头、附子、细辛
	善治痛经	肉桂、吴茱萸
	理气作用	丁香、小茴香
	引火归原	肉桂、附子

2. 其他章节兼有温里功效的药物

主要有：桂枝、细辛、草果、生姜、砂仁、豆蔻、草豆蔻、草果、沉香、檀香、乌药、艾叶、仙茅、益智、肉豆蔻、胡芦巴、硫黄等。

二、中药功效术语解释

[回阳救逆] 救治阳气将脱的一种方法，指药物具有恢复阳气、挽救厥逆证候的作用，用于久病体虚，阳气衰微，阴寒内盛或大汗、大吐、大泻所造成的亡阳证，药如附子、干姜。

[引火归原] 治疗虚阳上浮的方法，使因肾阳亏虚而上浮的虚阳（虚火）下归于肾，称引火归原，具有引火归原作用的药物其性味辛热，能温补肾火，适用于面热、头晕、咽痛、腰膝酸冷的"火不归元"证，药如肉桂。

[宣导百药] 这是《名医别录》论述肉桂的功用之言。意为肉桂与诸药配合应用，引导诸药更好发挥作用，如肉桂配合补血药能鼓舞气血生长，提高补气血效果；入活血药加强活血通脉作用；入淡渗药加强膀胱的气化功能；肉桂通过改善血行，使清热解毒药物更好发挥作用。

● （王玉凤）

扫一扫
测一测

复习思考题

1. 附子、干姜、肉桂三药为温里散寒助阳之要药，其功效有何区别和联系？

2. 陈某，38 岁，工人。患者下腹部绵绵冷痛，时作时止，喜按喜热饮 10 多天，无畏寒发热。近 5 日阵发性拘急剧痛不可忍，四肢厥冷，小便清长，大便秘 5 天未解，腹部可触及肠型，舌质黯、苔薄白，脉沉弦。选用附子、干姜、肉桂、大黄治疗，意义何在？若嫌温中散寒止痛之力不足，可再加何药？

第八章

理 气 药

凡以疏畅气机为主要功效，主要用于治疗气滞证或气逆证的药物，称为理气药。其中理气作用强者，又称破气药。

理气药多辛香苦温，辛香行散，味苦降泄，性温通行，主归肝、脾、胃、肺经。善调畅气机，具有行气之功，部分药物还兼有降气作用。

理气药主要用于以情志抑郁，胸胁胀痛或攻窜痛，脉弦等症状为主的气滞证，具体见于肝郁气滞之胁肋胀痛，急躁易怒，情志不舒，疝气疼痛，月经失调，乳房胀痛等；脾胃气滞之脘腹胀满疼痛，食欲不振，嗳气吞酸，恶心呕吐，大便秘结或泻痢不爽等；肺气壅滞之胸闷不畅，咳嗽气喘，胸痹心痛等症状。

气滞证涉及多个脏腑，且病因复杂，故在使用理气药时，应针对病证选择适宜的药物，并作相应的配伍。肝郁气滞宜选用长于疏肝理气之品，因肝血不足者，当配养血柔肝药；因寒凝肝脉者，当配暖肝散寒药。脾胃气滞宜选用长于理气调中之品，因饮食积滞者，当配伍消食药；因脾胃气虚者，当配伍补中益气药；因湿热阻滞者，当配伍清热除湿药；因寒湿困脾者，当配伍苦温燥湿药。肺气壅滞宜选用长于理气宽胸之品，因外邪袭肺者，当配伍解表药；因痰饮阻肺者，当配伍化痰药。

本类药物药性多属辛温香燥之品，有耗气伤阴之弊，故气阴不足者忌用。破气药作用峻猛而更易耗气，故孕妇慎用。

理气药一般具有抑制或兴奋胃肠平滑肌、促进消化液分泌、利胆等作用。部分药物还有舒张支气管平滑肌、调节子宫平滑肌、兴奋心肌、增加冠状动脉血流量、升压、祛痰、平喘、抗菌等作用。

陈皮　Chénpí
《神农本草经》

为芸香科植物橘 *Citrus reticulata* Blanco 及其栽培变种的成熟果皮。主产于广东、福建、

笔记栏

如何理解陈皮"须陈久者为良"？临床应用时新鲜与陈久作用有何不同？

四川等地,产于广东新会者称为新会皮、广陈皮。秋季果实成熟时采收,晒干或低温干燥,切丝生用。以陈久者为佳。

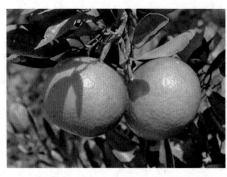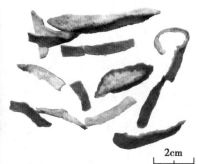

陈皮

【药性】苦、辛,温。归肺、脾经。

【功效】理气健脾,燥湿化痰。

【临床应用】

1. 脘腹胀痛,食少吐泻　本品辛苦气香,有行气止痛、健脾和中之功,对寒湿阻滞中焦者,最为适宜。①治脾胃气滞,脘腹胀痛,常与木香、枳壳等同用;②治寒湿中阻之脾胃气滞,脘腹胀痛,恶心呕吐,常与苍术、厚朴等配伍,以燥湿行气,运脾和胃,如平胃散;③治脾虚气滞,脘痛喜按,不思饮食,食后腹胀,便溏,则与白术、党参、茯苓等配伍,如异功散;④治肝郁乘脾,腹痛泄泻,常与白芍、白术、防风配伍,如痛泻要方。

2. 呕吐,呃逆　本品苦辛性泄,辛散温通,入脾胃经,能化湿健脾,理气调中,而奏良好的和胃止呕之功。①治痰湿阻滞,胃失和降之恶心呕哕,可配生姜同用,如橘皮汤;②治胃虚有热之呃逆或干呕,虚烦少气,口干,常配竹茹、人参等同用,以补虚清热止呕,如橘皮竹茹汤。

3. 湿痰胸闷咳喘　本品入脾经,能燥湿健脾,以杜绝生痰之源;入肺经,能宣畅肺气,化痰除湿。故为治湿痰要药。①治湿痰咳嗽,胸闷气促,呕吐痰涎,色白量多,常与半夏、茯苓等配伍,如二陈汤;②治寒饮咳嗽,痰多清稀,宜与麻黄、细辛、干姜等配伍。

此外,本品尚可用于痰阻气滞所致的胸痹,见胸闷气短,常与枳实同用。

【重点配伍】陈皮配苍术、厚朴:陈皮性温,燥湿化痰,行气调中;苍术辛香苦温,燥湿健脾;厚朴性温,长于行气除满,且可燥湿。三药合用,燥湿与行气并主,燥湿运脾,行气和胃,常用于寒湿中阻、脾胃气滞者。

如何理解陈皮"同补药则补,同泻药则泻,同升药则升,同降药则降"(《本草纲目》)？

【性能特点】本品辛苦温燥,主归脾、肺经,作用温和,长于行脾胃之气,故凡脾胃气滞证皆可选用,为理气健脾之佳品,因其既能理气又能燥湿,故尤适用于湿浊中阻之脾胃气滞证;辛行苦泄温通,既能燥湿化痰,又能温化寒痰,常用治湿痰、寒痰。《本草纲目》曰:"其治百病,总取其理气燥湿之功。同补药则补,同泻药则泻,同升药则升,同降药则降。"

【用法用量】煎服,3~10g。

【现代研究】主含挥发油,如柠檬烯、枸橼醛等;还含橙皮苷、新橙皮苷、陈皮素、肌醇、对羟福林、维生素B、维生素C。有抑制胃肠和子宫平滑肌、扩张支气管、平喘、镇咳、祛痰、强心、升高血压、抗血小板聚集、抗氧化、抑菌等作用。

【附】

1. 橘叶　为橘及栽培变种的叶。性味辛、苦,平。归肝经。功能疏肝行气,散结消肿。用于胁肋作痛、乳痈、乳房结块、癥瘕等。煎服,6~10g。

2. **橘核** 为橘及栽培变种的成熟种子。性味苦,平。归肝、肾经。功能理气散结止痛。用于疝气疼痛、睾丸肿痛、乳痈乳癖。煎服,3~9g。

3. **橘络** 为橘及栽培变种的中果皮与内层果皮之间的维管束群。性味甘、苦,平。归肝、肺经。功能行气通络,化痰止咳。用于痰滞经络、胸胁作痛、咳嗽痰多等。煎服,3~5g。

4. **橘红** 为橘及其栽培变种的外层果皮。性味辛、苦,温。归肺、脾经。功能理气宽中,燥湿化痰。用于咳嗽痰多、食积伤酒、呕恶痞闷。煎服,3~10g。

5. **化橘红** 为化州柚或柚的未成熟或近成熟的外层果皮。性味辛、苦,温。归肺、脾经。功能理气宽中,燥湿化痰。用于咳嗽痰多、食积伤酒、呕恶痞闷等。煎服,3~6g。

> **思政元素**
>
> 陈皮——橘井泉香 救死扶伤
>
> "橘井"这个词汇起源于西汉年间的苏耽。相传当年湖南郴州瘴病横行,民不聊生,千村薜荔,万户萧疏。当时,家境贫寒的放牛娃苏耽看在眼里、急在心中,处处有心的他在跟随山里郎中采药的过程中,发现橘树的树叶具有治疗肺、胃、肝病的功能,便开始用庭院中的井水将之煎熬,然后分文不取地施舍给当地的病人,不想竟然控制住了瘴疫,治好了不少患者,从此坊间乡亲均尊称他为"苏仙",他也因此声名远播。
>
> 据晋代葛洪《神仙传·苏仙公》记载,有一年苏耽外出学道,临行前对母亲说:"明年天下疾疫,庭中井水,檐边橘树,可以代养。井水一升,橘叶一枚,可疗一人。"来年果有疾疫,远近悉求其母治疗,皆以得井水及橘叶而治愈。自此,"橘井泉香"这一佳话便流传下来,人们便以"橘井泉香"来歌颂医家救人的功绩。

青皮 Qīngpí

《本草图经》

为芸香科植物橘 *Citrus reticulata* Blanco 及其栽培变种的幼果或未成熟果实的果皮。主产于广东、福建、四川等地。5—6月期间自动脱落的幼果称为"个青皮",7—8月期间未成熟的果实,在果实上纵剖四瓣保留基部,称为"四花青皮"。晒干生用或醋炙用。

【药性】苦、辛,温。归肝、胆、胃经。

【功效】疏肝破气,消积化滞。

【临床应用】

1. **肝气郁滞证** 本品苦泄辛散温通,能疏肝胆,破气滞,常用治肝胆气滞重证。①治肝郁气滞之胁肋胀痛,常与柴胡、郁金、香附等疏肝行气之品配伍;②治乳房胀痛或结块,可与浙贝母、橘叶等配伍,以破气散结,祛痰消肿;③治乳痈,则与蒲公英、瓜蒌、金银花等配伍;④治寒疝腹痛,常与小茴香、木香、高良姜等配伍,如天台乌药散。

2. **食积气滞证** 本品辛行苦降,有消积化滞、行气止痛之功。①治食积气滞,脘腹胀痛,常与山楂、神曲、麦芽等配伍,如青皮丸;②治食滞甚而腹胀痛重者,宜与木香、槟榔、枳实等配伍。

3. **气滞血瘀证** 本品性猛,苦泄峻烈,辛散温通力强,有破气散结之功。治气滞血瘀之癥瘕积聚、久疟痞块,可与三棱、莪术、丹参等配伍。

【性能特点】青皮气味峻烈,辛散温通,并苦泄下行,作用力强。《本草汇言》:"青橘皮,

相同药物来源,不同采集时间,为何陈皮与青皮性味和功效差别如此之大?

破滞气,削坚积之药也。"主入肝胆而通畅气滞,多用于肝气郁结证及气滞血瘀之重证,如乳核、疝气等。其消散之性可消解食积气滞证。

【用法用量】煎服,3~10g。醋炙止痛力增强。

【使用注意】气虚者慎用。

【现代研究】主要成分与陈皮相似,但所含成分的量不同,如对羟福林含量较高。还含天冬氨酸、谷氨酸、脯氨酸等多种氨基酸。有抑制肠管平滑肌、舒张胆囊平滑肌、利胆、促进消化液分泌、升高血压、兴奋呼吸、扩张支气管、祛痰、平喘等作用。

枳实　Zhǐshí
《神农本草经》

为芸香科植物酸橙 *Citrus aurantium* L. 及其栽培变种或甜橙 *Citrus sinensis* Osbeck 的幼果。主产于四川、江西、福建等地。5—6 月期间采收,自中部横剖成两半,晒干或低温干燥。切薄片,生用或麸炒用。

【药性】苦、辛、酸,微寒。归脾、胃经。

【功效】破气消积,化痰散痞。

【临床应用】

1. **胃肠积滞,湿热泻痢**　本品辛行苦降,善破气除痞、消积导滞。凡气滞脘腹痞满者,无论寒热虚实均可应用。①治饮食积滞,脘腹胀痛,嗳腐吞酸,常与消食药莱菔子、山楂、神曲等配伍,如枳实散;②治脾胃虚弱,脘腹痞满胀闷,与白术配伍,以行气健脾消痞,如枳术丸;③治热结便秘,痞满胀痛,可与大黄、芒硝、厚朴等配伍,以行气破结,泻热通便,如大承气汤;④治湿热积滞,脘痞腹满或泻痢后重,常与大黄、黄连、黄芩等配伍,以清热除湿,行气导滞,如枳实导滞丸;⑤治脾虚气滞,寒热互结,心下痞满,常与厚朴、黄连、半夏等配伍,如枳实消痞丸。

2. **痰阻气滞,胸痹,结胸**　本品行滞降泄力强,长于化痰消痞,破气除满。①治痰浊阻闭,胸阳不振,胸痹心痛,常与薤白、桂枝、瓜蒌等配伍,如枳实薤白桂枝汤;②治痰热结胸,可与瓜蒌、半夏、黄连等配伍,以清热化痰,消痞散结;③治痰涎壅盛,咳嗽痰多,可与半夏、陈皮等配伍。

此外,本品尚可用治脾气虚、中气下陷之胃下垂、子宫脱垂、脱肛等脏器下垂证,常与补气、升阳之黄芪、柴胡、升麻等配伍,以增强升提之力。

【重点配伍】枳实配厚朴:枳实微寒,破气消积、化痰除痞;厚朴性温,燥湿行气、消积除满。两药合用,辛开苦降温通,行气散结,消痞除满,主治湿浊中阻,或食积停滞之脘腹胀满,以及痰浊阻肺之胸满、喘咳。

【性能特点】枳实辛散苦降,气雄性猛,行气作用力强,为破气除痞之要药,适用于肠胃气滞之脘腹痞满证。饮食积滞、热蕴大肠、湿热积滞等各种原因导致的气机不畅,均可用之;化痰浊以除积滞,破气结而通痞塞,宜用于痰阻气滞之胸腹痞满胀痛、便秘或泻痢后重等病症。《本草纲目》云:"枳实、枳壳大抵其功皆能利气,气下则痰喘止,气行则痰满消,气通则痛刺止,气利则厚重除。"

【用法用量】煎服,3~10g。麸炒后药性较平和。

【使用注意】孕妇慎用。

【现代研究】主含挥发油、橙皮苷、新橙皮苷、柚皮苷、N-甲基酪胺、对羟福林、去甲基肾上腺素、色胺诺林等。有调节胃肠运动、抗溃疡、利胆、调节子宫功能、升高血压、强心等作用,亦可增加冠脉、脑、肾血流量,降低脑、肾血管阻力。

【按语】胃下垂、子宫脱垂、脱肛等脏器脱垂证,多为脾气亏虚,中气下陷所致,一般不宜用破气之品。而枳实虽为破气之品,但用之有效。古今临床皆有实例,配黄芪、白术等补气升阳之品尤宜。现代药理亦证明煎剂可兴奋胃肠、子宫平滑肌,使其张力增强,收缩频率加快。

【附】

枳壳 为芸香科植物酸橙及其栽培变种的未成熟果实。生用或麸炒用。性味苦、辛、酸,微寒。归脾、胃经。功能理气宽中,行滞消胀。用于胸胁气滞,胀满疼痛,食积不化,痰饮内停,脏器下垂。煎服,3~10g。孕妇慎用。

木香 Mùxiāng
《神农本草经》

为菊科植物木香 *Aucklandia lappa* Decne. 的根。主产于云南、广西、四川等地。秋、冬季采挖,晒干或烘干后去粗皮。生用或煨用。

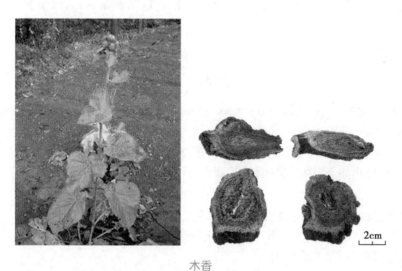

木香

【药性】辛、苦,温。归脾、胃、大肠、三焦、胆经。

【功效】行气止痛,健脾消食。

【临床应用】

1. **脾胃气滞证** 本品辛香温通,善行脾胃之滞气,为行气调中止痛之佳品,善治中焦气滞诸证。①治脾胃气滞,脘腹胀痛,可与枳壳、厚朴、陈皮等配伍;②治脾虚气滞,脘腹胀满,食少便溏,常与陈皮、白术、党参等配伍,如香砂六君子汤;③治食积气滞,可配砂仁、枳实、白术等同用,如香砂枳术丸。

2. **大肠气滞,泻痢后重** 本品辛行苦降,行大肠之滞气,使肠腑气机通畅,大便通调,后重自除,为治湿热泻痢里急后重之要药。①治湿热壅滞大肠,泻痢后重,常与黄连配伍,如香连丸;②治积滞内停,蕴湿生热,脘腹痞满胀痛,大便秘结或泻而不爽,常与大黄、香附、青皮等配伍,如木香槟榔丸。

3. **胁肋疼痛、黄疸** 本品具行气调中之功,可助利胆疏肝,以治脾运失常,水湿停滞,致肝胆失疏,湿热郁蒸,引起胁肋疼痛,甚或发生黄疸。①治湿热郁蒸,气机不畅之胸胁脘腹胀满疼痛,与柴胡、郁金、枳实等配伍;②治湿热黄疸,常与茵陈、大黄、金钱草等配伍。

【重点配伍】木香配砂仁:木香性温,通理三焦,尤善舒脾胃之气滞,为行气止痛之良药;砂仁性温,健脾和胃,理气散寒。两药相合,化湿行气、调中止痛,常用于治疗湿滞、食积,

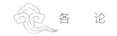

或夹寒所致脘腹胀痛。若兼脾虚者,又当配伍健脾之品。

黄连配木香:黄连苦寒,清热燥湿,泻火解毒,厚肠止痢;木香辛温芳香,调中而统理三焦诸气,尤善通行肠胃气滞,二药合用,一温散、一寒折,辛开苦降,调畅气机,主治湿热泻痢腹痛里急后重者。

【性能特点】木香辛行苦泄温通,芳香气烈味厚,长于通畅气滞,用于多种气滞疼痛证。《本草纲目》云:"木香乃三焦气分之药,能升降诸气。"尤善于通行脾胃之气滞,并有较好的行气止痛作用,为治脾胃气滞,脘腹胀痛的要药;亦善于通行大肠气滞而除后重;亦可助肝胆疏利,用于中焦湿阻气滞,肝胆失疏诸证。

【用法用量】煎服,3~6g。生用行气力强,煨用实肠止泻。

【现代研究】主含挥发油,如去氢木香内酯、木香烯内酯等;还含有棕榈酸、天台乌药酸、甘氨酸、瓜氨酸、胆胺、木香碱等。有调节胃肠道、促进消化液分泌、抗溃疡、松弛气管平滑肌、镇痛、抑菌、利尿、促进纤维蛋白溶解等作用。

【按语】与陈皮相似,于滋补剂中少许加之,疏通气机,调畅脾胃,以免滋腻碍胃,可达补而不滞之效。

沉香　Chénxiāng
《名医别录》

为瑞香科植物白木香 *Aquilaria sinensis* (Lour.) Gilg 含有树脂的木材。主产于海南、广东、台湾等地。全年采收。阴干,打碎或锉末,生用。

【药性】辛、苦,微温。趋向沉降。归脾、胃、肾经。

【功效】行气止痛,温中止呕,纳气平喘。

【临床应用】

1. 寒凝气滞诸痛证　本品性温祛寒,味辛行散,善于行气散寒止痛。①治寒凝气滞之胸腹胀痛,可与乌药、木香、槟榔等配伍,如沉香四磨汤;②治脾胃虚寒之脘腹冷痛,常与干姜、附子、肉桂等配伍,如沉香桂附丸。

2. 胃寒呕吐　本品辛温散寒,味苦性降,能温中降气止呕。①治寒邪犯胃之呕吐清水,与陈皮、荜澄茄等配伍,如沉香丸;②治胃寒久呃,经久不愈,可与丁香、豆蔻、人参等配伍。

3. 虚喘证　本品能温肾纳气、降逆平喘,常用治虚喘不息。①治下元虚冷、肾不纳气之虚喘,可与肉桂、附子、补骨脂等配伍,如黑锡丹;②治上盛下虚之痰饮咳喘,常与化痰降气之半夏、苏子、厚朴等同用,如苏子降气汤。

【性能特点】沉香气味芳香,辛散温通,温而不燥,入中焦脾胃,善散胸腹阴寒邪气而止痛,入下焦肾经,则有温肾纳气之功。兼有苦泄降逆之性,既长于降逆止呕,又可降逆平喘,故对寒凝气滞之胸腹痞满胀痛、胃寒呕吐呃逆、肾虚气逆喘急者效佳。故《本草通玄》云:"沉香温而不燥,行而不泄,扶脾而运行不倦,达肾而导火归原,有降气之功,无破气之害,洵为良品。"

【用法用量】煎服,1~5g,后下。

【使用注意】气虚下陷及阴虚火旺者忌用。

【现代研究】主含白木香酸、白木香醛、白木香醇、沉香螺旋醇、呋喃白木香醛、呋喃白木香醇、苄基丙酮、对甲氧基苄基丙酮等。有抑制小肠运动、促进消化液分泌、促进胆汁分泌、镇痛、抗炎、抑菌等作用。

檀香　Tánxiāng
《名医别录》

为檀香科植物檀香 *Santalum album* L. 树干的心材。主产于海南、广东、云南等地。全年均可采伐,以夏季采伐为佳。镑片或锯小段或劈碎,晾干,生用。

【药性】辛,温。归脾、胃、心、肺经。

【功效】行气温中,开胃止痛。

【临床应用】

寒凝气滞诸痛证　本品辛温芳香,善理脾胃气机,温散寒邪,利膈宽胸,行气止痛。①治寒凝气滞,胸腹冷痛,可与沉香、木香、藿香等配伍;②治胃脘寒痛,呕吐食少,常与豆蔻、砂仁、沉香等配伍,亦可研末干姜汤泡服;③治寒凝气滞血瘀之胸痹,心腹冷痛,可与延胡索、高良姜等配伍。

【性能特点】檀香气味芳香,辛香温通而行气散寒止痛。《本草备要》云:"调脾肺,利胸膈,去邪恶,能引胃气上升,进饮食,为理气要药。"檀香偏重于上中焦,上能宣畅胸膈气机而宽胸利膈止痛,以除胸痹心痛;中能温散脾胃寒凝而畅脾开胃止痛,用治胸脘气滞、心腹冷痛,或胃寒呕吐食少等证。

【用法用量】煎服,2~5g。

【使用注意】阴虚火旺,实热吐衄者慎用。

【现代研究】主含挥发油,如 α-檀香萜醇、β-檀香萜醇、檀萜烯、檀萜烯酮等。有抗心律不齐、镇静、利尿、抑菌等作用。

川楝子　Chuānliànzǐ

《神农本草经》

为楝科植物川楝 *Melia toosendan* Sieb. et Zucc. 的成熟果实。产于南方,以四川产者为佳。冬季果实成熟时采收。干燥。生用或炒用。用时捣碎。

【药性】苦,寒;有小毒。归肝、小肠、膀胱经。

【功效】疏肝泄热,行气止痛,杀虫。

【临床应用】

1. **肝郁化火诸痛证**　本品苦寒清泄,既能清肝泻热,又能行气止痛。为治肝气郁滞或肝胃不和胸胁脘腹疼痛以及疝气疼痛之常用药。①治肝郁化火之胁肋胀痛,常与延胡索配伍,如金铃子散;②治肝胃不和之胸胁脘腹作痛或疝气腹痛属肝经有热者,可与柴胡、白芍、枳实等配伍;③治寒疝少腹疼痛,常与小茴香、吴茱萸等配伍,以散寒理气止痛,如导气汤。

2. **虫积腹痛**　本品苦寒有小毒,能驱杀肠道寄生虫。治蛔虫腹痛,可与槟榔、鹤虱等配伍,如安虫散。

此外,本品能苦寒燥湿,杀虫疗癣。治头癣,单用焙黄研末,以油调膏外涂。

【性能特点】川楝子苦寒降泄,既善疏肝气、止疼痛,又善清肝火、泻郁热,故治肝郁气滞、肝胃失和、疝气腹痛等证,以肝郁有热者最为适宜。《本草纲目》云:"楝实,导小肠膀胱之热,因引心包相火下行,故心腹痛及疝气为要药。"其杀虫疗癣之能,可用治虫积腹痛及头癣。

【用法用量】煎服,5~10g,炒用寒性降低。外用适量,研末调涂。

【使用注意】本品有毒,不宜过量或持续服用;又因苦寒,脾胃虚寒者忌用;孕妇慎用。

【现代研究】主含川楝素、楝树碱、山柰醇及脂肪油等。有驱虫、杀虫、松弛奥狄括约肌、收缩胆囊、促进胆汁排泄、兴奋肠管平滑肌、抑菌、抗炎、抗癌等作用。

【按语】川楝子中毒较轻时,可见头晕、头痛、恶心呕吐、腹痛,严重时会出现呼吸中枢麻痹、中毒性肝炎、内脏出血、精神失常等症状。为避免中毒,服用时应控制用量,一般内服剂量5~10g,不可过量或持续服用。中毒解救方法为催吐或洗胃,服用番泻叶或硫酸镁等泻药;或服蛋清吸附毒素,以保护胃黏膜;也可以服用甘草水煎液解毒。

笔记栏

乌药　Wūyào
《本草拾遗》

为樟科植物乌药 *lindera aggregata*（Sims）kosterm. 的块根。主产于浙江、安徽、陕西等地。全年均可采挖。切片，晒干。生用。

【药性】辛，温。归肺、脾、肾、膀胱经。

【功效】行气止痛，温肾散寒。

【临床应用】

1. 寒凝气滞诸痛证　本品性温则祛寒，味辛则行散，入肺、脾、肾经，能治三焦寒凝气滞疼痛。①治胸闷胁痛，可与薤白、延胡索、瓜蒌等配伍；②治脘腹胀痛，可与沉香、木香、枳实等配伍，如五磨饮子；③治痛经，常与当归、香附等配伍，以行气活血、调经止痛，如乌药汤；④治寒疝腹痛，常与小茴香、青皮、川楝子等配伍，如天台乌药散。

2. 遗尿，尿频　本品性温入肾、膀胱经，温肾散寒，缩尿止遗。治肾阳不足、膀胱虚冷之遗尿、尿频，常与山药、益智仁配伍，以温肾散寒、助阳化气，如缩泉丸。

【性能特点】乌药辛温行散祛寒，宣畅三焦气机，上达肺金，中入脾土，调理胸腹气机，主治寒凝气滞所致的胸腹诸痛证；更长于入下焦，善治寒凝气滞之疝气疼痛；温肾散寒，除膀胱冷气，为治遗尿尿频所常用。《药品化义》云："乌药，气雄性温，故快气宣通，疏散凝滞，甚于香附。外解表而理肌，内宽中而顺气。"

【用法用量】煎服，6~10g。

【现代研究】含挥发油、呋喃倍半萜及内脂生物碱，包括香樟烯、乌药烯、乌药醇、乙酸乌药酯、乌药酮、乌药醚、异乌药醚、乌药内酯、新乌药内酯、乌药醚内酯、伪新乌药醚内酯、异呋喃吉马烯、异乌药内酯、表二氢异乌药内酯、龙脑、柠檬烯、β-草烯等。有调节胃肠道平滑肌、促进消化液分泌、兴奋大脑皮质、促进呼吸、兴奋心肌、加速血液循环、升高血压、保肝、镇痛、抗炎、抗菌、抗病毒、抗肿瘤等作用。

荔枝核　Lìzhīhé
《本草衍义》

为无患子科植物荔枝 *Litchi chinensis* Sonn. 的成熟种子。主产于福建、广东、广西等地。夏季采收，晒干。生用或盐水炙用。用时捣碎。

【药性】辛、微苦，温。归肝、肾经。

【功效】行气散结，祛寒止痛。

【临床应用】

1. 疝气腹痛，睾丸肿痛　本品入肝经，有行气散结消肿、散寒止痛之功。①用治寒疝腹痛，常与小茴香、吴茱萸、橘核等配伍；②治睾丸肿痛，常与木香、川楝子、小茴香等行气止痛药配伍，如荔枝散；③治肝经湿热下注，可与大黄、龙胆等药配伍。

2. 气滞疼痛　本品疏肝散寒，行气止痛。①治肝胃不和之胃脘久痛，与行气止痛之木香配伍，如荔香散；②治气滞血瘀之痛经、产后腹痛，与香附、川芎、柴胡等配伍。

【性能特点】荔枝核辛行苦泄温通，主入肝、肾经。《本草备要》云："入肝肾，散滞气，辟寒邪，治胃脘痛，妇人血气痛。"既可理气，又可祛寒，故宜于寒凝肝脉、肝郁气滞之疝气腹痛、睾丸肿痛、痛经及肝胃不和之胃脘疼痛者。

【用法用量】煎服，5~10g。

【现代研究】主含皂苷、鞣质、α-亚甲基环丙基甘氨酸及挥发油等。有降血糖、调血脂、抗氧化、抑制病毒、抗肿瘤、抗肝损伤、提高免疫力等作用。

香附 Xiāngfù
《名医别录》

为莎草科植物莎草 *Cyperus rotundus* L. 的根茎。主产于广东、河南、山东等地。秋季采挖,晒干。生用或醋炙用。切厚片或碾碎。

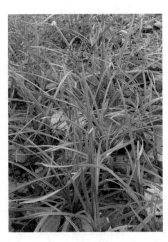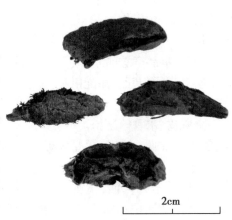

2cm

香附

【药性】辛、微苦、微甘,平。归肝、脾、三焦经。

【功效】疏肝解郁,理气宽中,调经止痛。

【临床应用】

1. **肝郁气滞证** 本品辛香行散,味苦疏泄,入肝经气分,善于解肝气之郁结,又兼理三焦、脾胃气滞并止痛,为治气郁诸痛要药。①治肝气郁结,胁肋胀痛,常与柴胡、白芍、川芎等配伍,如柴胡疏肝散;②治气血痰火湿食等六郁所致的胸膈痞闷、脘腹胀痛、嗳腐吞酸、恶心呕吐、饮食不消,常与苍术、栀子、川芎、神曲配伍,如越鞠丸;③治寒凝气滞,肝寒犯胃之胃脘疼痛,常与高良姜配伍,如良附丸;④治寒凝肝脉之疝气腹痛,或睾丸偏坠疼痛,可与吴茱萸、小茴香、乌药等温里散寒止痛药配伍。

2. **月经不调,痛经,乳房胀痛** 本品善于疏肝理气,调经止痛,为妇科调经止痛之要药。①治肝郁气滞之月经不调、痛经,与柴胡、当归、川芎等配伍,如香附芎归汤;②治肝郁血滞,经闭腹痛,可与桃仁、红花、五灵脂等活血通经药同用,如通经丸;③治乳房胀痛或结块,可与柴胡、橘核、青皮等配伍。

【性能特点】香附归肝、脾、三焦经,微甘性平而无寒热之偏,辛散行气,善疏肝气之郁结,兼能理气宽中,通调三焦气滞,为疏肝行气止痛之要药,常用治肝郁气滞之胁肋疼痛、疝气疼痛;肝胃不和,脾胃气滞,或兼寒凝、食积之胸脘痞闷,胁胀腹痛,饮食不消。又善行血中之气,畅达气机而止痛,为妇科调经止痛之要药。善治气滞血瘀所致的月经不调、痛经、经闭等。李时珍誉之为"气病之总司,女科之主帅"(《本草纲目》)。

【用法用量】煎服,6~10g。

【现代研究】主含挥发油类化合物;还含三萜类、黄酮类及生物碱等。有抑制子宫、促进胆汁分泌、保肝、抑制肠管收缩、强心、降压、解热、镇痛、安定、抗菌、抗炎、抗肿瘤等作用。

结合临床,讨论香附治疗六郁证的机理。

笔记栏

佛手　Fóshǒu

《滇南本草》

为芸香科植物佛手 *Citrus medica* L. var. *sarcodactylis* Swingle 的果实。主产于广东、四川、浙江等地。秋季果实尚未变黄或变黄时采收。纵切成薄片,晒干或低温干燥。生用。

【药性】辛、苦、酸,温。归肝、脾、胃、肺经。

【功效】疏肝理气,和胃止痛,燥湿化痰。

【临床应用】

1. **肝郁气滞证**　本品辛香苦泄,功于疏肝解郁,行气止痛。治肝气郁滞,胁肋胀痛,常与柴胡、郁金、枳实等疏肝理气之品配伍。

2. **脾胃气滞证**　本品又入脾胃经,能醒脾开胃,理气和中。治脾胃气滞,脘腹胀痛,呕恶食少,可与枳壳、陈皮、木香等配伍。

3. **咳嗽痰多**　本品兼入肺经,燥湿化痰之余,又能行气宽胸,治湿痰壅肺,咳嗽痰多,胸闷气急作痛,可与半夏、陈皮、瓜蒌皮等行气化痰之品配伍。

【性能特点】佛手辛行苦泄,清香而不烈,性温而不峻。入肝,疏肝解郁,理气止痛;入脾胃,醒脾开胃,行气调中;入肺,燥湿化痰,理气宽胸。多用于肝郁气滞、肝胃不和及脾胃气滞证,亦治痰湿壅肺之咳嗽胸痛。《本草便读》云:"佛手,理气快膈,惟肝脾气滞者宜之。"

【用法用量】煎服,3~10g。

【现代研究】主含黄酮类、香豆素类、挥发油类及多糖等。有抑制肠道平滑肌、扩张冠状血管、增加冠脉血流量、抑制心肌收缩力、减缓心率、降低血压、平喘、祛痰、抗应激、调节免疫、抗肿瘤等作用。

薤白　Xièbái

《神农本草经》

为百合科植物小根蒜 *Allium macrostemon* Bge. 或薤 *Allium chinense* G. Don 的鳞茎。中国各地均有分布,主产于江苏、浙江、吉林等地。夏秋季节采挖。蒸透或沸水中烫透,晒干。生用。

【药性】辛、苦,温。归心、肺、胃、大肠经。

【功效】通阳散结,行气导滞。

【临床应用】

结合《金匮要略》瓜蒌薤白白酒汤、瓜蒌薤白半夏汤、瓜蒌薤白桂枝汤,解析薤白治疗胸痹。

1. **胸痹证**　本品辛开苦降温通,上入心肺,散阴寒之凝滞,通胸阳之闭结,为治胸痹之要药。治寒痰阻滞,胸阳不振之胸闷胸痛,常与行气、化痰、温阳之品配伍,如瓜蒌薤白白酒汤、瓜蒌薤白半夏汤、瓜蒌薤白桂枝汤;兼血瘀者,可与丹参、川芎等活血之品配伍。

2. **脘腹痞满,泻痢后重**　本品又入胃肠经,具有行气导滞、消胀止痛之功。①治胃寒气滞之脘腹痞满胀痛,可与木香、砂仁、高良姜等配伍;②治湿热内蕴,胃肠气滞之泻痢后重,可与黄连、黄柏、枳实等配伍。

【性能特点】薤白温通滑利,辛散苦降,畅通上下。上通胸中阳气,散阴寒邪气,为治胸痹要药;中能调畅脾胃气机,消痞满胀痛;下行胃肠滞气,专治泻痢后重。《本草求真》云:"味辛则散,散则能使在上寒滞立消。味苦则降,降则能使在下寒滞立下。气温则散,散则能使在中寒滞立除。体滑则通,通则能使久痼寒滞立解。"

【用法用量】煎服,5~10g。

【使用注意】气虚无滞及胃弱纳呆者不宜用。

【现代研究】主含挥发油,如二甲基二硫、二甲基三硫等;还含薤白苷甲等多种甾体皂苷、前列腺素 PGA_1 和 PGB_1、有机酸、大蒜氨酸、甲基大蒜氨酸、大蒜糖等。有抗泻下、抗血小板凝集、降低血脂、抗动脉粥样硬化、抗氧化、镇痛、抑菌、抗炎等作用。

大腹皮 Dàfùpí

《开宝本草》

为棕榈科植物槟榔 *Areca catechu* L. 的果皮。主产于海南、云南、广西等地。冬季至次春采收未成熟的果实,煮后干燥,剥取果皮,打松,晒干。生用。

【药性】辛,微温。趋向沉降。归脾、胃、大肠、小肠经。

【功效】行气宽中,利水消肿。

【临床应用】

1. **胃肠气滞证** 本品辛散,其性主降,行脾、胃、大肠之滞气,为宽中下气之良药。①治三焦湿郁,升降失常,胸闷腹胀,常与藿香、厚朴、杏仁等同用,以理气化湿消胀,如加减正气散;②治食积气滞,脘腹胀满,嗳气吞酸,便秘或泻而不爽,可与莱菔子、山楂、木香等配伍。

2. **水肿,脚气肿痛** 本品能开宣肺气,通调水道,有利水消肿之功,可治水肿、脚气之证。①治水肿,小便不利,常与茯苓皮、生姜皮、陈皮等配伍,如五皮饮;②治脚气肿痛,可与吴茱萸、木瓜等配伍。

【性能特点】大腹皮辛散温通,入脾胃大肠经,能下气导滞而消除胀满,用于脾胃气滞证;辛散之性又能开宣肺气以通利水道,可用于水肿,脚气。《本草汇言》云:"大腹皮,宽中利气之捷药也。方龙潭曰,主一切冷热之气,上攻心腹,消上下水肿之气,四肢虚浮,下大肠之滞气,二便不利,开关格痰饮之气阻塞不通,为畅达脏腑之利剂。"

【用法用量】煎服,5~10g。

【使用注意】气虚体弱者慎用。

【现代研究】主含槟榔碱、槟榔次碱、α-儿茶素等。有兴奋胃肠道平滑肌、促进胃肠动力、促进纤维蛋白溶解、抗凝血酶、杀绦虫等作用。

甘松 Gānsōng

《本草拾遗》

为败酱科植物甘松 *Nardostachys jatamansi* DC. 的根及根茎。主产于四川、甘肃、青海等地。春秋季节采挖,以秋采为佳。晒干或阴干,切长段。生用。

【药性】辛、甘,温。归脾、胃经。

【功效】理气止痛,开郁醒脾。外用祛湿消肿。

【临床应用】

脘腹胀痛 本品味辛行气,性温散寒,芳香醒脾,归脾胃经,能行气消胀,醒脾开胃。①治寒凝气滞之脘腹胀痛,可与厚朴、木香、砂仁等配伍;②治思虑伤脾,脾胃气机阻滞,胸闷腹胀,不思饮食,可与柴胡、豆蔻、砂仁等配伍。

此外,本品单用泡汤漱口治牙痛;与荷叶、藁本等煎汤外洗治湿脚气。

【性能特点】甘松辛甘而温,芳香醒脾,温而不燥,甘而不滞,功善行气开郁,专入脾胃二经,醒脾暖胃而消胀满,故对脾胃寒凝气滞之脘腹胀痛或思虑伤脾所致的腹胀纳呆等效佳。《本草汇言》云其为"醒脾畅胃之药也"。

【用法用量】煎服,3~6g。外用适量,泡汤漱口或煎汤洗脚或研末敷患处。

【现代研究】主含多种倍半萜类成分,如缬草萜酮、甘松新酮、甘松酮、甘松醇、青木香酮、广藿香醇、β-广藿香烯、甘松香醇、β-橄榄烯、甘松环氧化物、甘松香酮、异甘松新酮、甘松新酮二醇、甘松呋喃、去氧甘松香醇;还含甘松二酯、齐墩果酸、熊果酸、乙基-β-D-吡喃葡萄糖苷、β-谷甾醇等。有抗组胺、5-羟色胺、乙酰胆碱作用,还具有镇静、抗癫痫、抗惊厥、促神经生长、改善认知能力、抗抑郁、抗心律不齐、抗心肌缺血、降压、抗菌等作用。

刀豆　Dāodòu
《救荒本草》

为豆科植物刀豆 *Canavalia gladiata*(Jacq.)DC. 的成熟种子。主产于江苏、安徽、湖北等地。秋季果实成熟时采收。剥取种子,晒干。生用时捣碎。

【药性】甘,温。趋向沉降。归胃、肾经。

【功效】温中,下气,止呃。

【临床应用】

1. **呃逆,呕吐**　本品甘温沉降,能温中和胃、降气止呃。治中焦虚寒之呕吐呃逆,可与丁香、柿蒂等配伍。

2. **肾虚腰痛**　本品甘温暖肾,略有温肾助阳之功,单用力弱,多入复方用,如治肾虚腰痛,可与杜仲、桑寄生、续断等配伍。

【性能特点】刀豆性主沉降,甘温补益,暖胃则温中下气止呃,用治虚寒呃逆呕吐;温肾则益火助阳壮腰,用治肾虚腰痛。

【用法用量】煎服,6~9g。

【现代研究】主含尿素酶、红细胞凝集素、刀豆氨酸、淀粉、蛋白质、脂肪等。有免疫调节、抗肿瘤等作用。

柿蒂　Shìdì
《名医别录》

为柿树科植物柿 *Diospyros kaki* Thunb. 的宿萼。主产于四川、广东、广西等地。冬季果实成熟时采摘,食用时收集。晒干。

【药性】苦、涩,平。趋向沉降。归胃经。

【功效】降逆止呃。

【临床应用】

呃逆证　本品味苦降泄,善降胃气,为止呃要药,可治各种呃逆之证。①治胃寒气逆呃逆,可与丁香、生姜配伍,如柿蒂汤;②治脾胃虚寒呃逆,可与人参、丁香等配伍,如丁香柿蒂汤;③治胃热呃逆,可与竹茹、芦根等配伍;④治痰湿壅滞之呃逆,可与半夏、旋覆花、赭石等配伍。

【性能特点】柿蒂苦而降泄,专入胃经,善降上逆之胃气而止呃逆,为止呃逆之要药。因其药性平和,故广泛用于各种胃气上逆之呃逆,且无论寒热虚实均可。

【用法用量】煎服,5~10g。

【使用注意】气虚下陷者忌用。

【现代研究】主含羟基三萜酸,如齐墩果酸、白桦脂酸、熊果酸;还含有机酸,如硬脂酸、棕榈酸、琥珀酸、丁香酸、香草酸、没食子酸等;还含无羁萜、β-谷甾醇、β-谷甾醇葡萄糖苷、三叶豆苷、槲皮素、葡萄糖、果糖、脂肪油、鞣质等。有抗心律失常、镇静、抗生育等作用。

附表药物

药名	药性	功效	主治证	用法用量
香橼	辛、苦、酸,温。归肝、脾、肺经	疏肝理气,宽中,化痰	肝胃气滞,胸胁胀痛,脘腹痞满,呕吐噫气,痰多咳嗽	煎服,3~10g
玫瑰花	甘、微苦,温。归肝、脾经	行气解郁,和血,止痛	肝胃气痛,食少呕恶、月经不调、跌扑伤痛	煎服或泡服,3~6g
梅花	微酸,平。归肝、胃、肺经	疏肝和中,化痰散结	肝胃气痛,郁闷心烦,梅核气,瘰疬疮毒	煎服,3~5g
娑罗子	甘,温。归肝、胃经	疏肝理气,和胃止痛	肝胃气滞,胸腹胀闷,胃脘疼痛	煎服,3~9g
土木香	辛、苦,温。归肝、脾经	健脾和胃,行气止痛,安胎	胸胁、脘腹胀痛,呕吐泻痢,胸胁挫伤,岔气作痛,胎动不安	多入丸、散服,3~9g
九香虫	咸,温。归肝、脾、肾经	理气止痛,温中助阳	胃寒胀痛,肝胃气痛,肾虚阳痿,腰膝酸痛	煎服,3~9g

学习小结

一、功效归纳

1. 据脏腑不同选择用药

共同功效	功效特点及兼有功效	代表药物
理气	偏行脾胃气滞	陈皮、木香、檀香、枳实、枳壳、大腹皮、甘松、
	偏行肝郁气滞	青皮、香附、川楝子、乌药、玫瑰花、梅花
	肝胃气滞同行	香橼、佛手、娑罗子
	偏降胃气上逆	刀豆、柿蒂
	偏降肺气上逆	沉香

2. 据气滞的寒热属性不同选择用药

共同功效	偏治证型	代表药物
理气	寒证	陈皮、青皮、木香、沉香、檀香、乌药、刀豆
	热证	枳实、枳壳、川楝子、

3. 据疼痛部位不同选择用药

共同功效	偏治部位	代表药物
	胸	薤白、檀香、枳实、枳壳
	胁	青皮、川楝子、香附、玫瑰花、梅花
	胃脘	陈皮、木香、枳实、枳壳、香橼、佛手、乌药
	脐部	木香、乌药、沉香
	小腹(疝痛)	香附、乌药、荔枝核、川楝子

4. 据兼证不同选择用药

共同功效	偏治兼证	代表药物
理气	兼腹泻	木香、薤白
	兼月经不调	香附、玫瑰花
	兼抑郁胸闷	香附、川楝子、梅花
	兼痰湿	陈皮、枳实、枳壳、佛手、香橼、梅花

5. 据药物的功能选择用药

共同功效	功能	代表药物
	破气消积	青皮、枳实
	行气通阳	薤白
	降气止呃	柿蒂、刀豆
	兼能行气导滞	青皮、枳实、枳壳、大腹皮、薤白
	兼能燥湿化痰	陈皮、枳实、枳壳、佛手、香橼、梅花
	兼能行气解郁	香橼、佛手、玫瑰花、甘松

6. 其他章节中具有理气作用的药

主要有：紫苏、柴胡、厚朴、砂仁、豆蔻、吴茱萸、丁香、莱菔子、槟榔、川芎、乳香、没药、延胡索、郁金、姜黄、莪术、三棱、肉豆蔻等。

二、中药功效术语解释

[行气健脾] 行气药中长于行脾胃气滞,增强脾的运化功能者,谓之行气健脾。行气健脾药多辛温芳香,适用于脾胃气滞,脘腹胀痛,食欲不振。

[疏肝破气] 既能疏肝解郁,又能破除气结的药物作用,谓之疏肝破气。适用于肝气郁滞所致的胁肋胀痛,乳房胀痛及疝气疼痛等症。

（尚 坤）

复习思考题

1. 试述理气药的含义、性能特点、功效、主治及使用时的注意事项。

2. 试述临证使用化湿药、活血化瘀药、化痰药时,配伍理气药之机理。

3. 木香与香附同是行气止痛常用药,其各自的作用特点是什么?

4. 患者,女,48 岁。胸胁胀痛,走窜不定,尤以生气时为著,胃纳欠佳,面色萎黄,精神疲倦,舌淡苔厚腻,脉弦滑。可选用理气药中何药治疗? 意义何在? 为了提高疗效还可以配伍何药治疗? 配伍机理是什么?

扫一扫
测一测

第九章

消 食 药

学习目标

1. 掌握消食药的含义、性能特点、功效、主治病证及各药物的性能特点。
2. 具体药物分掌握、熟悉、了解三级要求。
掌握:山楂★、神曲★(附:建神曲)、麦芽★。
熟悉:莱菔子☆、鸡内金☆。
了解:稻芽△(附:谷芽)。
3. 掌握相似药物的基本功效与临床应用的异同点。
4. 了解消食药的配伍原则及使用注意。

凡以消化食积为主要功效,主要用于治疗饮食积滞证的药物,称为消食药。

消食药多味甘性平,作用趋向偏于沉降,主归脾、胃经。具有消积导滞,运脾开胃的作用。

消食药主要用于饮食积滞引起的脘腹胀痛、嗳腐吞酸、恶心呕吐、不思饮食、大便不调等。

消食药多属渐消缓散之品,适用于病情较缓,积滞不甚者。朱震亨云:"凡积病不可用下药,徒损真气,病亦不去,当用消积药使之融化,则根除也。"可见食积之证,除病势急重,需酌情使用攻下之品外,病情轻缓者,不可轻投攻下之品,当以消食药治之。

由于积滞性质的不同,兼证也较多,且病势有轻重缓急之别,病情有虚实寒热之分,故使用本类药物应根据不同的病证做适当的选择,并配伍相应的药物。食积为有形之邪,易阻碍气机,致胃失和降,脾失健运,小肠清浊不分,大肠传导失职,形成气机失调,产生气滞诸症,故多与理气药配伍,以奏理气消积之功;若脾胃素虚、运化无力而致食积者,当配伍健脾养胃药,以消补并用,从而标本兼顾;若积滞郁而化热者,当配伍清热药,以清泄实热;若食积而有中寒者,当配伍温中散寒药,以温运脾胃;若积滞伤脾,脾湿不运者,当配伍芳香化湿药,以化湿醒脾;积滞易致湿阻,湿阻则成痰,痰阻肺气者,当配伍化痰药,以燥湿化痰;卫外失职,外感表邪者,当配伍解表药,以表里同治;若因肝郁乘脾,脾运失调,而致食积者,当配伍疏肝解郁药,以调和肝脾;若有便秘或大便不爽者,宜配伍轻下之品,以泻下消积。

消食药大多药性平和,作用和缓,但毕竟属消磨之品,也有耗气之弊,对于气虚食积者当以调养脾胃为主,消食药不宜多用久服,以免耗伤正气。对于食积而致其他急重病症者,消食药不仅缓不济急,而且不能兼顾病情,当选用相应的药物或方法予以治疗。

消食药一般具有不同程度的助消化作用,个别药还具有降血脂,强心,增加冠脉流量及抗心肌缺血,降压,抗菌等作用。

山楂 Shānzhā
《本草经集注》

为蔷薇科植物山里红 *Crataegus pinnatifida* Bge. *var. major* N. E. Br. 或山楂 *Crataegus pinnatifida* Bge. 的成熟果实。主产于山东、河南、河北等地,以山东产量最大。秋季果实成熟时采收。生用或炒用。

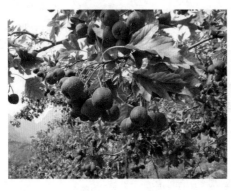
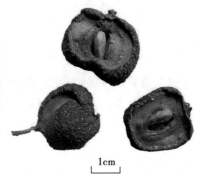

1cm

山楂

【药性】酸、甘,微温。归脾、胃、肝经。

【功效】消食健胃,行气散瘀,化浊降脂。

【临床应用】

1. **食积证** 本品味酸而甘,微温不热,功能行气健胃,消食化积,可治多种食积证。尤其善于消化油腻肉食积滞,单用即可奏效,如《简便方》即以单味山楂肉四两煎服。临床常用本品配伍神曲、麦芽等,以增强消食之力,用治一切食积证,如保和丸;若食积气滞、脘腹胀痛较甚者,可与木香、青皮等配伍,以行气导滞,如匀气散。

2. **泄泻痢疾** 本品化积消食,又可行气散瘀,有止泻止痢之效。用治饮食秽浊,泻痢腹痛初起者,可单用本品,生用、炒用均可奏效。①治痢疾初起,湿热壅盛,身热腹痛者,常配伍黄连、黄芩等,以增强清热燥湿,止泻止痢之效;②治泻痢日久,而致脾虚者,可配伍人参、白术等,以益气健脾渗湿,如启脾丸。

3. **瘀血证** 本品善入肝经血分,通行气血,广泛用治血瘀证。①治妇人产后瘀阻腹痛及恶露不尽,朱丹溪经验方即单用本品煎汤,加入砂糖适量口服;②治痛经、经闭,多配伍当归、红花、香附等,以增强活血行气、调经止痛之功,如通瘀煎;③治瘀滞胸痹心痛,可与川芎、丹参、红花等药同用,以活血行气,祛瘀止痛。

此外,本品尚有良好的化浊降脂作用。用于高脂血症、高血压、冠心病等,可单用制成各种剂型,也可入复方煎汤服用。

【性能特点】山楂味酸而甘,微温不热,主入脾胃经,长于消食化积,健脾开胃,可治多种饮食积滞之证,尤为消化油腻肉食积滞之要药。因其能消积化滞,善祛垢腻腐秽之积而止泻止痢,故对因积滞而成泻痢之证,概有良效。入肝经血分,善活血化瘀,且性平和而不伤正气,化瘀血而不伤新血,多用治产后瘀滞腹痛、恶露不尽及经闭、痛经等妇科经产诸证;也可用治瘀滞胸痹胸痛等证。又能化浊降脂,近年常用其治疗冠心病、高血压、高脂血症等。《日用本草》云:"化食积,行结气,健胃宽膈,消血痞气块。"

【用法用量】煎服,9~12g。消食散瘀,多用生山楂;止泻止痢,生用、炒用均可。焦山楂消食导滞作用更强。

山楂善治泻痢,以治何种泻痢证为宜?生用、炒用如何区别应用?

【使用注意】脾胃虚弱而无积滞者或胃酸分泌过多者慎用。

【现代研究】主含黄酮类、萜类、有机酸类、多糖类等。所含脂肪酸能促进脂肪消化,并增加胃消化酶的分泌而促进消化,且对胃肠功能有一定的调整作用。还能扩张冠状动脉,增加冠脉流量,保护心肌缺血缺氧;并可强心、降血压及抗心律失常;又能降血脂,抗动脉粥样硬化。另外,还有抗血小板聚集、抗氧化、增强免疫、利尿、镇静、收缩子宫、抑菌等作用。

神曲　Shénqǔ
《药性论》

为面粉和其他药物混合后经发酵而成的制品。全国各地均有生产,但规格、工艺略有差异。其基本制法是用面粉或麸皮与苦杏仁泥、赤小豆粉,以及鲜青蒿、鲜苍耳、鲜辣蓼自然汁为原料,混合拌匀,使干湿适宜,放入框内,覆以麻叶或楮叶,保温发酵一周,长出黄菌丝时取出,切成小块,晒干即可。生用或炒用。

【药性】甘、辛,温。归脾、胃经。

【功效】消食和胃。

【临床应用】

食积证　本品味甘而辛,气香性温,有消食化滞、和胃调中之效,尤善消化谷麦酒食积滞。①治食积不化、脘腹胀满、食少纳呆、肠鸣腹泻,常与麦芽、山楂等同用,如保和丸;②兼脾胃虚弱者,可配伍人参、白术等,以补气消积,如健脾丸;③治积滞日久,脘腹疼痛胀满而有气滞者,当配伍木香、厚朴、三棱等行气消积之品,如木香神曲丸。

【性能特点】神曲为发酵制品,辛而微散,甘而不壅,温而不燥,主入脾胃经,功擅消食化积,广泛用于多种饮食积滞证,尤善消化谷麦酒食积滞。《滇南本草》:"宽中,扶脾胃以进食,消隔宿停留胃内之食。"又略兼解表之功,对外感兼食滞者,尤为适宜。

【用法用量】煎服,5~15g。

【现代研究】为酵母制剂,主含酵母菌、淀粉酶、维生素B复合体、麦角甾醇、蛋白质及脂肪、挥发油等。因含有多量酵母菌和维生素B,故有增进食欲,维持正常消化功能等作用。麸炒神曲具有较强抑菌、杀菌能力,缓解由细菌引起的腹泻。

【附】

建神曲　为麦粉、麸皮和紫苏叶、荆芥、防风、羌活、薄荷、藿香、柴胡、厚朴、青皮、白术、木香、枳实等四十多味药物经混合发酵而成的制品。因历代主产于福建泉州范志县,故名范志曲,又名泉州神曲,通称建曲。味苦性温,归脾、胃经。功能消食化积,兼能理气化湿、发散风寒。常用于食积不化,或兼风寒表证者。用法用量与神曲同。

麦芽　Màiyá
《药性论》

为禾本科植物大麦 *Hordeum vulgare* L. 的成熟果实经发芽干燥的炮制加工品。全国各地均可生产。将麦粒用水浸泡后,保持适宜的温度和湿度,待幼芽长至约0.5cm时,晒干或低温干燥。生用、炒黄或炒焦用。

【药性】甘,平。归脾、胃经。

【功效】行气消食,健脾开胃,回乳消胀。

【临床应用】

1. **食积证**　本品味甘性平,气味俱薄,甘能健脾而益气,性平和胃而调中,有消食除胀之效,为消补兼施之剂,尤能促进淀粉类食物的消化,主治米面薯芋果食等积滞证,常与山楂、神曲等配伍应用;用治小儿乳食积滞,可单用本品煎服或研末冲服;若脾胃虚弱、运化无

古人认为麦芽主治米面果食积滞,针对古人的认识,你有什么看法?

力而致食积不消、食后腹胀者,可与党参、白术、陈皮等健脾行气药配伍,如健脾丸。

2. 乳汁郁积,乳房胀痛 本品入肝经,能解郁宽胸、消积除胀,有回乳之效。用于妇女断乳或乳汁郁积之乳房胀痛,可单用生麦芽或炒麦芽 120g(或生、炒麦芽各 60g),煎服。

此外,本品兼有疏肝行气作用,可用治肝郁气滞、肝胃不和之胁痛、脘腹胀痛等证。但其疏肝力弱,仅作辅助药应用,常配伍柴胡、香附等同用。

【性能特点】麦芽甘平,主入脾胃经,功主消食化积,且能健脾和胃,为消补兼施之品。因其兼能行气除胀,为治食积腹胀之良药。《药性论》云:"消化宿食,破冷气,去心腹胀满。"还适用于治疗米面薯芋果食等淀粉类食物的积滞不化。《本草纲目》云:"消化一切米面、诸果食积。"又善解郁宽胸、回乳消胀,常用于妇女断乳或乳汁郁积之乳房胀痛,《滇南本草》云:"治妇人奶乳不收,乳汁不止。"其疏肝行气之力较弱,仅作治疗肝郁气滞或肝胃不和证的辅助药物。

【用法用量】煎服,10~15g;回乳可用至 60g。健脾和胃,疏肝行气生用;消食回乳消胀炒用,消食化积炒焦用。

消食药炒焦用的机理是什么?

【使用注意】哺乳期妇女不宜使用。

【现代研究】主含多糖类、酶类、生物碱类及维生素多种活性成分。多糖类成分主要是麦芽糖,麦芽中成分较多的是酶类,包含 α 及 β- 淀粉酶、蛋白水解酶等。其所含淀粉酶能助消化;煎剂促进胃酸及胃蛋白酶分泌;水煎剂中有胰淀粉酶激活剂。有催乳和回乳的双向作用,小剂量催乳,大剂量回乳。大麦芽碱还有类似麻黄碱的作用,其中大麦芽胍碱 A 和 B 还有抗真菌作用。麦芽尚有降血糖作用。

【按语】因淀粉酶不耐高温,麦芽炒焦及入煎剂将会降低其活力。故消食以生用或作丸、散剂为佳,如入煎剂不宜久煎。焦山楂、焦神曲、焦麦芽三药合用,习称焦三仙,适用于各种食积证,兼有一定的止泻作用,因此尤宜于脾胃虚弱、食积不化兼腹泻者。

稻芽　Dàoyá
《名医别录》

为禾本科植物稻 *Oryza sativa* L. 的成熟果实经发芽干燥的炮制加工品。主产于南方各省区。将稻谷用水浸泡后,保持适宜的温度和湿度,待须根长至约 1cm 时,干燥。生用或炒焦用。

【药性】甘,温。归脾、胃经。

【功效】消食和中,健脾开胃。

【临床应用】

食积证 本品味甘性温,甘能健脾,温能散寒,具有健脾散寒,消食开胃之效。但作用和缓,消食而不伤胃气,也为消补兼施之品,以食积证兼脾胃虚寒者为宜。①治食积证,常与麦芽相须为用;②治脾虚不饥食少,常与砂仁、白术等同用,如谷神丸;③治脾胃虚弱、食积泄泻,可与茯苓、建曲、山楂等同用,如健脾止泻汤。

【性能特点】稻芽甘温,入脾胃经,既能消食开胃,又能健脾益气,为消补兼施之品。但药性和缓,作用较弱,消食而不伤胃气,食积轻症或兼脾虚者为宜。

【用法用量】煎服,9~15g。

【现代研究】主含淀粉酶,含量低于麦芽,尚含蛋白质、脂肪油、淀粉、麦芽糖、腺嘌呤、胆碱及 18 种氨基酸等。所含淀粉酶能帮助消化。尚有抗过敏作用。

【附】

谷芽 为禾本科一年生草本植物粟 *Setaria italica*(L.)Beauv. 的成熟果实经发芽干燥的炮制加工品。主产于华北地区。将粟谷用水浸泡后,保持适宜的温度和湿度,待须根长至约 6mm 时,晒干或低温干燥。生用或炒用。谷芽的性能、功效、应用、用法用量均与稻芽相似。中国北方地区多习用。

莱菔子 Láifúzǐ
《日华子本草》

为十字花科植物萝卜 *Raphanus sativus* L. 的成熟种子。全国各地均有生产。夏季果实成熟时采割植株,晒干,搓出种子,除去杂质,再晒干。生用或炒用,用时捣碎。

【药性】辛、甘,平。趋向沉降。归肺、脾、胃经。

【功效】消食除胀,降气化痰。

【临床应用】

1. 食积气滞证　本品味辛而甘,生用性平,炒用偏温,辛行以利气,甘平而和胃,消食化积尤善行气除胀。①治食积气滞之脘腹胀满或疼痛,常配伍山楂、神曲、麦芽等,以增进消食行气之效,如保和丸;②治食积兼脾虚,食后腹胀者,常配伍白术、陈皮等,以健脾消积,奏消补兼施之效,如大安丸。

2. 痰壅喘咳　本品味辛能利肺气而宽胸膈,炒用能消痰饮而定喘嗽。常用治痰涎壅盛,气喘咳嗽而兼胸膈痞闷,或食积食少等证,可单用本品研末服;或与芥子、紫苏子等同用,以温肺化痰,降气消食,如三子养亲汤。正如《滇南本草》云:"下气宽中,消膨胀,消痰涎,消宿食,消面。"

【性能特点】莱菔子味辛行散,味甘和中,入脾胃经,善消食化积,并长于行气除胀,多用治食积气滞之脘腹胀痛。又入肺经,能降气化痰,止咳平喘,用治痰壅喘咳之证,兼有食积气滞者更为适宜。

【用法用量】煎服,5~12g。炒用消食、化痰,生用涌吐风痰。

【使用注意】本品辛散耗气,气虚者慎用。传统认为人参恶莱菔子,故不宜与人参同用。

【现代研究】主含莱菔素、芥子碱、脂肪油(油中含大量芥酸、亚油酸、亚麻酸)、β-谷甾醇、糖类及多种氨基酸、维生素等。有缓和而持续的降压作用。有增强回肠节律性收缩和抑制胃排空的作用。还有抗菌、抗真菌、祛痰、镇咳、平喘、改善排尿功能及降低胆固醇、防止动脉硬化等作用。还能中和破伤风毒素与白喉素。

【按语】前人有"人参恶莱菔子"之说,主张人参不宜与莱菔子同用,认为莱菔子能降低人参补虚之效。中医临床实践证明,服用人参引起脘腹胀满时,服莱菔子则能使之缓解。但有实验研究表明,人参与莱菔子同服,对人参提高小鼠抗疲劳、耐缺氧及抗应激等作用亦未见影响。

鸡内金 Jīnèijīn
《神农本草经》

为雉科动物家鸡 *Gallus gallus domesticus* Brisson 的砂囊角质内壁。杀鸡后,取出鸡肫,趁热剥下内壁,洗净,干燥。生用、炒用或醋制用。

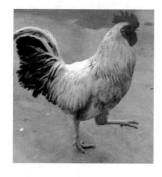
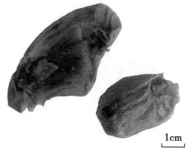

1cm

鸡内金

古人为什么认为鸡内金有消食的功效？是依据何种思维方法而确定的？

【药性】甘,平。趋向沉降。归脾、胃、小肠、膀胱经。

【功效】健胃消食,涩精止遗,通淋化石。

【临床应用】

1. **食积证**　本品味甘性平,有较强的消食化积作用,并能健运脾胃,为治疗饮食积滞之要药,可广泛用于米面薯芋乳肉等各种食积证。①病情较轻者,可单用研末服,如《备急千金要方》即单用本品治食积引起的反胃、呕吐;②治食积较重见腹痛胀满者,常与山楂、麦芽等同用,以增强消食导滞之效;③治脾胃虚寒、食少泄泻,可配伍白术、干姜等,以奏健脾温中止泻之功;④治小儿疳积之脾虚者,常配伍白术、山药、使君子等,以健脾化积消疳。

2. **遗精遗尿**　本品可固精缩尿止遗。用治遗精,可单用,如《吉林中草药》即以本品单味炒焦研末,温酒送服。用治遗尿,常与菟丝子、桑螵蛸等补肾缩尿药配伍,如鸡肶胵散。

3. **砂石淋证**　本品入膀胱经,有消积化滞、通淋排石之功。如《医林集要》即以本品五钱"烧存性",研末一次吞服,治小便淋沥,痛不可忍。现代常用本品与金钱草、海金沙等药同用,治砂石淋证或胆结石。

【性能特点】鸡内金甘平,主入脾胃经,有较强的消食化积之效,可广泛用于米、面、薯、芋、果酒、肉食等各种食积证;又能健运脾胃,善于治疗食积兼脾虚泄泻或小儿疳积之证;且能通淋化石,用治多种结石病;还能固精缩尿,治遗精、尿频、遗尿等证。对其消积功效,《医学衷中参西录》总结:"不但能消脾胃之积,无论脏腑何处有积,鸡内金皆能消之。"

【用法用量】煎服,3~10g;研末服效果优于煎剂,每次 1.5~3g。

【使用注意】脾虚无积滞者慎用。

【现代研究】主含胃激素、角蛋白、微量胃蛋白酶、淀粉酶、多种维生素及微量元素以及 18 种氨基酸等。能提高胃液分泌量和酸度,增强胃运动功能,并能增强胃蛋白酶、胰脂肪酶活性。还能加强膀胱括约肌收缩,减少尿量,提高醒觉。也可加速放射性锶的排泄。

【按语】据报道,鸡内金炮制后能降低淀粉酶活性,但能增强蛋白酶活性。醋制提高鸡内金的氨基酸总量。

学习小结

一、功效归纳

1. 消食药兼有功效归纳

共同功效	功效特点及兼有功效	代表药物
消食	偏消肉积	山楂
	偏消米面食积者	谷芽、麦芽、神曲、莱菔子
	消中兼补,有健脾开胃之功	谷芽、鸡内金
	行气活血	山楂
	降气化痰	莱菔子
	涩精止遗,化石通淋	鸡内金
	回乳	麦芽

2. 其他章节兼有消食化积作用的药物

主要有:枳实、青皮、厚朴、槟榔、莪术、三棱等。

二、中药功效术语解释

[消食积] 消化食积之义。适用于脾胃运化失常,食积不消,留滞胃肠,致胸脘痞闷,嗳腐吞酸,甚或腹痛、大便秘结或泻利后重。具有消食积功效的药物中部分兼有健运脾胃之功。

（樊凯芳）

复习思考题

1. 消食药治疗食积证,根据食积证的病机,常配伍哪些相应类型的药物? 其配伍意义是什么?

2. 在治疗食积证时,按照药性特点,如何选择使用不同的消食药?

3. 患者,男,9岁。5天前下午出现呕吐、腹痛等症状,晚饭未能进食,随即开始发烧,测量体温40.2℃,当晚服退烧药体温稍降,次日上午体温复升,持续4日,历经中药、输液、按摩、放血等治疗,均皆不效。就诊时,患儿体温39.8℃,腹胀、纳呆、便秘、舌苔黄厚,无呕吐、咳嗽、咽痛。经询,患儿发病之日中午曾在肯德基就餐。遂拟疏风退热药加山楂、莱菔子,一剂未尽,烧退夜安,食欲大增。请结合辨证解释为什么要用山楂、莱菔子?

扫一扫
测一测

PPT 课件

◇◇◇　第十章　◇◇◇

驱 虫 药

学习目标

1. 熟悉驱虫药的含义、性能特点、功效、主治病证及各药物的性能特点。
2. 具体药物分掌握、了解两级要求。

掌握：使君子*、槟榔*。

了解：苦楝皮△、鹤草芽△、雷丸△、榧子△。

3. 掌握相似药物的基本功效与临床应用的异同点。
4. 了解驱虫药的配伍方法及使用注意。

凡以驱除或杀灭人体寄生虫为主要功效，主要用于治疗虫证的药物，称为驱虫药。

驱虫药多具毒性，主要入脾、胃、大肠经。能麻痹或杀灭人体内的寄生虫，特别是肠道寄生虫，促使其排出体外。

驱虫药主要用于治疗肠道寄生虫病，如蛔虫病、蛲虫病、绦虫病、钩虫病、姜片虫病等。肠道寄生虫病多由湿热内蕴或饮食不洁，食入或感染寄生虫卵所致。虫居肠道，壅滞气机，久则伤及气血，损伤脾胃，症见绕脐腹痛、时发时止，不思饮食或多食善饥、嗜食异物，迁延日久则可见面色萎黄，形体消瘦，腹大胀满，青筋暴露，浮肿等。消化道内不同的寄生虫还具有各自特殊的症状表现，蛔虫病症见唇内有红白点，蛲虫病则肛门瘙痒，绦虫病以便下虫体节片为特征，钩虫病多见嗜食异物、面黄虚肿等，均可选用相应驱虫药治疗。此外，部分驱虫药既可驱虫，又能健脾胃、消疳积，可用于治疗小儿疳积。

使用驱虫药时应根据寄生虫的种类、患者体质强弱、证情缓急及兼症不同，选用适宜的驱虫药物。大便秘结者，当配伍泻下药；兼有积滞者，应配伍消积导滞药；脾胃虚弱者，应与健脾和胃之品同用；体质虚弱者，应先补后攻或攻补兼施。部分驱虫药以麻痹虫体为主要作用，为促进虫体及时排出，亦常配伍泻下药。

驱虫药对人体正气多有损伤，且多有毒，故要注意用量、用法，以免中毒或损伤机体正气；素体虚弱、年老体衰、孕妇更当慎用。对发热或腹痛剧烈者，暂时不宜驱虫，待症状缓解后，再行施用驱虫药物。驱虫药一般应空腹时服用，使药物充分作用于虫体而保证疗效。

驱虫药一般具有麻痹虫体、抑制虫体细胞代谢、杀死虫体等作用，部分药物还有促进胃肠蠕动、抗真菌、抗病毒等作用。

使君子　Shǐjūnzǐ

《开宝本草》

为使君子科植物使君子 Quisqualis indica L. 的成熟果实。主产于四川、广东、广西等地。秋季果皮变紫黑色时采收，晒干。用时捣碎，或去壳，取种仁生用或炒香用。

笔记栏

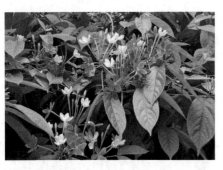
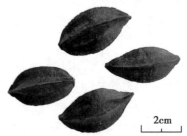

使君子

【药性】甘,温。归脾、胃经。

【功效】杀虫消积。

【临床应用】

1. **蛔虫病,蛲虫病** 本品味甘性温气香,入脾胃经,既长于驱杀蛔虫,又有缓慢的滑肠作用,为驱蛔要药,尤适宜于小儿。①治蛔虫病,轻证单用本品炒香嚼服即可;重证与苦楝皮、芜荑等同用,以增强驱虫之力,如使君子散;②治蛲虫病,可与槟榔、百部、大黄等配伍。

2. **小儿疳积** 本品甘温,入脾胃经,能杀虫、健脾、消积。治小儿疳积腹痛有虫、面色萎黄、形瘦腹大等,常与人参、白术、神曲等同用,以健脾益气消积,如肥儿丸;若兼气滞腹胀者,可配伍陈皮、厚朴;兼食积者,可配伍鸡内金、麦芽等。

【性能特点】使君子甘温无毒,气香不苦,主入脾、胃经,善治蛔虫、蛲虫等肠道寄生虫病,尤为小儿驱蛔要药;又兼能健脾、消积,常用于治疗小儿疳积。《本草纲目》云:"此物味甘气温,既能杀虫,又益脾胃,所以能敛虚热而止泻痢,为小儿诸病要药。"

【用法用量】使君子 9~12g,捣碎入煎剂;使君子仁 6~9g,多入丸、散或单用,分 1~2 次服。小儿每岁 1~1.5 粒,炒香嚼服,1 日总量不超过 20 粒。

【使用注意】大量服用可引起呃逆、眩晕、呕吐、腹泻等反应。若与热茶同服,亦能引起呃逆、腹泻,故服药时忌饮浓茶。

查阅资料,说明使君子与茶同服,产生呃逆、腹泻的原因。

【现代研究】主含有机酸类、脂肪酸类、生物碱类、氨基酸等成分。有机酸类成分含使君子酸、柠檬酸、苹果酸等;脂肪酸类成分含油酸、棕榈酸、硬脂酸、肉豆蔻酸等;生物碱类成分主要为胡芦巴碱。本品有麻痹蛔虫及蛲虫虫体、抑制皮肤真菌、抗阴道滴虫等作用。

【按语】使君子有毒成分主要为使君子酸,内服过多易中毒,导致膈肌痉挛、胃肠刺激、颅内压升高等,毒副反应主要为呃逆、头痛、眩晕、恶心、呕吐,重证可见抽搐、惊厥、呼吸困难等症状。中毒主要原因:一是内服生品或误食过量新鲜果实;二是内服单方的用量过大;三是患者属于过敏体质。中毒轻者可用绿豆、甘草水煎服,重者可洗胃、催吐、对症治疗。

苦楝皮 Kǔliànpí
《名医别录》

为楝科植物川楝 *Melia toosendan* Sieb. et Zucc. 或楝 *Melia azedarach* L. 的树皮及根皮。前者主产于四川、湖北、贵州等地,后者中国大部分地区均产。春、秋二季剥取根皮或干皮,刮去栓皮,洗净,晒干,切丝。生用。

【药性】苦,寒;有毒。归肝、脾、胃经。

【功效】杀虫,疗癣。

【临床应用】

1. **蛔虫病,蛲虫病** 本品苦寒有毒,有较强杀虫作用,可驱杀多种肠道寄生虫。①治蛔虫病,可用本品单煎或熬膏服用,亦可配伍使君子、槟榔、芜荑等,以增强杀虫之功;②治蛲虫病,可配伍百部、乌梅,煎取浓汁,每晚灌肠,连用2~4天;③治钩虫病,常与槟榔、石榴皮同用。

2. 疥癣、湿疮　本品外用能清湿热、疗疥癣。治疥疮、头癣、体癣、湿疮等,可单用,研末,用醋或猪脂调涂患处。

此外,本品煎汤外洗可治脓疱疮;煎浓汁含漱治虫牙疼痛。

【性能特点】苦楝皮苦寒有毒,《名医别录》云其"疗蛔虫,利大肠",《滇南本草》亦云"根皮以杀小儿寸白",本品功擅杀虫,对蛔虫、蛲虫、钩虫均有较强的毒杀作用。外用又能清热燥湿、杀虫止痒,鲜品作用尤佳,《日华子本草》云:"治游风热毒,风疹恶疮疥癞,小儿壮热,并煎汤浸洗。"但本品毒性较大,内服用之宜慎。

【用法用量】煎服,3~6g。外用适量,研末,用猪脂调敷患处。

【使用注意】本品有毒,不宜过量或持续久服。孕妇及肝肾功能不全者慎服。有效成分难溶于水,需文火久煎。

【现代研究】主含川楝素、异川楝素、苦楝萜醇内酯、苦楝皮萜酮、苦楝萜酸甲酯、苦楝酸、柠檬苦素等。本品煎剂或醇提物有很强的驱虫效果,能麻痹蛔虫、蛲虫及钩虫虫体。还有抗菌、抗病毒、镇痛、抗癌等作用。另外,川楝素对肉毒中毒有治疗作用。

【按语】苦楝皮毒性成分为川楝素和异川楝素,过量或持续服用可引起恶心、呕吐、剧烈腹痛、腹泻等毒性反应,最后可因呼吸和循环衰竭死亡。

槟榔　Bīngláng
《名医别录》

为棕榈科植物槟榔 *Areca catechu* L. 的成熟种子。主产于海南、福建、云南等地。春末至秋初采收成熟果实,水煮,干燥,除去果皮,取出种子,晒干。浸透切片,生用、炒黄或炒焦用。

【药性】苦、辛,温。趋向沉降。归胃、大肠经。

【功效】杀虫,消积,行气,利水,截疟。焦槟榔:消食导滞。

【临床应用】

1. 多种肠道寄生虫病　本品对绦虫、蛔虫、蛲虫、钩虫、姜片虫等多种肠道寄生虫有驱杀作用,且能泻下排虫,为广谱杀虫药,尤善驱杀绦虫。①治绦虫病,常单用或与南瓜子同用;②治蛔虫、蛲虫病,常配伍使君子、苦楝皮;③治姜片虫病,常与乌梅、甘草配伍,或与牵牛子研末同服;④治钩虫病,常配贯众、榧子。

2. 食积气滞,泻痢后重　本品辛散苦泄,入胃、肠经,既行胃肠之气,又能消积导滞。①治食积气滞脘腹胀痛、大便秘结,或湿热泻痢里急后重,常与木香、青皮、牵牛子等行气消积药配伍,如木香槟榔丸;②治湿热泻痢里急后重,常与黄连、大黄、木香等同用,以清热燥湿、行气,如芍药汤。

3. 水肿,脚气肿痛　本品既能利水,又能行气。①治水肿实证、二便不利,常与商陆、木通、泽泻等利水消肿药配伍,如疏凿饮子;②治寒湿脚气肿痛,常与吴茱萸、陈皮、木瓜等散寒、化湿、舒筋活络之品配伍,如鸡鸣散。

4. 疟疾　本品治疟疾寒热久发不止,常与草果、常山、厚朴等同用,以增强截疟燥湿之力,如截疟七宝饮。

【性能特点】槟榔长于驱杀绦虫,又能驱杀蛔虫、蛲虫、姜片虫、钩虫等多种肠道寄生虫,且能缓泻通便以利虫体排出,凡肠道寄生虫证均可选用。本品辛行苦降,归胃、大肠经,善行胃肠之气,消积导滞,又能利水消肿,故治疗食积气滞,泻痢后重,水肿、脚气肿痛。槟榔之功用,诚如《名医别录》所言:"主消谷,逐水,除痰癖,杀三虫伏尸,疗寸白。"

【用法用量】煎服,3~10g;驱绦虫、姜片虫30~60g。焦槟榔用于治疗食积不消,泻痢后重。

【使用注意】脾虚便溏或气虚下陷者忌用;孕妇慎用。

【现代研究】主含槟榔碱、槟榔次碱、去甲基槟榔碱、去甲基槟榔次碱等生物碱,以及脂肪油,鞣质,槟榔红色素等,生物碱为槟榔主要活性成分。本品有麻痹驱杀绦虫、蛔虫、蛲虫、血吸虫等寄生虫作用,具有抑制皮肤真菌、抗流感病毒、抗炎、抗氧化作用。槟榔碱能兴奋胆碱受体,促进汗腺及唾液分泌,增加肠蠕动、降低血压。

鹤草芽　Hècǎoyá
《中华医学杂志》

为蔷薇科植物龙牙草 Agrimonia pilosa Ledeb. 的冬芽。中国各地均有分布。冬、春季新株萌发前挖取根茎,去老根及棕褐色绒毛,留取幼芽,晒干。研粉生用。

【药性】苦、涩,凉。归肝、小肠、大肠经。

【功效】杀虫。

【临床应用】

绦虫病　本品善于驱杀绦虫,并有泻下作用,有利于虫体排出,为治绦虫病的要药。治绦虫病,单用本品研粉,晨起空腹顿服即效,一般在服药后5~6小时即可排出虫体;亦可与雷丸、槟榔、南瓜子等配伍。临床上有鹤草芽浸膏、鹤草酚胶囊及鹤草酚的衍生物等多种制剂,治疗绦虫病效果显著。

此外,本品制成栓剂,治疗滴虫性阴道炎,有一定疗效。

【性能特点】鹤草芽无毒,善驱杀绦虫,并有泻下作用,有利于排出虫体,为治绦虫病之要药。

【用法用量】研粉吞服,每次30~45g,小儿0.7~0.8g/kg。每日1次,早起空腹服用。

【使用注意】本品有效成分几乎不溶于水,故不宜入煎剂。部分病人服药后可见恶心、呕吐、腹泻、头晕、汗出等反应。

【现代研究】主含鹤草酚、仙鹤草内酯、仙鹤草醇、儿茶酚、鞣质、芹黄素等。鹤草酚是杀绦虫的有效成分。鹤草酚有抑制绦虫虫体细胞代谢,促进动物体内血吸虫转移及虫体萎缩退化,兴奋蛔虫虫体,抑杀阴道滴虫、疟原虫、囊虫等作用。

雷丸　Léiwán
《神农本草经》

为白蘑科真菌雷丸 Omphalia lapidescens Schroet. 的菌核。主产于四川、贵州、云南等地。秋季采挖,洗净,晒干。生用。

【药性】微苦,寒。归胃、大肠经。

【功效】杀虫消积。

【临床应用】

1. 绦虫病、钩虫病、蛔虫病　本品能驱杀多种肠道寄生虫,尤善治绦虫病。①治绦虫病,可单用研粉吞服,每次20g,日服3次,连用3天,亦可与南瓜子、槟榔等配伍;②治钩虫病、蛔虫病,常配伍槟榔、苦楝皮、牵牛子等驱虫药,如追虫丸;③治蛲虫病,常与牵牛子、大黄、苦楝皮等同用。

2. 小儿疳积　本品入胃、肠经,能杀虫、消积。治小儿疳积,常配伍使君子、榧子、槟榔等,等分为末,食前温米饮调服,如雷丸散。

2003年,槟榔被IARC(国际癌症研究机构)证明为一级致癌物,长期咀嚼槟榔或槟榔子将会提高口腔癌发病率。但学术界又存在争议,认为致癌与机械刺激有关。查阅资料,阐释你的判断。

鹤草芽与仙鹤草植物来源一致。查阅资料,了解两药的功效、临床应用为何差别如此大。

【性能特点】雷丸功专杀虫,可以驱杀多种肠道寄生虫,尤善驱杀绦虫,还可消积,治疗小儿疳积。《神农本草经》云:"雷丸……主杀三虫,逐毒气,胃中热。"

【用法用量】入丸、散,15~21g。一般研粉服,一次 5~7g,饭后用温开水调服,一日 3 次,连服 3 天。

【使用注意】不宜入煎剂。脾胃虚寒者慎服。

【现代研究】主含雷丸素以及雷丸多糖、甾醇等。主要通过雷丸蛋白酶分解绦虫蛋白质从而破坏绦虫虫体,还有驱杀蛔虫、钩虫,抗阴道毛滴虫作用。雷丸多糖有抗炎、增强机体非特异性和特异性免疫功能、抗氧化作用。

【按语】主要成分雷丸素是一种蛋白水解酶,为驱绦虫的有效成分,加热 60℃左右易被破坏而失效,故本品炮制加工时不得蒸煮或高温烘烤,入药时不宜入煎剂。

榧子　Fěizǐ
《名医别录》

为红豆杉科植物榧 *Torreya grandis* Fort. 的成熟种子。主产于安徽、福建、江苏等地。秋季种子成熟时采收,除去肉质假种皮,洗净,晒干。生用或炒用。

【药性】甘,平。趋向沉降。归肺、胃、大肠经。

【功效】杀虫消积,润燥通便,润肺止咳。

【临床应用】

1. 多种肠道寄生虫病　本品味甘性平,杀虫而不伤胃,且有缓泻作用,对蛔虫、绦虫、钩虫、姜片虫等多种肠道寄生虫所致的虫积腹痛均有效。①治蛔虫病,常与使君子、芜荑、鹤虱等同用;②治钩虫病,可单用,亦可配伍贯众、槟榔、苦楝皮等同用;③治绦虫病,常与槟榔、南瓜子等配伍。

2. 肠燥便秘　本品味甘质润,入大肠经,能润肠通便。治肠燥便秘,常配伍火麻仁、郁李仁、瓜蒌仁等同用。

3. 肺燥咳嗽　本品甘润,入肺经,能润肺止咳。治肺燥咳嗽,证情较轻者可单用嚼服,重者配伍沙参、桑叶、川贝母等滋阴润肺止咳之品。

【性能特点】榧子味甘性平,善杀虫消积,质润缓泻,能促进虫体排出,《日用本草》云:"杀腹间大、小虫。小儿黄瘦,腹中有虫积者食之即愈。"榧子为安全有效的驱虫良药。味甘质润,入肺、大肠经,又能润肺止咳、润肠通便,治疗肺燥咳嗽、肠燥便秘。

【用法用量】煎服,9~15g。炒熟嚼服,一次 15g。

【使用注意】入煎剂宜生用。大便溏薄,肺热咳嗽者不宜用。服榧子时,不宜食绿豆,以免影响疗效。

【现代研究】主含脂肪油,还含草酸、葡萄糖、多糖、挥发油、鞣质等,其中脂肪油含棕榈酸、硬脂酸、油酸等。榧子对钩虫、绦虫等寄生虫有驱杀作用,榧子油能抗氧化、降血脂。

附表药物

药名	药性	功效	主治证	用法用量
南瓜子	甘,平。归胃、大肠经	杀虫	绦虫病	研粉,60~120g,冷开水调服
鹤虱	苦、辛,平。有小毒。归脾、胃经。	杀虫消积	蛔虫、蛲虫、绦虫所致虫积腹痛;小儿疳积	煎服,3~9g。孕妇忌用
芜荑	辛、苦,温。归脾、胃经	杀虫消积;外用祛湿杀虫止痒	虫积腹痛;小儿疳积;疥癣恶疮	煎服,3~10g。入丸、散,每次2~3g。外用适量,研末调敷。脾胃虚弱者慎服

学习小结

一、功效归纳

1. 驱虫药兼有功效归纳

共同功效	功效特点	代表药物
杀虫	偏于驱杀蛔虫	使君子、苦楝皮、鹤虱、榧子、芜荑
	偏于驱杀蛲虫	使君子、槟榔、鹤虱
	偏于驱杀绦虫	槟榔、南瓜子、鹤草芽、雷丸
	偏于驱杀钩虫	雷丸、榧子
	偏于驱杀姜片虫	槟榔、榧子

共同功效	兼有功效	代表药物
驱虫	消积	使君子、槟榔、雷丸、榧子、鹤虱、芜荑
	泻下	槟榔、榧子
	行气利水	槟榔

2. 其他章节兼有杀虫功效的药物

主要有：贯众、百部、萹蓄、牵牛子、川楝子、花椒、乌梅、石榴皮、雄黄等。

二、中药功效术语解释

［杀虫］其义有三：一是驱除、杀灭肠道寄生虫，主要适用于蛔虫、蛲虫、绦虫、钩虫、姜片虫等肠道寄生虫病。二是杀疥虫、癣虫，去湿止痒，治疗疥癣、恶疮等皮肤病。三是杀灭滴虫，治疗滴虫性阴道炎。

［消疳积］能消除疳积之证的药物功效称为消疳积。小儿喂养不当，或病后失调，以及食积、虫积日久，脾胃受伤，长期消化不良，营养吸收障碍，致面黄肌瘦，肚大肢细等症为"疳积"。

●（杨志军）

复习思考题

1. 简述使君子、槟榔、鹤草芽、雷丸、苦楝皮和榧子的驱虫特点有何不同。

2. 患者，男，32岁。近日腹部脐周隐痛，伴见腹泻，恶心等症状，大便排出白色扁平虫体节片，经大便镜检确定为绦虫病。请问可选用哪些药物治疗？今后应如何预防该类疾病？

3. 患者，男，18岁。近日脘腹胀痛，大便秘结，恶心，厌食，苔黄腐垢，大夫处方中为其开了"焦四仙"。请问"焦四仙"由哪些药物组成？处方中还可以配伍哪类药物？

扫一扫
测一测

第十一章

止血药

学习目标

1. 掌握止血药的含义、性能特点、功效、主治病证及各节药物的性能特点。
2. 具体药物分掌握、熟悉、了解三级要求。
掌握：小蓟★、地榆★、三七★、茜草★、白及★、艾叶★。
熟悉：大蓟☆、槐花☆（附：槐角）、侧柏叶☆、白茅根☆、蒲黄☆、降香☆。
了解：苎麻根△、仙鹤草△、棕榈炭△、血余炭△、藕节△、炮姜△。
3. 掌握相似药物的基本功效与临床应用的异同点，熟悉部分药物的经典配伍。
4. 了解止血药的配伍原则及使用注意。

凡以制止体内外出血为主要功效，主要用于治疗各种出血病证的药物，称为止血药。

根据止血药的药性、功效及临床应用的不同，一般将其分为凉血止血药、化瘀止血药、收敛止血药和温经止血药四类。

止血药均入血分，药性有寒、温之别，作用趋向以沉降为主，主归心、肝、脾经。功能止血。

止血药主要用于血液不循常道，或上溢于口鼻诸窍，或下泄于前后二阴，或渗于肌肤所导致的咯血、咳血、衄血、吐血、便血、尿血、崩漏、紫癜以及外伤出血等体内外各种出血病证。

使用止血药，应根据出血的不同病因和具体证候选用相应的药物，并进行必要配伍，以提高疗效。如血热妄行之出血，应选用凉血止血药，并配伍清热泻火、清热凉血药；瘀血内阻，血不循经之出血，应选用化瘀止血药，并配伍行气活血之品；虚寒性出血，应选用温经止血药和收敛止血药，并配伍益气健脾温阳之品。

出血宜止血，止血不留瘀，这是运用止血药必须始终注意的问题。尤其是大剂量使用凉血止血药和收敛止血药，易凉遏涩滞，有恋邪留瘀之弊，故出血兼有瘀滞者不宜单独使用。对于出血过多，气随血脱者，若单用止血药恐缓不济急，卒难取效，则需急投大补元气之药，以益气固脱、益气摄血。

止血药一般具有收缩血管，增强毛细血管抵抗力，促进血液凝固，缩短凝血时间，促进血小板聚集，抑制纤维蛋白溶酶活性等多种药理作用。部分药物尚有抗炎、抗病原微生物、镇痛、调节心血管功能等作用。

第一节　凉血止血药

本类药物性属寒凉，味多甘苦，入血分，既能止血，又能清泄血分之热。适用于热伤血络，迫血妄行所致的各种出血。部分药物尚有清热解毒之功，可治热毒疮疡、水火烫伤。

本类药物性寒凝滞,易凉遏留瘀,一般不宜过量使用,或需配化瘀止血药或少量活血散瘀药,使血止而不留瘀。

小蓟 Xiǎojì
《名医别录》

为菊科植物刺儿菜 *Cirsium setosum*(Willd.)MB. 的地上部分。中国大部分地区均产。夏、秋二季花开时采割。除去杂质,晒干,生用。炒至黑褐色为小蓟炭。

【药性】甘、苦,凉。趋向沉降。归心、肝经。

【功效】凉血止血,散瘀解毒消痈。

【临床应用】

1. 血热出血 本品寒凉,以凉血止血见长,兼能活血散瘀,为治血热出血病证常用之品。兼能利尿通淋,故以治尿血、血淋最为适宜。①治尿血、血淋,可配伍生地黄、滑石、栀子等清热利尿通淋药,如小蓟饮子;②治吐血、咯血、衄血等,常与大蓟、侧柏叶、茜草等凉血止血药同用,如十灰散;③治便血、痔血、崩漏下血,可单用捣汁服;④治外伤出血,可单用捣烂外涂。

2. 痈肿疮毒 本品苦凉,既能清解热毒,又能散瘀消肿。治热毒疮疡初起肿痛,可单用鲜品捣烂敷患处,也可与乳香、没药等活血消肿止痛药同用,如神效方。

【性能特点】本品味甘,性凉,归心肝血分,善清血分之热而凉血止血,兼能散瘀,有止血而不留瘀的特点。其性沉降,兼能利尿通淋,故尤宜于尿血、血淋。并能活血散瘀,解毒消肿,用治痈肿疮毒。

【用法用量】煎服,5~12g。外用鲜品适量,捣烂敷患处。

【现代研究】主含蒙花苷、芸香苷、原儿茶酸、绿原酸、咖啡酸、蒲公英甾醇、蒲公英甾醇乙酸酯、β-谷甾醇、豆甾醇等。有止血、抗菌、抗肿瘤、降脂、利胆、利尿、强心、升压等作用。

大蓟 Dàjì
《名医别录》

为菊科植物蓟 *Cirsium japonicum* Fisch. ex DC. 的地上部分。全国大部分地区均产。夏、秋二季花开时割取地上部分,除去杂质。晒干生用,炒至黑褐色为大蓟炭。

【药性】甘、苦,凉。归心、肝经。

【功效】凉血止血,散瘀解毒消痈。

【临床应用】

1. 血热出血 本品性凉入血分,功似小蓟,凉血散瘀,止血效佳。①治吐血、咯血、衄血、便血、尿血、崩漏等血热出血,可与小蓟、侧柏叶、茜草等同用,以增强凉血止血之功;②治外伤出血,可用本品研末外敷。

2. 痈肿疮毒 本品内服外用,能解热毒,消痈肿,功似小蓟而力胜。①治热毒疮疡初起肿痛,常单用鲜品捣烂外敷;②治肠痈腹痛,多与地榆、牛膝、金银花等凉血活血、解毒消痈药同用;③治肺痈,以鲜大蓟煎汤内服。

【性能特点】本品性凉,入心、肝经血分,"止血而又能行瘀"(《本草汇言》),功似小蓟而力强,适用于血热出血,对吐血、咯血、崩漏下血尤宜。

【用法用量】煎服,9~15g,鲜品加倍。外用适量,捣敷患处。

【现代研究】主含柳穿鱼叶苷、蒲公英甾醇乙酸酯、豆甾醇、挥发油等。有止血、降压、抗菌,抗肿瘤等作用。

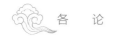

【按语】大小蓟多数地区用地上部分入药,两广及贵州等地则用根,华北、华东地区多全草入药。考古代本草也有根叶并用,但以用根者为多,但亦明言用叶者。地上部分与根功效相仿,区别不大。

地榆　Dìyú
《神农本草经》

为蔷薇科植物地榆 *Sanguisorba officinalis* L. 或长叶地榆 *Sanguisorba officinalis* L. var. *longifolia*(Bert.)Yü et Li 的根。前者产于全国南北各地,后者习称"绵地榆",主产于安徽、浙江、江苏等地。春季将发芽时或秋季植株枯萎后采挖。除去须根。晒干,生用。炒至表面焦黑色为地榆炭。

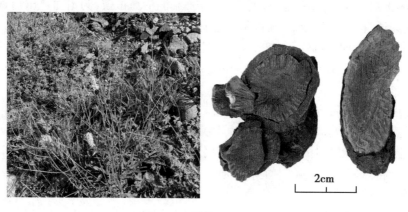

2cm

地榆

【药性】苦、酸、涩,微寒。趋向沉降。归肝、大肠经。

【功效】凉血止血,解毒敛疮。

【临床应用】

1. **血热出血**　本品既能凉血止血,又能收敛止血,沉降下行,以治下焦之血热出血多用。①治便血,与生地黄、黄芩等凉血止血药配伍,如约营煎;②治痔疮出血,血色鲜红者,与槐角、防风等祛风清肠、凉血止血药配伍,如槐角丸;③治血热甚,崩漏量多色红者,与清热凉血之生地黄、黄芩、牡丹皮等同用,如治崩极验方;④治血痢不止者,与甘缓解毒之甘草同用,如地榆散。

2. **水火烫伤,湿疹,痈肿疮毒**　本品苦寒能泻火解毒,味酸涩又能敛疮生肌,为疡科外治常用药,尤其是治烧、烫伤要药。①治水火烫伤,可配大黄粉,以麻油调敷,能使渗出减少,疼痛减轻,愈合加速;②治湿疹及皮肤溃烂,以本品浓煎外洗,或用纱布浸药外敷;③治疮疡痈肿初起未成脓者,可单用地榆煎汁浸洗,或湿敷患处。

【性能特点】本品味苦沉降,微寒清热,酸涩收敛,主入血分,为凉涩之专剂。大凡血热妄行之出血用无不宜。因其"性沉寒,惟治下焦"(《本草约言》)。故尤宜于便血、痔血、血痢、崩漏等下焦血热出血。既解诸热毒痈,又能促使疮面愈合,故为治水火烫伤之要药。

止血药都需要炒炭用吗?为什么?

【用法用量】煎服,9~15g。外用适量,研末涂敷患处。止血多炒炭用,解毒敛疮多生用。

【使用注意】本品性寒酸涩,凡虚寒性便血、下痢、崩漏及出血有瘀者慎用。所含鞣质大量吸收易引起中毒性肝炎,故治烧烫伤,忌大面积外用。

【现代研究】主含鞣质、右旋儿茶素、地榆糖苷、地榆皂苷 A~E 等。有止血、提高免疫、抗氧化、抗过敏、抗溃疡、抗菌、抗炎、抗肿瘤、促进造血等作用。

槐花 Huáihuā

《日华子本草》

为豆科植物槐 *Sophora japonica* L. 的花及花蕾。全国各地区均产,以黄土高原和华北平原为多。夏季花开放或花蕾形成时采收,前者称为"槐花",后者称为"槐米"。采收后除去花序的枝、梗及杂质,及时干燥,生用。炒至表面深黄色为炒槐花,炒至表面黑褐色为槐花炭。

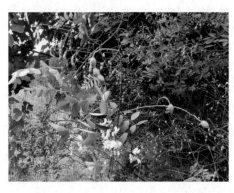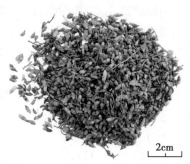

2cm

槐花

【药性】苦,微寒。趋向沉降。归肝、大肠经。

【功效】凉血止血,清肝泻火。

【临床应用】

1. **血热出血** 本品沉降下行,归大肠经,能清血分之热而止血,以治痔血、便血擅长。①治痔疮出血,大便下血,常与侧柏叶、荆芥穗、枳壳为伍,以清肠凉血,疏风行气,如槐花散;②治热毒痢疾,下血不止,可与金银花、白头翁等凉血止痢药同用;③治血崩及肠风下血,与地榆相须为用,如槐榆散;④治吐血不止,可单用本品为末服;⑤治小便出血,与凉血行瘀之郁金为伍。

2. **肝热目赤,头痛眩晕** 本品苦凉入肝,长于清泻肝火。治肝火上炎所致的目赤、头胀头痛及眩晕等,可配伍夏枯草、菊花等清泻肝火药同用。

【性能特点】本品苦凉入血,"为凉血要品"(《本草经疏》)。味厚而沉,偏走下焦,"凉血之功独在大肠"(《药品化义》),对痔血、便血等血热出血最宜。又入肝经,善治肝火上炎诸证,即《本草经疏》清"足厥阴诸热证尤长"。

【用法用量】煎服,5~10g。外用适量。止血多炒炭用,清肝泻火宜生用。

【使用注意】脾胃虚寒及阴虚发热而无实火者慎用。

【现代研究】主含槲皮素、芸香苷、异鼠李素及三萜皂苷类成分等。有止血、抗炎、抗病毒、保护肠胃、保护心功能、降血压、降血糖、抗肿瘤、扩张冠状动脉,增加冠脉血流量等作用。

【附】

槐角 为槐的成熟果实。性味、功效、主治与槐花相似,但止血之力不及槐花,而清降泄热之力较强,兼能润肠,主要用于肠热出血、痔疮出血,常与地榆、黄芩、当归等同用,如槐角丸。煎服,6~10g,或入丸、散。

侧柏叶 Cèbǎiyè

《名医别录》

为柏科植物侧柏 *Platycladus orientalis* (L.) Franco 的枝梢和叶。中国各地均有产。多在夏、秋二季采收,除去粗梗及杂质,阴干,生用。炒至表面黑褐色为侧柏叶炭。

【药性】苦、涩,寒。趋向沉降。归肺、肝、脾经。

【功效】凉血止血,化痰止咳,生发乌发。

【临床应用】

1. **血热出血**　本品苦涩性寒,入血分。凉血涩血并举,主治血热出血。①治吐血、衄血,与荷叶、生地黄、艾叶等同用,以助止血之力,如四生丸;②治尿血、血淋,与蒲黄、小蓟、白茅根等凉血利尿药配伍;③治肠风、痔血或血痢,配槐花、地榆等凉血止血药;④治崩漏下血,与芍药同用以固经止血,如芍药汤,兼气血两虚者,则需与补益气血之党参、当归、熟地黄等同用;⑤治虚寒性出血,则须配伍干姜、艾叶等温经止血药,如柏叶汤。

2. **肺热咳嗽**　本品苦能泄降,寒能清热,入肺经。能清降肺气,化痰止咳。适用于肺热咳喘,痰黄黏稠,咯之不爽者,可与黄芩、贝母、瓜蒌等清热化痰止咳药同用。

3. **血热脱发,须发早白**　本品入肝,能凉血祛风而生发乌发。①治头发不生,可单用为末,和麻油涂之;②治脱发、斑秃,可与熟地黄、女贞子、枸杞子等滋补肝肾药配伍,如生发丸。

【性能特点】本品苦泄性寒,入血分。善清血热,凉血止血;味兼涩,又能收敛止血,为治各种出血病证要药,然以凉血泄热见长,故尤宜于血热妄行所致的各种出血证。《名医别录》云:"主吐血、衄血、痢血、崩中赤白。"《药性论》认为可"止尿血"。入肺经,既清泄肺热,又能祛痰止咳,故也常用治肺热咳喘,痰稠难咯。治脱发,应与其凉血祛风之功有关,如《岭南采药录》所言"凉血行气,祛风"。

【用法用量】煎服,6~12g。外用适量。止血多炒炭用,化痰止咳宜生用。

【现代研究】主含槲皮苷、槲皮素、山柰酚、挥发油及鞣质等。有止血、抗炎、抗菌、抗氧化、抗肿瘤、促进毛发生长、镇咳、祛痰、平喘及神经保护等作用。

白茅根　Báimáogēn
《神农本草经》

为禾本科植物白茅 *Imperata cylindrica* Beauv. var. *major* (Nees) C. E. Hubb. 的根茎。中国大部分地区均产,以华北地区较多。春、秋二季采挖,除去须根及膜质叶鞘,洗净,晒干,生用。炒至焦褐色为茅根炭。

【药性】甘,寒。趋向沉降。归肺、胃、膀胱经。

【功效】凉血止血,清热利尿。

【临床应用】

1. **血热出血**　本品甘寒入血,作用平和,凉血止血而无留瘀之患,可用于吐血、衄血、咯血、尿血、血淋及崩漏等多种血热出血,因兼有利尿之功,故尤以治尿血、血淋为佳。轻者可单用本品取效,重者可与大蓟、小蓟、侧柏叶等同用,以增强凉血止血之效。

2. **水肿,热淋,黄疸**　本品性寒下降,入膀胱经,能清热利尿,导湿热下行。①治热淋涩痛,水肿尿少,可配车前子、金钱草、冬瓜皮等,共奏利水消肿、利尿通淋之效;②治湿热黄疸,常与茵陈、栀子等清热利湿退黄药同用。

3. **热病烦渴,胃热呕逆,肺热咳喘**　本品甘能生津,寒能清热,可用治热病烦渴,胃热呕哕,肺热咳嗽。①治热病津伤口渴,可与石斛、天花粉等清热生津药同用;②治胃热呕逆,常与芦根、竹茹等清胃止呕药同用;③治肺热咳喘,常与泻肺平喘之桑白皮为伍,如如神汤。

【性能特点】本品味甘性寒,能清血分之热而止血。因其性沉降,入膀胱经,兼能利尿,故对尿血、血淋最为适宜。且善清肺胃之热,兼甘润生津,故适用于肺胃有热或伴津液亏虚诸证。《本草纲目》云:"止吐衄诸血,伤寒哕逆,肺热喘急,水肿黄疸,解酒毒。"

笔记栏

【用法用量】煎服,9~30g,鲜品加倍。

【现代研究】主含芦竹素、白茅素、印白茅素、薏苡素、白头翁素,尚含有机酸、甾醇及糖类等。有止血、利尿、抗炎、抗氧化、降血压、增强免疫等作用。

苎麻根 Zhùmágēn
《名医别录》

为荨麻科植物苎麻 *Boehmeria nivea*(L.)Gaud. 的根和根茎。主产于浙江、江苏、安徽等地。冬、春二季采挖,晒干,生用。

【药性】甘,寒。趋向沉降。归心、肝经。

【功效】凉血止血,安胎,清热解毒。

【临床应用】

1. **血热出血** 本品凉血止血,可治血热所致的咳血、吐血、便血、崩漏等多种出血及外伤出血,可与侧柏叶、小蓟、茜草等凉血止血药同用。

2. **胎动不安,胎漏下血** 本品既能清热,又能止血,为安胎要药,凡胎动不安因于血热者最为适宜。治怀胎蕴热,胎动不安及胎漏下血,可与黄芩、阿胶、当归等同用,以清热养血安胎。

3. **热毒疮疡** 本品能清解火热之毒,用治热毒疮疡,多以外用为主,常以鲜品捣敷患处。

【性能特点】本品入血分,"性寒能解热凉血"(《本草经疏》)。凡血分有热,络损血溢之诸出血证,皆可应用。又能清解血分火热之毒,可用治热毒疮疡。兼能安胎,用于胎热不安,胎漏下血。

【用法用量】煎服,10~30g。外用适量,煎汤外洗,或鲜品捣敷。

【现代研究】主含绿原酸、咖啡酸、奎宁酸、19-α-羟基熊果酸,尚含黄酮、生物碱等。有止血、抗菌、抗肿瘤、保胎等作用。

附表药物

药名	药性	功效	主治证	用法用量
羊蹄	苦、涩,寒。归心、肝、大肠经	凉血止血,解毒杀虫,泻下通便	咯血、吐血、衄血、紫癜,疥癣,疮疡,烫伤,便秘	煎服,10~15g;外用适量

第二节 化瘀止血药

本类药物既能止血,又能行散血中之瘀滞,具有止血而不留瘀的特点,适用于瘀血内阻,血不循经之出血,或出血兼有瘀滞者。部分药物尚能消肿、止痛,还可用治跌打损伤、经闭、瘀滞心腹疼痛等多种瘀血证。

本类药物具行散之性,出血而无瘀者及孕妇宜慎用。

三七 Sānqī
《本草纲目》

为五加科植物三七 *Panax notoginseng*(Burk.)F. H. Chen 的根和根茎。主产于云南、广西等地。秋季花开前采挖,洗净,晒干,生用。碾碎为三七粉。

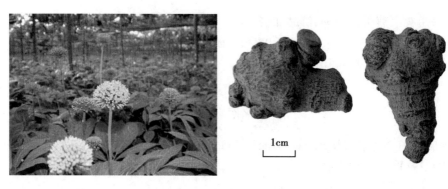

三七

【药性】甘、微苦,温。归肝、胃经。

【功效】散瘀止血,消肿定痛。

【临床应用】

1. 多种出血病证　本品散瘀而止血,止血而不留瘀,凡体内外诸出血皆宜。①治吐血、衄血、崩漏,可单用本品,米汤调服;②治咳血、吐血、衄血及二便下血,常与花蕊石、血余炭等化瘀止血药配伍,如化血丹;③治外伤出血,可单用或配龙骨、血竭等同用,如七宝散。

2. 瘀血证　本品善化瘀血,能促进血行,散瘀定痛,为治瘀血诸痛之佳品,外伤科之要药。①治跌打损伤,瘀肿疼痛,可与当归、红花、土鳖虫等同用,以助活血疗伤之力,如跌打丸;②治胸痹刺痛,可与薤白、瓜蒌、桂枝等配伍,以通阳散结、理气宽胸;③治血瘀经闭、痛经、产后瘀阻腹痛、恶露不尽,多与当归、川芎、桃仁等活血祛瘀药配伍;④治疮痈初起,疼痛不已,以本品研末,米醋调涂;⑤治痈疽溃烂,则与乳香、没药、儿茶等消肿生肌药同用,如腐尽生肌散。

此外,本品尚有补虚强壮的作用,民间用治虚损劳伤,常与猪肉炖服。

【性能特点】本品味甘微苦,温通入血,功善止血,又能散瘀,止痛效佳,有止血不留瘀,化瘀不伤正的特点,凡体内外诸出血,各种瘀血痛证,用之皆有卓效。对出血兼有瘀滞者尤为擅长,对跌打损伤,瘀血肿痛者最为多用。《玉楸药解》云:"行瘀血而敛新血。一切瘀血皆破,一切新血皆止。"

【用法用量】研末吞服,一次 1~3g;煎服,3~9g。外用适量。

【使用注意】孕妇慎用。

【现代研究】主含人参皂苷 Rb1、Rd、Re、Rg1、Rg2、Rh1,三七皂苷 R1、R2、R3、R4、R6、R7,七叶胆苷,三七皂苷 A、B、C、D、E、G、H、I、J 等,尚含三七素、槲皮素及多糖等。有促凝血和抗凝血的双向调节作用。有抗血栓形成、抗脑缺血、抗心肌损伤、抗心律失常、抗炎、改善学习记忆、抗疲劳、抗衰老、调节免疫、抗肿瘤等作用。此外,还有降血压、降血脂、抗氧化、镇痛作用。

【按语】《本草新编》云:三七"止血而又兼补虚"。《本草纲目拾遗》云:"味微甘而苦,颇类人参。人参补气第一,三七补血第一。味同而功亦等,故人并称曰人参三七,为药品中之最珍贵者。"三七与人参同科,有与人参相同或类似的皂苷成分,其补益气血作用,在滇、桂、川、黔民间广泛使用并流传,应予重视。

茜草　Qiàncǎo
《神农本草经》

为茜草科植物茜草 *Rubia cordifolia* L. 的根及根茎。主产于安徽、江苏、山东等地。春、秋二季采挖,除去茎苗、泥土及细须根,洗净,晒干,生用。炒至表面焦黑褐色为茜草炭。

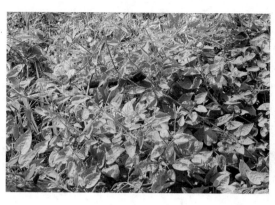
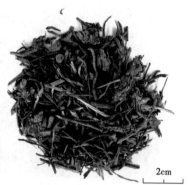

2cm

茜草

【药性】苦,寒。归肝经。

【功效】凉血,祛瘀,止血,通经。

【临床应用】

1. **血热出血**　本品性寒,归肝经,功能行血凉血,对血热瘀滞之出血最为适宜。①治吐血不止,单用本品为末煎服;②治衄血,可与艾叶、乌梅同用,以增强止血之效,如茜梅丸;③治崩漏,常配伍生地黄、生蒲黄、侧柏叶等凉血止血药;④治尿血,常与小蓟、白茅根等止血利尿药同用。

2. **血瘀经闭,跌打损伤,风湿痹痛**　本品寒凉入血,能通经行瘀,"行血甚捷"(《本草汇言》)。①治血滞经闭,可配桃仁、红花、当归等活血调经药同用;②治跌打损伤,可配伍三七、乳香、没药等活血疗伤药;③治痹证,可配伍鸡血藤、海风藤、络石藤等祛风通络药。

【性能特点】本品味苦能泄,寒能清热,入肝经血分,凉血与行瘀并举,止血而无留瘀之忧,行血而无妄行之患。《本草经疏》誉为"行血凉血之要药"。本品还能通行经络,除瘀止痛,适用于血热瘀阻之经闭,跌打损伤,瘀肿疼痛以及风湿痹痛。

【用法用量】煎服,6~10g。止血炒炭用,活血通经生用或酒炒用。

【现代研究】主含大叶茜草素、茜草萘酸、茜草萘酸苷Ⅰ、Ⅱ、茜草双酯、羟基茜草素、异羟基茜草素、伪羟基茜草素、茜草素等。尚含萜类、多糖及环肽化合物等。有止血、抗炎、抗菌、抗肿瘤、抗氧化、神经保护、护肝、调节免疫等作用。

蒲黄　Púhuáng

《神农本草经》

为香蒲科植物水烛香蒲 *Typha angustifolia* L.、东方香蒲 *Typha orientalis* Presl 或同属植物的花粉。主产于浙江、江苏、安徽等地。夏季采收蒲棒上部的黄色雄性花序,晒干后碾轧,筛取细粉,生用。炒至黑褐色为蒲黄炭。

【药性】甘,平。趋向沉降。归肝、心包经。

【功效】止血,化瘀,通淋。

【临床应用】

1. **多种出血病证**　本品止血散瘀,兼能收敛,适宜于体内外各种出血,无论属寒属热,有无瘀滞皆可,尤宜于属实夹瘀者。①治吐血、衄血、咯血、尿血、便血、崩漏等,可与白及、地榆、大蓟等止血药同用;②治月经过多,漏下不止,可配合龙骨、艾叶同用,以止血固崩,如蒲黄丸;③治外伤出血,可单用外掺伤口。

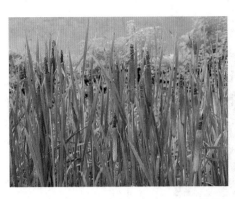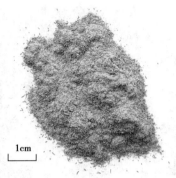

1cm

蒲黄

2. **瘀血痛证**　本品活血通经,消瘀止痛。①治瘀血阻滞,心腹刺痛,月经不调,少腹急痛,常与五灵脂相须为用,如失笑散;②治跌打损伤,瘀肿疼痛,可单用蒲黄末,温酒服。

3. **血淋尿血**　本品生用有"渗湿之能"(《本草约言》),善利小便而通淋,治热结膀胱,血淋尿血,常与冬葵子同用,以加强利尿通淋之效,如蒲黄散。

【性能特点】本品甘缓不峻,性平无寒热之偏,长于化瘀止血,又能收敛止血。《本草汇言》言其"血之滞者可行,血之行者可止"。可治全身出血证,因能通淋,更善治血淋尿血;化瘀之效可广泛用治血瘀痛证。

【用法用量】煎服,5~10g,包煎。外用适量,敷患处。止血多炒炭用,化瘀、利尿多生用。

【使用注意】孕妇慎用。

【现代研究】主含柚皮素、异鼠李素-3-O-新橙皮苷、香蒲新苷、槲皮素、异鼠李素等。尚含甾类、挥发油、多糖、酸类及烷类等。有止血、抗血栓形成、抗心肌缺血、抗脑缺血、抗炎、镇痛、收缩子宫、降血脂等作用。

降香　Jiàngxiāng
《海药本草》

为豆科植物降香檀 *Dalbergia odorifera* T. Chen 树干和树的心材。主产于广东、广西、云南等地。全年均可采收。除去边材,阴干生用。

【药性】辛,温。归肝、脾经。

【功效】化瘀止血,理气止痛。

【临床应用】

1. **出血病证**　本品化瘀止血,止血不留瘀。①治吐血、衄血,属血瘀或气火上逆者,与牡丹皮、郁金等同用,共奏顺气降逆,化瘀止血之功;②治金刃或跌扑伤损,血流不止,与五倍子共研末,捣敷患处;③治外伤性吐血,与花蕊石、乳香、没药同用,加强化瘀止血之效。

2. **胸胁疼痛,跌损瘀痛**　本品入气分能行滞,入血分能散瘀。①治血瘀气滞之胸胁心腹疼痛,可与五灵脂、川芎、郁金等行气活血止痛药同用;②治跌打损伤,瘀肿疼痛,与乳香、没药等化瘀消肿止痛药同用。

此外,本品辛温气香,入脾经,能化湿辟浊。适用于湿浊内阻,脘腹痞闷,呕吐腹痛等,可与藿香、木香等化浊止呕、行气止痛药同用。

【性能特点】本品辛散温通,主入肝经。长于化瘀滞之血而止血,行肝经之郁而止痛,大凡出血、诸痛属血滞,或血瘀气滞者皆宜。

【用法用量】煎服,9~15g,后下。外用适量,研细末敷患处。

【现代研究】主含橙花椒醇、β-甜没药烯、异柄花素、木犀草素、甘草素、异甘草素、黄檀素等。有抗凝血、抗血栓形成、抗菌、抗炎、抗肿瘤、降血脂、促进血管新生等作用。

附表药物

药名	药性	功效	主治证	用法用量
花蕊石	酸、涩,平。归肝经	化瘀止血	咯血、吐血、外伤出血,跌仆伤痛	煎服,4.5~9g;研末吞服,外用适量

第三节 收敛止血药

本类药物大多味涩,或为炭类,或质黏,药性平和,功专收敛固涩,宁络止血,主要用以治疗各种出血而无瘀滞者。

本类药物性收涩,有留瘀恋邪之弊,故常须配伍化瘀止血药或活血化瘀药同用。对于出血有瘀或出血初期邪实者,当慎用之。

白及 Báijí
《神农本草经》

为兰科植物白及 *Bletilla striata* (Thunb.) Reichb. f. 的块茎。主产于河北、河南、山西等地。夏、秋二季采挖,除去须根,洗净,晒干生用。

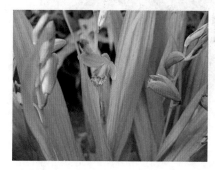
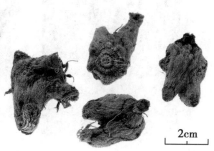

2cm

白及

【药性】苦、甘、涩,微寒。趋向沉降。归肺、肝、胃经。

【功效】收敛止血,消肿生肌。

【临床应用】

1. 出血病证 本品质黏味涩,为收敛止血之要药,可用于多种出血证,尤多治肺胃出血。①治咳血、咯血,可用白及为末,与蔗糖粉混匀服,如白及散;②治吐血、便血日久不愈,反复发作,与蜂蜜、甘草为伍,以益胃止血,如溃疡丸;③治外伤出血,可与煅石膏研末外敷,以增强收敛止血之功。

2. 疮疡肿毒,皮肤皲裂,水火烫伤 本品味苦气寒,能消散血热之痈肿;质黏味涩,能收湿去腐,敛疮生肌。①治疮疡初起,可单用本品研末外敷,或与金银花、皂角刺、乳香等同用,以解毒消痈,如内消散;②治疮痈已溃,久不收口者,以之与黄连、浙贝母、轻粉等为末外敷,如生肌干脓散;③治手足皲裂、水火烫伤,可以本品研末,用油调敷;或配伍收敛生肌之煅石

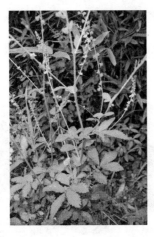

膏粉,与凡士林调膏外用。

【重点配伍】三七配白及:三七温通入血,既能止血妄行,又能活血化瘀;白及质极黏腻,性极收涩,为收敛止血之要药,两药合用,止血之力增强,且三七能防止白及止血留瘀之弊,可广泛用于体内外诸出血,以肺胃出血之证尤宜。

【性能特点】本品味涩为主,质黏腻,性收涩,收敛止血之功卓著,功善收敛止血,适用于体内外诸出血,内服外用皆宜。《本草求真》云:"功能止血者,是因其性涩之谓也。"主入肺、胃经,临床对咯血、吐血等肺胃出血尤为多用。秉寒凉苦泄之性,又能消肿生肌,故又治疮疡肿毒,皮肤皲裂。

【用法用量】煎服,6~15g;研末吞服,每次 3~6g。外用适量。

【使用注意】不宜与川乌、制川乌、草乌、制草乌、附子同用。

【现代研究】主含联苄类、二氢菲类、联菲类、蒽醌类、酚酸类成分,双菲醚类、二氢菲并吡喃类、菲类糖苷、苄类化合物,具螺内酯的菲类衍生物等。有止血、促进伤口愈合、抗胃溃疡、抗菌、抗肿瘤等作用。

仙鹤草　Xiānhècǎo
《本草图经》

为蔷薇科植物龙牙草 *Agrimonia pilosa* Ledeb. 的地上部分。中国南北各地均有分布。夏、秋二季茎叶茂盛时采割,除去杂质,晒干,生用。

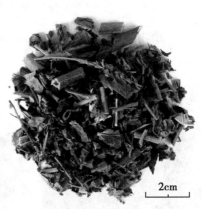

仙鹤草

【药性】苦、涩,平。趋向沉降。归心、肝经。

【功效】收敛止血,截疟,止痢,解毒,补虚。

【临床应用】

1. **出血病证**　本品味涩性平,长于收敛止血,身体各部位出血均适用。且药性平和,故出血而无瘀滞者,无论寒热虚实,皆可应用。①治血热妄行之出血,与白茅根、栀子同用;②治虚寒性出血,可与党参、炮姜、艾叶同用;③治外伤出血,可单用捣敷伤口。

2. **疟疾**　本品有截疟之功。治疟疾寒热,每日发作,胸腹饱胀,可单以本品研末,于疟发前 2 小时吞服。

3. **久泻久痢**　本品能涩肠止泻止痢,兼能补虚。治久泻久痢,可单用本品煎服。

4. **痈肿疮毒,阴痒带下**　本品味苦,略有清泄和燥湿之功。①治疮疖痈肿,可单用熬膏调蜜外涂,或以之与酒、水炖服;②治阴痒带下,可单用煎汤熏洗。

5. **脱力劳伤**　本品有补虚、强壮作用,可用于虚证。①治劳力过度所致的脱力劳伤,症

仙鹤草补虚之功,与补虚药人参、黄芪等有何不同?现代研究状况如何?

见神疲乏力、面色萎黄而纳食正常者,与大枣同煮,食枣饮汁;②治气血亏虚,神疲乏力、头晕目眩者,与益气养血之党参、熟地黄、龙眼肉等同用。

【性能特点】本品味涩收敛,入血分,长于收敛止血,广泛用于全身各部位出血。因其药性平和,大凡出血,无论寒热虚实,皆可配伍应用。涩敛之性,除止血外,还能止泻止痢,常用治久泻久痢。因有补虚、强壮作用,兼治脱力劳伤。尚能解毒、截疟、杀虫,用治痈肿疮毒,疟疾,阴痒带下。

【用法用量】煎服,6~12g。外用适量。

【现代研究】主含木犀草素-7-葡萄糖苷、芹菜素-7-葡萄糖苷、槲皮素、芸香苷、仙鹤草酚A~G等;尚含仙鹤草内酯及鞣质等。有止血、抗炎、镇痛、抗肿瘤、降糖、降压等作用。

棕榈炭　Zōnglǘtàn
《本草拾遗》

为棕榈科植物棕榈 *Trachycarpus fortunei* (HooK. f.) H. Wendl. 的叶柄。主产于广东、福建、云南等地。全年可采,一般在 9—10 月间采收。采集时割取旧叶柄下延部分及鞘片,除去纤维状棕毛,晒干,切成小片,焖煅制炭用。

【药性】苦、涩,平。趋向沉降。归肺、肝、大肠经。

【功效】收敛止血。

【临床应用】

出血病证　本品苦涩收敛,功专止血,可治全身各部位出血。①治吐血、咯血、衄血、便血、尿血、崩漏下血等诸出血,可单用研末,内服、外用皆效;②治血热妄行之出血,可与小蓟、栀子等清热凉血药同用;③治虚寒性出血,可与炮姜、艾叶等温经止血药配伍。

【性能特点】本品味苦而涩,药性平和,为收敛止血之要药,尤多用于崩漏下血。因其收敛性强,"若失血过多,瘀滞已尽者,用之切当"(《本草纲目》)。故以治出血而无瘀滞者为宜。

【用法用量】煎服,3~9g,一般炮制后用。

【现代研究】主含木犀草素-7-O-葡萄糖苷、木犀草素-7-O-芸香糖苷、金圣草黄素-7-O-芸香糖苷、芹黄素-7-O-芸香糖苷、特罗莫那醇-9-葡萄糖苷等,尚含原儿茶醛、原儿茶酸等。有止血和收缩子宫等作用。

血余炭　Xuèyútàn
《神农本草经》

为人发制成的炭化物。各地均有。收集头发,除去杂质,用碱水洗去油垢,清水漂净,晒干,焖煅成炭用。

【药性】苦,平。趋向沉降。归肝、胃经。

【功效】收敛止血,化瘀,利尿。

【临床应用】

1. 出血病证　本品以炭入药,擅收敛止血,兼能散瘀,以治各种出血证。①治外伤出血,以本品研末外用;②治咳血、吐血,兼有瘀滞者,与花蕊石、三七等化瘀止血药同用,如化血丹;③治崩中漏下,气虚竭,可单用本品,与酒和服。

2. 小便不利　本品苦降性平,能"利小便水道"(《神农本草经》)。①治小便不利,与滑石、白鱼同用,以通窍利尿,如滑石白鱼散;②治妇人卒小便不通,可单用末,温酒服下。

【性能特点】本品苦泄散瘀,炭能涩血,《医林纂要》云:"治诸血证,能止能行。"有止血而无留瘀之弊,且药性平和,凡体内外出血,无论寒热虚实皆宜,内服外用皆效。苦泄降行,又能利小便,可治小便不利,甚或不通。

【用法用量】煎服,5~10g。外用适量。

【现代研究】主含优角蛋白、脂肪,尚含黑色素。有止血、抗菌、抗炎、促进疮面愈合、促进毛发生长等作用。

藕节　Ǒujié
《药性论》

为睡莲科植物莲 *Nelumbo nucifera* Gaertn. 的根茎节部。主产于湖南、湖北、浙江等地。秋、冬二季采挖根茎(藕),切取节部,洗净,晒干,生用。炒至表面焦黑色为藕节炭。

【药性】甘、涩,平。趋向沉降。归肝、肺、胃经。

【功效】收敛止血,化瘀。

【临床应用】

出血病证　本品味涩收敛,止血兼能化瘀,多用治肺胃出血。①治吐血、咯血、衄血,可单用捣汁饮;②治大便下血,与白蜜同用;③治虚寒性崩漏,与艾叶、炮姜等温经止血药配伍;④治血淋、尿血,与小蓟、通草、滑石等同用,以通淋止血,如小蓟饮子。

【性能特点】本品味涩性平,收敛止血,兼能化瘀,止血之中有行散之妙,行止互通而无留瘀之弊,可广泛用于各种出血,对吐血、咯血尤宜。因其药性平和,单用力薄,故多入复方或作为辅助药用。

【用法用量】煎服,9~15g。

【现代研究】主含山奈苷、苋菜红苷、苋菜红素、松醇等。有止血、抗氧化、延缓衰老、抗疲劳、增强免疫、抗肿瘤等作用。

附表药物

药名	药性	功效	主治证	用法用量
紫珠叶	苦、涩,凉。归肝、肺、胃经	凉血收敛止血,散瘀解毒消肿	衄血、咯血、吐血、便血、崩漏、外伤出血,热毒疮疡、水火烫伤	煎服,3~15g;研末吞服,1.5~3g。外用适量,敷于患处

第四节　温经止血药

本类药物性属温热,能温脏腑,益脾阳,固冲脉而统摄血液,具有温经止血之效。适用于脾不统血,冲脉失固之虚寒性出血。通过温里,也可用于腹痛、泄泻、月经不调,宫冷不孕等证,而收止痛、止泻、调经、暖宫之效。

本类药物对于血热妄行之出血证应慎用。

艾叶　Àiyè
《名医别录》

为菊科植物艾 *Artemisia argyi* Lévl. et Vant. 的叶。中国大部分地区均产。以湖北蕲州产者为佳,称"蕲艾"。夏季花未开时采摘,除去杂质,晒干或阴干,生用。炒至表面焦黑色,喷醋炒干,为醋艾炭。

【药性】辛、苦,温;有小毒。趋向沉降。归肝、脾、肾经。

【功效】温经止血,散寒止痛;外用祛湿止痒。

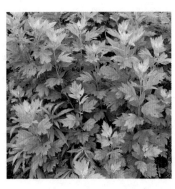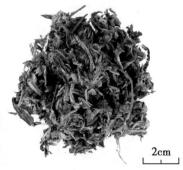

艾叶

【临床应用】

1. **出血病证** 本品性温入血,能暖气血而温经脉,为温经止血之要药,多用治虚寒性出血。①治下元虚冷,冲任不固所致的崩漏下血,月经过多,常配伍阿胶、芍药、干地黄等,以温经散寒,养血止血,如胶艾汤;②若治血热妄行所致的吐血、衄血、咯血等出血证,则须配生地黄、生荷叶、生柏叶等清热凉血药同用,如四生丸。

2. **少腹冷痛,经寒不调,宫冷不孕** 本品温可散寒,专入下焦,长于祛寒理血,止痛调经,暖宫助孕。①治少腹冷痛,产后感寒腹痛,可用本品炒热熨敷脐腹;②治下焦虚寒,月经不调,经行腹痛及带下清稀等证,常配吴茱萸、肉桂、当归等散寒止痛,养血调经之品,如艾附暖宫丸;③治下焦虚寒,冲任不固,血不养胎所致胎动不安,或胎漏下血,与阿胶、芍药、当归等同用,以温经止血,养血安胎。

3. **皮肤瘙痒** 本品煎汤外洗,能祛湿杀虫止痒。治湿疹、疥癣,皮肤瘙痒,可配伍黄柏、花椒等燥湿止痒药煎水熏洗。

此外,将本品捣绒,制成艾条、艾炷等,用以熏灸体表穴位,能温煦气血,透达经络,为温灸的主要原料。

【性能特点】本品气香味辛,生温而熟热,《药性切用》云其"入三阴而祛寒理血,止痛调经"。能暖气血而温经脉,逐寒邪而止冷痛,尤长于温暖下焦,治下元虚寒所致的月经过多,崩漏、妊娠下血、宫寒不孕、痛经等,为妇产科常用药。外用祛湿杀虫止痒,也常用于湿疹、疥癣等证。

【用法用量】煎服,3~9g。外用适量,供灸治或熏洗用。温经止血宜炒炭用,余生用。

【现代研究】主含桉油精、香叶烯、α-蒎烯芳樟醇及 β-蒎烯芳樟醇、樟脑、异龙脑、柠檬烯、奎诺酸、羊齿烯醇、异泽兰黄素等。有止血、抗炎、镇痛、镇咳、平喘、抗过敏、抗氧化、抗肿瘤、保肝利胆、免疫调节、降血压、降血糖等作用。

炮姜 Páojiāng
《珍珠囊》

为干姜的炮制加工品。主产于四川、贵州等地。以干姜砂烫至鼓起,表面呈棕褐色,或炒炭至外表色黑,内至棕褐色入药为炮姜炭。

【药性】苦、涩,温。趋向沉降。归脾、胃、肾经。

【功效】温经止血,温中止痛。

【临床应用】

1. **出血病证** 本品味涩收敛,性温散寒,可温经止血,用于虚寒性出血。①治中焦虚寒之吐血、便血,常与人参、黄芪、附子等益气温阳药同用;②治冲任虚寒,崩漏下血,可与乌梅、棕榈同用,以助止血之力,如如圣散。

2. 腹痛,腹泻　本品温暖脾胃,止痛止泻。①治寒凝脘腹痛,常与高良姜为伍,以温中散寒止痛,如二姜丸;②治产后血虚寒凝,小腹疼痛者,可与当归、川芎、桃仁等养血活血药同用,如生化汤;③治脾肾阳虚,腹痛久泻,冷滑注下不禁,与附子、肉豆蔻等同用,以助阳散寒,实肠止泻。

【性能特点】本品经炮制后,味变苦兼涩味,性由热转温,主入中焦,温脾可助其统血之能,暖中可收止痛泻之效,善治脾胃虚寒,脾不统血之吐血、便血,及中焦寒凝之腹痛、腹泻;亦用治脾不统血之崩漏。

【用法用量】煎服,3~9g。

【现代研究】主含姜烯、水芹烯、莰烯、6-姜辣素、姜酮、姜醇等,尚含树脂、淀粉等。有止血、抗胃溃疡、抗炎、抗肿瘤、抗氧化等作用。

附表药物

药名	药性	功效	主治证	用法用量
灶心土	辛,温。归脾、胃经	温中止血,止呕,止泻	脾胃虚寒,不能统血之出血,胃寒呕吐,脾虚久泻	煎服,15~30g;布包,先煎;或60~120g,煎汤代水。亦可入丸、散。外用适量

学习小结

一、功效归纳

1. 止血药兼有功效归纳

共同功效	功效特点及兼有功效	代表药物
止血	解毒	小蓟、大蓟、地榆、苎麻根、仙鹤草、羊蹄、紫珠叶
	温中	炮姜、灶心土
	治多种出血	大蓟、小蓟、苎麻根、羊蹄、紫珠、侧柏叶、三七、茜草、蒲黄、降香、白及、仙鹤草、血余炭、棕榈炭
	善治外伤出血	三七、茜草、白及、花蕊石、降香
	善治肺出血	大蓟、白及、紫珠、白茅根
	善治胃肠出血	地榆、槐花、炮姜、蒲黄、白及、灶心土
	善治痔疮出血	槐花、槐角
	善治小便出血	小蓟、白茅根、血余炭、蒲黄
	善治崩漏,月经过多	艾叶、茜草、棕榈炭、炮姜、血余炭

2. 其他章节中兼有止血作用的药物

主要有:荆芥、木贼、黄芩、桑叶、地骨皮、青黛、栀子、拳参、地锦草、生地、牡丹皮、大黄、贯众、石韦、墨旱莲、龟甲、乌贼骨、五倍子、乌梅、赤石脂、禹余粮、明矾等。

二、中药功效术语解释

[炒炭存性]传统认为,中药止血药炒炭后,能增加止血效果。现代研究证明,通过炒炭,多数药物能明显缩短出血或凝血时间。但炮制时,要以"炒留性""煅存性"为标准,炭化过度或灰化后,止血作用反而减弱,甚至丧失。

(李晶晶)

复习思考题

1. 化瘀止血药除治疗出血外,还常用于治疗哪些病证? 常配何类药物同用可提高疗效? 为什么?

2. 患某,女,30 岁。近日经血量多,色深红,质黏稠,夹有少量血块,舌红苔黄,脉滑数。如何选用止血药进行治疗?

◇◇◇ **第十二章** ◇◇◇

活血化瘀药

📐 **学习目标**

1. 掌握活血化瘀药的含义、性能特点、功效、主治病证及各节药物的性能特点。

2. 具体药物分掌握、熟悉、了解三级要求。

掌握：川芎★、延胡索★、郁金★、丹参★、红花★（附：西红花）、桃仁★、益母草★（附：茺蔚子）、牛膝★（附：川牛膝）、莪术★、水蛭★。

熟悉：姜黄☆、乳香☆、泽兰☆、鸡血藤☆、王不留行☆、马钱子☆。

了解：没药△、五灵脂△、土鳖虫△、自然铜△、苏木△、骨碎补△、血竭△、三棱△、穿山甲△。

3. 掌握相似药物的基本功效与临床应用的异同点，熟悉部分药物的经典配伍。

4. 了解活血化瘀药的配伍原则及使用注意。

凡以疏通血脉，促进血行，消散瘀血为主要功效，主要用于治疗瘀血证的药物，称为活血化瘀药，又称为活血祛瘀药、活血逐瘀药。

根据活血化瘀药的功效及临床应用的不同，一般将其分为活血止痛药、活血调经药、活血疗伤药、破血消癥药四类。

活血化瘀药味多辛、苦，性多偏温，部分药物性偏寒凉，主要归肝、心二经。功能通畅血行，消散瘀血。部分药物活血力强，又称破血药。

本类药物以活血化瘀为主要作用，通过这一基本作用，又可产生止痛、调经、除痹、消肿、疗伤、消痈、消癥等多种不同的功效。

活血化瘀药主要用于瘀血证。其主治范围广泛，遍及内、妇、外、伤等临床各科。如内科的胸、胁、脘、腹、头诸痛，癥瘕积聚，中风后半身不遂，肢体麻木及关节痹痛日久不愈；妇科的经闭，痛经，月经不调，产后腹痛、恶露不下等；伤科的跌打损伤，瘀滞肿痛；外科的疮疡肿痛等。

运用活血化瘀药时，应根据瘀血的寒、热、痰、虚等不同成因，选用适当的活血化瘀药，并配伍散寒、凉血、化痰、补虚等药同用以标本兼治。血的运行有赖气的推动，气行则血行，气滞可以导致血瘀，而血瘀也常兼气滞，故本类药物常须与行气药同用，以增强活血化瘀的功效。此外，如兼风湿痹痛者，应配祛风湿药；血瘀癥瘕者，可配软坚散结药；兼里实积滞者，可配伍泻下药。

活血化瘀药易耗血动血，出血证而无瘀血阻滞者及妇女月经过多者均当慎用。孕妇当慎用或禁用。破血逐瘀之品易伤正气，应中病即止，不可过服。

活血化瘀药一般具有改善血流动力学、扩张血管、抗凝血、抗血栓形成、改善微循环、改善血液流变性、降低毛细血管通透性、收缩子宫、镇痛等作用，部分药物还有抗肿瘤、抗纤维化、抗炎、抑菌、免疫调节等作用。

第一节 活血止痛药

本类药物多味辛,活血又兼行气,且长于止痛。主治气滞血瘀所致各类痛证,如头痛、胸胁痛、心腹痛、痛经、产后腹痛、痹痛及跌打伤痛等。亦可用于其他瘀血证。临床应用时,如血瘀而兼肝郁者,宜配疏肝理气药;若伤科瘀肿疼痛,应配伍活血疗伤药;若为妇科经产诸痛,宜配活血调经药;若外科疮疡肿痛,则还应与解毒消痈之品配用。

川芎 Chuānxiōng
《神农本草经》

为伞形科植物川芎 *Ligusticum chuanxiong* Hort. 的根茎。主产于四川。夏季采挖,晒后烘干,除去须根。用时切片,生用或酒炙用。

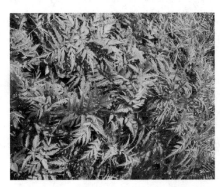
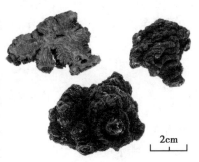

川芎

【药性】辛,温。双重趋向。归肝、胆、心包经。

【功效】活血行气,祛风止痛。

【临床应用】

1. **血瘀气滞诸证** 本品辛香行散,温通血脉,既能活血又可行气,为"血中气药"。凡气滞血瘀诸证,皆为常用。①治瘀血阻滞之月经不调,经闭,痛经等,常与当归、桃仁、红花等活血调经之品配伍,如桃红四物汤;如属寒凝血滞者,宜与桂枝、当归、吴茱萸等配伍,以增强温通血脉之力,如温经汤;②治产后恶露不下,瘀阻腹痛,常与当归、桃仁、炮姜等配伍,以养血祛瘀、温经止痛,如生化汤;③治心脉瘀阻,胸痹心痛,常与丹参、红花、延胡索等活血止痛药配伍;④治肝郁胁痛,常与柴胡、白芍、香附等疏肝解郁之品配伍,如柴胡疏肝散;⑤治中风偏瘫,肢体麻木,多配伍黄芪、地龙、当归等以益气活血通络,如补阳还五汤;⑥治跌扑损伤,瘀血肿痛,可与三七、乳香、没药等配伍,以增疗伤止痛之效。

2. **头痛** 本品秉升散之性,能上行头目,活血行气,祛风止痛,为治头痛要药,随证配伍可用治多种头痛。①治风寒头痛,常与白芷、细辛、羌活等散寒通窍止痛之品配伍,如川芎茶调散;②治风热头痛,可与菊花、石膏、僵蚕等配伍,以清利头目,如川芎散;③治风湿头痛,常与羌活、防风、藁本等祛风胜湿药同用,如羌活胜湿汤;④治血瘀头痛,可与当归、桃仁、红花等配伍,以加强活血祛瘀之力,如通窍活血汤;⑤治血虚头痛,常与当归、熟地黄等养血之品配伍。

3. **风湿痹痛** 本品辛散温通,能祛风活血止痛而"旁通脉络",为风湿痹痛所多用。治

《本草纲目》中云:"果曰:头痛不离川芎,如不愈,加各引经药。太阳羌活,阳明白芷,少阳柴胡,太阴苍术,厥阴吴茱萸,少阴细辛。"各经头痛的病因及特点是什么?川芎是否可以治疗所有头痛?

如何理解
川芎的升
降两向性?

风寒湿痹,肢体麻木、关节疼痛,常与独活、桂枝、防风等配伍,以祛风胜湿止痛,如独活寄生汤。

【性能特点】川芎辛散温通,具有升降两向性,张锡纯谓:"其力上升、下降、外达、内透无所不至。"前人总结为"上行头目,下调经水,中开郁结,旁通络脉",为"血中之气药",具有良好的活血行气之效,尤长于活血,广泛用于血瘀气滞诸证。其性又升散,能祛风、活血、止痛,为治头痛之要药,无论风寒、风热、风湿、血瘀、血虚头痛均可随证配用。祛风活血而利关节,亦为风湿痹痛常用药。

【用法用量】煎服,3~10g。

【现代研究】主含内酯类成分,如欧当归内酯A、藁本内酯、3-丁酰内酯、川芎内酯、新蛇床内酯、双藁本内酯等;还含生物碱类成分:如川芎嗪,黑麦草碱等;酚酸类物质:如阿魏酸,咖啡酸等。有改善血液流变性、扩血管、抗心肌缺血、抗脑缺血、镇静、解热、抗胃溃疡、促进骨髓造血、抗肾损伤、抗炎、抗菌、神经保护等作用。

【按语】川芎虽为性质较为平和的无毒之品,但亦有前人论及其不良反应。多因其辛温升散之性,有助火伤阴,促气火上逆之弊。《药鉴》中云:"血药中用之,能助血流行,奈过于走散,不可久服多服,中病即已,过则令人暴猝死。"《本草备要》亦云:"香窜辛散,能走泄真气,单服、久服,令人暴亡。"故在治疗胁痛、胸痹心痛或头痛者,若属阳亢火热者,需配伍清热平肝及养阴之品为宜。

延胡索　Yánhúsuǒ

《雷公炮炙论》

为罂粟科植物延胡索 *Corydalis yanhusuo* W. T. Wang 的块茎。主产于浙江、江苏、湖北等地。夏初采挖,置沸水中煮至无白心,晒干。切厚片或捣碎,生用或醋炙用。

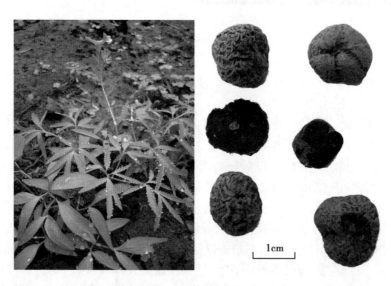

延胡索

【药性】辛、苦,温。归肝、脾经。

【功效】活血,行气,止痛。

【临床应用】

血瘀气滞诸痛证　本品辛散温通,入肝、脾经,活血又兼行气,擅长止痛,为治一身上下诸痛之要药,尤多用于血瘀气滞诸痛。①治胸痹心痛,若属心脉瘀阻者,可与丹参、川芎、三七等配伍,以助活血通脉之力;属痰浊闭阻,胸阳不通者,可与瓜蒌、薤白、桂枝等配伍,以通阳泄浊;②治胃脘痛,若属肝胃郁热者,常与疏肝泄热的川楝子配伍,如金铃子散;属寒者,可与桂枝、高良姜等温中散寒药配伍;③治肝郁气滞,胁肋胀痛,可与柴胡、郁金等配伍,以加强疏肝解郁之力;④治妇女痛经、产后瘀阻腹痛,可与当归、川芎、香附等活血行气止痛药配伍;⑤治寒疝腹痛,可与吴茱萸、小茴香等温经散寒之品配伍;⑥治风湿痹痛,可与秦艽、桂枝等配伍,以祛风湿止痛;⑦治跌仆肿痛,可与乳香、没药、三七等疗伤止痛药配伍。

【性能特点】延胡索辛散苦泄温通,既入血分以活血祛瘀,又入气分以行气散滞,止痛效用尤佳。《本草纲目》中云:"能行血中气滞,气中血滞,故专治一身上下诸痛。"各种痛证均可配伍使用,尤宜于血瘀气滞者。醋制后其效更捷。

【用法用量】煎服,3~10g;研末吞服,1.5~3g。

【现代研究】主含生物碱,有延胡索甲素(右旋紫堇碱)、延胡索乙素(消旋四氢巴马汀)、延胡索丁素(左旋四氢黄连碱)、氢化小檗碱、巴马汀、去氢紫堇碱、原阿片碱、黄连碱等。有镇痛、改善血液动力学、改善血液流变性、抗心肌缺血、抗心律失常、抗缺血、抗氧化、抗肝损伤、抗胃溃疡、抗肿瘤等作用。

【按语】现代研究证明,醋制延胡可显著提高其有效成分延胡乙素的溶出率而提高止痛之效,故用于诸痛证以醋制为宜。

郁金 Yùjīn
《药性论》

为姜科植物温郁金 *Curcuma wenyujin* Y. H. Chen et C. Ling、姜黄 *Curcuma longa* L.、广西莪术 *Curcuma kwangsiensis* S. G. Lee et C. F. Liang 或蓬莪术 *Curcuma phaeocaulis* Val. 的块根。主产于浙江、四川、广西等地。冬季采挖,蒸或煮至透心,干燥。切薄片或打碎,生用或醋炙用。

【药性】辛、苦,寒。归肝、心、肺经。

【功效】活血止痛,行气解郁,清心凉血,利胆退黄。

【临床应用】

1. **血瘀气滞痛证** 本品味辛能行能散,既能活血祛瘀而止痛,又能行气解郁而疏肝,故善治肝郁气滞血瘀诸证。①治胸腹胁肋胀痛、刺痛,常与柴胡、香附等疏肝解郁之品配伍;②治肝郁有热、气滞血瘀之痛经、乳房作胀,常与白芍、柴胡、栀子等配伍,以疏肝解郁,清热止痛,如宣郁通经汤;③治瘀血阻滞心脉的胸痹心痛,可与丹参、赤芍、瓜蒌等活血宽胸止痛之品配伍。

2. **热病神昏,癫狂,癫痫** 本品辛散苦泄,且性寒入心经,能解郁、清心、开窍,故可用于热病神昏及癫狂之证。①治湿温病,湿浊蒙闭清窍而致神志不清者,可与石菖蒲、竹沥、栀子等配伍,以清心开窍化痰,如菖蒲郁金汤;②治痰阻气滞、闭塞心窍之癫狂、癫痫,常与白矾配伍,以化痰开窍,如白金丸。

3. **血热出血证** 本品入肝经血分,性寒清热,味苦辛能降泄顺气,有凉血降气止血之效。①治肝郁化火,气火上逆,迫血妄行之吐血、衄血、妇女倒经等,常与生地黄、栀子、牛膝等配伍,以凉血止血;②治热伤血络的尿血、血淋,可与小蓟、白茅根等配伍,以利尿通淋止血。

4. **肝胆湿热证** 本品性寒入肝胆经,能清利肝胆湿热,为湿热黄疸及胆石症所常用。①治湿热黄疸,常与茵陈、栀子、大黄等配伍,以清热利湿退黄;②治胆石症,可与金钱草、鸡内金等配伍,以增强利胆排石之功。

【性能特点】郁金味辛苦能散能行,入血分能行血凉血;入气分可行气解郁,故治一切气血瘀滞之证,为"血分之气药"。因其性偏寒凉,尤宜于兼有郁热者。本品又有清利之性,

古人有"下血必升举,吐衄必降气"之说。结合郁金的功效与应用,谈谈你的理解。

凉血降气可用于血热出血证。《本草经疏》云："此药能降气,气降即是火降,而其性又入血分,故能降下火气,则血不妄行。"又有利胆退黄之效,用于肝胆湿热所致的黄疸、胆石症。

【用法用量】煎服,3~10g。

【使用注意】不宜与丁香、母丁香同用。

【现代研究】主含酚性成分:如姜黄素、脱甲氧基姜黄素、双脱氧基姜黄素等;挥发油:如姜黄酮、莪术醇、倍半萜烯醇等;还含生物碱、多糖、木脂素、脂肪酸等。有抗凝血、抗肿瘤、抗肝损伤、调节胃肠动力、调节血脂、抗抑郁、抑菌、抗炎、镇痛等作用。

【按语】关于"十九畏"郁金不能与丁香配伍的讨论。宋代之前,诸本草无"丁香畏郁金"之说,至金、元时期,"十九畏"始有记载,其后的本草著作如《药鉴》《本草纲目》《本草从新》等均遵此说。现代研究并未发现二者配伍后的不良反应,药理研究方面部分显示可协同增效,但也有部分实验发现郁金减弱了丁香的药效作用。这与郁金的不同来源,及不同的药理效应有关。师古而不泥古,二药的应用方面如病机相合,病性相符,亦可起到较好的疗效。如丁香与郁金,均有行气之功,对于气郁窍闭昏厥,或气滞疼痛,两药似可配伍同用,古方也有同用者。

姜黄　Jiānghuáng
《新修本草》

为姜科植物姜黄 *Curcuma longa* L. 的根茎。主产于四川、福建、广东等地。冬季采挖,除去须根,蒸或煮至透心,干燥。切厚片生用。

【药性】辛、苦,温。归脾、肝经。

【功效】破血行气,通经止痛。

【临床应用】

1. **血瘀气滞诸痛证**　本品辛散温通,既入血分又入气分,祛瘀之力较强,为破血行气之品,瘀散滞通则痛解。①治血瘀气滞寒凝之心腹疼痛,可与当归、木香、乌药等配伍,以加强活血行气,散寒止痛之效;②治寒凝血滞的经闭、痛经、月经不调,可与莪术、川芎、红花等活血行气止痛药配伍,如姜黄散;③治跌打损伤,瘀滞肿痛,可与桃仁、苏木、乳香等活血止痛药配伍,如姜黄汤;④治肝郁气滞血瘀的胸胁疼痛,常与柴胡、白芍、香附等疏肝解郁之品配伍。

2. **风湿痹痛**　本品辛散温通,外散风寒,内行气血,通经止痛,善行肢臂而除痹痛。治风寒湿痹,肩臂疼痛,常与羌活、防风、当归等配伍,以祛风通络止痛,如蠲痹汤。

【性能特点】本品辛温行散,活血之力较强,《本草蒙筌》云其"破血立通,下气最捷",善破血行气、通经止痛,可广泛用于血瘀气滞诸痛证。其外散风寒湿邪,内通经脉气血,长于温通肢臂而除痹痛,为风湿肩臂疼痛之要药。

【用法用量】煎服,3~10g。外用适量。

【现代研究】主含酚性成分:如姜黄素、脱甲氧基姜黄素,又脱甲氧基姜黄素等;挥发油:如桉叶素、芳樟醇、姜黄烯等。有抗心肌缺血、调节血脂、抗肿瘤、抗肺纤维化、抗组织损伤、调节免疫抗炎、抗菌、抗氧化等作用。

乳香　Rǔxiāng
《名医别录》

为橄榄科植物乳香树 *Boswellia carterii* Birdw. 及其同属植物 *Boswellia bhaw-dajiana* Birdw. 树皮渗出的树脂。主产于非洲索马里、埃塞俄比亚等地。每种乳香又分为乳香珠和原乳香。春、夏季采收,生用或制用。

【药性】辛、苦,温。归心、肝、脾经。

【功效】活血定痛,消肿生肌。

【临床应用】

1. 血瘀气滞诸痛证　本品气味浓烈,辛散温通,既能活血,又能行气,功擅止痛,可用于各种气滞血瘀之痛证。①治瘀血阻滞心腹疼痛、癥瘕积聚,常与没药、丹参、当归等活血化瘀药配伍,如活络效灵丹;②治血瘀气滞的胃脘痛,可与没药、延胡索、川楝子等活血行气止痛之品配伍;③治跌打损伤、瘀血肿痛,常与血竭、红花、儿茶等配伍,以增强活血疗伤之力,如七厘散;④治风湿痹痛,常与羌活、独活、秦艽等祛风胜湿药配伍,如蠲痹汤。

2. 疮疡痈肿,瘰疬痰核　本品入心、肝经血分,既能散瘀止痛,又能透达经络,活血消痈,祛腐生肌,为外伤科要药。①治疮疡初起,红肿热痛,常与金银花、白芷、皂角刺等配伍,以清热解毒,活血消痈,如仙方活命饮;②治疮疡溃破,久不收口者,可与没药共研末,外敷患处以祛腐生肌,即海浮散;③治痈疽、瘰疬、痰核坚硬不消者,常与没药、麝香、雄黄等配伍,以解毒消痈散结,如醒消丸。

【性能特点】乳香辛散苦泄,芳香走窜。内能宣通脏腑,通达气血;外能透达经络。为血瘀气滞诸痛证之常用药。其散瘀消肿止痛之力较强,《珍珠囊》称其能"定诸经之痛"。且可活血消痈,祛腐生肌,并兼行气止痛,为外、伤科之要药。内服外用相配合,其效更良。

【用法用量】煎服或入丸、散,3~5g;外用适量,研末调敷。

【使用注意】孕妇及胃弱者慎用。

【现代研究】主含挥发油:如乙酸辛酯、α-蒎烯、榄香烯等;树脂类成分:如游离 α-乳香脂酸、β-乳香脂酸、香树脂酮、乳香树脂烃等。有抗凝血、抗炎、抗胃溃疡、镇痛、抗肿瘤、抗纤维化、抗哮喘、调节糖脂代谢等作用。

现代研究发现,乳香有抗胃溃疡作用,但传统认为胃弱者慎用。二者是否矛盾? 谈谈你的看法。

没药　Mòyào
《药性论》

为橄榄科植物地丁树 *Commiphora myrrha* Engl. 或哈地丁树 *Commiphora molmol* Engl. 的树脂。主产于索马里、埃塞俄比亚、印度等地。分为天然没药和胶质没药。11月至次年2月采集,打碎干燥。生用或制用。

【药性】辛、苦,平。归心、肝、脾经。

【功效】散瘀定痛,消肿生肌。

【临床应用】本品辛散苦泄,入心、肝、脾经,功似乳香,治瘀血阻滞之心腹诸痛,跌打损伤,风湿痹痛,痈疽肿痛,以及疮疡不敛等,均常与乳香相须为用,以增强疗效。

【性能特点】没药辛散苦泄性平,功似乳香。芳香走窜,具活血止痛,消肿生肌之功。治瘀阻心腹诸痛,跌打损伤,痈疽肿痛及瘰疬等。古代医家誉其为"疮家奇药"。并常与乳香相须为用,以增强药力。《医学衷中参西录》谓:"乳香、没药,二药并用,为宣通脏腑、流通经络之要药,故凡心胃胁腹肢体关节诸疼痛皆能治之。"然乳香功偏行气活血伸筋,没药功偏活血散瘀。

【用法用量】煎服,3~5g,炮制去油,多入丸、散用。

【使用注意】孕妇及胃弱者慎用。

【现代研究】主含挥发油:如丁香油酚、间甲苯酚、蒎烯、柠檬烯等;树脂类成分:α、β及γ没药酸,没药尼酸、没药萜醇等。有抗血栓生成、抗炎、镇痛、抗肿瘤、调节血脂、抗病原微生物、抗肝损伤等作用。

【按语】乳香、没药均来源于树脂,临床常相须为用。二者气味香烈,入煎剂汤液浑浊,胃弱者多服易呕吐,用量不宜过多。关于乳香、没药的临床不良反应多为过敏反应、胃肠道反应。药理实验未见明显毒性,但乳香、没药同用,两药用量需相应减少。外用以生品,内服多用制品以减少对消化道的刺激。

五灵脂　Wǔlíngzhī

《开宝本草》

为鼯鼠科动物复齿鼯鼠 *Trogopterus xanthipes* Milne-Edwards 的粪便。主产河北、山西、甘肃等地。全年均可采收。采得后除去杂质,晒干。根据外形不同,一般分为"灵芝块"(糖灵脂)与"灵脂米"两类。醋炙用。

【药性】苦、甘,温。归肝、脾经。

【功效】化瘀止血,活血止痛。

【临床应用】

1. **血瘀证**　本品苦泄温通,入肝经血分,善于活血化瘀,瘀散则痛止,为治血瘀诸痛要药。①治瘀血阻滞之心腹刺痛,少腹急痛,多与蒲黄相须为用,即失笑散;②治脘腹刺痛,常与延胡索、没药、香附等同用,以活血行气止痛,如手拈散;③治经闭、痛经、产后腹痛,常与当归、益母草等活血调经药同用;④治骨折肿痛,常与乳香、没药等活血消肿止痛药同用。

2. **出血证**　本品炒用,既能活血化瘀,又能止血,故可用于瘀血内阻、血不归经之出血,有止血而不留瘀之效。治血瘀崩漏,月经过多,色紫多块,少腹刺痛,可单用炒后研末,温酒送服,亦可配三七、蒲黄、生地等同用以加强化瘀止血作用。

此外,本品尚可解蛇虫之毒,用于蛇、蝎、蜈蚣咬伤,能解毒消肿止痛,可内服,并配雄黄外敷。

【重点配伍】蒲黄配五灵脂:蒲黄性平,生用活血化瘀而止血,炒用收涩止血略兼化瘀;五灵脂性温,生用活血止痛,炒用功偏化瘀止血。两药相配,可活血止痛、化瘀止血。善治血瘀胸胁心腹诸痛及血瘀出血。

【性能特点】五灵脂苦甘,温通疏泄,主入肝经血分。《药品化义》云:"生用行血而不推荡……炒用以理诸失血证。"善活血止痛,为治疗血滞诸痛证之要药,凡心腹胁肋诸痛,以及痛经、经闭、产后瘀阻腹痛均常选用,且每与蒲黄相须为用;又善化瘀止血,为治出血夹瘀之常用药。

【用法用量】煎服,3~15g。包煎。或入丸、散剂服。外用适量。化瘀止血宜炒用,活血止痛宜生用。

【使用注意】不宜与人参同用。孕妇慎服。

【现代研究】主含尿素、尿酸、维生素 A 类物质及多量树脂。有抗凝血、改善血液流变性、解痉、抗炎、抑菌等作用。

【按语】复齿鼯鼠主要以松柏籽、青麸杨等其他树木树叶为食。现已规模养殖,多以侧柏叶为饲料。侧柏叶与五灵脂均入血分。侧柏叶性凉,味苦涩,具有凉血止血之效。经过复齿鼯鼠体内温化后得到的五灵脂药性发生了变化,主要用于活血。其功效可进一步进行探讨。

第二节　活血调经药

本类药物具有活血祛瘀之功,又善通调月经。主治妇女月经不调、痛经、经闭及产后瘀滞腹痛;亦可用于其他瘀血所致疼痛、癥瘕积聚、跌打损伤、疮痈肿毒等。使用活血调经药时,常配伍疏肝理气之品同用。

丹参 Dānshēn

《神农本草经》

为唇形科植物丹参 *Salvia miltiorrhiza* Bge. 的根及根茎。主产于江苏、安徽、四川等地。春、秋二季采挖。切厚片,生用或酒炙用。

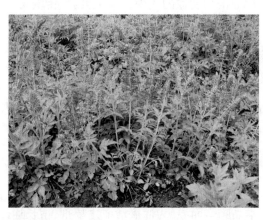 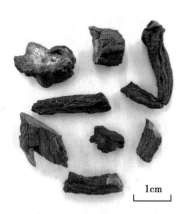

1cm

丹参

【药性】苦,微寒。归心、肝经。

【功效】活血祛瘀,通经止痛,清心除烦,凉血消痈。

【临床应用】

1. **瘀血证** 本品苦寒降泄,入肝经血分,功擅活血,祛瘀生新而不伤正,应用范围广泛,适用于瘀血阻滞所致诸证。且活血通经,善调经水,为妇科调经常用药。因其性偏寒凉,故对血热瘀滞者较为相宜。①治血瘀气滞所致心腹、胃脘疼痛,常与檀香、砂仁配伍,以活血行气止痛,即丹参饮;②治月经不调、痛经、经闭及产后瘀阻腹痛,可单味为末,陈酒送服,即丹参散;亦常与红花、桃仁、益母草等活血调经药配伍;③治癥瘕积聚,与三棱、莪术等配伍,以增强破血消癥之力。

2. **心烦失眠** 本品入心经,可清心凉血而除烦安神,又能活血养血以安神定志,可用于多种心神不安证。①治温热病热入营血,烦躁不安,常与生地黄、玄参等清热凉血药配伍,如清营汤;②治心阴血不足,虚热内扰之心悸、失眠,多与酸枣仁、阿胶、人参等配伍,以益气养血、养心安神,如天王补心丹。

3. **疮疡痈肿** 本品性寒,既能清热凉血,又能活血消痈,可用于热毒瘀阻引起的疮痈肿毒。治疮疡痈肿或乳痈初起,可与金银花、蒲公英、连翘等清热解毒药配伍。

【性能特点】丹参活血止痛,祛瘀生新,作用平和,活血而不伤正,为活血化瘀要药,广泛用于各种血瘀证。因性偏寒凉,尤宜于血热瘀滞之证。本品功善活血调经,前人有"一味丹参散,功同四物汤"之说,为妇科血瘀经产诸证常用。故《重庆堂随笔》云其"为调经产后要药"。其活血又能化瘀消癥,散结消痈,用治癥瘕积聚、疮痈肿痛;入心经,还善凉血清心而除烦安神,用治心神不安。

【用法用量】煎服,10~15g。

【使用注意】不宜与藜芦同用。

【现代研究】主含醌类成分:如丹参酮Ⅰ、丹参酮ⅡA、丹参酮ⅡB、丹参酮Ⅲ、异丹参酮、隐丹参酮等;有机酸类成分:如丹参素、丹参酸A、丹参酸B,原儿茶酸、原儿茶醛等。有改善血液流变性、抗凝血、抗心肌缺血、抗脑缺血、抗肝纤维化、抗肿瘤、抗氧化、抗胃溃疡、镇静、镇痛、抗炎、抗过敏、降血压、调节血脂、保肾、

如何理解"一味丹参散,功同四物汤"?

改善学习记忆、调节免疫等作用。

【按语】近年来,丹参作为治疗冠心病的有效药物应用于临床。其对心血管系统有多种作用,既可增加冠脉流量,又可改善血液流变性,提高耐缺氧能力,促进心肌修复。丹参片、复方丹参滴丸、通脉颗粒等中成药均被应用于心脑血管疾病的治疗。丹参提取物及其有效成分还被制成注射液,如丹红注射液、丹参酮ⅡA磺酸钠注射液等,使丹参的应用更为广泛。而丹参酮应用于痤疮的治疗,也是其凉血消痈功效的体现。守正创新,传统功效与现代研究的结合,使中药的应用有了新的活力和发展空间。

红花　Hónghuā
《新修本草》

为菊科植物红花 *Carthamus tinctorius* L. 的花。主产于河南、浙江、四川等地。夏季花色由黄变红时采摘,阴干或晒干。生用。

【药性】辛,温。归心、肝经。

【功效】活血通经,散瘀止痛。

如何理解红花"多用则破血,少用则养血"?

【临床应用】

1. **血瘀痛经,经闭,产后瘀滞腹痛**　本品味辛而温,为通瘀活血之要剂,擅长通经止痛,善治妇科瘀血所致各种病证,如经闭,痛经,产后腹痛等。单用即可奏效,如红蓝花酒,亦常与桃仁、当归、赤芍等活血祛瘀药配伍,如桃红四物汤、膈下逐瘀汤等。

2. **跌打损伤,心腹瘀阻疼痛,癥瘕积聚**　本品入心肝血分,能活血祛瘀,消癥散结,消肿止痛。为体内外瘀血阻滞证所常用。①治跌打损伤,瘀滞肿痛,可用红花油或红花酊涂擦;亦可与川芎、乳香、没药等活血止痛药配伍;②治心脉瘀阻,胸痹心痛,常与桂枝、瓜蒌、丹参等配伍,以活血宽胸,通脉止痛;③治癥瘕积聚,可与三棱、莪术等配伍,以加强消癥之力;④治痈肿疮疡,可与金银花、连翘等清热解毒药配伍。

3. **斑疹紫黯**　本品能活血通脉以化滞消斑,为活血化斑常用之品。治斑疹紫黯,可与当归、紫草、大青叶等配伍,共收解毒、活血、透疹、消斑之效。

【性能特点】红花辛散温通,主入心肝经,为治血瘀证之常用药。《本草求真》云:"为通瘀活血要剂。"功善调经,尤多用治妇科经水不调。又可用治各种血瘀证,为治癥瘕积聚、跌打损伤、心腹瘀阻疼痛之常品。活血化斑之效还可用治血热瘀滞之斑疹紫黯,多与凉血解毒之品同用。

【用法用量】煎服,3~10g。

【使用注意】孕妇慎用。

【现代研究】主含黄酮类成分:如羟基红花黄色素A、山奈素、红花苷、前红花苷、红花黄色素等;酚类成分:绿原酸、咖啡酸、儿茶酚等;脂肪酸成分,如棕榈酸、肉豆蔻酸、月桂酸等。有改善微循环、改善血液流变性、抗血栓形成、抗凝血、抗脑缺血、抗肝纤维化、抗氧化、调节血脂、抗缺氧、抗肿瘤、镇痛、镇静、抗炎、调节免疫等作用。

【按语】本品之应用历来有"少用生血,多用行血"之说。从临床看,红花少用活血力量缓和,且有祛瘀生新之力,而并非有补血之功。如《外科全生集》云:"红花,少用通经活血,多用破血,去瘀血。"故若用于血虚者,须与补血或补气养血之品同用。如《本草发明》中云:"行血为专。若补血虚,须兼补血药用为佐使,斯和血、养血而有补血之功也。"

【附】

西红花　为鸢尾科植物番红花 *Crocus sativus* L. 的花柱头。又称"藏红花""番红花"。性味甘,平。归心、肝经。功能活血化瘀,凉血解毒,解郁安神。用于经闭癥瘕,产后瘀阻,温

笔记栏

毒发斑,忧郁痞闷,惊悸发狂。煎服或沸水泡服,1~3g。孕妇慎用。

桃仁 Táorén
《神农本草经》

为蔷薇科植物桃 *Prunus persica*(L.)Batsch 或山桃 *Prunus davidiana*(Carr.)Franch. 的成熟种子。前者中国各地均产,多为栽培;后者主产于辽宁、河北、河南等地,野生。果实成熟后收集果核,取出种子,去皮晒干。生用或炒用。

【药性】苦、甘,平。趋向沉降。归心、肝、大肠经。

【功效】活血祛瘀,润肠通便,止咳平喘。

【临床应用】

1. **血瘀证** 本品苦泄性平,入心肝血分,祛瘀力强,有破血之功,应用范围甚广,为治疗瘀血阻滞证的常用药。①治血瘀痛经、经闭、产后瘀滞腹痛,常与红花、当归、川芎等配伍,以活血祛瘀调经,如桃红四物汤;②治产后恶露不尽,小腹冷痛,常与当归、川芎、炮姜等温经止痛药配伍,如生化汤;③治跌打损伤,瘀血刺痛,常与红花、大黄、穿山甲等配伍,以破除瘀血,如复元活血汤;④治癥瘕积聚,常与桂枝、牡丹皮、赤芍等配伍,以活血消癥,如桂枝茯苓丸;⑤治热壅血瘀之肺痈,可与苇茎、冬瓜仁、芦根等清肺排脓之品配伍,如苇茎汤;⑥治肠痈,可与大黄、牡丹皮、芒硝等配伍,以逐瘀消痈,如大黄牡丹皮汤。

2. **肠燥便秘** 本品富含油脂,能润燥滑肠,治肠燥便秘,可与火麻仁、郁李仁等润肠通便药配伍,如润肠丸。

3. **咳嗽气喘** 本品味苦,能降肺气,有止咳平喘之功,治咳嗽气喘,常与苦杏仁配伍,以增止咳平喘之力,如双仁丸。

【性能特点】桃仁苦泄破瘀,活血力强,既为治妇科血瘀经产诸证所常用,又宜于癥瘕积聚、跌打损伤等多种瘀血证。《长沙药解》云其"通经而行瘀涩,破血而化癥瘕",并能泄血分之壅滞,善治内痈,为热毒壅聚、气血凝滞之肠痈、肺痈所常用。又能降肺气而止咳平喘,《名医别录》云其可"止咳逆上气"。其质润多脂,而能润燥滑肠,用治肠燥便秘。

【用法用量】煎服,5~10g。

【使用注意】孕妇慎用。

【现代研究】主含脂类成分:甘油三酯等;苷类成分:苦杏仁苷、野樱苷等;还含糖类、蛋白质、氨基酸等。有抗凝血、抗血栓形成、抗心肌缺血、抗炎、抗氧化、保护神经、调节免疫、抗肿瘤、促进黑色素合成等作用。苦杏仁苷在苦杏仁酶等葡萄糖苷酶的作用下,可分解出剧毒成分氢氰酸。

【按语】《神农本草经》中云:"味苦、平。"《名医别录》中云:"味甘,无毒。"《本草备要》提及:"双仁者有毒,不可食。"而《中华本草》言其"有小毒"。其原因是所含苦杏仁苷水解成氢氰酸,过量可致中毒,出现头晕、心悸、甚至呼吸衰竭而死亡。故在应用时不可过量。

益母草 Yìmǔcǎo
《神农本草经》

为唇形科植物益母草 *Leonurus japonicus* Houtt. 的地上部分。中国大部分地区均产。夏季花期采割。生用或熬膏用。

【药性】苦、辛,微寒。趋向沉降。归肝、心包、膀胱经。

【功效】活血调经,利尿消肿,清热解毒。

【临床应用】

1. **血瘀证** 本品苦泄辛散,主入血分,善活血调经,祛瘀通经,为妇产科要药。①治瘀血阻滞的痛经、经行不畅、经闭、产后恶露不尽等,可单用熬膏服,如益母草膏,亦可与当归、川芎、赤芍等祛瘀之品配伍,如益母丸;②治跌打损伤,瘀血肿痛,可与川芎、当归、乳香等配伍,以加强散瘀之力,内服、外敷均可。

2. 水肿,小便不利 本品既能利水消肿,又能活血化瘀,尤宜用于水瘀互结的水肿。可单用,也可与白茅根、泽兰等利水消肿药同用。

3. 疮痈肿毒,皮肤痒疹 本品既能活血散瘀,又能清热解毒以消痈肿,瘀热阻滞之热毒疮肿、皮肤痒疹用之皆宜。可单用鲜品捣敷或煎汤外洗,亦可配伍黄柏、苦参、蒲公英等清热药煎汤内服。

【性能特点】益母草苦泄辛行,主入血分,尤善活血调经,为妇科经产要药。正如《本草正》中云:"性滑而利,善调女人胎产诸证,故有益母之号。"又善利尿消肿,性微寒,兼可清热解毒,对水瘀互结之水肿及瘀热阻滞之热毒疮肿等,用之亦宜。

【用法用量】煎服,9~30g;鲜品 12~40g。

【使用注意】孕妇慎用。

【现代研究】主含生物碱类成分:益母草碱、水苏碱;还含二萜类、黄酮类及挥发油等。有改善血液流变性、改善微循环、抗心肌缺血、抗脑缺血、调节子宫、利尿、抗炎镇痛、抗氧化、抑菌等作用。

【附】

茺蔚子 本品为益母草的成熟果实。味辛、苦,性微寒。归心包、肝经。功能活血调经,清肝明目。用于月经不调,经闭,痛经,目赤翳障,头晕胀痛。用量 5~10g。瞳孔散大者慎用。

泽兰 Zélán
《神农本草经》

为唇形科植物毛叶地瓜儿苗 Lycopus lucidus Turcz. var. hirtus Regel 的地上部分。中国大部分地区均产。夏、秋两季采割,晒干。切段,生用。

【药性】苦、辛,微温。趋向沉降。归肝、脾经。

【功效】活血调经,祛瘀消痈,利水消肿。

【临床应用】

1. 血瘀证 本品辛散苦泄温通,药性平和而不峻,善活血调经,为妇科经产瘀血病证的常用药。①治妇女血瘀之月经不调、痛经、经闭、产后瘀滞腹痛、恶露不尽,常与当归、川芎、益母草等活血调经药配伍;②治胸胁瘀阻刺痛,可与丹参、延胡索、郁金等活血止痛药同用;③治跌打损伤,可单用本品捣敷,亦可与乳香、当归、红花等药配伍水煎内服。

2. 疮痈肿毒 本品能活血祛瘀以消痈肿。治疮痈肿毒,可与金银花、黄连、赤芍等配伍。

3. 水肿,小便不利 本品既能活血祛瘀,又能利水消肿,对瘀血阻滞、水瘀互结之水肿尤为适宜,常与益母草、防己、茯苓等利水消肿药配伍。

【性能特点】泽兰辛散苦泄,缓而不峻。《本草通玄》云其"芳香悦脾,疏利悦肝,可以行血,流行营卫,畅达肤窍",主入肝经血分,功能活血化瘀而通经,凡经行不畅、经闭、癥瘕、通经、产后瘀阻腹痛均可应用,亦可用于疮痈肿毒。又入脾经,芳香舒脾而行水消肿,作用缓和,可治水瘀互结之水肿。

【用法用量】煎服,6~12g。

【现代研究】主含三萜类成分:桦木酸、熊果酸、乙酰熊果酸等;有机酸类:原儿茶酸、咖啡酸、迷失香酸等;还含挥发油、黄酮、鞣质、皂苷等。有改善血液流变性、抗凝血、改善微循环、镇痛、抑菌、降血脂、保肝、抗氧化、改善免疫力等作用。

牛膝 Niúxī

《神农本草经》

为苋科植物牛膝 *Achyranthes bidentata* Bl. 的根。主产于河南、河北、山西等地。冬季茎叶枯萎后采挖。生用或酒炙用。本品又称"怀牛膝"。

【药性】苦、甘、酸，平。趋向沉降。归肝、肾经。

【功效】逐瘀通经，补肝肾、强筋骨，利尿通淋，引血下行。

【临床应用】

1. **血瘀证** 本品疏利降泄，长于活血通经，又能祛瘀止痛，常用于妇科血瘀经产诸证及跌打损伤等证。①治痛经、月经不调、经闭、产后腹痛、胞衣不下等，常与当归、红花、桃仁等活血祛瘀之品配伍，如血府逐瘀汤；②治跌打损伤，瘀滞肿痛，可与续断、当归、乳香等配伍，以祛瘀消肿止痛。

2. **腰膝酸痛，筋骨无力** 本品入肝、肾经，又可补肝肾、强筋骨，兼可祛风湿，止痹痛。①若风湿痹痛日久，损及肝肾，腰膝疼痛者，常与独活、桑寄生、杜仲等祛风湿、强筋骨之品配伍，如独活寄生汤；②治肝肾不足，腰膝酸软无力者，可与杜仲、续断等配伍，以加强补肝肾、强筋骨之力，如续断丸；③治湿热成痿，足膝痿软者，常与黄柏、苍术等清热燥湿之品配伍，如三妙丸；④治风湿所致的下肢关节疼痛，可与独活、木瓜、防己等祛风湿药配伍。

3. **淋证，水肿，小便不利** 本品性善下行，既能利尿通淋，又可活血祛瘀，常用于湿热蕴结膀胱，脉络被灼之血淋、尿血，亦用治水肿、小便不利。①治热淋、血淋、石淋等，可与滑石、瞿麦、冬葵子等利尿通淋之品配伍；②治水肿、小便不利，常与地黄、泽泻、车前子等配伍，以利水消肿，如济生肾气丸。

4. **上部火热证** 本品味苦泄降，能导热下泄，引血下行，以降上炎之火。①治气火上逆，血热妄行之吐血、衄血，可与栀子、白茅根、赭石等配伍以凉降止血；②治肝阳上亢的头痛眩晕，常与赭石、龙骨、牡蛎等平肝潜阳之品配伍，如镇肝熄风汤；③治胃火上炎之牙龈肿痛、口舌生疮，常与石膏、知母、生地黄等配伍，如玉女煎。

【重点配伍】牛膝配苍术、黄柏：牛膝性平，功能活血通经、利尿通淋、引药下行；苍术苦温，功能燥湿健脾、祛风湿；黄柏苦寒，功能清热泻火燥湿，尤善除下焦湿热。三药相配，不但清热燥湿力强，且善走下焦，故善治下焦湿热之足膝肿痛、痿软无力及湿疹、湿疮等。

【性能特点】牛膝活血祛瘀之力较强，《本草正义》谓之"所主皆气血壅滞之病"，长于通调月经，活血疗伤，故常用于妇科、伤科瘀血之证。《本草经疏》言本品"走而能补，性善下行"，补肝肾，强筋骨，为治肾虚腰痛及久痹腰膝酸痛无力之常品。又善利尿通淋，治淋证、水肿；能导热下泄，引火（血）下行，以降上亢之阳、上炎之火、上逆之血。

【用法用量】煎服，5~12g。

【使用注意】孕妇慎用。

【现代研究】主含甾酮类成分：β-蜕皮甾酮等；三萜类成分：人参皂苷 R_0、牛膝皂苷Ⅰ、牛膝皂苷Ⅱ等；黄酮类成分：芸香苷、异槲皮素等；还含多糖类和氨基酸等。有抗凝血、抗心肌缺血、抗衰老、兴奋子宫平滑肌、抗着床、抗早孕、调节血脂、增强免疫、抗肿瘤等作用。

【附】

川牛膝 为苋科植物川牛膝 *Cyathula officinalis* Kuan 的根。味甘、微苦，性平。归肝、肾经。功能逐瘀通经，通利关节，利尿通淋。用治经闭癥瘕，胞衣不下，跌打损伤，风湿痹痛，足痿筋挛，尿血血淋等。煎服，5~10g。孕妇慎用。

有本草文献记载牛膝"能引诸药下行"，故临床用药欲其下行者，常用本品作引经药。结合牛膝的药性、功效与应用，谈谈你的看法。

233

鸡血藤　Jīxuèténg
《本草纲目拾遗》

为豆科植物密花豆 *Spatholobus suberectus* Dunn 的藤茎。主产于广西、云南等地。秋、冬两季采收。生用或熬膏用。

【药性】苦、甘,温。归肝、肾经。

【功效】活血补血,调经止痛,舒筋活络。

【临床应用】

1. **月经不调,痛经,经闭**　本品味苦性温而不燥,性质和缓,行血散瘀,调经止痛,同时又兼补血作用,凡妇人血瘀及血虚所致的月经不调、痛经、闭经等证均可应用。①治月经病因于血瘀者,可与当归、川芎、香附等配伍,以活血行气调经;②若因于血虚者,可与熟地黄、当归、白芍等配伍,以养血调经。

2. **风湿痹痛,中风半身不遂**　本品行血养血,舒筋活络,为治疗经脉不畅,络脉不和病证的常用药。①治风湿痹痛,肢体麻木,软弱无力,可与牛膝、杜仲等补肝肾强筋骨药配伍;②治中风后气血不足,脉络瘀滞,肢体瘫痪,常与黄芪、地龙、红花等配伍,以补气活血通络。

【性能特点】鸡血藤苦泄温通甘补,苦而不燥,温而不烈,性质和缓,能祛瘀血,生新血,有活血补血、舒筋活络之功,为治血瘀或血虚诸证之常用药,尤宜于血瘀兼有血虚者。活血而不伤正,补血而不滞血。故《饮片新参》云其"去瘀血,生新血,流利经脉"。

【用法用量】煎服,9~15g。

【现代研究】主含黄酮类成分:芒柄花素、芒柄花苷、樱黄素等;还含萜类及甾醇等。有抗血栓、抗肿瘤、促进造血、镇痛、抗病毒、调节血脂、免疫调节等作用。

【按语】鸡血藤在明以前本草不载,至清末《本草纲目拾遗》中始见鸡血藤胶,谓其"大补气血,与老人妇女更为得益""壮筋骨,已酸痛"。尽管本品用药历史不长,但因其功效显著,毒副作用小,在治疗妇女月经病及贫血等疾病方面,发挥着越来越大的作用。又有鸡血藤膏,用鸡血藤煎膏,拌入辅料(鲜川牛膝、鲜续断、红花、黑豆,另煎浓汁)及糯米浆、饴糖,浓缩成膏。功用与鸡血藤相同,而补血作用较佳。

王不留行　Wángbùliúxíng
《神农本草经》

为石竹科植物麦蓝菜 *Vaccaria segetalis* (Neck.) Garcke 的成熟种子。主产江苏、河北、山东等地。夏季果实成熟,果皮尚未开裂时采割全株,打下种子,除去杂质,晒干。生用或炒用。

【药性】苦,平。趋向沉降。归肝、胃经。

【功效】活血通经,下乳消肿,利尿通淋。

【临床应用】

1. **痛经,经闭**　本品入肝经血分,善于通利血脉,活血通经,走而不守。治瘀血阻滞,经行不畅,痛经、经闭,可与当归、川芎、红花等配伍,以活血通经,化瘀止痛。

2. **产后乳汁不下,乳痈**　本品归肝、胃经,苦泄宣通,行而不留,能行血脉,通乳汁,为治疗产后乳汁不下常用之品。①治产后乳汁不通,常与穿山甲、木通等配伍,以通经下乳;②治气血两虚所致乳汁稀少,可与黄芪、党参、当归等补气养血之品同用,以益乳汁之化源;也可与猪蹄同煮食;③治乳痈肿痛,可与瓜蒌、蒲公英、漏芦等清热解毒消痈之品配伍。

3. **淋证**　本品能活血利尿通淋,善治多种淋证。治热淋、血淋、石淋等证,可与滑石、石韦、瞿麦等利水通淋药配伍。

【性能特点】王不留行味苦性平,入肝经血分,其性"行而不住"。《本草纲目》云:"行能走血分,乃阳明冲任之药。"善于通利血脉,上可通乳汁、消痈,下能通经,可治经闭、痛经、产后乳汁不下或乳痈;又兼能利尿通淋,用治热淋、血淋、石淋等。

【用法用量】煎服,5~10g。

【使用注意】孕妇慎用。

【现代研究】主含三萜皂苷类成分:如王不留行皂苷 A~D、王不留行次皂苷 A~H 等;黄酮类成分:异肥皂草苷、芹菜素 -6-C- 阿拉伯糖基葡萄糖苷等;还含甾醇、有机酸等。有抗肿瘤、抗早孕、兴奋子宫、抗炎、镇痛等作用。

附表药物

药名	药性	功效	主治证	用法用量	备注
月季花	甘,温。归肝经	活血调经,疏肝解郁	肝郁血瘀之月经不调,痛经,闭经,胸胁胀痛	煎 服,3~6g。亦可泡服	
凌霄花	甘,酸,寒。归肝、心包经	活血通经,凉血祛风	月经不调、经闭、癥瘕、产后乳肿,跌打损伤;风疹发红,皮肤瘙痒,痤疮	煎 服,5~9g。外用适量	孕妇慎用

第三节　活血疗伤药

本类药物以活血疗伤为长,善于消肿止痛,续筋接骨,止血生肌敛疮。主要用于跌打损伤瘀肿疼痛,筋伤骨折,金疮出血等伤科疾患。也可用于其他血瘀病证。

临床应用时,对于跌打损伤瘀肿疼痛,常配活血止痛药;若金疮出血,还宜配伍化瘀止血生肌之品。因肝主筋、肾主骨,本类药物常与补肝肾强筋骨之品同用,以促进筋伤骨折的愈合复原。

土鳖虫　Tǔbiēchóng
《神农本草经》

为鳖蠊科昆虫地鳖 *Eupolyphaga sinensis* Walker 或冀地鳖 *Steleophaga plancyi*(Boleny)雌虫的全体。产于湖南、湖北、江苏等地。野生者夏季捕捉;饲养者全年捕捉。用沸水烫死,晒干或烘干。生用或炒用。本品又名䗪虫。

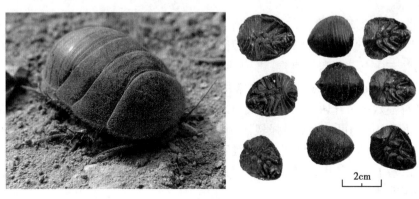

2cm

土鳖虫

【药性】咸,寒;有小毒。归肝经。

【功效】破血逐瘀,续筋接骨。

【临床应用】

1. 跌打损伤,筋伤骨折　本品咸寒入血分,主入肝经,性善走窜,能活血消肿止痛,续筋接骨疗伤,为伤科常用药,尤多用于筋伤骨折,瘀血肿痛。①治跌打损伤,筋伤骨折,瘀血肿痛,可与自然铜、骨碎补、乳香等配伍,如接骨紫金丹;亦可单味研末外敷或黄酒冲服;②治骨折伤筋后,筋骨软弱无力,常与杜仲、续断等补肝肾、强筋骨之品配伍,如壮筋续骨丸。

2. 血瘀经闭,产后瘀阻腹痛,癥瘕痞块　本品入肝经血分,能破血逐瘀而消积通经,常用于瘀滞经产之证及癥瘕积聚。①治血瘀经闭,产后瘀阻腹痛,可与大黄、桃仁等配伍,以活血通经,如下瘀血汤;②治干血成劳,经闭腹痛,常与水蛭、虻虫等破血药配伍,如大黄䗪虫丸;③治癥瘕积聚,可与鳖甲、桃仁、柴胡等配伍,以助软坚消癥之功,如鳖甲煎丸。

【性能特点】土鳖虫咸寒入肝,性善走窜,作用较强,善逐瘀血,消癥瘕,通经闭,续筋骨。《神农本草经》言其:“破坚,下血闭。”为伤科接骨,妇科通经,内科消癥之要药。

【用法用量】煎服,3~10g。

【使用注意】孕妇禁用。

【现代研究】主含甘氨酸、谷氨酸、天门冬氨酸等多种氨基酸。尚含脂肪酸、生物碱、微量元素、脂溶性维生素等多种化学成分。有抗血栓、抗肿瘤、调节血脂、抗氧化、增强免疫、抗菌、镇痛、抗缺血、抗缺氧及保护血管内皮细胞等作用。

马钱子　Mǎqiánzǐ
《本草纲目》

为马钱科植物马钱 *Strychnos nux-vomica* L. 的成熟种子。产于印度、越南、缅甸等地。野生或栽培。冬季果实成熟时采收,除去果肉,取出种子,晒干,炮制后入药。

【药性】苦,温;有大毒。归肝、脾经。

【功效】通络止痛,散结消肿。

【临床应用】

1. 跌打损伤,骨折肿痛　本品善散结消肿止痛,为伤科疗伤止痛之佳品。治跌打损伤、骨折肿痛,内服外用均可。可配麻黄、乳香、没药等分为丸,以增强散结消肿止痛之力,即九分散;亦可配伍土鳖虫、骨碎补、续断等续筋接骨药,如接骨丸。

2. 风湿顽痹,麻木瘫痪　本品善开通经络,透达关节,止痛力强,为治风湿顽痹、拘挛疼痛、麻木瘫痪的常用药。治手足麻木、半身不遂,单用有效,亦可配麻黄、乳香、全蝎等行滞通络之品为丸服。

3. 痈疽疮毒,咽喉肿痛　本品苦泄有毒,能散结消肿,攻毒止痛。治痈疽疮毒多作外用;治咽喉肿痛,古代以本品研末吹喉,现因毒性较大,宜慎用。

【性能特点】马钱子苦泄性温,毒力甚强,入肝、脾经。善能搜筋骨间风湿,止痛力佳,为治疗风湿顽痹、拘挛疼痛、麻木瘫痪之常用药,亦为伤科疗伤止痛之良药。《医学衷中参西录》云:“其毒甚烈……开通经络,透达关节之力,实远胜于他药。”且能散结消肿,攻毒止痛,用治痈肿,外用内服均可。唯毒性强烈,应用须严守用法用量。

【用法用量】0.3~0.6g,炮制后入丸、散用。外用适量,研末调敷。

【使用注意】孕妇禁用;不宜多服久服及生用;运动员慎用;有毒成分能经皮肤吸收,外用不宜大面积涂敷。

【现代研究】主含番木鳖碱(士的宁)、马钱子碱、番木鳖次碱、伪番木鳖碱、伪士的宁、异马钱子碱、

马钱子的分类历来有所争论,有归于祛风湿药,有归于活血药,有归于其他药类中,请结合马钱子的药性及功用特点,谈谈对其药性、功能及分类的看法。

原番木鳖碱等生物碱。其主要有毒成分为番木鳖碱和马钱子碱。有兴奋中枢神经系统、镇痛、抗炎、抗肿瘤、抗血栓等作用。

【按语】生马钱子毒性强,为国家规定的毒性中药管理品种,使用需凭医生签名的正式处方。内服应经严格炮制减毒后方可入药。应从小剂量开始,逐渐递增,切勿过量、久服。外用时也不宜大面积涂敷,应用于黏膜时尤其要谨慎。马钱子的主要毒性成分是士的宁,若出现头痛头昏、烦躁不安、口唇发紫、全身肌肉轻微抽搐、精神轻度异常时,应立即停用。

自然铜 Zìrántóng
《雷公炮炙论》

为硫化物类矿物黄铁矿族黄铁矿,主含二硫化铁(FeS_2)。产于四川、湖南、云南等地。采挖后,除去杂石。以火煅透,醋淬,研末水飞用。

【药性】辛,平。归肝经。

【功效】散瘀止痛,续筋接骨。

【临床应用】

跌打损伤,筋伤骨折,瘀肿疼痛 本品味辛而散,入肝经血分,功能活血散瘀,续筋接骨,尤长于促进骨折的愈合,为伤科要药,外敷内服均可。内服常与乳香、没药、川乌等同用,以助疗伤止痛之效,如自然铜散;外用常与土鳖虫、骨碎补等续筋接骨药,研末白蜜调敷患处。

【性能特点】自然铜味辛入肝,性能行散,平而不偏,活血散瘀止痛,续筋接骨疗伤,为伤科接骨续筋要药。《开宝本草》谓其"疗折伤,散血止痛,破积聚"。

【用法用量】3~9g,多入丸、散服,若入煎剂宜先煎。外用适量。

【使用注意】孕妇忌用。不可久服。

【现代研究】主含二硫化铁,并混有钴、镍、砷及微量等物质。能促进骨折愈合,对肺癌骨转移有抑制作用,对多种病原性真菌有一定拮抗作用。

苏木 Sūmù
《新修本草》

为豆科植物苏木 *Caesalpinia sappan* L. 的心材。产于广西、广东、云南等地。全年可采,多于秋季采伐,除去白色边材,留取中心部分,锯断,晒干。用时将其刨成薄片或砍成小块,或经蒸软切片用。

【药性】甘、咸,平。归心、肝、脾经。

【功效】活血祛瘀,消肿止痛。

【临床应用】

1. **跌打损伤,筋伤骨折,瘀滞肿痛,妇女瘀滞诸证,心腹瘀痛** 本品咸入血分,能活血散瘀、消肿止痛,为伤科要药。又可活血祛瘀,通经止痛,亦为妇科瘀滞经产诸证及其他瘀滞病证的常用药。①治跌打损伤,筋伤骨折,瘀滞肿痛,内服、外用均可,常与乳香、没药、血竭等配伍,以加强活血祛瘀,消肿止痛之功,如八厘散;②治妇女瘀滞诸证,如痛经、经闭、产后瘀滞腹痛等,可与川芎、当归、红花等活血通经之品配伍,如通经丸;③治心腹瘀痛,可与丹参、川芎、延胡索等活血止痛药配伍。

2. **痈肿疮毒** 本品行血而散瘀,消肿止痛,可使痈肿散、疮毒消。治痈肿疮毒,可与金银花、连翘、白芷等配伍。

【性能特点】苏木甘咸而平,入肝经血分,可通经络,行血脉。功善活血疗伤、消肿止痛、祛瘀通经。既治跌打损伤、筋伤骨折,为伤科要药;又治妇科瘀滞经产诸证。

【用法用量】煎服,3~9g。外用适量,研末撒敷。

【使用注意】孕妇慎用。

【现代研究】主含巴西苏木素、苏木查尔酮、挥发油及鞣质等。具有抗炎、抗肿瘤、免疫抑制、抗菌、舒张血管、抗心脏移植排斥反应、抗氧化、抗病毒等作用。

骨碎补　Gǔsuìbǔ
《药性论》

为水龙骨科植物槲蕨 *Drynaria fortunei*(Kunze)J. Sm. 的根茎。产于浙江、湖南、广东等地。全年均可采挖,以冬、春两季为主。除去叶及鳞片,洗净,切片,干燥。生用或砂炒用。

【药性】苦,温。归肝、肾经。

【功效】疗伤止痛,补肾强骨;外用消风祛斑。

【临床应用】

1. 跌打损伤,筋伤骨折　本品以其入肝、肾,能治筋伤骨碎而得名,能活血散瘀、消肿止痛,又可续筋接骨,为伤科要药。治跌打损伤,筋伤骨折,瘀血肿痛,内服、外用均有效。可单味泡酒饮用、外敷;或与自然铜、没药、龟甲等配伍,以接骨疗伤、补肾健骨,如骨碎补散。

2. 肾虚腰痛,筋骨痿软,耳鸣耳聋,牙齿松动,久泻　本品苦温入肾,能温补肾阳,强筋健骨。腰为肾之府,肾主骨,齿为骨之余,肾开窍于耳,凡治肾虚诸证,皆可以用本品治之。①治肾虚腰痛,骨软脚弱,可与补骨脂、牛膝、胡桃仁等配伍,以补肾强骨;②治肾虚耳鸣耳聋、牙齿松动,可与熟地黄、山茱萸等补肾之品配伍;③治肾虚久泻,可单用本品研末,或与补骨脂、益智仁、肉豆蔻等配伍,以增强补肾涩肠之功。

3. 斑秃、白癜风　本品外用有消风祛斑作用,可用治斑秃、白癜风等。

【性能特点】骨碎补苦温,主归肝、肾经。《本草纲目》中云:"足少阴经药也。故能入骨,入牙,及久泄痢。"既善活血疗伤止痛,续筋接骨,为伤科常用之佳品;又善温补肾阳,强筋健骨,为治肾虚腰痛、足膝痿弱及耳鸣耳聋诸证之良药。

【用法用量】煎服,3~9g。外用适量,研末调敷或鲜品捣敷。

【现代研究】主含柚皮苷、骨碎补双氢黄酮苷、骨碎补酸、淀粉、甾醇等。有抗骨质疏松、促增生分化、促进骨折愈合、抗炎、保护牙骨细胞、肾保护、防治药物耳毒性、降血脂等作用。

血竭　Xuèjié
《雷公炮炙论》

为棕榈科植物麒麟竭 *Daemonorops draco* Bl. 果实渗出的树脂经加工制成。产于印度、马来西亚、伊朗等国,中国广东、台湾等地亦有种植。秋季采集果实,置蒸笼内蒸煮,使树脂渗出;或将树干砍破或钻以若干小孔,使树脂自然渗出,凝固而成。打碎研末用。

【药性】甘、咸,平。归心、肝经。

【功效】活血定痛,化瘀止血,生肌敛疮。

【临床应用】

1. 跌打损伤,心腹瘀痛　本品味甘咸而性平,入心肝血分而散瘀止痛,为伤科及其他瘀滞痛证要药。①治跌打损伤,瘀血肿痛,常与乳香、没药、红花等配伍,以助活血消肿止痛之力,如七厘散,内服、外敷均有良效;②治心腹瘀痛,可与当归、三棱、莪术等配伍。

2. 外伤出血,疮疡不敛　本品既能散瘀,又能止血,止血不留瘀,适用于瘀血阻滞,血不归经的出血证。外用有敛疮生肌、排脓、防腐之功,可用治疮疡久溃不敛之证。治外伤出血及疮疡不敛,可单用,或与乳香、没药等研末外用。

【性能特点】血竭既可活血，又能止血，且止血而不留瘀。《本草纲目》云："其味甘咸而走血，盖手足厥阴经药也。"内服有活血散瘀，消肿止痛之功，为伤科之要药，亦可治疗瘀血之心腹刺痛；外用善止血生肌敛疮，治外伤出血及疮疡不敛。

【用法用量】研末，1~2g，或入丸剂。外用研末撒或入膏药用。

【现代研究】主含血竭素、血竭红素、去甲基血竭素、去甲基血竭红素及黄烷醇、查耳酮、树脂酸等。有活血与止血双向调节作用，降血糖作用，抗菌，保护心血管，促进创面愈合，抗肿瘤等作用。

【按语】血竭入药，除麒麟竭外，还有产于云南等地的龙血树的树脂，称为国产血竭，已列为国家药品标准收载的中药材。因麒麟竭为进口药材，故目前临床多用龙血竭代替血竭使用。二者功能主治基本相同。但有研究表明，血竭在祛瘀定痛方面优于龙血竭，而龙血竭的抗菌、抗炎作用较强。

附表药物

药名	药性	功效	主治证	用法用量	备注
儿茶	苦、涩，微寒。归肺、心经	活血止痛，止血生肌，收湿敛疮，清肺化痰	跌打伤痛；外伤出血，吐血衄血；疮疡不敛，湿疹湿疮；肺热咳嗽	1~3g，包煎；多入丸、散服。外用适量	
刘寄奴	苦，温。归心、肝、脾经	散瘀止痛，止血疗伤，活血通经，消食化积	跌打损伤，肿痛出血；血瘀经闭，产后瘀痛；食积不化，脘腹胀痛	煎服，6~10g。外用适量。研末外撒或调敷。孕妇忌用	

第四节　破血消癥药

本类药物药性峻猛，善于破血逐瘀、消癥散积。主要用于治疗瘀血时间长，程度重的癥瘕积聚。亦可用于血瘀经闭、瘀肿疼痛、偏瘫等症。临床应用时，常配伍行气药以加强其破血消癥之效；或配伍攻下药以增强其攻逐瘀积之力。

本节药物峻猛，大多有毒，易耗气、动血、伤阴，故凡出血、阴血亏虚、气虚体弱者及孕妇，当忌用或慎用。

莪术　Ézhú
《药性论》

为姜科植物蓬莪术 *Curcuma phaeocaulis* Val.、广西莪术 *Curcuma kwangsiensis* S. G. Lee et C. F. Liang 或温郁金 *Curcuma wenyujin* Y. H. Chen et C. Ling 的根茎。蓬莪术产于福建、广东等地；广西莪术主产于广西；温郁金产于浙江、四川等地。秋、冬两季茎叶枯萎后采挖。除去地上部分及须根、鳞叶，洗净，蒸或煮至透心，晒干，切片。生用或醋炙用。

【药性】辛、苦，温。归肝、脾经。

【功效】行气破血，消积止痛。

【临床应用】

1. 癥瘕痞块，瘀血经闭，胸痹心痛　本品辛散苦泄温通，既入血分，又入气分，破血散瘀，消癥化积，行气止痛。为治疗癥瘕积聚以及气滞、血瘀、寒凝等所致的诸痛证之要药。①治癥瘕积聚，常与三棱相须为用，以增破癥消积之力。②治痛经、经闭，常与三棱、当归、香附等调经止痛药配伍，如莪术散；③治疟母痞块，可配柴胡、鳖甲等药；④治胸痹心痛，可与丹参、川芎等祛瘀止痛药配伍；⑤治体虚而瘀血久留不去者，可与黄芪、党参等补虚药配伍。

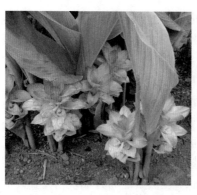
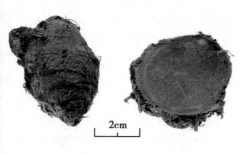

莪术

2. **食积胀痛**　本品行气止痛,消食化积,常用于食积气滞之脘腹胀痛。①治食积不化,可配伍青皮、槟榔等,以增消食化积之效,如莪术丸;②治脾虚食积之脘腹胀痛,常配伍党参、茯苓、白术等补气健脾药。

此外,与苏木、骨碎补等活血疗伤药配伍,可用治跌打损伤、瘀肿疼痛。

【性能特点】莪术苦泄辛散温通,既入血分,又入气分,能破血散瘀,行气止痛,药力颇强,为破血消癥要药,正如《医学心悟》中云:"行气破血,消积散结。"凡血瘀气滞重证每用,既疗血瘀气结之癥瘕积聚、经闭,或心腹疼痛;又有较强的行气消积止痛作用,可治宿食不消之脘腹胀痛等证。

【用法用量】煎服,6~9g。

【使用注意】月经过多者慎用,孕妇禁用。

【现代研究】主含挥发油和姜黄素两类成分。挥发油类成分如莪术醇、莪术二酮、吉马酮、β-榄香烯、莪术酮、莪术烯、呋喃二烯等单萜和倍半萜类化合物。姜黄素类成分以二苯基庚烷类化合物为主。具有抗肿瘤、抗血小板聚集、抗血栓、调血脂、抗动脉粥样硬化、抗肝肾肺的组织纤维化、抗炎镇痛、抗菌抗病毒、降血糖、抗氧化等作用,对脑中风的治疗有保护作用。

如何认识以莪术为代表的活血化瘀中药的抗肿瘤作用?

三棱　Sānléng

《本草拾遗》

为黑三棱科植物黑三棱 *Sparganium stoloniferum* Buch.-Ham. 的块茎。产于江苏、山东、河南等地。冬季至次年春挖取块茎,去掉茎叶须根,洗净,削去外皮,晒干。切片生用或醋炙后用。

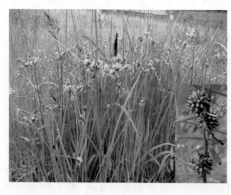
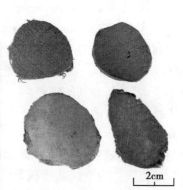

三棱

笔记栏

【药性】辛、苦,平。归肝、脾经。

【功效】破血行气,消积止痛。

【临床应用】

1. 癥瘕痞块,痛经,瘀血经闭,胸痹心痛　本品破血散瘀,消癥化积,行气止痛。治血瘀气滞之经闭腹痛,癥瘕积聚,每与莪术相须为用,如三棱丸。

2. 食积胀痛　本品行气止痛,消食化积。治食积气滞,脘腹胀痛,常与青皮、麦芽等配伍,如三棱煎。

【性能特点】三棱苦泄辛散温通,既入血分,又入气分,功似莪术。能破血散瘀,行气止痛,药力颇强,亦为破血消癥要药。《本草汇言》云:"破血通经,为气中血药也。"

【用法用量】煎服,5~10g。醋炙后可增强祛瘀止痛作用。外用适量。

【使用注意】孕妇禁用。不宜与芒硝、玄明粉同用。

【现代研究】主含挥发油:苯乙醇、对苯二酚、十六酸、去茎木香内酯等以及多种有机酸。能延长凝血酶凝聚时间、抑制血小板聚集、降低全血黏度,有保护心脑血管、抗炎、镇痛、抗肿瘤、抗氧化、抑制卵巢囊肿、抗纤维化、保护肾脏等作用。

> 《药典》规定三棱不宜与芒硝、玄明粉同用,试从古代文献及现代研究两方面探索其内涵。

水蛭　Shuǐzhì
《神农本草经》

为水蛭科动物蚂蟥 *Whitmania pigra* Whitman、水蛭 *Hirudo nipponica* Whitman 或柳叶蚂蟥 *Whitmania acranulata* Whitman 的全体。中国大部分地区均有出产,多属野生。夏、秋季捕捉。捕捉后洗净,用沸水烫死,切断晒干或低温干燥。

【药性】咸、苦,平;有小毒。归肝经。

【功效】破血通经,逐瘀消癥。

【临床应用】

1. 癥瘕积聚,血瘀经闭　本品入血分,善能破血逐瘀,为治血瘀重证、癥瘕积聚之要药。①治癥瘕积聚,常与虻虫相须为用;若兼体虚者,可配人参、当归等补益气血药;②治血瘀经闭,常与桃仁、虻虫、大黄等配伍。

2. 中风偏瘫,跌打损伤　本品破血逐瘀,通经活络。若治中风气虚血瘀络阻型,可与人参、全蝎、蜈蚣等配伍,以补气通络,如通心活络胶囊。治跌打损伤,可与苏木、自然铜等活血疗伤药配伍,如接骨火龙丹。

此外,现代临床用治真性红细胞增多症、冠心病心绞痛、脑出血颅内血肿,有较好疗效。

【性能特点】水蛭咸苦入血,破血逐瘀,力峻效宏,为破血逐瘀消癥之良药。《本草经疏》谓其"咸入血走血,苦泄结,咸苦并行,故治妇人恶血、瘀血、月闭、血瘕积聚"。多用治癥瘕积聚、血瘀经闭、跌打损伤之重症。

【用法用量】煎服,1~3g。外用适量。研末服,0.3~0.5g。以入丸、散或研末服为宜。或用活水蛭放于瘀肿部位吸血消肿。

【使用注意】孕妇及月经过多者忌用。

【现代研究】主含蛋白质。唾液中含有水蛭素,还含有肝素、抗血栓素及组胺样物质。有较强抗凝血作用,有改善血液流变,抑制血小板聚集,抑制血栓形成作用。能降血脂,消退动脉粥样硬化斑块,增加心肌营养性血流量。促进脑血肿吸收,缓解颅内压升高。降低血清尿素氮、肌酐水平。此外,水蛭水煎剂尚有终止妊娠的作用。

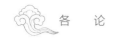

穿山甲 Chuānshānjiǎ

《名医别录》

为鲮鲤科动物穿山甲 *Manis pentadactyla* Linnaeus 的鳞甲。主产于广西、云南、广东等地。全年均可捕捉,捕捉后杀死置沸水中略烫,取下鳞片,洗净晒干,砂炒至鼓起;或炒后再加入醋淬,用时捣碎。

【药性】咸,微寒。归肝、胃经。

【功效】活血消癥,通经下乳,消肿排脓,搜风通络。

【临床应用】

1. **癥瘕积聚,经闭** 本品活血祛瘀,消癥通经。①治癥瘕积聚,常与三棱、莪术等配伍,以破血消癥;②治血滞经闭,常与当归、桃仁、红花等配伍。

2. **产后乳汁不下** 本品擅长通经下乳,为治产后乳汁不下、乳少之要药。①治产后乳汁不下,可单用研末,以酒送服。或与王不留行相须为用;②治气血壅滞,乳汁不下者,可与当归、川芎、柴胡等配伍;③治气血亏虚,乳汁稀少者,可与当归、黄芪等配伍。

3. **痈肿疮毒,瘰疬** 本品活血消痈,消肿排脓,可使脓未成者消散,已成脓者速溃,为治疗疮疡肿痛之要药。①治痈肿初起或焮热肿痛者,常与金银花、皂角刺、天花粉等配伍,如仙方活命饮;②治疮痈脓成不溃者,常与黄芪、当归等配伍,以助消肿排脓之效,如透脓散;③治瘰疬痰核,可与生马钱子、浙贝母、玄参等散结药配伍,如消核膏。

4. **风湿痹痛,中风偏瘫** 本品活血祛瘀,通利经络,透达关节。①治风湿痹痛,肢体拘挛,关节不利,可与白花蛇、蕲蛇、蜈蚣祛风通络药等配伍;②治中风偏瘫,半身不遂,可与黄芪、红花等配伍。

【性能特点】穿山甲味咸,性专行散,内通脏腑,外透经络,功善活血消癥、通经下乳、消肿排脓,通利关节。《医学衷中参西录》云:"其走窜之性,无微不至,故能宣通脏腑,贯彻经络,透达关窍,凡血凝血聚为病,皆能开之。"

【用法用量】煎服,5~10g,一般炮制后用。

【使用注意】孕妇慎用。

【现代研究】主含蛋白质、硬脂酸、胆甾醇、二十三酰丁胺、脂肪族酰胺以及挥发油、水溶性生物碱、氨基酸和无机物等。能延长凝血时间、降低血液黏度、扩张血管壁、降低外周阻力、增加动脉血流量,有抗炎、抗心肌缺氧、升高白细胞作用。

【按语】2020年6月5日,国家林业和草原局发布公告,将穿山甲属所有种由国家二级保护野生动物调整为国家一级保护野生动物。这标志着,当前在我国自然分布的中华穿山甲,以及据文献记载我国曾有分布的马来穿山甲和印度穿山甲将受到严格保护。

附表药物

药名	药性	功效	主治证	用法用量	备注
虻虫	苦,微寒;有小毒。归肝经	破血消癥,逐瘀通经	癥瘕积聚、血瘀经闭;跌打损伤	煎服,1~1.5g;外用适量,研末服	
斑蝥	辛,热;有大毒。归肝、胃、肾经	破血逐瘀,散结消癥,攻毒蚀疮	癥瘕,经闭;顽癣,瘰疬;赘疣,痈疽不溃,恶疮死肌	0.03~0.06g,炮制后多入丸、散用。外用适量,研末或浸酒醋,或制油膏涂敷患处,不宜大面积用	本品有大毒,内服慎用;孕妇禁用

学习小结

一、功效归纳

1. 活血化瘀药兼有功效归纳

共同功效	兼有功效	代表药物
活血化瘀	活血兼能行气	川芎、延胡索、郁金、姜黄、乳香、三棱、莪术
	作用较强,称破血	三棱、莪术、水蛭、虻虫、土鳖虫、斑蝥
	作用较缓,称和血	鸡血藤、丹参
	补血	鸡血藤
	活血消痈	丹参、郁金、桃仁、王不留行
	消肿生肌	乳香、没药、血竭、儿茶
	化食、消积止痛	刘寄奴、三棱、莪术
	利水消肿	益母草、泽兰
	利尿通淋	牛膝、王不留行
	补肝肾,强筋骨	牛膝、骨碎补
	续筋接骨	土鳖虫、自然铜、骨碎补
	下乳	穿山甲、王不留行
	止血	五灵脂、血竭、儿茶、刘寄奴
	润肠通便	桃仁

2. 其他章节兼有活血化瘀功效的药物

主要有:牡丹皮、赤芍、大血藤、败酱草、紫草、大黄、千金子、穿山龙、瞿麦、虎杖、三七、茜草、蒲黄、花蕊石、降香、琥珀、瓦楞子、当归、山楂、麝香、海马等。

二、中药功效术语解释

[引火下行]引上炎之火下行,而消退火热之证谓之引火下行。用于肝火上炎之目赤肿痛;肝阳上亢之头痛眩晕;胃火上炎之牙龈肿痛;心火上炎之口舌生疮;血热妄行之吐衄。由于火降而使血不上溢,故亦称"引血下行"。

[祛瘀生新]瘀血阻滞,血行不畅,则影响新血生长,应用活血祛瘀药,祛除瘀血以利于新血的生长,谓之祛瘀生新。

（袁 颖 林海燕）

复习思考题

1. 如何理解活血化瘀药的"祛瘀生新"作用? 临床可用于哪些病证的治疗? 本章中兼有祛瘀生新作用的药物主要有哪几味?

2. 牛膝"性善下行"体现在哪些方面? 临床如何准确应用?

3. 某女,41岁。头痛病已有20年,每次经前多发。头痛时呈刺痛状,且每次头痛都固定在左侧头顶部。服药能缓解,痛止时一切如常。平时比较容易疲劳,面色欠明亮,苔薄,舌黯,脉细涩。为何选择川芎治疗? 如患者感受风邪后头痛加重,以前额尤甚,可配伍何药同用?

4. 某女,32岁。2年来月经期常有下肢浮肿,月经色黯,夹有血块,时有痛经,舌质偏黯,苔薄,脉细涩。如在活血化瘀药中选择,适合的药物有哪些? 还可以配伍哪类药物同用?

扫一扫
测一测

第十三章

化　痰　药

学习目标

1. 掌握化痰药的含义、性能特点、功效、主治病证及各节药物的性能特点。

2. 具体药物分掌握、熟悉、了解三级要求。

掌握：半夏*（附：半夏曲）、川贝母*（附：伊贝母）、浙贝母*（附：湖北贝母、土贝母）、瓜蒌*、竹茹*、前胡*、桔梗*。

熟悉：天南星☆（附：胆南星）。

了解：白附子△（附：关白附）、芥子△、皂荚△（附：皂角刺）、旋覆花△（附：金沸草）、白前△、竹沥△、天竺黄△、胖大海△（附：罗汉果）、海藻△、昆布△、黄药子△、海蛤壳△、瓦楞子△。

3. 掌握相似药物的基本功效与临床应用的异同点；熟悉部分药物的经典配伍。

4. 了解化痰药的配伍原则及使用注意。

凡能祛痰或消痰，以治疗痰证为主要作用的药物，称为化痰药。

根据化痰药的药性、功效及临床应用的不同，将其分为温化寒痰药和清化热痰药两类。

化痰药味多苦、辛，性分温、凉，大多归肺、脾经。多具祛痰、消痰之功，部分药物还能止咳平喘、散结消肿。

化痰药主治有形或无形之痰停积体内所致的各种痰证。痰阻于肺之咳喘痰多；痰蒙心窍之昏厥、癫痫；痰蒙清阳之眩晕；痰扰心神之失眠多梦；肝风夹痰之中风、惊厥；痰阻经络之肢体麻木、半身不遂、口眼㖞斜；痰火互结之瘰疬、瘿瘤；痰凝肌肉、骨节之阴疽、流注等，均可用化痰药治之。

使用化痰药时，应根据痰的寒、热、燥、湿等不同成因，选用适宜的化痰药，并分别配伍散寒、清热、润燥、祛湿药。"脾为生痰之源"，脾虚则水湿不运而聚湿生痰，应配伍健脾燥湿药，以标本兼顾。痰易阻滞气机，"气滞则痰凝，气顺则痰消"，治痰之要在于调气，故应配伍理气药。此外，如癫痫、惊厥、眩晕、昏迷者，则应分别配伍平肝息风、开窍、安神药；痰核、瘰疬、瘿瘤者，应配伍软坚散结之品；阴疽、流注者，应配伍温阳通滞散结之品。

化痰药中，性温燥者，热痰、燥痰、出血者应慎用或忌用；性凉润者，寒痰、湿痰证当慎用或忌用。部分药物有毒，应注意炮制、剂量和用法合乎规范。

化痰药一般具有祛痰、镇咳、抑菌、抗病毒、抗炎等作用，部分药物还有镇静、镇痛、抗惊厥、改善血液循环、免疫调节等作用。

第一节　温化寒痰药

本类药物味多辛苦，性多温燥，主归肺、脾、肝经，有温肺祛寒、燥湿化痰之功，部分药物外用有消肿止痛作用。主治寒痰、湿痰证,如痰阻于肺之咳嗽气喘、痰多色白、苔腻;寒痰、湿痰上犯清空、留滞经络肌肉所致的眩晕、肢体麻木、阴疽流注,以及疮痈肿毒。临床运用时,常与温散寒邪,燥湿健脾药物配伍,以期达到温化寒痰、燥湿化痰之目的。

本类药物其性温燥,不宜用于热痰、燥痰之证。

半夏　Bànxià
《神农本草经》

为天南星科植物半夏 *Pinellia ternata*（Thunb.）Breit. 的块茎。主产于四川、湖北、江苏等地。夏、秋二季采挖,除去外皮和须根。晒干为生半夏。用生石灰、甘草炮制,为法半夏;用生姜、白矾炮制,为姜半夏;用白矾炮制,为清半夏。

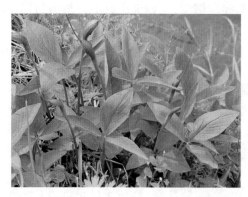
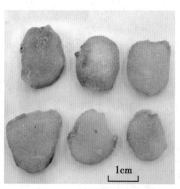

半夏

【药性】辛,温;有毒。趋向沉降。归脾、胃、肺经。

【功效】燥湿化痰,降逆止呕,消痞散结;外用消肿止痛。

【临床应用】

1. **湿痰,寒痰证**　本品味辛性温,能燥化湿浊、痰饮,并有止咳作用,为燥湿化痰、温化寒痰之要药,尤善治脏腑之湿痰、寒痰证。①治痰湿壅肺,咳嗽声浊,痰白质稀者,常与陈皮、茯苓同用,以增强燥湿化痰作用,如二陈汤;②治寒饮咳喘,痰多清稀,或夹有泡沫,形寒背冷者,常与细辛、干姜等同用,以增强温肺化饮作用,如小青龙汤;③治风痰上犯,头痛眩晕,甚则呕吐痰涎,常与天麻、白术同用,以化痰息风,健脾除湿,如半夏白术天麻汤;④治痰湿内阻,胃气失和而致夜寐不安者,常与秫米等和胃之品同用,以化痰和胃安神。

2. **呕吐**　本品归脾胃经,能燥化中焦痰湿,以助脾胃运化;又能调中和胃,有良好的止呕作用。善治多种呕吐,可随证配伍使用。①因其性温燥,善除痰湿饮浊,故对痰饮或胃寒所致的胃气上逆呕吐尤宜,常与生姜同用,如小半夏汤;②治胃热呕吐,常与性寒清胃火之黄连同用;③治胃阴虚呕吐,常与石斛、麦冬等养阴药同用;④治胃气虚弱呕吐,常与人参、白蜜同用,如大半夏汤。

3. **心下痞,胸痹,结胸,梅核气**　本品辛开散结,化痰消痞。①治痰热阻滞,心下痞满,常与干姜、黄连、黄芩等同用,以辛开苦降,消痞散结,如半夏泻心汤;②治痰热结胸,胸脘痞闷,拒按,痰黄稠,苔黄腻,脉滑数,常与瓜蒌、黄连同用,以清热化痰,宽胸散结,如小陷胸汤;③治气郁痰凝之梅核气,咽中如有物阻,吐之不出,咽之不下,常与紫苏、厚朴、茯苓等同用,以行气解郁,除湿化痰,如半夏厚朴汤。

4. **瘿瘤肿毒,瘰疬痰核,毒蛇咬伤**　本品内服能化痰散结,外用能消肿止痛。①治瘿瘤痰核,常与海藻、昆布、浙贝母等散结药同用;②治痈疽发背或毒蛇咬伤,可用生品研末调敷或鲜品捣敷。

【重点配伍】半夏配生姜：两药皆为味辛性温之品，均善止呕、和胃。半夏为燥湿化痰要药；生姜为呕家圣药，温胃散饮，又制半夏之毒。两药合用止呕效著，又可减轻毒副作用，主治痰饮呕吐。

【性能特点】半夏，《神农本草经》云："主伤寒寒热，心下坚，下气，喉咽肿痛，头眩，胸胀，咳逆，肠鸣，止汗。"本品辛散温燥，归脾、胃、肺经，长于燥湿化痰，善治脏腑湿痰、寒痰证。其趋向主降，又能降逆止呕，常用于寒饮呕吐。有毒之品，能以毒攻毒，外用有消肿止痛之功，用治痈疽肿毒诸证。

【用法用量】煎服，3~9g，内服一般炮制后使用。外用适量，磨汁涂或研末以酒调敷患处。

【使用注意】阴虚燥咳、血证、热痰、燥痰应慎用，孕妇慎用。不宜与川乌、草乌、附子等同用。生品内服宜慎。

【现代研究】主含挥发油，如茴香脑、柠檬醛、1-辛烯、β-榄香烯等。还含生物碱、有机酸等。有镇咳、祛痰、镇吐、抑制胃液分泌、促进胆汁分泌、抗肿瘤、抗心律失常、镇静、降血脂、抑菌、抗炎等作用。

【按语】生半夏有毒，对口腔、咽喉黏膜有强烈的刺激性，炮制可以降低半夏对黏膜的刺激。半夏有毒，内服生用者少，多制后入药。半夏炮制品较多，有法半夏、姜半夏、清半夏、半夏曲等，其中法半夏长于燥湿化痰而温性较弱，多用于咳嗽痰多之证；清半夏除善燥湿化痰外，又长于消痞和胃，用于胸脘痞满之证；姜半夏长于降逆止呕，多用于痰饮呕吐之证。

【附】

半夏曲　为法半夏、赤小豆、苦杏仁、鲜青蒿、鲜辣蓼、鲜苍耳与面粉加工发酵而成。性味苦、辛，平。归脾、胃经。功效化痰消食。用于咳嗽，痰多，呕恶，食积，泄泻。煎服，5~10g。

天南星　Tiānnánxīng
《神农本草经》

为天南星科植物天南星 *Arisaema erubescens*（Wall.）Schott、异叶天南星 *Arisaema heterophyllum* Bl. 或东北天南星 *Arisaema amurense* Maxim. 的块茎。主产于河南、河北、四川等地，秋、冬二季茎叶枯萎时采挖。晒干为生天南星。用生姜、白矾炮制，为制天南星；用胆汁炮制，为胆南星。

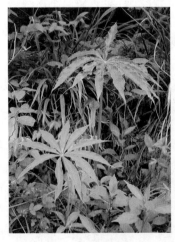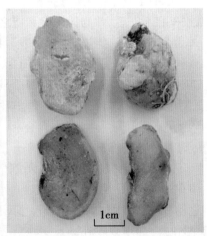

天南星

【药性】苦、辛,温;有毒。归肺、肝、脾经。

【功效】燥湿化痰,祛风止痉,散结消肿。

【临床应用】

1. **顽痰咳嗽,湿痰寒痰** 本品温燥之性强,有较强的燥湿化痰之功,善治顽痰。①治寒痰、湿痰阻肺,咳喘痰多,色白清稀,胸膈胀闷,苔腻,常与半夏、陈皮等同用,以增燥湿化痰之效,如导痰汤;②治痰热咳嗽,咯痰黄稠,常与黄芩、瓜蒌等同用。

2. **风痰眩晕,中风,癫痫,破伤风** 本品苦泄辛散温行,入肝经,通行经络,能化湿痰,尤善祛风痰而止痉,善治经络之风痰。①治风痰眩晕,常与半夏、天麻等同用,以化痰息风,如化痰玉壶丸;②治风痰阻滞经络,半身不遂,口眼㖞斜者,常与半夏、川乌、白附子等同用,以祛风化痰通络;③治破伤风,角弓反张,痰涎壅盛,常与白附子、天麻、防风等祛风止痉药同用,如玉真散;④治癫痫,可与全蝎等同用。

3. **痈疽肿痛,痰核瘰疬,蛇虫咬伤** 本品生用外治能消肿散结止痛。①治痈疽肿痛,未成脓者可促其消散,已成脓者可促其速溃,热毒重者,须与清热解毒之品同用;②治阴疽肿硬难溃,可与半夏等同用;③治瘰疬痰核,可与半夏、浙贝母等同用;④治毒蛇咬伤,可配雄黄外敷,共奏解毒之效。

此外,本品亦可用于风湿痹证、跌打损伤疼痛。

【性能特点】天南星味苦辛性温,入肺经,能燥湿化痰,治痰功似半夏而力强,尤善治顽痰咳嗽;又入肝经,善祛经络风痰而止痉,治风痰诸证。正如《本经逢原》云:"专走经络,故中风麻痹以之为向导。"本品外用又能散结消肿止痛,用治痈疽肿痛、瘰疬痰核及毒蛇咬伤。

【用法用量】煎服,3~9g,内服多制用。外用适量,研末以醋或酒调敷患处。

【使用注意】孕妇慎用;生品内服宜慎。

【现代研究】主含黄酮类成分,如夏佛托苷、异夏佛托苷、芹菜素-6-C-阿拉伯糖-8-C-半乳糖苷等,还含没食子酸、氨基酸及微量元素等。有祛痰、镇痛、镇静、抗惊厥、抗心律失常、抗肿瘤等作用。

【附】

胆南星 为制天南星的细粉与牛、羊或猪胆汁经加工而成,或为生天南星细粉与牛、羊或猪胆汁经发酵加工而成。性味苦、微辛,凉。归肺、肝、脾经。功效清热化痰,息风定惊。用于痰热咳嗽,咯痰黄稠,中风痰迷,癫狂惊痫。煎服,3~6g。

白附子 Báifùzǐ

《中药志》

为天南星科植物独角莲 *Typhonium giganteum* Engl. 的块茎。主产于河南、甘肃、湖北等地,秋季采挖,除去须根和外皮,晒干,切片。生用,或生姜、白矾炮制后用。

【药性】辛,温;有毒。趋向升浮。归胃、肝经。

【功效】祛风痰,定惊搐,解毒散结,止痛。

【临床应用】

1. **中风痰壅,口眼㖞斜,惊风癫痫,破伤风,偏正头痛** 本品辛散温通,能祛风痰而解痉止搐,又能止痛,用治风痰诸证。因其性上行,尤善治风痰上扰的头面部诸疾。①治风痰阻滞经络,中风口眼㖞斜,语言謇涩者,常与全蝎、僵蚕同用,以祛风化痰,通络止痉,如牵正散;②治惊风、癫痫,常与天南星、天麻同用,以助定惊止搐之力;③治破伤风,口撮唇紧者,常与防风、天麻等祛风止痉药同用;④治偏头痛,常与白芷、川芎等祛风止痛药同用。

2. **瘰疬痰核,痈疽肿毒,毒蛇咬伤** 本品有解毒散结之功。①治瘰疬痰核,可单用生品捣烂外敷;②治痈疽肿毒,可与天南星同用外敷,以增强散结消肿之力;③治毒蛇咬伤,可与雄黄共研细末,用水或白酒调涂患处。

【性能特点】白附子味辛性温,趋向主升,能升能散,善祛风痰而解痉止痛,主治风痰诸证,尤宜于头面部风痰证。又能解毒散结、消肿止痛,治瘰疬痰核,痈疽肿毒,毒蛇咬伤。

【用法用量】煎服,3~6g,一般炮制后用。外用生品适量捣烂,熬膏或研末以酒调敷患处。

【使用注意】阴虚、血虚动风或热盛动风者不宜使用。孕妇慎用;生品内服宜慎。

【现代研究】主含脂肪酸和酯类成分,如油酸,油酸甲酯等。还含 β-谷甾醇、氨基酸等。有祛痰、镇静、镇痛、抗惊厥、抗炎、抑菌、抗肿瘤等作用。

【按语】白附子之名,首见于《名医别录》,古称“关白附”,毒性相对较大,现已经较少使用;2020 年版《中华人民共和国药典》以天南星科植物独角莲的块茎为白附子的正品收载,所载的白附子为“禹白附”,毒性相对较小,临床上广泛使用。

【附】

关白附　为毛茛科植物黄花乌头 *Aconitum coreanum*(Levl.)Raipics 的块根。性味辛、甘,热;有毒。归胃、肝经。功效祛风痰,定惊痫,散寒止痛。用于中风痰壅,口眼㖞斜,癫痫,偏正头痛,惊风,破伤风,风湿痹痛,湿疹瘙痒。煎服,1.5~6g。或入丸、散。外用适量。本品毒性较大,应严格控制使用剂量,以防中毒,不应与白附子混淆。

芥子　Jièzǐ
《名医别录》

为十字花科植物白芥 *Sinapis alba* L. 或芥 *Brassica juncea*(L.)Czern. et Coss. 的成熟种子。前者习称“白芥子”,后者习称“黄芥子”。主产于安徽、河南等地。夏末秋初果实成熟时采割植株,晒干,打下种子。生用或炒用。

【药性】辛,温。归肺经。

【功效】温肺豁痰利气,散结通络止痛。

【临床应用】

1. **寒痰喘咳,悬饮**　本品味辛性温,入肺经,辛散温通力强,善于温肺豁痰,并有利气宽胸作用。①治寒痰壅肺,咳喘胸闷,痰多清稀者,常与紫苏子、莱菔子同用,以降气化痰,如三子养亲汤;②治悬饮咳喘,胸胁胀痛者,常与甘遂、大戟等同用,以增强泻水逐饮作用,如控涎丹。

2. **肢体麻木,关节肿痛,阴疽流注**　本品辛温,辛散走窜,温能散寒,善通经络,搜痰涎,能散结消肿,通络止痛。①治痰滞经络,肢体麻木或关节肿痛,常与没药、木香等同用,以通络止痛,如白芥子散;②治寒凝痰滞,阴疽肿毒,常与熟地黄、鹿角胶、肉桂等同用,以温阳通滞,消痰散结,如阳和汤。

此外,治冷哮日久者,本品常与细辛、麝香等研末,于夏令外敷肺俞等穴,以实现冬病夏治。

如何理解芥子除皮里膜外之痰之说?

【性能特点】芥子辛散温通,入肺经,气锐走窜,能温肺祛痰,利气通络,除皮里膜外之痰,治寒痰喘咳,悬饮。又能通络止痛、消肿散结,治痰滞经络所致肢体麻木、关节肿痛及寒痰凝滞之阴疽流注等。正如《本草经疏》云:“味极辛,气温。能搜剔内外痰结及胸膈寒痰,冷涎壅塞者殊效。”

【用法用量】煎服,3~9g。外用适量。

【使用注意】气虚阴亏及有出血倾向者忌用。

【现代研究】主含含氮类成分,如芥子苷、芥子碱等。还含脂肪油等。有镇咳、平喘、祛痰、抗炎、抑菌、镇痛等作用。

【按语】芥子对局部皮肤有刺激作用,能使皮肤发红充血,灼热起疱。故皮肤过敏、破溃者不宜外敷。

皂荚　Zàojiá
《神农本草经》

为豆科植物皂荚 *Gleditsia sinensis* Lam. 的果实。主产于四川、山东、陕西等地,秋季果实成熟时采摘,晒干。生用或焙焦用。

【药性】辛、咸,温;有小毒。归肺、大肠经。

【功效】祛痰开窍,散结消肿。

【临床应用】

1. **顽痰喘咳,咳痰不爽**　本品味辛性温,辛能通利气道,咸能软化胶结之痰,故善祛顽痰。①治痰饮阻肺,肺失清肃,胸闷咳喘,咳痰不爽者,以本品作蜜丸,枣汤送服,如皂荚丸;②治热痰胶黏难咳者,常与黄芩、瓜蒌同用,以增强清肺化痰作用。

2. **痰涎壅盛,关窍闭阻**　本品有祛痰通窍开噤之功,治中风、癫痫、猝然昏厥,口噤不开者,可与细辛共研为散,吹鼻取嚏而开窍,如通关散;亦可与明矾共研末,温水调服,以涌吐痰涎、开窍醒神。

3. **痈疽肿毒**　本品辛散,能散结消肿,治痈疽肿毒未溃者,可研末外敷。

【性能特点】皂荚味辛咸,性温。辛散走窜,性温燥,入肺、大肠经,有较强的祛痰导滞作用,用于顽痰阻肺之咳喘痰多。正如《本草纲目》云:"味辛而性燥,气浮而散。吹之导之,则通上下诸窍。"其趋向主浮,取其入鼻则嚏、入喉即吐,涌吐痰涎而能祛痰开窍醒神,治痰壅阻闭关窍之神昏口噤。

【用法用量】1~1.5g,多入丸、散用。外用适量,研末吹鼻取嚏或研末调敷患处。

【使用注意】孕妇及咯血、吐血患者忌服。

【现代研究】主含三萜皂苷。还含鞣质、生物碱、有机酸、糖类等。有祛痰、抗炎、抑菌、抗病毒、抗肿瘤、抗过敏等作用。

【按语】皂荚有小毒,其所含皂苷会引起呼吸道分泌物增多,且对胃黏膜有刺激作用,可出现恶心呕吐,严重者可出现出血。皂荚祛痰作用较强,尤善祛顽痰、老痰,但易伤正气,临床使用需注意用量,当从小剂量开始使用,且研末服用为宜。

【附】

皂角刺　为豆科植物皂荚的棘刺。性味辛,温。归肝、胃经。功效消肿托毒,排脓,杀虫。用于痈疽初起或脓成不溃;外治疥癣麻风。煎服,3~10g。外用适量,醋蒸取汁涂患处。

旋覆花　Xuánfùhuā
《神农本草经》

为菊科植物旋覆花 *Inula japonica* Thunb. 或欧亚旋覆花 *Inula britannica* L. 的头状花序。主产于河南、河北、江苏等地。夏、秋二季花开放时采收,阴干或晒干。生用或蜜炙用。

【药性】苦、辛、咸,微温。趋向沉降。归肺、脾、胃、大肠经。

【功效】降气,消痰,行水,止呕。

【临床应用】

1. **喘咳痰多,胸膈痞闷**　本品苦降辛开,咸能软坚,温能宣通,入肺经,善于降气、消痰,并有行水作用,善治痰饮壅肺之喘咳痰多、痰饮蓄结之胸膈痞闷。因其性温,故治寒痰壅肺,喘咳痞闷者尤为适宜。①治痰饮壅肺,胸闷,咳喘痰多者,常与紫苏子、半夏同用,以增强化痰降气作用;②治痰热壅肺,咳喘痰黄者,常与桑白皮、黄芩同用,以助清肺化痰之力;③治痰饮蓄结,胸膈痞闷者,常与海浮石、海蛤壳同用,以增强化痰软坚作用。

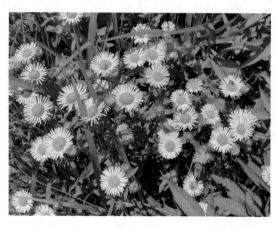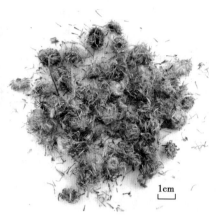

1cm

旋覆花

2. **噫气,呕吐**　本品苦降,入胃经,善降胃气,有良好的降逆止呕作用。善治痰浊中阻,胃气上逆之呕吐、噫气。治痰浊中阻,噫气,呕吐,心下痞硬者,常与赭石、半夏等同用,以增强降逆化痰作用,如旋覆代赭汤。

【重点配伍】旋覆花配赭石:旋覆花苦降微温,善降逆止呕、下气消痰;赭石质重性寒,降肺胃逆气。两药合用,降气化痰、止呃、止逆效著,主治肺气上逆之喘息及胃气上逆之呕吐、噫气、呃逆等。

【性能特点】旋覆花苦辛咸而微温,辛开温通,咸能软坚,化胶结之痰;味苦性降,功擅下气。入肺、胃经,既善降肺气化痰而平喘,消痰行水而除痞满,治痰饮壅肺之喘咳痰多、痰饮蓄结之胸膈痞闷;又善降胃气而止呕、止噫,治胃气上逆之呕吐、噫气,为治肺胃气逆之要药。正如《本草汇言》云:"消痰逐水,利气下行之药也。"其趋向主降,以降为能,既能降肺气,又能降胃气。

【用法用量】煎服,3~9g,包煎。

【使用注意】阴虚劳嗽、津伤燥咳者慎用。

【现代研究】主含倍半萜内酯类成分,如旋覆花素、旋覆花内酯等。含黄酮类成分,如槲皮素、异槲皮素等。还含有机酸等。有镇咳、祛痰、平喘、抗溃疡、抗炎、抑菌、保护血管内皮、护肝、调节免疫、调节胃肠运动、脑保护等作用。

【按语】旋覆花头状花序有绒毛,质地很轻,入汤剂浮悬难澄净,易刺激咽喉作痒而致呛咳、呕吐,故煎服需要包煎。

【附】

金沸草　为菊科植物条叶旋覆花 *Inula linariifolia* Turcz. 或旋覆花 *Inula japonica* Thunb. 的地上部分。性味苦、辛、咸,温。归肺、大肠经。功效降气,消痰,行水。用于外感风寒,痰饮蓄结,咳喘痰多,胸膈痞满。煎服,5~10g。

白前　Báiqián
《名医别录》

为萝藦科植物柳叶白前 *Cynanchum stauntonii*(Decne.)Schltr. ex Lévl. 或芫花叶白前

结合"诸花皆升,旋覆独降"之说,试述常用花类药物的升降浮沉之性。

Cynanchum glaucescens（Decne.）Hand.-Mazz. 的根茎及根。主产于浙江、安徽、福建等地,秋季采挖,洗净,晒干,切段。生用或蜜炙用。

【药性】辛、苦,微温。趋向沉降。归肺经。

【功效】降气,消痰,止咳。

【临床应用】

肺气壅实,咳嗽痰多,胸满喘急　本品辛苦,性微温而不燥,入肺经,善于降气,又能祛痰止咳,为治疗肺家咳喘之要药,治肺气壅滞,咳嗽痰多,胸闷喘急者,不论寒热皆可随证配伍使用。①治风邪犯肺,咳嗽咽痒者,常与荆芥、桔梗同用,以增强宣肺解表,化痰止咳作用,如止嗽散;②治痰热壅肺,咳喘痰黄者,常与桑白皮、黄芩同用,以增强清肺化痰作用;③治痰饮内停,身肿胀满,不得平卧者,常与半夏、紫菀同用,以逐饮化痰,如白前汤。

【性能特点】白前辛散苦泄,温而不燥,入肺经,长于祛痰,又能降气,为肺家要药。凡肺气壅滞之咳喘痰多,无论属寒属热、外感内伤均可应用,属寒者尤宜。正如《本草纲目》云:"长于降气,肺气壅实而有痰者宜之。"

【用法用量】煎服,3~10g。

【现代研究】主含皂苷类成分,如白前皂苷 A~K、白前新皂苷 A、B 等。有镇咳、祛痰、平喘、抗炎、镇痛、抗血栓形成、抗溃疡等作用。

附表药物

药名	药性	功效	主治证	用法用量	备注
猫爪草	甘、辛,温。归肝、肺经	化痰散结,解毒消肿	瘰疬痰核,疔疮肿毒,蛇虫咬伤	煎服,15~30g	

第二节　清化热痰药

本类药物味多苦,性多寒凉,有清化热痰之功。部分药物味甘质润,有润燥化痰作用;部分药物味咸,有软坚散结作用。主治热痰、燥痰证,如痰热壅阻于肺之咳嗽气喘、痰黄质稠、舌红苔黄腻;燥痰阻于肺之咳嗽、痰少黏稠、咯痰不爽、鼻燥咽干;痰火所致的癫痫、中风、惊厥、瘿瘤、瘰疬等。临床运用时,常与清热泻火,养阴润肺药物配伍,以期达到清化热痰、润燥化痰之目的。

本类药物性多寒凉,不宜用于寒痰、湿痰之证。

川贝母　Chuānbèimǔ
《神农本草经》

为百合科植物川贝母 *Fritillaria cirrhosa* D. Don、暗紫贝母 *Fritillaria unibracteata* Hsiao et K. C. Hsia、甘肃贝母 *Fritillaria przewalskii* Maxim.、梭砂贝母 *Fritillaria delavayi* Franch.、太白贝母 *Fritillaria taipaiensis* P. Y. Li 或瓦布贝母 *Fritillaria unibracteata* Hsiao et K. C. Hsia var. *wabuensis*（S. Y. Tang et S. C. Yue）Z. D. Liu, S. Wang et S. C. Chen 的鳞茎。按性状不同分别习称"松贝""青贝""炉贝"和"栽培品"。主产于四川、云南、甘肃等地,夏、秋二季或积雪融化后采挖,晒干或低温干燥。生用。

【药性】苦、甘,微寒。归肺、心经。

【功效】清热润肺,化痰止咳,散结消痈。

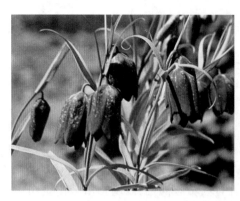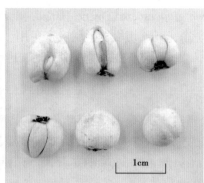

川贝母

【临床应用】

1. 肺热燥咳，阴虚劳嗽　本品味苦甘，以甘为主，性寒质润，善于清热化痰，并有润肺止咳作用，肺热燥咳、阴虚劳嗽，皆可配伍使用。①治燥痰证，咳嗽痰少，咯痰不爽，涩而难出，咽干口燥，苔干者，常配知母相须而用，如二母散；或加瓜蒌等，以清热化痰，润肺止咳，如贝母瓜蒌散；②治肺肾阴虚久咳，咳嗽气喘，痰中带血，午后潮热，舌红少苔，脉细数，常配百合、麦冬等同用，以清热润肺，化痰止咳，如百合固金汤；③治阴虚燥热，咽喉肿痛，鼻干唇燥，常配地黄、玄参等，以养阴清肺，如养阴清肺汤；④治痰热咳嗽，配黄芩、枇杷叶、瓜蒌等，以增强清热化痰之功。

2. 瘰疬，乳痈，肺痈，疮痈　本品苦寒，能清热散结消痈。①治瘰疬，常配玄参、牡蛎等同用，以清热化痰，软坚散结，如消瘰丸；②治乳痈、肺痈、疮痈，常配蒲公英、鱼腥草等同用，以清热解毒，消痈散结。

【重点配伍】川贝母配知母：川贝母辛苦微寒，功能清热化痰，润肺止咳；知母苦甘性寒，功能清热泻火，滋阴润燥；两药合用，既滋阴润肺，又清热化痰，善治阴虚劳嗽、肺燥咳嗽。

【性能特点】川贝母苦泄甘润寒清，归肺、心经，为清润之品，既能清肺化痰，又能润肺止咳，为肺燥、肺阴虚、虚劳久咳多用。正如《本草汇言》云："润肺消痰，止咳定喘，则虚劳火结之证，贝母专司首剂。"此外，本品能清热化痰，散结消痈，治痰火、热毒壅结之痈疽肿毒诸证。

【用法用量】煎服，3~10g；研粉冲服，一次 1~2g。

【使用注意】不宜与川乌、草乌、附子同用。

【现代研究】主含多种生物碱类成分，如西贝母碱、川贝碱、青贝碱、松贝碱甲、松贝碱乙、贝母辛等。尚含皂苷、蔗糖等。有祛痰、镇咳、降血压、抗肿瘤、抑菌、抗炎、解痉、兴奋子宫等作用。

【附】

伊贝母　为百合科植物新疆贝母 *Fritillaria walujewii* Regel 或伊犁贝母 *F. pallidiflora* Schrenk 的鳞茎。性味苦、甘，微寒；归肺、心经。功能清热润肺，化痰止咳。用于肺热燥咳，干咳少痰，阴虚劳嗽，咳痰带血。煎服，3~9g。使用注意与川贝母相同。

浙贝母　Zhèbèimǔ
《本草正》

为百合科植物浙贝母 *Fritillaria thunbergii* Miq. 的鳞茎。主产于浙江、江苏、安徽等地，初夏植株枯萎时采挖，洗净。大小分开，大者除去芯芽，习称"大贝"；小者不去芯芽，习称"珠贝"。分别撞擦，除去外皮，拌以煅过的贝壳粉，吸去擦出的浆汁，干燥；或取鳞茎，大小分开，洗净，除去芯芽，趁鲜切成厚片，洗净，干燥，习称"浙贝片"。切厚片或打成碎块，生用。

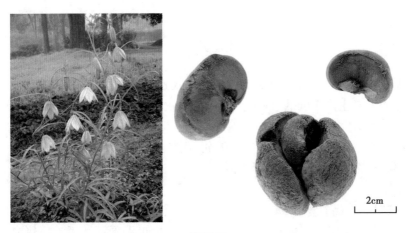

浙贝母

【药性】苦,寒。归肺、心经。

【功效】清热化痰止咳,解毒散结消痈。

【临床应用】

1. 风热咳嗽,痰热咳嗽 本品味苦性寒,善于清热化痰,并有降泄肺气作用,外感风热或痰热郁肺之咳嗽,皆可配伍使用。①治外感风热咳嗽,常配桑叶、苦杏仁等同用,如桑杏汤;②治痰热郁肺之咳嗽,痰黄质稠者,常与瓜蒌、知母等同用,以清肺化痰止咳。

2. 瘰疬,瘿瘤,肺痈,乳痈,疮痈 本品既能清热化痰,又能解毒散结,有良好的消痈作用。痰火、热毒壅结之瘰疬、瘿瘤、疮痈,皆可随证配伍使用。①治瘰疬,常与玄参、牡蛎同用,以化痰软坚散结,如消瘰丸;②治瘿瘤,坚硬如石,推之不移,皮色不变,常配海藻、昆布同用,以化痰软坚,消散瘿瘤,如海藻玉壶汤;③治肺痈,咳吐脓血,常配鱼腥草、芦根等同用,以清肺排脓;④治疮痈,红肿热痛,脉数有力,常配金银花、当归等同用,以清热解毒,消肿止痛,如仙方活命饮。

【性能特点】浙贝母味苦性寒,入肺、心经,清泄力大,以清热化痰、解毒散结之功见长,治风热咳嗽,痰热咳嗽及痰火、热毒壅结之病证。《本草纲目拾遗》云:"解毒利痰,开宣肺气,凡肺家夹风火有痰者宜此。"

【用法用量】煎服,5~10g。

【使用注意】不宜与乌头类药物同用。

【现代研究】主含生物碱,如贝母素甲、贝母素乙、贝母辛、浙贝宁、浙贝素等。尚含胆酸、脂肪酸、β-谷甾醇、淀粉。有镇咳、祛痰、平喘、镇痛、镇静、抗炎、抑菌、抗肿瘤、抗溃疡、抗凝血、扩瞳、溶石、止泻等作用。

【按语】汉唐以前载贝母,无川贝母、浙贝母之分。古方百合固金汤(《慎斋遗书》)、养阴清肺汤(《重楼玉钥》)、贝母瓜蒌散(《医学心悟》)等也仅载贝母,亦不分川贝母、浙贝母。兰茂《滇南本草》首次出现川贝母之名、至清《本草纲目拾遗》,才明确记述:"浙贝出象山,俗称象贝母。"二者功效类似,但清润、开泄之力各有偏重,临证宜区别使用。

【附】

1. 湖北贝母 为百合科植物湖北贝母 *Fritillaria hupehensis* Hsiao et K. C. Hsia 的鳞茎。性味微苦,凉;归肺、心经。功能清热化痰,止咳,散结。用于热痰咳嗽,瘰疬痰核,痈肿疮毒。煎服,3~9g。使用注意与浙贝母相同。

2. 土贝母 为葫芦科植物土贝母 *Bolbostemma paniculatum* (Maxim.) Franquet 的块茎。性味苦,微寒;归肺、脾经。功能解毒,散结,消肿。用于乳痈、瘰疬、痰核。煎服,5~10g。土贝母的解毒散结消肿之功似浙贝母,但无清热化痰止咳作用。

瓜蒌　Guālóu
《神农本草经》

为葫芦科植物栝楼 *Trichosanthes kirilowii* Maxim. 或双边栝楼 *Trichosanthes rosthornii* Harms 的成熟果实。主产于河北、河南、安徽等地,秋季果实成熟时,连果梗剪下,置通风处阴干。切丝或切块。生用。

【药性】甘、微苦,寒。趋向沉降。归肺、胃、大肠经。

【功效】清热涤痰,宽胸散结,润燥滑肠。

【临床应用】

1. **肺热咳嗽**　本品甘寒清润,微苦降泄,主入肺经,善于清肺热、润肺燥,并有清热化痰、宽胸散结、润肠通便作用,善于治肺热、痰热咳嗽兼胸闷、便秘。①治痰热内结,咳嗽,痰黄质稠,胸闷兼大便不畅者,常配胆南星、黄芩同用,以增强清肺化痰作用,如清气化痰丸;②治燥痰证,咳嗽痰少,咯痰不爽,涩而难出,咽干口燥,苔干者,常配贝母相须为用,以清热化痰,润肺止咳,如贝母瓜蒌散。

2. **胸痹,结胸**　本品苦寒,入肺、胃经,清肺胃之热而化痰,利气散结以宽胸,可通利胸膈之痞塞。①治胸阳不振,痰浊痹阻的胸痹心痛,常与薤白同用,以通阳散结,行气化痰,如瓜蒌薤白白酒汤、瓜蒌薤白半夏汤;②治痰热互结心下之结胸,胸膈痞闷,按之则痛,常配黄连、半夏同用,以清热化痰,宽胸散结,如小陷胸汤。

3. **乳痈,肺痈,肠痈**　本品有消痈散结之功,可治热毒疮痈。①治乳痈,可配当归、乳香、没药等,以活血散瘀消痈肿,如神效瓜蒌散;②治肺痈,咳吐脓血,可配鱼腥草、芦根同用,以增强清肺解毒排脓之效;③治肠痈,配败酱草、薏苡仁等同用,以增强清肠解毒,消痈排脓作用。

4. **肠燥便秘**　本品甘寒质润,入大肠经,能润肠通便。治肠燥便秘,配火麻仁、郁李仁等同用,以助润肠通便之力。

【重点配伍】瓜蒌配黄连、半夏:瓜蒌甘寒,功能清热化痰、利气宽胸。黄连苦寒,功能清热燥湿泻火;半夏辛苦而温,功能燥湿化痰、消痞散结;三药合用,既泻火化痰,又消痞散结,治痰火互结之结胸证效佳。

瓜蒌配薤白:瓜蒌甘微苦而寒,善清热化痰、宽胸散结;薤白辛苦而温,善通阳散结、下气导滞;两药合用,既化痰散结,又宽胸通阳,故治痰浊闭阻、胸阳不振之胸痹证。

【性能特点】瓜蒌甘寒质润,归肺、胃、大肠经,上能清肺润肺而化痰止咳,治肺热、痰热咳嗽。善宽胸利气,为治胸痹之要药。下能润肠通便,治肠燥便秘。又能清热消痈散结,治热毒疮痈。正如《本草纲目》云:"润肺燥,降火,治咳嗽,涤痰结,利咽喉,止消渴,利大肠,消痈肿疮毒。"

【用法用量】煎服,9~15g。

【使用注意】本品甘寒质润滑肠,故脾虚便溏者忌用。不宜与川乌、草乌、附子同用。

【现代研究】主含油脂、挥发油、氨基酸、微量元素、甾醇类、三萜类、生物碱等。其有机酸类成分为正三十四烷酸、富马酸、琥珀酸,其萜类成分为栝楼萜二醇。有镇咳、祛痰、扩血管、抗溃疡、抗肿瘤、抑菌、抗缺氧、松弛胃肠平滑肌、抗血小板聚集等作用。

【按语】瓜蒌古代使用不分皮、仁,以整个果实入药用。现在临床使用瓜蒌,除用全瓜蒌外,亦分瓜蒌皮、瓜蒌子用。天花粉、瓜蒌皮、瓜蒌子、全瓜蒌四药同出一物,瓜蒌子功能润肺化痰、滑肠通便;瓜蒌皮功能清热化痰、利气宽胸;天花粉则清热泻火生津,又能消肿排脓。

竹茹 Zhúrú
《名医别录》

为禾本科植物青秆竹 *Bambusa tuldoides* Munro、大头典竹 *Sinocalamus beecheyanus* (Munro) McClure var. *pubescens* P. F. Li 或淡竹 *Phyllostachys nigra* (Lodd.) Munro var. *henonis* (Mitf.) Stapf ex Rendle 的茎秆的中间层。主产于长江流域和南方各省,全年均可采制,取新鲜茎,除去外皮,将稍带绿色的中间层刮成丝条,或削成薄片,捆扎成束,阴干。生用或姜汁炙用。

【药性】甘,微寒。趋向沉降。归肺、胃、心、胆经。

【功效】清热化痰,除烦,止呕。

【临床应用】

1. **痰热咳嗽** 本品性微寒,入肺经,善于清热化痰。治肺热咳嗽,痰黄黏稠者,常配瓜蒌、黄芩同用,以增强清肺化痰作用。

2. **痰热躁烦** 本品性微寒,入胃、心、胆经,既能清热化痰,又能除烦。治胆胃不和,痰热内扰,虚烦不眠者,常与半夏、枳实同用,以增强理气化痰、清胆和胃作用,如温胆汤。

3. **胃热呕吐,妊娠恶阻** 本品性微寒,入胃经,既能清胃热以止呕,又能清热化痰,为治胃热呕逆之要药。①治胃热呕吐,常配黄连、芦根等清胃止呕药;②治痰热互结,脘闷呕吐者,可配黄连、半夏同用,以增强清热化痰,降逆止呕作用;③治胃虚有热而呕者,配生姜、人参等,以增强益气和中,清胃止呕作用,如橘皮竹茹汤;④本品对妊娠呕吐有热者尤为适宜,治妊娠恶阻,胎动不安,可配砂仁、白术等安胎药。

【性能特点】竹茹甘寒清润,入肺、胃、心、胆经,既能清痰热而除烦,又能清胃热而止呕。善治肺热咳嗽,痰热咳嗽,心烦,胃热或痰热互结之呃逆、呕哕。正如《本经逢原》云:"清胃府之热,为虚烦烦渴、胃虚呕逆之要药。"

【用法用量】煎服,5~10g。生用清热化痰作用强;姜汁炙用和胃止呕作用强。

【使用注意】胃寒呕逆及脾虚泄泻者不宜用。

【现代研究】含 2,5- 二甲氧基 - 对苯醌、对羟基苯甲醛、丁香醛、松柏醛等。有抗氧化、抑菌等作用。

如何理解"黄芩为少阳经热之药,竹茹为少阳腑热之药"?

竹沥 Zhúlì
《名医别录》

为禾本科植物青秆竹 *Bambusa tuldoides* Munro、大头典竹 *Sinocalamus beecheyanus* (Munro) McClure var. *pubescens* P. F. Li 或淡竹 *Phyllostachys nigra* (Lodd.) Munro var. *henonis* (Mitf.) Stapf ex Rendle 新鲜的茎秆经火烤灼而流出的淡黄色澄清液汁。主产于长江流域和南方各省,全年均可采制。生用。

【药性】甘,寒。归心、肺、肝经。

【功效】清热滑痰,定惊利窍。

【临床应用】

1. **肺热痰壅咳喘** 本品性寒,入肺经,能清热滑痰,对痰热咳喘,痰稠难咯,顽痰胶结者最宜。治肺热痰壅,咳逆胸闷,咯痰黄稠者,可单用鲜竹沥口服液;痰稠难咯,顽痰胶结者,可与半夏、黄芩同用,加强化痰作用,如竹沥涤痰丸。

2. **中风痰迷,痰热惊痫,小儿惊风** 本品性寒,入心、肝经,能清热滑痰而定惊利窍。①治痰热蒙蔽清窍,中风口噤,癫狂,可生姜汁鼻饲或灌服,以奏开窍之效;②治小儿惊风,四肢抽搐,常配胆南星、牛黄等药同用。

【性能特点】竹沥甘寒,其性滑利,归心、肺、肝经,祛痰力强,善利窍逐痰,能通达内外。

治痰热咳喘,痰稠难咯,顽痰胶结者最宜。《本草纲目》云:"性寒而滑,大抵因风火燥热而有痰者宜之。"

【用法用量】冲服,15~30ml。

【使用注意】本品性寒质滑,脾虚便溏者忌用。

【现代研究】含氨基酸、微量元素、有机酸、葡萄糖、果糖、蔗糖等。其氨基酸为天冬氨酸、氮氨酸、亮氨酸等。有镇咳、祛痰、平喘、抑菌、抗炎等作用。

天竺黄　Tiānzhúhuáng
《蜀本草》

为禾本科植物青皮竹 *Bambusa textilis* McClure 或华思劳竹 *Schizostachyum chinense* Rendle 等秆内的分泌液干燥后的块状物。主产于云南、广东、广西等地,秋冬二季采收,砍破竹秆,剖取天竺黄。生用。

【药性】甘,寒。归心、肝经。

【功效】清热豁痰,凉心定惊。

【临床应用】

热病神昏,中风痰壅,痰热癫痫,小儿痰热惊痫　本品甘寒,入心、肝经,善于清化热痰,并有清心定惊作用。①治痰热癫痫,中风痰壅者,常配黄连、石菖蒲同用,以增强清化热痰,息风止痉作用;②治热病神昏谵语者,常与牛黄、连翘同用,以清心开窍;③治小儿痰热惊风,四肢抽搐,夜啼,可配麝香、胆南星,以增强化痰开窍,息风定惊之效。

【性能特点】天竺黄甘寒,归心、肝经,既能清心、肝之火,又能豁痰利窍,为治小儿痰热惊风之要药。《本草经疏》云:"为小儿家要药。入手少阴经,小儿惊风天吊诸风热者,亦犹大人热极生风之候也。此药能除热养心,豁痰利窍,心家热清而惊自平。"还可用于中风癫痫、热病神昏、痰热咳喘等。

【用法用量】煎服,3~9g。

【现代研究】主含生物碱、二氧化硅、氨基酸、有机酸、氢氧化钾、氧化铁、糖化酶等。其生物碱类成分为胆碱、甜菜碱。具有抗炎、镇痛、祛痰、减慢心率、抗凝血等作用。

前胡　Qiánhú
《名医别录》

为伞形科植物白花前胡 *Peucedanum praeruptorum* Dunn 的根。主产于浙江、湖南、四川等地,冬季至次春茎叶枯萎或未抽花茎时采挖,除去须根,洗净,晒干或低温干燥。生用或蜜炙用。

【药性】苦、辛,微寒。双重趋向。归肺经。

【功效】降气化痰,散风清热。

【临床应用】

1. **痰热咳喘**　本品辛散苦降,性寒清热,入肺经,善于降肺气、祛痰浊。①治痰热阻肺,咳喘胸闷,咯痰黄稠者,常配桑白皮、浙贝母同用,以增强清肺化痰,止咳平喘作用,如前胡散;②治痰湿阻肺,咳嗽气喘,胸闷,痰多色白者,常与白前、半夏同用,以降气化痰。

2. **风热咳嗽**　本品辛散性寒,既能降气化痰,又能疏散风热,对外感风热、咳嗽痰多者尤宜。①治风热咳嗽痰多,常与薄荷、牛蒡子同用,以增强疏散风热,宣肺止咳作用;②治风寒咳嗽,痰白清稀者,常配紫苏叶、苦杏仁同用,以增强发散风寒,化痰止咳作用,如杏苏散。

【性能特点】前胡辛散苦降,辛能疏散风热,苦能下气消痰,具双重趋向。入肺经,能降气化痰,治痰浊壅肺、肺气不降所致诸证。除降气化痰外,又能疏散风热,外感风热、咳嗽痰多者尤宜。正如《本草纲目》云:"清肺热,化痰热,散风邪。"

【用法用量】煎服,3~10g。

【现代研究】含香豆素、皂苷、挥发油等。其主要含香豆素类成分为白花前胡甲素、乙素、丙素、丁素等。有祛痰、平喘、镇咳、解热、抗炎、镇痛、抗心肌缺血、抗心力衰竭、抗心律失常、扩血管、抗血小板聚集、改善肺循环等作用。

桔梗　Jiégěng
《神农本草经》

为桔梗科植物桔梗 *Platycodon grandiflorum* (Jacq.) A. DC. 的根。主产于安徽、河南、辽宁等地,春、秋二季采挖,洗净,除去须根,趁鲜剥去外皮或不去外皮,切片,晒干。生用。

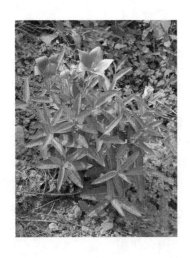
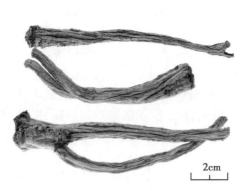

桔梗

【药性】苦、辛,平。趋向升浮。归肺经。

【功效】宣肺,利咽,祛痰,排脓。

【临床应用】

1. 咳嗽痰多,胸闷不畅　本品辛散苦泄,善于开宣肺气而利胸膈咽喉,并有祛痰作用,为肺经要药,治咳嗽痰多,不论肺寒、肺热均可随证配伍。①治风寒咳嗽,痰白清稀者,常配紫苏叶、苦杏仁同用,以增强宣肺化痰作用,如杏苏散;②治风热或风温初起咳嗽,常与桑叶、菊花同用,以疏散风热,宣肺止咳,如桑菊饮;③治痰阻气滞,胸膈痞闷者,可配枳壳等同用,以宣肺祛痰,理气宽胸。

2. 咽喉肿痛,音哑失音　本品辛散,入肺经,善开宣肺气而利咽开音,治咽喉肿痛,音哑失音,可随证配伍使用。①治风热犯肺,咽痛失声者,常与甘草配用,如桔梗汤;②治热毒壅盛,咽喉肿痛,常配射干、板蓝根等清热解毒药同用。

3. 肺痈吐脓　本品能宣肺排脓,治肺痈,胸痛,咳吐脓血,痰黄腥臭者,常与鱼腥草、芦根、甘草等同用,以增强清肺排脓作用。

此外,本品能开宣肺气之壅滞以通二便,用治癃闭、便秘。本品为"舟楫之剂",能载药上行,在治疗上焦疾患的方药中,加入桔梗,以引药上行。

【性能特点】桔梗辛散苦泄性平,趋向主升,性善上行,入肺经,善开宣肺气,为肺经之要药。长于宣肺祛痰,治咳嗽痰多,无论外感内伤、属寒属热均可随证配伍应用。又能宣肺

1. 结合现代研究,谈谈如何认识《神农本草经》云桔梗功效"主胸胁痛如刀刺,腹满肠鸣幽幽,惊恐悸气"。

2. 如何理解桔梗开宣肺气以取"提壶揭盖"之效?

以利咽,治咽痛音哑;宣肺以排脓,治肺痈;宣肺以通二便,治二便不通。正如《本草求真》云:"桔梗系开提肺气之药,可为诸药舟楫,载之上浮。"

【用法用量】煎服,3~10g。

【使用注意】本品性升散,气机上逆之呕吐、呃咳、眩晕及阴虚火旺咳血不宜用。用量过大易致恶心呕吐。

【现代研究】含多种皂苷、多糖、氨基酸、脂肪酸、微量元素、维生素等。其主要含三萜皂苷类成分为桔梗皂苷 A、D,远志皂苷等。有祛痰、镇咳、平喘、抗炎、抑菌、保肝、利胆、降血脂、降血压、降血糖、抗肿瘤、抗氧化、镇静、镇痛、解热、免疫调节等作用。

【按语】桔梗含桔梗皂苷,促进支气管黏膜分泌而镇咳祛痰。但桔梗大剂量口服对黏膜有刺激作用,反射性兴奋呕吐中枢,引起恶心呕吐,故消化性溃疡患者当慎用桔梗。

胖大海　Pàngdàhǎi
《本草纲目拾遗》

为梧桐科植物胖大海 *Sterculia lychnophora* Hance 的成熟种子。主产于泰国、越南、柬埔寨等国。4—6 月果实成熟开裂时采收成熟的种子,晒干。生用。

【药性】甘,寒。趋向沉降。归肺、大肠经。

【功效】清热润肺,利咽开音,润肠通便。

【临床应用】

1. 咽喉肿痛,音哑失音　本品甘寒清润,入肺经,有清热润肺、利咽开音之功效,善于治肺热、燥热所致的音哑。①治肺热咽痛声哑,失音,常配牛蒡子、射干同用,以增强清热利咽作用;②治肺热燥咳,干咳少痰,咽喉干痛,声音嘶哑,常配川贝母、百部同用,以增强润肺止咳作用。

2. 肠燥便秘　本品甘寒清润,入大肠经,有清热润肠通便之功。治燥热便秘兼头痛、目赤等上部火热证,常配大黄、芒硝,以增强泻下通便,清热泻火作用。

【性能特点】胖大海甘寒清润,主归肺经,有清热润肺,利咽开音之功效,善治咽痛失音。正如《本草正义》云:"善于开宣肺气……能开音治喑,爽嗽豁痰。"又入大肠经,有清热润肠通便之功,用治燥热便秘。

【用法用量】沸水泡服或煎服,2~3 枚。

【现代研究】主含多糖类成分为 D- 半乳糖、L- 鼠李糖、蔗糖,尚含有机酸、胡萝卜苷等。其活性成分为胖大海素。有泻下、利尿、降血压、抗病毒、抗炎、镇痛、抑菌等作用。

【附】

罗汉果　为葫芦科植物罗汉果 *Siraitia grosvenorii*(Swingle)C. Jeffrey ex A. M. Lu et Z. Y. Zhang 的果实。性味甘,凉。归肺、大肠经。功能清热润肺,利咽开音,滑肠通便。用于肺热燥咳,咽痛失音,肠燥便秘等。煎服,9~15g。

海藻　Hǎizǎo
《神农本草经》

为马尾藻科植物海蒿子 *Sargassum pallidum*(Turn.)C. Ag. 或羊栖菜 *Sargassum fusiforme*(Harv.)Setch. 的藻体。前者习称"大叶海藻",后者习称"小叶海藻"。主产于辽宁、山东、福建等地。夏、秋二季采捞,洗净,晒干。生用。

【药性】苦、咸,寒。趋向沉降。归肝、胃、肾经。

【功效】消痰软坚散结,利水消肿。

【临床应用】

1. 瘿瘤,瘰疬,睾丸肿痛 本品味苦咸,性寒,苦能清泄,咸能软坚,寒能清热,善软坚散结,又能清热化痰。①治痰火凝聚之瘿瘤,常配昆布、浙贝母同用,以增强化痰软坚作用,如海藻玉壶汤;②治瘰疬,常与夏枯草、玄参同用,以软坚散结消肿;③治痰凝气滞之睾丸肿痛,可配昆布、川楝子,以消痰软坚,散结止痛,如橘核丸。

2. 痰饮水肿 本品苦寒性降,入肾经,有利水消肿作用,但力弱。治水肿,常配泽泻、茯苓等利水渗湿药。

【性能特点】海藻味苦咸,性寒,归肝、胃、肾经,有清热消痰、软坚散结之功,为治瘿瘤、瘰疬之常用药。兼能利水消肿,用治痰饮水肿。《神农本草经》云:"主瘿瘤气,颈下核,破散结气,痈肿,癥瘕坚气,腹中上下鸣,下十二水肿。"

【用法用量】煎服,6~12g。

【使用注意】本品苦寒,脾胃虚寒者不宜用。不宜与甘草同用。

【现代研究】主含多糖类,如羊栖菜多糖 A、B、C,马尾藻多糖。尚含碘、钾、甘露醇、褐藻酸、褐藻淀粉、多种维生素、氨基酸等。有抗肿瘤、增强免疫、抗感染、降血脂、降血糖、抗氧化等作用。

昆布　Kūnbù
《名医别录》

为海带科植物海带 *Laminaria japonica* Aresch. 或翅藻科植物昆布 *Ecklonia kurome* Okam. 的叶状体。主产于山东、辽宁、浙江等地。夏、秋二季采捞,晒干。生用。

【药性】咸,寒。趋向沉降。归肝、胃、肾经。

【功效】消痰软坚散结,利水消肿。

【临床应用】

同海藻,常与海藻相须为用。

【性能特点】昆布味咸性寒,归肝、胃、肾经,有清热消痰、软坚散结之功,为治瘿瘤、瘰疬之常用药,常与海藻相须为用。兼能利水消肿,用治痰饮水肿。正如《本草经疏》云:"咸能软坚,其性润下,寒能除热散结,故主十二种水肿、瘿瘤聚结气、瘘疮。"

【用法用量】煎服,6~12g。

【使用注意】脾胃虚寒者慎用。

【现代研究】含碘、多糖、氨基酸、挥发油、胡萝卜素、维生素等。其中多糖化合物为褐藻酸盐、海带淀粉。有镇咳、平喘、降血压、降血脂、抗凝血、抗肿瘤、降血糖、增强免疫等作用。

黄药子　Huángyàozǐ
《开宝本草》

为薯蓣科植物黄独 *Dioscorea bulbifera* L. 的块茎。主产于湖北、湖南、江苏等地。秋冬两季采挖,洗净,切片,晒干。生用。

【药性】苦,寒;有小毒。归肺、肝、心经。

【功效】化痰散结消瘿,清热凉血解毒。

【临床应用】

1. **瘿瘤,瘰疬** 本品味苦性寒,善于散结消瘿,并有清化热痰作用,治瘿瘤、瘰疬,常配海藻、牡蛎同用,以增强软坚散结作用。

2. **疮疡肿毒,咽喉肿痛,毒蛇咬伤** 本品苦寒,有清热解毒之功,治疮疡肿毒,毒蛇咬伤,常配金银花、蒲公英,以增强清热解毒作用。

3. **血热出血**　本品苦寒,有凉血止血之功,治血热迫血妄行之吐血、咳血,常配蒲黄炭、棕榈炭,以增强止血作用。

【性能特点】黄药子苦寒有毒,归肺、肝、心经,既能清泄肺肝实火,消痰软坚而散结消瘿,治痰火凝结的瘿瘤、瘰疬;又能清热解毒、凉血止血,治热毒诸证、血热出血。正如《本草纲目》云:"凉血,降火,消瘿,解毒。"

【用法用量】煎服,3~9g。外用适量,研末调敷患处。

【使用注意】本品有毒,故不宜过量使用。

【现代研究】含黄药子素 A~H、薯蓣皂苷元、D- 山梨糖醇、香草酸、蔗糖、鞣质、淀粉、微量元素等。有抗甲状腺肿、抑菌、抗病毒、抗炎、抗肿瘤、降血糖等作用。

【按语】黄药子多服、久服可引起吐泻腹痛等消化道反应,并对肝肾有一定损害,损伤的程度与剂量和给药时间密切相关,故脾胃虚弱及肝肾功能损害者慎用。

海蛤壳　Hǎigéqiào
《神农本草经》

为帘蛤科动物文蛤 *Meretrix meretrix* Linnaeus 或青蛤 *Cyclina sinensis* Gmelin 的贝壳。各沿海地区均产。夏、秋二季捕捞,去肉,洗净,晒干。生用或煅用,碾成细粉或水飞用。

【药性】苦、咸,寒。趋向沉降。归肺、肾、胃经。

【功效】清热化痰,软坚散结,制酸止痛;外用收湿敛疮。

【临床应用】

1. **肺热咳喘**　本品味苦性寒,入肺经,善清肺热而化痰。①治痰热壅肺,咳喘胸闷,痰黄黏稠者,常配桑白皮、黄芩同用,以增清热化痰、止咳平喘之功;②治肝火犯肺之咳嗽,胸胁疼痛,痰中带血者,常与青黛同用,如黛蛤散。

2. **瘿瘤,瘰疬**　本品味咸,能软坚散结,治痰火郁结的痰核、瘰疬、瘿瘤,常与海藻、昆布同用,以增强消痰软坚作用。

此外,本品煅用有制酸止痛、收湿敛疮作用,用治胃痛吐酸;外用治湿疹、烫伤等。

【性能特点】海蛤壳苦咸寒,归肺、肾、胃经,善清化热痰、软坚散结,为治痰火郁结咳喘、瘿瘤、瘰疬之常用品。《药性论》云:"治嗽逆上气,项下瘤瘿。"此外,本品煅用可制酸止痛,用治胃痛吐酸。

【用法用量】煎服,6~15g,先煎,蛤粉包煎。外用适量,研极细粉撒布或油调后敷患处。清热化痰,软坚散结宜生用;制酸止痛宜煅用。

【使用注意】本品苦寒,故脾胃虚寒者不宜用。

【现代研究】含碳酸钙、氨基酸,及钙、钠、铝、铁、镁等多种微量元素。有抗衰老、抗炎等作用。

瓦楞子　Wǎléngzǐ
《名医别录》

为蚶科动物毛蚶 *Arca subcrenata* Lischke、泥蚶 *Arca granosa* Linnaeus 或魁蚶 *Arca inflata* Reeve 的贝壳。主产于山东、浙江、福建等地。秋冬至次年春捕捞,洗净,置沸水中略煮,去肉,干燥。生用或煅用。

【药性】咸,平。归肺、胃、肝经。

【功效】消痰化瘀,软坚散结,制酸止痛。

【临床应用】

1. **顽痰胶结,瘿瘤瘰疬**　本品味咸,入肺经,善消痰软坚。①治顽痰胶结,黏稠难咯,常配海浮石、海蛤壳同用,以增强化痰之力;②治瘿瘤瘰疬痰核,常与海藻、昆布等消痰软坚散结药同用。

2. 癥瘕痞块 本品味咸,既入肺胃气分,又入肝经血分。既能消痰化瘀,又能软坚散结,治气滞血瘀或痰凝所致的癥瘕痞块,常与三棱、莪术同用,以增强活血行气,散结消痰作用。

此外,本品煅用有制酸止痛作用,治肝胃不和,胃痛反酸。

【性能特点】瓦楞子咸平,归肺、胃、肝经,咸走血而软坚,既能消痰软坚,用治顽痰胶结,瘿瘤瘰疬痰核;又能化瘀散结,治痰瘀互结之癥瘕痞块。《本草纲目》云:"能消血块,散痰积。"此外,煅用能制酸止痛,治肝胃不和,胃痛反酸。

【用法用量】煎服,9~15g,先煎。消痰化瘀,软坚散结宜生用;制酸止痛宜煅用。

【使用注意】无瘀血痰积者慎用。

【现代研究】含碳酸钙,少量磷酸钙、硅酸盐、有机质等。尚含铁、镁等多种微量元素。有抗消化性溃疡、保肝、降血糖、降血脂等作用。

附表药物

药名	药性	功效	主治证	用法用量
海浮石	咸,寒。 归肺、肾经	清肺化痰,软坚散结,利尿通淋	痰热咳喘,瘰疬,瘿瘤;血淋、石淋	煎服,10~15g,打碎先煎
礞石	甘、咸,平。 归肺、心、肝经	坠痰下气,平肝镇惊	顽痰胶结,咳逆喘急;癫痫发狂,惊风抽搐	多入丸、散,3~6g; 煎服,10~15g,布包先煎。 脾虚胃弱,小儿慢惊及孕妇忌用

学习小结

一、功效归纳

1. 化痰药兼有功效归纳

共同功效	兼有功效	代表药物
化痰	利咽	桔梗、胖大海
	润肠通便	瓜蒌、胖大海
	降逆止呕	半夏、竹茹、旋覆花
	软坚散结(化痰软坚、消痰软坚)	黄药子、昆布、海蛤壳、海浮石、海藻
	止痉(定惊止痉)	天南星、白附子、天竺黄
	宣肺止咳平喘或兼有解表作用	桔梗、前胡

2. 其他章节兼有化痰功效的药物

主要有:牵牛子、巴豆、厚朴、草果、陈皮、枳实、佛手、香橼、梅花、莱菔子、紫苏子、紫菀、款冬花、远志、南沙参、雄黄、白矾等。

二、中药功效术语解释

[润燥化痰]指性味甘平或微寒之品,有润肺燥,化燥痰功效。治疗肺燥咳嗽、干咳、痰少难咯等症。

[舟楫之剂]《珍珠囊》称桔梗为"舟楫之剂"。是指桔梗具主升主浮之性,善能载他药

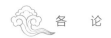

上行的特殊功效。临证常用之作治疗胸膈以上疾病的引经药,如升陷汤、三物白散,参苓白术散,其中桔梗均如舟楫载药上行达于上焦。

●（刘立萍　张　琳）

复习思考题

1. 化痰药除用于咳喘痰多外,还可用于哪些痰证?

2. 化痰药的主要配伍应用有哪些?半夏常与陈皮配伍治疗湿痰证的理由是什么?

3. 患者,女,42岁。近日出现咽中如有物阻,咯吐不出,吞咽不下,胸胁满闷,咳嗽,呕吐,舌苔白腻,脉弦滑。首选半夏、厚朴,意义何在?若为增强半夏的化痰作用可配伍何药?若患者呕吐较重,尤宜于选用何种半夏的炮制品?

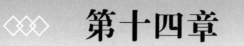

第十四章

止咳平喘药

PPT 课件

学习目标

1. 掌握止咳平喘药的含义、性能特点、功效、主治病证及各药物的性能特点。
2. 具体药物分掌握一级要求。
掌握：苦杏仁*（附：甜杏仁）、紫苏子*、百部*、紫菀*、款冬花*、枇杷叶*、桑白皮*、葶苈子*、白果*（附：银杏叶）。
3. 掌握相似药物的基本功效与临床应用的异同点；熟悉部分药物的经典配伍。
4. 了解止咳平喘药的配伍原则及使用注意。

凡以制止咳嗽或平定喘息为主要功效，用以治疗咳嗽、喘息证的药物，称为止咳平喘药。

本类药物味或辛、或苦、或甘，药性或温、寒、或平，趋向沉降，主入肺经，少数有毒性，具有止咳嗽、平喘息之功效。因其性味、质地、润燥之不同，又分别具有宣肺、清肺、润肺、泻肺、敛肺、降肺气及化痰之功用，用以治疗各种原因所致的咳嗽喘息之证，症见咳嗽气喘，甚至张口抬肩，鼻翼扇动，不能平卧为临床特征。咳、喘既是相互独立的症状，又可同时并见，故有的药物偏于止咳，有的偏于平喘，有的则兼而有之。部分止咳平喘药还兼有润肠通便、利水消肿、降逆止呕、收敛固涩等功效，亦可治疗肠燥便秘、水肿及胸腹积水、胃热呕逆及带下、遗尿等证。

咳喘之证，病情复杂，从病机分：咳喘多夹痰，痰多易发咳喘，治疗时应配伍温化寒痰药或清化热痰药治疗，如刘河间所云"治咳嗽者，治痰为先，治喘者，下气为上"；从病因分，有外感和内伤之别：外感表证咳喘宜配伍宣肺解表药，内伤咳喘需辨证论治，如肺寒停饮咳喘宜配伍温肺化饮药，因情志诱发肺气郁痹之咳喘需配伍开郁降气之药；从性质分，又有虚实之不同：阴虚劳嗽宜配伍养阴润肺之品，肺肾两虚之咳喘宜配伍敛肺固肾、纳气平喘药，邪热壅肺之咳喘宜配伍清泻肺热药，咳嗽兼咯血者宜配伍止血药同用；又因"寒、暑、燥、湿、风、火六气，皆令人咳""五脏六腑皆令人咳，非独肺也"，故咳喘与六淫之邪及五脏六腑功能失调密切相关，临床治疗时应审证求因，根据证型选用适宜的止咳平喘药物，并配伍相关药物治疗，不能单纯地见咳治咳，见喘治喘。

本类药物个别有毒，内服宜控制用法用量，孕妇、婴幼儿宜慎用；咳嗽兼咯血者、或痰中带血有出血倾向者、或肠胃出血者，不宜用刺激性强的止咳平喘药；表证、麻疹初起，不宜单投止咳药，应以疏解宣发为主，少佐止咳药，更不能过早使用敛肺止咳药，以防"闭门留寇"；个别麻醉镇咳定喘药，易成瘾、敛邪，用之宜慎。

止咳平喘药具有镇咳、平喘、抑菌、抗病毒等作用，部分药物还有强心、降压、利尿、镇静、镇痛、抗痉厥、抗肿瘤、改善血液循环及免疫调节等作用。

笔记栏

苦杏仁　Kǔxìngrén

《神农本草经》

为蔷薇科植物山杏 *Prunus armeniaca* L. Var. ansu Maxim.、西伯利亚杏 *Prunus sibirica* L.、东北杏 *Prunus mandshurica*（Maxim.）Koehne 或杏 *Prunus armeniaca* L. 的成熟种子。主产于东北、华北、西北等地区。夏季采收成熟果实,除去果肉和核壳。晒干。生用或炒用。

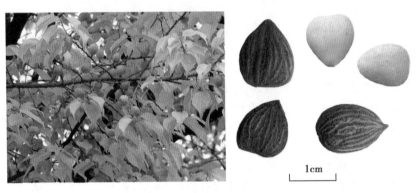

苦杏仁

【药性】苦,微温;有小毒。趋向沉降。归肺、大肠经。

【功效】降气止咳平喘,润肠通便。

【临床应用】

1. **咳嗽气喘**　本品味苦性降,入肺经,主降泄肺气,兼宣利之功,能疏利开通,止咳平喘,为治咳喘证之要药,凡咳嗽喘满,无论新咳久咳、寒热虚实,有无外感,皆可用之。①治风寒咳喘,胸闷气逆,配麻黄、甘草,宣肺解表,如三拗汤;②治风热咳嗽,发热口微渴,配桑叶、菊花等,以疏风清热、宣肺止咳,如桑菊饮;③治温燥咳嗽,干咳无痰或少痰难咳,配桑叶、沙参、贝母,以清肺润燥止咳,如桑杏汤或清燥救肺汤;④治肺热咳喘,痰黄稠黏,配石膏、麻黄等,以清肺泄热、止咳平喘,如麻杏甘石汤;⑤治寒痰咳喘,痰白清稀,配半夏、干姜等温化寒痰药同用,如苓甘五味姜辛半夏杏仁汤。

2. **肠燥便秘**　本品味苦质润,苦则下气,润则通便滑肠,常用于肠燥津枯便秘。①治津液不足肠燥便秘,配桃仁、郁李仁等润肠通便药同用,如五仁丸;②治年老、产后血虚便秘,配当归、生地黄等补血养阴、润肠通便之品,如润肠丸。

此外,取其下气之功,配伍茯苓、甘草治疗胸痹,胸中气塞,短气,如茯苓杏仁甘草汤;又因其能宣利上焦肺气,用以治疗湿温初起或暑温夹湿之湿重于热证,配伍豆蔻、薏苡仁等使湿热从上、中、下三焦分消,如三仁汤。

【重点配伍】麻黄配杏仁:麻黄宣肺平喘,杏仁降气止咳平喘,两药配伍,一宣一降,一刚一柔,相辅相济,以恢复肺之宣发肃降之功,使升降有序,邪气去而肺气和。无论外感、内伤,凡邪气壅肺而致肺气不降之咳喘实证均可用之,故前人有"麻黄以杏仁为臂助"之说。

【性能特点】苦杏仁苦温润降,质润多脂,入肺、大肠经,性趋沉降。《本草便读》云其"功专降气,气降则痰消嗽止。能润大肠,故大肠气闭者可用之"。故本品上能降肺气、疏利开通,破壅降逆而止咳平喘,为治咳喘证之要药;下能降气润肠而通利大便,用于肠燥津枯之便秘。

【用法用量】煎服,5~10g。宜打碎入煎。生品入煎剂宜后下。

【使用注意】内服不宜过量,以免中毒。阴虚咳嗽、大便溏泄者忌用。婴儿慎用。

如何理解《本草求真》所云"杏仁,既有发散风寒之能,复有下气除喘之力"?

【现代研究】含苦杏仁苷、蛋白酶水解产物及脂肪油等。苦杏仁苷经肠道微生物酶或杏仁本身所含苦杏仁酶的分解产生微量的氢氰酸,对呼吸中枢呈抑制作用,达到镇咳、平喘之功;脂肪油有润肠通便作用;苦杏仁还具有抗炎、增强免疫力、镇痛、抗肿瘤作用,对消化系统功能也有一定影响。

【按语】苦杏仁服用过量,会产生氢氰酸中毒,使延髓等生命中枢先抑制后麻痹,并抑制细胞色素氧化酶的活性而引起组织窒息。临床表现为心悸、眩晕、恶心、呕吐,重者昏迷、惊厥、瞳孔散大,最终因呼吸麻痹而死亡。据报道,成年人服用生苦杏仁60枚即可能中毒致死。

【附】

甜杏仁 本品为蔷薇科植物杏或山杏的某些栽培品种而其味甘甜的成熟种子。性味甘、平,趋向沉降。功效与苦杏仁相似,药力较缓,且偏于润肺止咳。用于虚劳咳嗽及津伤便秘。煎服,5~10g。

思政元素

杏——杏林春暖、厚德载物

三国时期吴国侯官有位叫董奉的名医,给人看病从不收钱,只规定每看好一个小病,病人要为他栽活一棵杏树;治愈一个大病,为他栽活五棵杏树。如此数年,共栽种十万余株杏树,蔚然成林。待杏林结果时,他又以果换粮,赈济穷人,于是被后人誉为"杏林春暖",现在借以颂扬医术高明、医德高尚,"杏林"也逐渐成为中医行业的代名词。

紫苏子 Zǐsūzǐ

《名医别录》

为唇形科植物紫苏 Perilla frutescens (L.) Britt. 的成熟果实。主产于江苏、安徽、河南等地。秋季果实成熟时采收,晒干。生用或微炒,用时捣碎。

【药性】辛,温。趋向沉降。归肺经。

【功效】降气化痰,止咳平喘,润肠通便。

【临床应用】

1. 咳喘痰多 本品辛温润降,入肺经。长于降气化痰,止咳平喘,故无论外感、内伤所致的痰壅气逆咳喘,均可应用,为治痰壅气逆咳喘之要药。①治痰多喘逆,胸闷食少,配芥子、莱菔子,以化痰降气消食,如三子养亲汤;②治上盛下虚之久咳痰喘,配肉桂、当归、厚朴等温肾化痰下气之品,如苏子降气汤;③治风寒外束,痰热内蕴之咳喘哮鸣,配麻黄、杏仁、桑白皮等宣降肺气,清热化痰药同用,如定喘汤。

2. 肠燥便秘 本品富含油脂,能润燥滑肠,且降泄肺气以助大肠传导,为治肠燥便秘之佳品。配杏仁、火麻仁、瓜蒌仁等润肠通便之品,如紫苏麻仁粥。

【重点配伍】紫苏子配莱菔子、芥子:紫苏子降气化痰,止咳平喘;莱菔子消食除胀,降气化痰;芥子温肺豁痰,利气畅膈。三药均能理气消痰,但紫苏子长于降气,莱菔子善于消食,而芥子豁痰力胜。临床多用于治疗痰壅气逆食滞证,症见咳喘痰多胸痞,食少难消,三药合用,使得气顺痰消,食积得化,咳喘自平。

【性能特点】紫苏子辛温润降,入肺经。长于降肺气,化痰涎,气降痰消则咳喘自平。《药品化义》云:"苏子主降,味辛气香主散,降而且散,故专利郁痰。咳逆则气升,喘急则肺胀,以此下气定喘。膈热则痰壅,痰结则闷痛,以此豁痰散结。"故无论外感、内伤所致的痰壅气逆咳喘均可应用,为治痰壅咳喘气逆之要药;又富含油脂,能润燥滑肠,且降泄肺气以助大肠传导,为治肠燥便秘之佳品。

【使用注意】阴虚咳喘及脾虚便溏者慎用。

【现代研究】含脂肪油(45.30%)、蛋白质,维生素 B_1 及氨基酸类。脂肪油中主要含有不饱和脂肪酸、亚油酸及亚麻酸,具有降低血脂、软化血管、降低血压、促进微循环、提高记忆力、保护视力等作用;脂肪油还能刺激胃肠黏膜,使其蠕动增强,分泌增多,起到润肠之功。

《名医别录》

为百部科植物直立百部 *Stemona sessilifolia*(Miq.)Miq.、蔓生百部 *Stemona japonica*(Bl.)Miq. 或对叶百部 *Stemona tuberosa* Lour. 的块根。主产于华东、中南、华南等地;春秋二季采挖,除去须根。置沸水中略烫或蒸至无白心,晒干。生用或蜜炙用。

【药性】甘、苦,微温。趋向沉降。归肺经。

【功效】润肺下气止咳,杀虫灭虱。

【临床应用】

1. 新久咳嗽,肺痨咳嗽,顿咳　本品甘润苦降,微温不燥,趋向沉降。苦泄而不伤阴,微温而不燥烈,药性平和,主入肺经,功专润肺下气止咳。凡治咳嗽,无论外感、内伤、暴咳、久嗽,寒热虚实皆可用之,为治肺痨咳嗽、久咳虚嗽之要药。①治风寒犯肺,发热咳嗽,配伍荆芥、桔梗、陈皮等,以宣肺化痰止咳,如止嗽散;②治风热犯肺,咳嗽烦热,配葛根、石膏、浙贝母等解表清肺止咳药,如百部散;③治久咳不已,气阴两虚者,配伍黄芪、沙参、麦冬等,以补气养阴止咳,如百部汤;④治肺痨咳嗽,痰中带血,骨蒸潮热,则配伍阿胶、川贝母、三七等,以增强滋阴润肺、化痰止咳之功,如月华丸;⑤治顿咳,可单用或配伍川贝母、紫菀、白前等药同用。

2. 头虱体虱,蛲虫病,阴痒　本品能灭虱杀虫,多外用。①治头虱、体虱及疥癣等,可制成 20% 乙醇液,或 50% 水煎剂外搽;②治蛲虫病,以生百部煎浓液,睡前保留灌肠;③治阴道滴虫,外阴瘙痒,可单用或配伍蛇床子、苦参等煎汤坐浴外洗。

【性能特点】百部甘、苦,微温不燥,药性平和,专入肺经。味苦降泄而不伤阴,味甘多汁虽无养阴生津之功,亦无恋邪之弊。功专止咳,蜜制则润肺。凡治咳嗽,无论外感、内伤、暴咳、久咳,皆可用之,为治肺痨咳嗽、久咳虚嗽之要药。《本草经疏》云:"味苦下泄,故善降,肺气升则咳嗽,故善治咳嗽上气,微温亦如紫菀温润,专治肺咳之剂,究非温热之温,故凡有咳嗽,可通用之。"外用可止痒,杀虫灭虱。

【用法用量】煎服,3~9g。外用适量,水煎或酒浸。蜜炙百部润肺止咳,用于阴虚劳嗽。

【使用注意】本品易伤胃滑肠,脾虚食少便溏者忌用。

【现代研究】主含多种生物碱,如百部碱、百部定碱、原百部碱、直立百部碱、对叶百部碱、蔓生百部碱等,尚含有蛋白质、脂类、糖类及甲酸、乙酸、琥珀酸等。百部所含生物碱有止咳之功,其强度与氨茶碱相似,但作用缓慢而持久。体外实验对人型结核杆菌、肺炎球菌、葡萄球菌、链球菌、白喉杆菌、痢疾杆菌等均有抑制作用,对流行性感冒病毒,皮肤真菌亦有抑制作用。

紫菀　Zǐwǎn

《神农本草经》

为菊科植物紫菀 *Aster tataricus* L. f. 的根及根茎。主产于河北、安徽、黑龙江等地。春、

《本草逢源》云:"其性主泄,气虚久嗽,阴虚喘逆,脾虚便滑者皆不可用。"试结合临床,说明其使用范围及使用原则。

秋二季采挖,晒干。生用或蜜炙用。

【药性】辛、苦,温。趋向沉降。归肺经。

【功效】润肺下气,消痰止咳。

【临床应用】

痰多喘咳,新久咳嗽,劳嗽咳血 本品辛散苦降,温润不燥,长于润肺下气,消痰止咳。凡肺气郁滞,咳嗽痰多,无论外感内伤,寒热虚实,皆可用之。①治外感风邪,咳嗽咽痒,咯痰不爽者,则配伍荆芥、桔梗、百部等,以宣肺疏风,化痰止咳,如止嗽散;②治肺热咳嗽,痰黄稠者,常配伍桑白皮、浙贝母、黄芩等清肺化痰止咳药同用;③治阴虚久咳,痨嗽咯血,可配伍阿胶、川贝母等养阴润肺之品,如王海藏紫菀汤;④治妊娠咳嗽,胎动不安,配伍桔梗、桑白皮、天冬等同用,如紫菀汤。

【性能特点】紫菀温而不热,辛而不燥,润而不寒。长于开肺郁,化痰浊,润肺下气而止咳。凡咳嗽痰多,无论外感内伤,寒热虚实,病程长短,皆可用之。《本草正义》曰:"紫菀柔润有余,虽曰苦辛而温,非燥烈可比。专能开泄肺郁,定咳降逆,宣通窒滞,兼疏肺家气血。凡风寒外束,肺气壅塞,咳呛不爽,喘促哮吼,及气火燔灼,郁为肺痈,咳吐脓血,痰臭腥秽诸证,无不治之;而寒饮蟠踞,浊涎胶固,喉中如水鸡声者,尤为相宜。"

【用法用量】煎服,5~10g。外感暴咳宜生用,肺虚久咳宜蜜炙用。

【现代研究】主含紫菀皂苷 A~G、紫菀酮、紫菀苷、丁基-D-核酮糖苷、紫菀五肽、槲皮素及挥发油等。具有祛痰、止咳、抗肿瘤、利尿作用。体外对大肠杆菌、痢疾杆菌、伤寒杆菌、副伤寒杆菌、铜绿假单胞菌及霍乱弧菌有一定的抑制作用。

款冬花 Kuǎndōnghuā
《神农本草经》

为菊科植物款冬 *Tussilago farfara* L. 的花蕾。主产于河北、甘肃、山西等地。12 月或地冻前当花尚未出土时采挖,阴干。生用或蜜炙用。

【药性】辛、微苦,温。趋向沉降。归肺经。

【功效】润肺下气,止咳化痰。

【临床应用】

新久咳嗽,喘咳痰多,劳嗽咳血 本品辛散而温,润而不燥,趋向沉降,入气分兼入血分,为润肺止咳化痰之良药。凡一切咳嗽,无论外感内伤,寒嗽热咳,皆可用之,尤宜于肺寒咳嗽,常与紫菀相须为用。①治寒邪伤肺,久咳不止,常与紫菀相须为用,如紫菀散;②治外感风寒,痰饮内停,咳喘痰多,配麻黄、细辛、半夏等,以解表散寒、宣肺化痰平喘,如射干麻黄汤;③治肺热咳喘,配伍川贝母、桑白皮等,以清热化痰、止咳平喘,如款冬花汤;④治肺气虚而咳者,配伍人参、黄芪等,以补肺益气;⑤治阴虚燥咳,配沙参、麦冬等,以养阴润燥止咳;⑥咳喘日久痰中带血,配百合同用,如百花膏;⑦治肺痈咳吐脓痰,配桔梗、薏苡仁等,以清热化痰排脓,如款花汤。

【性能特点】款冬花为温润之品,长于下气止咳,治咳喘无论寒热、虚实、新久皆可,尤宜寒邪束肺之咳嗽。《本草正义》曰:"款冬花,主肺病,能开泄郁结,定逆止喘,专主咳嗽,性质功用,皆与紫菀绝似。所以《本经》主治,亦复多同,于寒束肺金之饮邪喘嗽最宜。然气味虽温,润而不燥,则温热之邪,郁于肺经而不得疏泄者,亦能治之,又如紫菀开肺,寒热皆宜之列。"

【用法用量】煎服,5~10g。外感暴咳宜生用,内伤久咳宜蜜炙用。

【现代研究】主含生物碱类,如款冬花碱、克氏千里光碱;萜类、精油、氨基酸及鞣质等。煎剂及乙醇

百部、紫菀、款冬花润肺与百合、麦冬等润肺机理是否相同?

提取物有明显镇咳作用,乙酸乙醇提取物有祛痰作用,醚提取物可对抗吗啡引起的呼吸抑制,醚提取物还具有升高血压、抑制胃肠平滑肌、解痉作用。

枇杷叶　Pípáyè
《名医别录》

为蔷薇科植物枇杷 *Eriobotrya japonica* (Thunb.) Lindl. 的叶。主产于广东、江苏、浙江等地。全年均可采收,晒至七八成干时,刷去毛,扎成小把,晒干。切丝,生用或蜜炙用。

【药性】苦,微寒。趋向沉降。归肺、胃经。

【功效】清肺止咳,降逆止呕。

【临床应用】

1. **肺热咳喘**　本品味苦性寒,清香不燥,能清肺止咳,降气化痰,凡风热燥火所致咳喘皆可用之。①治肺热咳喘,咳痰黄稠,常配黄芩、桑白皮等,以清肺化痰,如枇杷清肺饮;②治燥热咳喘,咯痰不爽或干咳无痰,配梨、白蜜、甘蔗炖汤代茶饮,或与桑叶、麦冬、阿胶等宣燥润肺之品同用,如清燥救肺汤;③治肺虚久咳,配阿胶、百合或梨、白蜜、莲子等为膏,如枇杷膏。

2. **胃热呕哕,烦热口渴**　本品体轻气香,味厚性降,能醒脾胃,下逆气,清胃热,止吐逆,除烦渴。①治胃热呕吐呃逆,烦热口渴,配竹茹、黄连、陈皮等,以清胃止呕;或配白茅根、淡竹叶等,以清胃除烦止渴,如枇杷叶饮子;②治中寒气逆,哕逆不止,饮食不入,配生姜、陈皮、甘草等,以温胃散寒、和中止呕,如枇杷叶汤;③治热病口渴及消渴,常配天花粉、知母等养阴润燥药同用。

【性能特点】枇杷叶味苦降泄,性寒清热,入肺经,能清肺热、降肺气,化痰止咳平喘;入胃经,清胃热、降胃气而止呕止渴。《本草纲目》云:"枇杷叶,治肺胃之病,大都取其下气之功耳。气下则火降痰顺,而逆者不逆,呕者不呕,渴者不渴,咳者不咳矣。"故为治肺热咳嗽、胃热呕哕、烦热口渴之常品。

【用法用量】煎服,6~10g。鲜品加倍。止咳宜蜜炙用,止呕宜生用或姜汁炙用。

【使用注意】寒咳及胃寒呕逆者慎用。

【现代研究】主含皂苷、熊果酸、苦杏仁苷、齐墩果酸、鞣质、维生素 B、维生素 C,鲜叶中含挥发油,主要为橙花叔醇和金合欢醇。有镇咳、平喘、祛痰作用;其煎剂对白色葡萄球菌、金黄色葡萄球菌、肺炎双球菌及痢疾杆菌均有明显的抑制作用;尚有抗肿瘤、抗病毒、促进胃液分泌、利胆、降血糖作用。

桑白皮　Sāngbáipí
《神农本草经》

为桑科植物桑 *Morus alba* L. 的根皮。主产于安徽、河南、浙江等地。秋末叶落时至次春发芽前采挖根部,刮去黄棕色粗皮,纵向剖开,剥取根皮,晒干。生用或蜜炙用。

【药性】甘,寒。趋向沉降。归肺经。

【功效】泻肺平喘,利水消肿。

【临床应用】

1. **肺热喘咳**　本品甘寒降泄,主入肺经,能清泻肺中之热邪兼泻肺中痰水而止咳平喘。①治肺有伏火郁热,咳喘蒸热痰黄,配伍地骨皮、甘草、粳米等清降肺火药同用,如泻白散;②治肺虚有热而咳喘气短、潮热盗汗,配伍人参、五味子、熟地黄等以补气清肺止咳,如补肺汤;③治水饮停肺,咳逆上气,喘息不得卧,与麻黄、杏仁、葶苈子等宣肺逐饮药配伍。

2. **水肿胀满,浮肿尿少**　本品能清降肺气、通调水道而利水消肿。治肺气不宣,水气不行所致之全身水肿胀满,面目肌肤浮肿,小便不利者,配伍茯苓皮、大腹皮、生姜皮等利水行气药同用,如五皮饮。

此外,本品能清肝降压,治疗肝阳上亢、肝火偏旺型高血压,症见头晕目眩、面红目赤,常配黄芩、夏枯草、决明子等清肝平肝之品同用;尚有止血之功,用于治疗咳血、衄血。

【性能特点】桑白皮甘寒清利,主入肺经,能清泻肺火兼泻肺中水气而止咳平喘,凡肺中火热或水气为患,均可用之,尤善清泻肺热。《本草纲目》云:"桑白皮,长于利小水,乃实则泻其子也,故肺中有水气及肺火有余者宜之……元医罗天益言其泻肺中伏火而补正气,泻邪所以补正也。若肺虚而小便利者,不宜用之。"因其清降肺气、通调水道而利水消肿,多用于风水、皮水。

【用法用量】煎服,6~12g。大剂量可用至30g。泻肺利水、平肝清火宜生用;肺虚咳嗽宜蜜炙用。

【现代研究】主含多种黄酮类衍生物,如桑皮素、桑皮色烯素、桑根皮素等;伞形花内酯、桑根酮、东莨菪素、类似乙酰胆碱的降压成分及桑皮呋喃A、B、C等。有止咳、利尿、降血压、降血糖作用,对人子宫颈癌JTC-26株的抑制率为70%左右,具有诱生干扰素作用,对肺癌细胞亦有抑制作用;近年研究表明能抗人体艾滋病病毒HIV。

葶苈子 Tínglìzǐ
《神农本草经》

为十字花科植物播娘蒿 *Descurainia sophia* (L.) Webb. ex Prantl. 或独行菜 *Lepidium apetalum* Willd. 的成熟种子。前者习称"南葶苈子",主产于华东、中南等地,后者习称"北葶苈子",主产于华北、东北等地;夏季果实成熟时采收,晒干,搓出种子。生用或炒用。

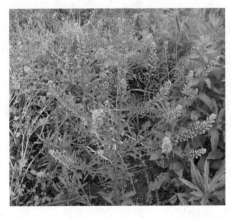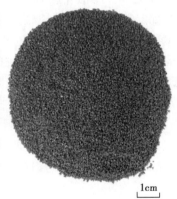

葶苈子(独行菜)

【药性】辛、苦,大寒。趋向沉降。归肺、膀胱经。

【功效】泻肺平喘,行水消肿。

【临床应用】

1. 喘咳痰多,胸胁胀满,不得平卧　本品苦降辛散,大寒清降,善泻肺中水饮及痰火而化痰下气、止咳定喘,为泻肺平喘之要药。①治痰涎壅盛,胸胁满胀,咳逆上气,喘不得卧,一身面目悉肿,配大枣同用,如葶苈大枣泻肺汤;②治肺热停饮,面目浮肿,咳喘不得平卧,配桑白皮、地骨皮、大腹皮等,以增强泻肺逐饮平喘之功。

2. 胸腹水肿,小便不利　本品善泄肺气之壅闭而通调水道、利水消肿,使水湿之邪从下焦而解,为治胸腹积水之常品。①治肺气壅实、水饮停聚,水肿胀满,小便不利,配牵牛子、椒目、郁李仁等,以增强泻水退肿之效;②治湿热蕴阻之腹水肿满,配防己、椒目、大黄等攻逐水饮药同用,如己椒苈黄丸;③治痰热结胸之胸胁积水,常配大黄、芒硝、杏仁等,以泻热逐水,如大陷胸丸。

【性能特点】葶苈子苦降辛散,寒能清热,入肺、膀胱经。善泻肺中水饮及痰火而止咳平喘,专泻肺气之实而下气定喘,故为泻肺平喘之要药;又泄肺气之壅闭而通调水道、利水消肿,为治胸腹积水之常品。《本草正义》云:"葶苈子,苦降辛散,而性寒凉,故能破滞开结,定逆止喘,利水消肿。"唯药力峻猛,用之宜慎。

【用法用量】煎服,3~10g;研末服3~6g。宜包煎。炒能缓其寒性,不易伤脾胃。

【使用注意】虚寒喘促、脾虚肿满者忌服。

【现代研究】主含强心苷类物质。播娘蒿种子含强心苷类、异硫氰酸类及脂肪油类;独行菜种子含芥子苷、脂肪油、蛋白质及糖类。有强心、增强心肌收缩力、减慢心率、增加衰弱心脏的输出量、降低静脉压作用;尚有止咳、抗菌、抗癌、利尿、降血脂、抗肿瘤作用。

白果　Báiguǒ
《日用本草》

为银杏科植物银杏 *Ginkgo biloba* L. 的成熟种子。主产于广西、四川、河南等地。秋季种子成熟时采收,除去肉质外种皮,洗净,稍蒸或略煮后烘干。生用或炒用,用时捣碎。

【药性】甘、苦、涩,平;有毒。趋向沉降。归肺、肾经。

【功效】敛肺定喘,止带缩尿。

【临床应用】

1. **痰多喘咳**　本品甘苦性平,涩敛而降,能上敛肺金而平咳逆,下行湿浊而降痰涎,为治哮喘痰嗽常用之品。①治外感风寒、内有蕴热而喘咳痰黄者,配麻黄、黄芩等,以宣肺降气,祛痰平喘,如定喘汤;②治由风寒之邪引发的哮喘痰嗽,配麻黄、甘草同用,以敛肺而不留邪,宣肺而不耗气,如鸭掌散;③治肺热燥咳,喘咳无痰者,宜配天冬、麦冬、款冬花以润肺止咳;④治肺肾两虚之虚喘,配五味子、胡桃肉等以补肾纳气,敛肺平喘。

2. **带下白浊,遗尿尿频**　本品气薄味厚,苦涩性平,苦能燥湿,涩则收敛,主入下焦,能除湿泄浊,收涩止带。①治肾虚湿阻,清浊不分,小便浑浊之白浊,单用本品,擂水服,或与萆薢、益智仁等同用,以分清泌浊;②治脾肾亏虚,带下量多,绵绵不断,色清质稀者最宜,常配山药、莲子、乌骨鸡等,以补下元、止带浊;③治湿热带下,色黄腥臭者,配黄柏、车前子等,以化湿清热止带,如易黄汤;④治下焦虚寒,遗精、尿频、遗尿,常配乌药、山茱萸、覆盆子等,以补肾固涩。

【性能特点】白果甘苦性平,涩敛而降,入肺肾经。既能敛肺定喘,且兼有一定化痰之功,为治喘咳痰多所常用;又收涩而固下焦,能除湿泄浊,止带缩尿,治带下白浊,遗尿尿频等。《本草纲目》云:"熟食温肺益气,定喘嗽,缩小便,止白浊;生食降痰,消毒杀虫。"

【用法用量】煎服,5~10g。用时捣碎。入药时须去其外层种皮及内层薄皮和心芽。

【使用注意】本品有毒,不可多用,小儿尤当注意;忌生食;其性收敛,咳喘痰稠,咳吐不爽者慎用。

【现代研究】种子主含淀粉、蛋白质、脂肪、糖类、维生素C、核黄素、胡萝卜素、钙、磷、铁、钾、镁等微量元素;外种皮含有毒成分银杏酸、白果酚、白果醇、氢化白果酸等;肉质外种皮还含有银杏二酚及黄酮类化合物。其乙醇提取物有一定的祛痰作用;其外种皮水溶性成分能清除超氧自由基,具有抗衰老作用;所含白果酸、白果酚,经实验证明有抑菌和杀菌作用,对多种细菌、真菌及结核杆菌有不同程度的抑制作用;含所银杏二酚、白果双黄酮、异白果双黄酮等,能降低血压和血清胆固醇,扩张冠状动脉。

白果味涩,治疗咳喘时为防止恋邪,宜配伍何种药物达到既开肺散邪而不耗伤肺气,又敛肺平喘而无留邪之弊?

【附】

银杏叶　为银杏科植物银杏的叶。性味甘、苦、涩，平。归心、肺经。功效：活血化瘀，通络止痛，敛肺平喘，化浊降脂。用于瘀血阻络，胸痹心痛，中风偏瘫，舌强语謇，肺虚咳喘，高脂血症。其主要成分为银杏黄酮，有扩张冠状动脉、改善冠脉血流量及缓解心绞痛的作用；也有降血脂、抗脂质氧化、促进脑血流和改善脑代谢等作用。现代临床用于治疗高血压、冠心病稳定型心绞痛、脑血管痉挛、老年性脑功能障碍、脑损伤后遗症及中风后遗症、高脂血症等。煎服 9~12g，或以其提取物制成片剂、滴丸、注射剂应用。有实邪者忌用。

附表药物

药名	药性	功效	主治证	用法用量
马兜铃	苦，微寒。归肺、大肠经	清肺降气，止咳平喘，清肠消痔	肺热咳喘，痰中带血；肠热痔血，痔疮肿痛	煎服，3~9g，含马兜铃酸，可引起肾脏损害，孕妇、婴幼儿及肾功能不全者禁用
矮地茶	辛，微苦，平。归肺、肝经	化痰止咳，清利湿热，活血化瘀	新久咳嗽，喘满痰多，湿热黄疸，经闭瘀阻，风湿痹痛，跌打损伤	煎服，15~30g
洋金花	辛，温；有毒。归肺、肝经	平喘止咳，解痉定痛	哮喘咳嗽，脘腹冷痛，风湿痹痛，小儿慢惊；外科麻醉	0.3~0.6g，宜入丸、散，外用适量。孕妇、外感及痰热咳喘、青光眼、高血压及心动过速患者禁用

学习小结

一、功效归纳

1. 止咳平喘药兼有功效归纳

共同功效	兼有功效	代表药物
止咳平喘	清肺止咳平喘	枇杷叶、马兜铃
	泻肺平喘，利水消肿	桑白皮、葶苈子
	润肺止咳平喘	百部、紫菀、款冬花
	降气止咳平喘	苦杏仁、紫苏子
	敛肺止咳平喘	白果

2. 其他章节兼有止咳平喘功效的药物

主要有：麻黄、虎杖、石韦、沉香、磁石、地龙、核桃仁、补骨脂、冬虫夏草、蛤蚧等。

二、中药功效术语解释

[润肺止咳]润肺燥，止咳喘。药物性味多甘寒，适用于阴虚肺燥咳嗽，干咳或痰少之症。

[泻肺平喘]泄降肺火或肺中水气、痰饮，以平定气喘。泻肺药性味苦寒或甘寒，适用于肺热、肺中水气或痰饮所致的咳喘。

[敛肺止咳]收敛肺气、制止咳喘。敛肺药大多酸涩，适用于肺气耗散久咳气喘，或肺肾两虚咳喘不愈之证。

（姜　醒）

复习思考题

1. 临床治疗咳喘时,如何根据止咳平喘药的药性特点,保证其止咳平喘功效及治疗效果发挥最大化?

2. 某小儿,男,5岁。春季感冒多日后,出现咳嗽气喘,咳痰黄黏,不易咳出,口燥咽干,每逢傍晚时分皮肤低热,久按若无,舌红苔黄,脉细数。治疗时首选桑白皮,意义何在? 根据病证宜配伍何药既清虚热,又增强降肺中伏热之功? 若嫌清肺化痰力不足,可再选何药?

第十五章

安 神 药

学习目标

1. 掌握安神药的含义、性能特点、功效、主治病证及各节药物的性能特点。
2. 具体药物分掌握、了解二级要求。
掌握：朱砂*、磁石*、龙骨*（附：龙齿）、酸枣仁*。
了解：琥珀△、柏子仁△、远志△、合欢皮△（附：合欢花）、首乌藤△、灵芝△。
3. 掌握相似药物的基本功效与临床应用的异同点，熟悉部分药物的经典配伍。
4. 了解安神药的配伍原则及使用注意。

凡以安定神志为主要功效，主要用于治疗心神不宁病证的药物，称为安神药。

根据安神药的药性、功效及临床应用的不同，可分为重镇安神药和养心安神药两类。

安神药多以矿石、介类、化石或植物的种子入药，有质重沉降安定之性或甘润滋养之性，主入心、肝经，具有重镇安神或养心安神的作用，部分药物兼能平肝潜阳、纳气平喘、清热解毒、活血、敛汗、润肠通便、祛痰等。

安神药主要用于治疗心悸、怔忡、失眠、多梦、健忘等心神不宁证，也可治疗惊风、癫痫、癫狂等心神失常。部分药物亦可用治肝阳上亢、肾虚气喘、疮疡肿毒、瘀血阻滞、盗汗自汗、肠燥便秘、痰多咳喘等病证。

运用安神药，应根据引起心神不宁之心肝火炽、心肝阴血亏虚的不同病因，进行合理的选择与配伍。如属实证之心神不安，应选用重镇安神药物。若肝郁化火者，则配伍清肝泻火类药物；心火亢盛者，则配伍清泻心火类药物；肝阳上扰者，则配伍平肝潜阳类药物；痰浊所致者，应配伍燥湿化痰类药物；血瘀所致者，则配伍活血化瘀药，血瘀兼气滞者，当配活血或疏肝理气药。如属虚证心神不安，应选用养心安神药物。若心肝血虚阴亏者，须配伍补血、养阴类药物；心脾两虚者，则与补益心脾药配伍；心肾不交者，又与滋阴降火，交通心肾之品配伍。

安神药多属对症治标之品，特别是矿石类重镇安神药，只宜暂用，不可久服，应中病即止；有毒药物，不宜过量，以防中毒；矿石类安神药，入汤剂，应打碎先煎、久煎，如作丸、散剂服时，须配伍养胃健脾之品，以免伤胃耗气。

安神药一般具有不同程度的中枢神经抑制作用，具有镇静、催眠、抗惊厥等作用。部分药物还有祛痰止咳、抑菌、防腐、强心、改善冠状动脉血液循环及提高机体免疫功能等作用。

第一节　重镇安神药

本类药物多为矿石、化石、介类药物,主入心、肝经,具有质重沉降之性,重则能镇,重可去怯,故有重镇安神、平惊定志、平肝潜阳等作用。主治心火亢盛、阳气躁动、痰火扰心、肝郁化火及惊恐所致的心悸、失眠、多梦等心神不宁之实证,惊风、癫痫、癫狂、肝阳上亢等证亦可选用本类药物。部分药物兼能清热解毒、纳气平喘、收敛固涩,还可用治热毒疮疡、虚喘、自汗等。

朱砂　Zhūshā
《神农本草经》

为硫化物类矿物辰砂族辰砂,主要含硫化汞(HgS)。主产于湖南、贵州、四川等地,传统以产于古之辰州(今湖南沅陵)者为道地药材。采挖后,选取纯净者,用磁铁吸尽含铁的杂质和铁屑,用水淘去杂石和泥沙。

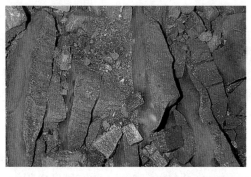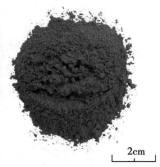

朱砂

【药性】甘,微寒;有毒。趋向沉降。归心经。

【功效】清心镇惊,安神,明目,解毒。

【临床应用】

1. **心悸易惊,失眠多梦**　本品专入心经,性寒质重,既能清心经实火,又能镇惊安神,为治心神不安之要药。①治心火亢盛内扰神明之心神不宁,惊悸怔忡,烦躁不眠者,常与黄连、甘草等清心火药同用,如黄连安神丸;②治心火亢盛,阴血不足之失眠多梦,心中烦热,心悸怔忡,常配当归、地黄等补血养心药同用,如朱砂安神丸。

2. **癫痫发狂,小儿惊风**　本品善清心火,又有镇惊止痉之功。①治温热病热入心包或痰热内闭,高热烦躁,神昏谵语,惊厥抽搐,常与牛黄、麝香等开窍、息风药同用,如安宫牛黄丸;②治热痰蒙闭心窍之癫狂,神志恍惚,躁扰不宁者,宜与酸枣仁、乳香等宁心安神,活血通经之品同用,如丹砂丸;③治小儿高热惊风,常与牛黄、全蝎、钩藤等清心开窍,息风止痉药配伍,如牛黄散。

3. **口疮,喉痹,疮疡肿毒**　本品性寒,善清心火,解热毒,治热毒疮痈,无论内服、外用均可。①治疮毒红热肿痛,常与雄黄、山慈菇、大戟等解毒散结,消肿止痛药配伍,如太乙紫金锭;治溃烂久不收口者,也可与石膏、冰片等解毒生肌敛疮药同用,如生肌定痛散;②治咽喉肿痛,牙龈肿痛,口舌生疮,可配冰片、硼砂等外用,如冰硼散。

4. 视物昏花 本品微寒,可清心降火,明目,治心肾不交之视物昏花,耳鸣耳聋,心悸失眠,常与磁石等同用,如磁朱丸。

【性能特点】朱砂甘寒质重,寒能降火,重可镇怯,专入心经。善清心降火,重镇安神,广泛用治多种原因所致的心神不宁,心悸,失眠,惊风,癫痫,而对心火亢盛,心神不安诸证更为适宜。内服、外用,均有良好的清热解毒作用,为治热毒疮肿、咽痛、口疮所常用。《本草从新》云:"泻心经邪热,镇心定惊……解毒,定癫狂。"

【用法用量】内服,0.1~0.5g,多入丸、散,不宜入煎剂。外用适量

【使用注意】本品有毒,不宜大量服用或少量久服;孕妇及肝肾功能不全者禁用;忌火煅。

【现代研究】主含硫化汞(HgS),药材含量不少于96%,饮片含量不少于98%。另含铅、钡、镁、铁、锌等多种微量元素及雄黄、磷灰石、沥青质,氧化铁等杂质。有降低中枢神经兴奋性、镇惊、催眠、抗惊厥、抗焦虑、抗心律失常、抑制或杀灭皮肤细菌和寄生虫、抑制生育等作用。

【按语】朱砂为无机汞化合物,汞与人体蛋白质中巯基有特别的亲和力,高浓度时,可抑制多种酶的活性,使代谢发生障碍,直接损害中枢神经系统。朱砂中毒主要原因:①长期大剂量口服引起蓄积中毒;②朱砂拌衣入煎剂时,因其不溶于水而附于煎器底部,经长时间受热发生化学反应,可析出汞及其他有毒物质,增加毒性。

磁石 Císhí

《神农本草经》

为氧化物类矿石尖晶石族磁铁矿,主含四氧化三铁(Fe_3O_4)。主产于河北、山东、辽宁等地。采挖后,除去杂石和杂质。砸碎,生用或煅用。

【药性】咸,寒。趋向沉降。归肝、心、肾经。

【功效】镇惊安神,平肝潜阳,聪耳明目,纳气平喘。

【临床应用】

1. 惊悸失眠,癫痫 本品质重沉降,入心、肝、肾经。镇惊安神,潜纳浮阳,宜于阴虚阳亢,肝火扰心之惊悸失眠、癫痫等,常与朱砂等同用,如磁朱丸。

2. 肝阳上亢,头晕目眩 本品入肝、肾经,既能平肝阳,又能益肾阴。①治肝阳上亢之头晕目眩、急躁易怒等,常与石决明、珍珠、牡蛎等平肝潜阳药同用;②治阴虚甚者可配伍熟地黄、白芍、龟甲等滋阴潜阳;③治诸证热甚者可与钩藤、菊花、夏枯草等清热平肝药同用。

3. 耳鸣耳聋,视物昏花 本品能益肾阴,有聪耳明目之效。①治肾虚精亏而耳聋耳鸣者,多与熟地黄、山茱萸、五味子等滋肾之品配伍,如耳聋左慈丸;②治肝肾不足,目暗不明,视物昏花者,多配伍枸杞子、女贞子、菊花等补肝肾、明目之品。

4. 肾虚喘促 本品入肾经,质重沉降,能镇摄肾虚不纳之气而呈平喘之功。治肾亏虚喘,常与五味子、胡桃肉、蛤蚧等补肾纳气药同用。

【重点配伍】朱砂配磁石:两药皆为重镇沉降之品。朱砂寒凉重镇,为清心镇惊安神的要药;磁石入心肝肾经,以治肾虚肝旺之心神不宁为宜;两药合用镇惊安神效著,主治心神不宁、惊悸失眠等证。

【性能特点】磁石咸寒质重,沉降下行,入心,能镇惊安神;入肝,能镇摄浮阳;入肾则顾护肾气真阴;性寒可清泻心肝之火。故为阴虚浮阳上扰,肝火扰动心神或惊恐气乱所致心神不安、惊悸失眠之要药。有一定的聪耳明目、纳气平喘作用,可治肾虚耳鸣耳聋、目昏、虚喘。《本草求真》云:"磁石能入肾镇阴,使阴气龙火不得上升……怯则气浮,宜重剂以镇之。"

【用法用量】煎服,9~30g,先煎。

【使用注意】本品为矿石类药物,服后不易消化,如入丸、散,不可多服。脾胃虚弱者慎服。

【现代研究】主含四氧化三铁(Fe_3O_4),其中含铁不得少于50%。另含锰、镉、铬、钴、铜、锌、铅、钛等。煅磁石含铁不得少于45%。有抑制中枢神经、镇惊、催眠、抗惊厥、抗炎、镇痛、促凝血等作用。

【按语】磁石入药,镇静安神、平肝潜阳宜生用,聪耳明目、纳气平喘宜醋淬后用,但生磁石成分难以煎出,临床很少应用;磁石醋淬后,质地松脆,成分较易煎出。其醋淬后磁力明显比生品降低或消失,但中枢抑制作用比生磁石强,且有毒元素砷的含量也较生品明显降低。

龙骨　Lónggǔ
《神农本草经》

为古代大型哺乳动物如三趾马类、犀类、鹿类、牛类、象类等骨骼的化石或象类门齿的化石。主产于山西、内蒙古、河南等地。全年均可采挖,采挖后,除去泥土和杂质,贮于干燥处。生用或煅用。

【药性】甘、涩,平。趋向沉降。归心、肝、肾经。

【功效】镇惊安神,平肝潜阳,收敛固涩,收湿敛疮。

【临床应用】

1. 心悸失眠,惊痫癫狂　本品质重,入心、肝经,能镇心定惊安神,为治心神不宁之常用药。①治心神不宁之心悸失眠,健忘多梦等症,可与石菖蒲、远志等同用,或与酸枣仁、朱砂等安神之品配伍,如孔圣枕中丹;②治痰热内盛之惊痫抽搐,癫狂发作者,多与牛黄、胆南星、钩藤等化痰及息风止痉药配伍。

2. 肝阳上亢,头晕目眩　本品入肝经,质重沉降,有较强的平肝潜阳作用。治肝阴不足,肝阳上亢所致的头晕目眩、急躁易怒等症,常与代赭石、牡蛎、白芍等滋阴潜阳药同用,如镇肝熄风汤。

3. 滑脱诸证　本品味涩,有收涩之功,宜于遗精、滑精、遗尿、尿频、崩漏、带下、自汗、盗汗等多种正虚滑脱之证。①治肾虚遗精、滑精,多与芡实、沙苑子、牡蛎等配伍,如金锁固精丸;②治心肾两虚之小便频数、遗尿,多与桑螵蛸、龟甲、茯神等配伍,如桑螵蛸散;③治气虚不摄,冲任不固之崩漏、带下,可与黄芪、乌贼骨、五味子等配伍,如固冲汤;④治表虚自汗、阴虚盗汗,常与黄芪,牡蛎、浮小麦等止汗药配伍;⑤治大汗不止,脉微欲绝的亡阳证,可与牡蛎、人参、附子等同用,以收回阳固脱之功。

4. 湿疮湿疹,疮疡溃后不敛　本品性涩,煅后外用有收湿,敛疮、生肌之效。①治湿疮流水、湿疹瘙痒,多配伍牡蛎,研粉外敷;②治疮疡溃久不敛,与枯矾等份,共研细末,掺敷患处。

【性能特点】龙骨甘平质重,入心、肝经,能重镇安神、潜降肝阳,善治各种神志失常之证及肝阳上亢之头晕目眩;味涩,入肾经,又可用治肾虚遗精等滑脱证;外用可敛疮,用于诸疮不敛。如《景岳全书》云:"其气入肝肾,故能安志,定魂魄,镇惊悸,涩肠胃,逐邪气。"

【用法用量】煎服,15~30g,先煎。外用适量,煅后研末干掺。镇惊安神、平肝潜阳宜生用;收敛固涩、收湿敛疮宜煅用。

【使用注意】湿热积滞者慎用。

【现代研究】主含碳酸钙、磷酸钙、五氧化二磷、氧化镁。另含铁、钾、钠、氯、铜、锰等多种无机元素、氨基酸等。有中枢抑制和骨骼肌松弛作用,有镇静、催眠、抗惊厥、抗神经损伤、促进血液凝固、降低血管通透性、增强免疫等作用。

【按语】本品与牡蛎配伍,用于治疗和预防小儿佝偻病,软骨病;对小儿多汗、夜惊、食欲不振、消化不良、发育迟缓等症也有治疗作用,如龙牡壮骨颗粒。

【附】

龙齿　为古代哺乳动物如象类、犀类、牛类、鹿类、三趾马等的牙齿化石。性味甘、涩、凉。归心、肝经。功能镇惊安神,清热除烦。主治惊痫癫狂,心悸怔忡,失眠多梦,身热心烦。煎服,15~30g,先煎。

琥珀　Hǔpò
《名医别录》

为古代松科植物等的树脂埋于地层年久而成的化石样物质。主产于广西、云南、河南等地。随时可采,从地下或煤层中挖出后,除去砂石、泥土等杂质,用时捣碎、研成细粉用。

【药性】甘,平。趋向沉降。归心、肝、膀胱经。

【功效】镇惊安神,活血散瘀,利尿通淋。

【临床应用】

1. **惊悸失眠,惊风癫痫**　本品质重,归心、肝经,长于重镇安神,可治各种心神不安。①治心气不足,痰气交阻之健忘恍惚,神虚不寐者,常与人参、胆南星、远志等配伍,以补气养气,化痰安神,如琥珀多寐丸;②治血不养心见心悸怔忡,夜卧不安,常与人参、当归、酸枣仁等补气养血安神药同用,如琥珀养心丸;③治小儿痰热惊风,烦热不宁,可与胆南星、天竺黄、朱砂等药同用,如琥珀抱龙丸;④治痰浊内阻惊风抽搐,或癫痫发作,痉挛抽搐,可配石菖蒲、僵蚕等化痰开窍息风药同用。

2. **经闭痛经,胸痹心痛,癥瘕**　本品入心、肝血分,有良好的活血通经,散瘀消癥之功,可广泛用于各种血瘀证。①治血滞经闭痛经,可与水蛭、虻虫、大黄等药配伍,如琥珀煎丸;②治心血瘀阻,胸痹心痛者,常与三七同用,以增活血行瘀之效;③治血癥日久,结块不消,常配伍当归、水蛭、虻虫等活血化瘀之品,如琥珀丸。

此外,配其他活血药,还可治妇女阴唇血肿、产后阴部血瘀肿痛及男性阴囊血肿。

3. **淋证,癃闭**　本品归膀胱经,能利尿通淋。治淋证或癃闭,可与金钱草、海金沙、木通等利尿通淋药同用。

【性能特点】琥珀味甘性平,重镇行散。入心、肝经,善安神定惊、活血散瘀,广泛用治各种心神不安及血瘀证;入膀胱经,又能利尿通淋,用治淋证尿频、尿痛及癃闭小便不利之症,又可散瘀,所以尤宜于血淋。

【用法用量】研末冲服,或入丸、散,1.5~3g;不宜入煎剂。

【现代研究】主含树脂、挥发油。主要为琥珀氧松香酸、琥珀松香酸、琥珀银松酸、琥珀脂醇、琥珀松香醇、琥珀酸、倍半萜、双萜、萜烯等。有中枢抑制作用,有抗惊厥、抗休克、镇痛等作用。

第二节　养心安神药

本类药物多为植物类种子、种仁,多有甘润滋养之性,以滋养心肝、益阴补血为主要功效。主要适用于阴血不足、心脾两虚、心肾不交等导致的心悸怔忡、虚烦不眠、健忘多梦、遗精、盗汗等。部分药物兼有止咳平喘、敛汗等作用,可用治喘咳、自汗、盗汗等。

酸枣仁　Suānzǎorén

《神农本草经》

为鼠李科植物酸枣 *Ziziphus jujuba* Mill. var. *spinosa*（Bunge）Hu ex H. F. Chou 的成熟种子。主产于河北、陕西、辽宁等地。秋末冬初采收成熟果实，除去果肉及壳，收集种子，晒干。生用或炒用，用时捣碎。

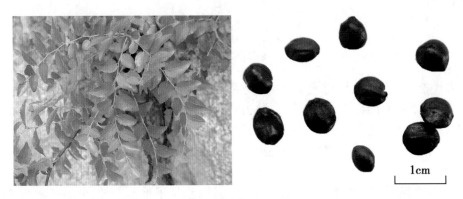

酸枣仁

【药性】甘、酸，平。趋向沉降。归肝、胆、心经。

【功效】养心益肝，宁心安神、敛汗，生津。

【临床应用】

1. **虚烦不眠，惊悸多梦**　本品味甘，入心、肝经，能滋养心肝阴血而安神，多用于虚证心神不安。①治心肝血虚之虚烦不眠，惊悸多梦，可与麦冬、何首乌等滋阴养血药配伍；②治心脾气血不足，心失所养之惊悸不安，可与黄芪、当归、党参等补气血药配伍，如归脾汤；③治肝虚有热之虚烦不得眠，常与茯苓、知母、甘草等药同用，如酸枣仁汤；④治心肾阴虚，阴血亏少之心悸、失眠、健忘、口燥咽干者，可与麦冬、生地黄、远志等药配伍，如天王补心丹。

2. **体虚多汗**　本品味酸能敛，而有止汗之功。治体虚自汗、盗汗等证，常与五味子、山茱萸、黄芪等益气固表止汗药配伍。

3. **津伤口渴**　本品酸甘化阴，有生津止渴之功。治津伤口渴咽干者，常与生地黄、麦冬、天花粉等养阴生津药同用。

【性能特点】酸枣仁甘酸补敛，性平不偏，主入肝、胆、心经。善于养心益肝而安神，《本草经疏》云其"久服之，功能安五脏"。善治心肝阴血亏虚之心神不安、失眠多梦、惊悸怔忡，为养心安神之要药。兼能敛汗治疗体虚多汗，亦可生津止渴，可治阴液亏虚之口渴咽干。

【用法用量】煎服，10~15g。

【现代研究】主含皂苷、黄酮、生物碱、脂肪油及挥发油。主要有酸枣仁皂苷 A、酸枣仁皂苷 B、原酸枣仁皂苷 A、桦皮酸、桦皮醇、斯皮诺素、酸枣黄素、欧鼠李叶碱、荷叶碱、枣仁碱等。具有镇静、催眠、抗焦虑、抗心律失常作用，还有增强记忆、增强免疫、降血脂、抗缺氧、抗肿瘤、抗衰老、抗辐射、抑制血小板聚集等作用。

【按语】传统用本品有生用、炒用之别，有"生用治好眠，熟用治失眠"之说，亦未尽然。实际上，生用、炒用均有安神之效，《金匮要略》之酸枣仁汤，《太平圣惠方》之酸枣仁粥，皆用生品。药理亦证实，生、炒酸枣仁均有镇静催眠作用。但是在炒酸枣仁时，应掌握火候，不能炒至油枯，否则将减效或失效。

柏子仁 Bǎizǐrén
《神农本草经》

为柏科植物侧柏 *Platycladus orientalis*（L.）Franco 的成熟种仁。主产于中国。秋冬两季采收成熟种子,晒干,除去种皮,生用或制霜用。

【药性】甘,平。趋向沉降。归心、肾、大肠经。

【功效】养心安神,润肠通便,止汗。

【临床应用】

1. **心悸失眠** 本品味甘质润,药性平和,主入心经,安神兼补心血,为治血虚心神不安常用药。①治心经阴血亏虚,心神失养之心烦失眠、心悸怔忡、头晕健忘,常与人参、五味子、白术等配伍,如柏子丸;也可与酸枣仁、当归、茯神等同用,如养心汤;②治心肾不交之心悸不宁、心烦少寐、梦遗健忘,可与麦冬、熟地黄、石菖蒲配伍,如柏子养心丸。

2. **肠燥便秘** 本品质润,富含油脂,有润肠通便之功。治疗阴虚血亏,老年、产后等肠燥便秘证,常与郁李仁、松子仁、杏仁等配伍,以增润肠通便之效,如五仁丸。

此外,本品亦有一定止汗作用,还可用治阴虚盗汗。

【性能特点】柏子仁味甘性平,质润多脂,为平补润燥之品。主入心经,能滋补心血而养心安神,善治心血亏虚之虚烦不眠;入大肠经,能润肠燥而通便,可治阴血亏虚之肠燥便秘。《本草纲目》云:"养心气,润肾燥,安魂定魄,益智宁神。"

【用法用量】煎服,3~10g,大便溏泄者宜用柏子仁霜代替柏子仁。

【使用注意】本品质润滑肠,故大便溏薄及痰多者慎用。

【现代研究】主含脂肪油,少量挥发油、皂苷及植物甾醇、氯化物、维生素 A、木质素类、蛋白质等。可镇静安神、抗抑郁、改善阿尔兹海默病,肠推进作用等。

远志 Yuǎnzhì
《神农本草经》

为远志科植物远志 *Polygala tenuifolia* Willd. 或卵叶远志 *Polygala sibirica* L. 的根。主产于山西、陕西、吉林等地。春秋两季采挖,除去须根及泥沙,晒干。生用或炙用。

【药性】苦、辛,温。归心、肾、肺经。

【功效】安神益智,交通心肾,祛痰,消肿。

【临床应用】

1. **失眠多梦,心悸怔忡,健忘** 本品苦辛性温,性善宣泄通达,既能祛痰开心气而宁心安神,又能通肾气而强志不忘,为交通心肾、安定神志、益智强识之佳品。①治心肾不交之心神不宁、失眠、惊悸,或梦遗滑精,健忘,可与茯神、龙齿、朱砂等药物配伍,以镇静安神,如远志丸;②治健忘症,与人参、茯苓、石菖蒲等药物配伍,以增安神益智之效,如开心散。

2. **咳嗽痰多** 本品苦温性燥,入肺经,能祛痰止咳。治咳嗽痰多黏稠、咯吐不爽者,可与杏仁、桔梗、甘草等药物配伍,以增祛痰止咳之效。

3. **痈疽疮毒,乳房肿痛** 本品辛行苦泄,功擅疏通气血之壅滞而消散痈肿。治痈疽疮毒,乳房胀痛,可单用,或配伍其他解毒消肿药内服、外用。

【性能特点】远志辛开苦泄,微温通散,入心、肺、肾经,既能开心郁,通肾气,使肾气上交于心而安神益智;又能祛痰而利心开窍宁神,"以此豁痰利窍,使心气开通,则神魄自宁也"（《药品化义》）,可治多种原因所致的心神不安。兼能祛痰止咳、消散痈肿,用治痰多咳嗽、疮痈肿痛。

【用法用量】煎服,3~10g;外用适量。

【使用注意】凡实热或痰火内盛者,以及有胃溃疡或胃炎者慎用。

【现代研究】主含皂苷类、苯骈色原、酚性糖胺类、生物碱、脂肪油、树脂等成分,包括细叶远志皂苷(不少于2.0%)、远志酮、远志醇、细叶远志定碱等。有镇静、催眠、抗抑郁、抗痴呆、抗惊厥、镇咳、抗炎及降压等作用。

【按语】历代本草皆称远志"无毒",但过量服用可引起恶心、呕吐等副作用。药理学研究证明其含远志皂苷能刺激胃黏膜,反射性地引起恶心、呕吐,故用量不宜过大。患有胃炎及胃、十二指肠溃疡的患者,应避免使用。

合欢皮　Héhuānpí
《神农本草经》

为豆科植物合欢 *Albizia julibrissin* Durazz. 的树皮。全国大部分地区均产。夏秋两季收取,晒干,切段生用。

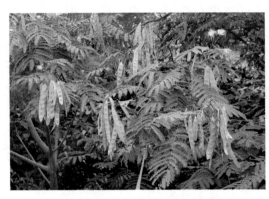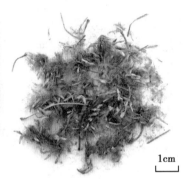

1cm

合欢皮(合欢花)

【药性】甘,平。归心、肝、肺经。

【功效】解郁安神,活血消肿。

【临床应用】

1. **心神不安,忧郁失眠**　本品性味甘平,归心、肝经,善解肝郁,为悦心安神要药。治情志不畅,抑郁寡欢,烦躁失眠,多与柏子仁、酸枣仁、琥珀等安神药配伍。

2. **跌打骨折,血瘀肿痛**　本品入心、肝血分,有活血祛瘀作用,能收消肿止痛之效。治跌打扑伤,损筋折骨,可与麝香、乳香配伍;亦可与桃仁、红花、乳香等活血消肿止痛药同用。

3. **肺痈,疮痈肿毒**　本品有活血消肿之功,能消散内外痈。①治肺痈,烦满胸痛,咳吐脓血,单用有效,如夜合汤;亦可与鱼腥草、冬瓜仁、芦根配伍,以清热解毒,消痈排脓;②治疮痈肿毒,常与蒲公英、紫花地丁等清热解毒药配伍。

【性能特点】合欢皮甘平行散,入心、肝经。既善解肝郁而安神定志,治忧郁、失眠常用,为悦心安神要药。《神农本草经》曰:"主安五脏,和心志,令人欢乐无忧。"又能活血散瘀、消散痈肿,跌打骨折、疮痈、肺痈亦可使用。

【用法用量】煎服,6~12g,外用适量,研末调敷。

【现代研究】主含木脂素及其糖苷、皂苷、黄酮、鞣质、甾醇等。可抗焦虑、抗抑郁、催眠,抗菌、抗炎、抗肿瘤、抗氧化、抗生育、增强免疫等。

【按语】对于远志、合欢皮二药的安神机理,历代医药家虽有补心气,益精,养五脏之说,但就目前认识而言,二药只是通过开心气,化痰浊、交通心肾(远志),解肝郁(合欢皮)等来实现,或直接功效就是安神。滋养作用并不明显,临床用治虚证心神不安者,须与其他养心安神药同用,或配伍补益药,不可不察。

【附】

合欢花 为合欢的花序或花蕾。性味甘,平。归心、肝经,功能解郁安神。用于虚烦不眠、心神不安,忧郁失眠。煎服,5~10g。

首乌藤 Shǒuwūténg
《何首乌录》

为蓼科植物何首乌 *Polygonum multiflorum* Thunb. 的藤茎。主产于河南、湖南、湖北等地。秋、冬两季采割,除去残叶,捆成把或趁鲜切断,干燥。生用。

【药性】甘,平。趋向升浮。归肝、心经。

【功效】养血安神,祛风通络。

【临床应用】

1. **心神不宁,失眠多梦** 本品味甘,入心、肝二经,为补养阴血的安神药。①治心肝阴血亏虚,心神失养之心神不宁,失眠多梦,多与合欢皮、酸枣仁等养心安神药配伍;②治阴虚阳亢,热扰心神之虚烦不宁,彻夜不寐,与珍珠母、龙齿、柏子仁等潜阳安神药配伍。

2. **血虚身痛,风湿痹痛** 本品养血祛风,通经活络而能止痛。①治血虚肢体酸痛或麻木不仁,乏力,可与鸡血藤、当归、川芎等养血通经,祛风止痛药配伍;②治风湿痹痛,可与羌活、独活、桑寄生等祛风湿药同用。

3. **皮肤瘙疹** 本品有祛风止痒之功,治风疹、湿疹、疥癣等皮肤瘙痒症,多外用,可配蝉蜕、浮萍、地肤子等药,煎汤外洗。

【性能特点】首乌藤甘平,药力平和,入心、肝经,补益兼通行。《本草再新》云:"补中气,行经络,通血脉,治劳伤。"既可养血安神,治血虚心烦失眠多梦;又祛风邪通经络,治血虚身痛肢体麻木、风湿痹痛;止瘙痒,用治外风侵袭或血虚生风的风疹、湿疹等皮肤瘙痒症。

【用法用量】煎服,9~15g。外用适量,煎水洗患处。

【现代研究】主含蒽醌类、苷类、黄酮等化合物,包括大黄素、大黄酚、大黄素甲醚,β-谷甾醇、二苯乙烯苷等。有镇静催眠作用;还有抗炎、抗氧化、降血脂、降血糖、促进免疫等作用。

灵芝 Língzhī
《神农本草经》

为多孔菌科真菌赤芝 *Ganoderma lucidum* (Leyss. ex Fr.) Karst. 或紫芝 *Ganoderma sinense* Zhao. Xu et Zhang 的子实体。主产于四川、浙江、江西等地。除野生外,现多为人工培育品种。全年可采收,除去杂质,剪除附有的朽木、泥沙或培养基质的下端菌柄,阴干或在40~50℃烘干。

【药性】甘,平。归心、肺、肝、肾经。

【功效】补气安神,止咳平喘。

【临床应用】

1. **心悸,失眠** 本品味甘性平,入心经,能益心气而安神。治疗气血两虚、心神失养之心神不宁、失眠多梦、惊悸健忘,单用煎汤或为末服有效,或与当归、龙眼肉、白芍等配伍,以补气养血、安神宁志。

2. **肺虚咳喘** 本品味甘性平,入肺补气,适用于肺气不足,咳喘不已,可与党参、五味子、干姜配伍;若治痰湿咳喘,可与半夏、陈皮、杏仁等同用。

灵芝从古至今经历品种及药用部位演变,结合现代临床试论灵芝子实体品种及各代工艺制作孢子粉的功用区别。

3. **虚劳短气,不思饮食** 本品补益肺肾。治虚劳气短,食欲不振,可与山茱萸、人参、熟地黄配伍,以益气补血,如紫芝丸。

【性能特点】灵芝性味甘平,入心、肺、肝、肾经,既能养心安神,又能补益心气,扶助正气,同时具有较好的止咳平喘之功,善治气血不足之失眠、健忘,食欲不振以及肺虚咳喘证,亦常用于虚劳。

【用法用量】煎服,6~12g。

【现代研究】主含灵芝多糖、灵芝酸A、甜菜碱、灵芝碱甲、麦角甾醇、蛋白质、多种氨基酸、多肽、腺苷及糖类等。可调节免疫、降血糖、降血脂、抗氧化、抗衰老及抗肿瘤;保护肝功能;还具有镇静、抗惊厥、抗心律失常、镇咳平喘、抗凝血、抑制血小板聚集及抗过敏作用。

【按语】本品在临床上与其他扶正药如党参、黄芪、白术等配伍,对癌肿患者放疗、化疗后出现的体虚乏力、心悸、失眠、盗汗、白细胞下降等,有良好的辅助效果,可滋补强壮,改善脏腑功能。因野生灵芝量少,目前人工培养的灵芝孢子粉更为常用。

学习小结

一、功效归纳

1. 安神药兼有功效归纳

共同功效	兼有功效	代表药物
安神	平肝潜阳	磁石、龙骨
	清热解毒	朱砂
	收敛固涩	龙骨
	解郁	合欢皮(合欢花)
	化痰	远志
	活血	合欢皮、琥珀
	祛风通络	首乌藤

2. 其他章节兼有安神功效的药物

主要有:茯苓(茯神)、丹参、牡蛎、珍珠母、紫贝齿、人参、大枣、龙眼肉、百合、麦冬、五味子等。

二、中药功效术语解释

[解郁安神]通过疏理肝气,解除肝郁,舒畅情志而达到安定心神目的的药物作用,谓之解郁安神。适用于情志抑郁所致的愤怒忧郁,健忘,失眠等症。

(李 敏)

复习思考题

1. 朱砂与酸枣仁在安神方面有何不同?临床应用如何区别应用?朱砂的使用注意是什么?

2. 患者,男,46岁。近半年来常有心烦失眠,头晕健忘,腹胀,便秘,舌淡,苔薄白。建议选用柏子仁配伍治疗,有何意义?使用时应注意哪些问题?

扫一扫
测一测

第十六章

平肝息风药

PPT 课件

凡以平肝潜阳、息风止痉为主要功效,主要用于治疗肝阳上亢或肝风内动病证的药物,称平肝息风药。

根据平肝息风药的药性、功效及临床应用的不同,一般将其分为平抑肝阳药和息风止痉药两类。部分息风止痉药兼具平肝潜阳、清肝泻火的作用,且两类药物常互相配合应用,故又将两类药物合称平肝息风药。

平肝息风药皆入肝经,药性多属寒凉,少数药属性平或偏温,作用趋向多为沉降。主要功效为平肝潜阳(或平抑肝阳)、息风止痉,部分药物兼有清肝明目、镇静安神、祛风通络、止血等作用。本章药物中多为介类、虫类等动物药及矿物药,故有"介类潜阳,虫类搜风"之说。主要用于治疗肝阳上亢之头晕目眩及肝风内动之痉挛抽搐,配伍后也可用于治疗目赤肿痛、失眠、中风偏瘫、风湿痹痛等病证。

应用平肝息风药时,须根据病因、病机及兼证的不同进行相应的配伍。如用治肝阳上亢证,多配伍滋养肝肾之阴的药物,益阴以制阳;肝阳可化热生火,二者常相兼并见,故亦常配伍清泻肝火之品;若肝阳化风致肝风内动,应将息风止痉药与平肝潜阳药物并用;热极生风之肝风内动,当配伍清热泻火、凉血解毒药;阴血亏虚生风者,当配伍养阴补血药;兼窍闭神昏者,当配伍开窍醒神药;兼失眠多梦、心神不宁者,当配伍安神药;兼痰邪者,当配伍祛痰药。平肝息风药有性偏寒凉或性偏温燥之不同,故应区别使用,如脾虚慢惊者,不宜使用寒凉之品;阴虚血亏者,当忌温燥之品。中气下陷者亦忌用本类药物。

平肝息风药均有明显的镇静、抗惊厥作用,大多数有不同程度的降血压作用。

第一节 平抑肝阳药

本类药物多为质重之介类或矿石类药物,部分为植物药,具有平肝潜阳或平抑肝阳之

笔记栏

效,以及清肝热、安心神等作用。主要用治肝阳上亢证,症见头晕、头痛、目胀、舌质红、舌苔黄或少苔、脉弦数。其次,常与息风止痉药配伍,治疗肝阳化风,肝风内动之痉挛抽搐;配伍安神药,治疗浮阳上扰之烦躁不眠。

部分药物易碍胃影响消化,脾胃虚弱者需配伍健脾养胃药、消食药等。

石决明　Shíjuémíng
《名医别录》

为鲍科动物杂色鲍 *Haliotis diversicolor* Reeve、皱纹盘鲍 *Haliotis discus* hannai Ino、羊鲍 *Haliotis ovina* Gmelin、澳洲鲍 *Haliotis ruber*(Leach)、耳鲍 *Haliotis asinina* Linnaeus 或白鲍 *Haliotis laevigata*(Donovan)的贝壳。分布于广东、福建、辽宁等沿海地区。夏秋捕捉,剥除肉后,洗净贝壳,去除附着的杂质,晒干。生用或煅用。用时打碎。

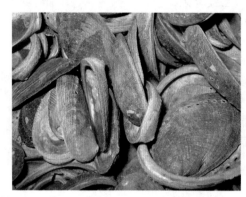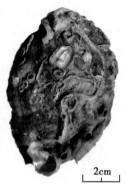

石决明(杂色鲍)

【药性】咸,寒。趋向沉降。归肝经。

【功效】平肝潜阳,清肝明目。

【临床应用】

1. 肝阳上亢,头痛眩晕　本品专入肝经,潜降肝阳之功著;性寒,兼具清肝热、益肝阴之功,为治肝阳上亢证要药。①治肝肾阴虚,肝阳上扰头痛眩晕者,常与生地黄、白芍、牡蛎等养阴、平肝药物配伍,如天麻钩藤饮;②治兼有肝火亢盛,头晕头痛、目赤、烦躁易怒者,可与羚羊角、夏枯草、钩藤等清热平肝药物同用,如羚羊角汤。

2. 目赤翳障,视物昏花　本品性寒,能清肝火而明目、退翳,为治目疾之常用药。①治肝火上炎之目赤肿痛,可与夏枯草、决明子、菊花等清肝明目药配伍;②治肝经风热之目赤羞明、翳膜遮睛,可合蝉蜕、菊花、木贼等清热、疏风明目药配伍;③治肝肾阴虚所致视物模糊,畏光,也可配熟地黄、枸杞子等补肝肾明目之品。

【性能特点】石决明咸寒质重沉降,专入肝经。功善平肝阳、清肝热、益肝阴,标本兼顾,《医学衷中参西录》誉其“为凉肝镇肝之要药”。对肝肾阴虚、阴不制阳而致肝阳上亢之头痛及眩晕,或兼肝热者尤为适宜。兼能清肝热以明目,治目赤、翳障、视物昏花等目疾,无论实证、虚证之疾均可应用。

【用法用量】煎服,6~20g。应打碎先煎。平肝、清肝宜生用,外用点眼宜煅用、水飞。

【现代研究】主含碳酸钙,尚含有机质。其中含有珍珠样光泽的角质蛋白经水解得 16 种氨基酸;尚含少量镁、铁、锌、锶、硒、铜、碘等微量元素,煅烧后产生氧化钙。含有极为丰富的易为人体吸收的 SiO_2。有降压、镇静、抗氧化、中和胃酸、调节免疫力、抑菌、降血糖等多种药理作用。

珍珠母 Zhēnzhūmǔ
《本草图经》

为蚌科动物三角帆蚌 *Hyriopsis cumingii*（Lea）、褶纹冠蚌 *Cristaria plicata*（Leach）或珍珠贝科动物马氏珍珠贝 *Pteria martensii*（Dunker）的贝壳。三角帆蚌和褶纹冠蚌在中国各地的江河湖沼中均产,马氏珍珠贝主产于海南、广东、广西沿海。全年均可采收。去肉,洗净,干燥。生用或煅用。用时打碎。

【药性】咸,寒。趋向沉降。归肝、心经。

【功效】平肝潜阳,安神定惊,明目退翳。

【临床应用】

1. **肝阳上亢,眩晕头痛** 本品有与石决明相似的平肝潜阳、清泻肝火作用,二者可相须为用。①治肝阳头痛、眩晕、耳鸣,常配伍牡蛎、磁石等平潜肝阳药同用;②治肝阳上亢并有肝火内郁,烦躁易怒甚者,常与夏枯草、菊花等清肝火药物配伍。

2. **惊悸失眠** 本品有镇心安神的作用。治惊悸失眠,心神不宁,可与朱砂、龙骨、酸枣仁等安神药配伍,如珍珠母丸。

3. **目赤翳障,视物昏花** 本品亦有清肝明目之效。①治肝热目赤、翳障,常与石决明、菊花、车前子等药配伍,以清肝明目退翳;②治肝虚目黯、视物昏花,则与枸杞子、女贞子等配伍,以养肝明目。

【性能特点】珍珠母咸寒质重,主入肝经,功能平肝潜阳、清肝明目,治肝阳上亢之眩晕头痛及肝火上攻之目赤肿痛,以及肝血不足视物昏花。又入心经,镇心安神之效为其所长,常用以治疗惊悸、心烦失眠。《中国药学大辞典》云:"兼入心肝两经,与石决明但入肝者不同,故涉及神志病者,非此不可。"

【用法用量】煎服,10~25g。宜打碎先煎。外用适量。

【使用注意】本品性寒质重,易伤脾胃,脾胃虚寒者慎服。

【现代研究】碳酸钙的含量在88.71%~94.47%之间,含有多种氨基酸、微量元素。此外,珍珠母中还含有磷脂酰乙醇胺、半乳糖神经酰胺、羟基脂肪酸等氧化物。煅烧后产生氧化钙。主要有降压、镇静、安神、抗抑郁、抗氧化、中和胃酸、调节免疫力、降血糖、明目等作用。

牡蛎 Mǔlì
《神农本草经》

为牡蛎科动物长牡蛎 *Ostrea gigas* Thunberg、大连湾牡蛎 *Ostrea talienwhanensis* Crosse 或近江牡蛎 *Ostrea rivularis* Gould 的贝壳。主产中国沿海一带。全年均可采收。去肉,洗净,晒干。生用或煅用,用时打碎。

【药性】咸,微寒。趋向沉降。归肝、胆、肾经。

【功效】重镇安神,潜阳补阴,软坚散结。

【临床应用】

1. **肝阳上亢,头晕目眩** 本品咸寒质重,有类似石决明之平肝潜阳、益阴清热作用。多用治水不涵木,阴虚阳亢引起的眩晕耳鸣等症,常与龟甲、龙骨、牛膝等滋阴平肝潜阳之品同用,如镇肝熄风汤;也可配伍生龙骨、生地黄、生白芍等同用,如建瓴汤。

2. **惊悸失眠** 本品质重能镇,有安神之功效,用治心神不安之惊悸怔忡,失眠多梦等症,常与龙骨相须为用,如桂枝甘草龙骨牡蛎汤。亦可配伍朱砂、琥珀、酸枣仁等安神之品。

3. **痰核,瘰疬,癥瘕积聚**　本品咸能软坚散结,寒能清热泻火。①治痰火郁结之痰核、瘰疬,常与浙贝母、玄参、夏枯草等配伍,以清热化痰,软坚散结,如消瘰丸;②治各种癥瘕痞块,常与鳖甲、丹参、莪术等配伍,以消癥散结。

4. **滑脱诸证**　本品味涩,煅用有与煅龙骨相似的收敛固涩作用。常与煅龙骨相须为用,配合补虚药治疗自汗、盗汗、遗精、遗尿、尿频、崩漏、带下等多种正虚不固,滑脱之证,如牡蛎散、固冲汤。

5. **胃痛反酸**　本品煅用,有制酸止痛作用。治胃痛吞酸,常与乌贼骨、浙贝母共制为细末,内服取效。

【性能特点】牡蛎主入肝、肾经。生品以味咸,性寒,趋向沉降药性为用,为平肝潜阳之要药,兼可滋阴清热,善治阴虚阳亢之证。又长于软坚散结,为治痰核、瘰疬、癥瘕必选之药。煅后则体现出味涩之效,能收敛固涩,而止滑脱,亦为治多汗、遗尿、崩漏、带下之证要药。尚能制酸止痛,用治胃痛反酸。《药性切用》总结其生用、制用区别为"潜热生研,涩脱火煅"。

【用法用量】煎服,9~30g。宜打碎先煎。收敛固涩、制酸止痛宜煅用,余皆生用。

【现代研究】主含碳酸钙,尚含18种氨基酸、肝糖原、B族维生素、牛磺酸和钙、磷、铁、锌等营养成分。有镇静、催眠、安神作用。还具有抗病毒、抗氧化、抗肿瘤、调节血脂、抑制血小板聚集、保肝,提高人体免疫力、促进新陈代谢、延缓衰老等功能。

赭石　Zhěshí

《神农本草经》

为氧化物类矿物刚玉族赤铁矿,主含三氧化二铁(Fe_2O_3)。产于山西、河北、河南等地。采挖后,除去杂石,打碎生用或醋淬研粉用。

【药性】苦,寒。趋向沉降。归肝、心、肺、胃经。

【功效】平肝潜阳,重镇降逆,凉血止血。

【临床应用】

1. **肝阳上亢,头晕目眩**　本品性味苦寒,质地重坠,善潜肝阳,又擅清降火热,治肝阳上亢伴肝火旺者尤宜。①治肝肾阴虚,肝阳上亢者,每与龟甲、牡蛎、白芍等滋阴潜阳药配伍,如镇肝熄风汤;②治肝阳上亢,肝火盛者,每与石决明、夏枯草、牛膝等同用,以增强平肝潜阳,清肝降火之效,如赭石汤。

2. **呕吐,呃逆,噫气**　本品为重镇降逆要药,入胃经,可降逆和胃,用治胃气上逆之呕吐、呃逆、噫气不止等,常与旋覆花、半夏、生姜等降逆止呕药同用,如旋覆代赭汤。

3. **气逆喘息**　本品质重沉降,亦入肺经,可降上逆肺气而奏平喘之功。治肺气上逆,喘息气短、痰鸣,常与紫苏子、桑白皮、杏仁等化痰平喘药同用;若治肺肾不足,阴阳两虚之虚喘不已、气短神疲者,则须与人参、山茱萸、胡桃肉等配伍,以补肺肾、定喘嗽,如参赭镇气汤。

4. **血热吐衄,崩漏**　本品入肝经血分,有凉血止血之效,煅用收敛止血之功增强。①治血热妄行之吐血、衄血,可与白芍、竹茹、牛蒡子等同用,如寒降汤;②治崩漏下血日久,可与禹余粮、赤石脂、五灵脂等配伍,如震灵丹。

【性能特点】赭石苦寒质重,入肝心经,为纯降之品,善降肝阳、逆气为其特长。既有显著的镇潜、清火作用,为治肝阳上亢或伴肝火亢盛头晕目眩之佳品;又入肺、胃经,善降上逆之气而治呕吐、呃逆、噫气及气逆喘息,还能凉血止血,治血热吐衄、崩漏下血等证。

【用法用量】煎服,9~30g。宜打碎先煎。降逆、平肝生用;止血煅用。

【使用注意】虚寒证及孕妇慎用。因含微量砷,故不宜长期服用。

【现代研究】主含三氧化二铁（Fe$_2$O$_3$），煅淬后 Mn、Fe、Al、Ca、Mg、Si 等的溶出量皆增加，尤其是 Ca 的溶出量增加了 30 倍。有镇静、抗惊厥、抗炎、止血、促进血细胞新生等药理作用。

【按语】古代医家对赭石生用或煅用一直有争议。因含有小量的砷而有毒性，长期服用有慢性砷中毒的可能，无论是生品还是炮制品都应中病即止，不可久服。现代对赭石用不同方法炮制所得炮制品进行含砷量比较，结果其含砷量依次为：生品干研＞煅干研＞煅醋淬干研＞生品水飞＞煅水飞＞煅醋淬水飞。用煅淬法进行炮制后降低了其苦寒之性，增强了平肝止血作用，煅制后能降低赭石中毒性元素砷的含量，故今人用时多选煅品。

蒺藜 Jílí
《神农本草经》

为蒺藜科植物蒺藜 *Tribulus terrestris* L. 的成熟果实。主产于东北、华北及西北等地。秋季果实成熟时采收，晒干。炒黄或盐炙用。

【药性】辛、苦，平，微温；有小毒。双重趋向。归肝经。

【功效】平肝解郁，活血祛风，明目，止痒。

【临床应用】

1. **肝阳上亢，头痛眩晕**　本品苦能泄降，入肝经，有平抑肝阳作用，凡肝阳上亢之头痛眩晕，常与珍珠母、钩藤、菊花等同用，以增强其平肝之功。

2. **胸胁胀痛，乳闭乳痈**　本品辛散苦泄，有疏肝解郁之功，《神农本草经》称其可"主恶血，破癥结积聚"，凡肝气郁结之胸胁疼痛，月经不调，乳汁不通，乳痈，每可用之。①治肝郁气滞，胸胁胀痛，与柴胡、香附、青皮等疏肝理气药物配伍；②治产后肝郁血滞之乳汁不通、乳房胀痛，可单用品研末服，或与穿山甲、王不留行等通经下乳药同用；③治乳滞不通，郁而化火成乳痈者，则须配伍蒲公英、金银花等清热解毒之品。

3. **目赤翳障**　本品味辛性平，能疏散肝经之风热而明目退翳。治风热目赤肿痛、多泪多眵或翳膜遮睛等症，多与菊花、决明子、蔓荆子等药配伍，如白蒺藜散。

4. **风疹瘙痒**　本品辛散外风，又有祛风止痒之效。①治风疹瘙痒，常与防风、荆芥、地肤子等祛风止痒药配伍；②治血虚风盛之瘙痒难忍，配伍当归、何首乌，防风等，以养血祛风止痒。

【性能特点】蒺藜苦泄辛散，性平，作用和缓，专入肝经。既能平抑肝阳以治肝阳眩晕；又可疏肝解郁，治肝郁气滞之胸胁胀痛及乳房胀痛；还能疏散肝经之风热，治风热上攻之目赤翳障，乃眼科常用之品。此外，又可祛风止痒，治风疹瘙痒。《日华子本草》称之"治风，明目最良"。

【用法用量】煎服，6~10g。

【使用注意】孕妇慎服。

【现代研究】主含皂苷类、黄酮类、生物碱类、多糖类等化合物。其他成分尚含有甾醇类、氨基酸类、萜类、脂肪酸、无机盐等。其中甾体皂苷是蒺藜的主要有效成分。有降压、抗衰老、强壮、改善心功能、改善脑循环、保护视网膜神经细胞、抑癌、利尿、降血糖、调节血脂、抗菌、镇痛等作用。

罗布麻叶 Luóbùmáyè
《救荒本草》

为夹竹桃科植物罗布麻叶 *Apocynum venetum* L. 的叶。主产于中国内蒙古、甘肃、新疆等地。夏季采收。干燥，生用。

【药性】甘、苦，凉。趋向沉降。归肝经。

【功效】平肝安神,清热利水。

【临床应用】

1. 肝阳眩晕,心悸失眠　本品味甘苦,性凉,其性主降,既有平抑肝阳之功,又有清泻肝热,安定神志之效。可单用本品煎服,或开水冲泡代茶饮而取效。①治肝阳上亢之头晕目眩,常与牡蛎、石决明、赭石等平肝潜阳药配伍;②治肝火上攻之头晕目眩,肝热内扰之烦躁失眠,常与夏枯草、野菊花、钩藤等清泻肝火之品同用。

2. 水肿、小便不利　本品能利尿消水肿,治小便不利而有热象者,可单用,或与车前子、木通、茯苓等利尿通淋药同用。

【性能特点】罗布麻叶甘苦凉,入肝经。既能平抑肝阳、又能清泻肝热,主治肝阳上亢之头晕目眩,兼治肝火上攻之头痛烦躁。还能清热利尿,用于水肿、小便不利伴有热象者。

【用法用量】煎服或开水泡服,6~12g。

【现代研究】主要含有黄酮类、挥发油类、鞣质、长链脂肪酸酯、酸类、醇类、低分子有机酸类、甾体类、糖类、烷类、氨基酸类、矿物质类等成分。具有降血压、抗焦虑、抗抑郁、降血脂、抗氧化、利尿、抗衰老等作用。

附表药物

药名	药性	功效	主治证	用法用量
紫贝齿	咸,平,趋向沉降。归肝、心经	平肝潜阳,镇惊安神,明目退翳	肝阳上亢,头晕目眩;惊悸失眠,惊痫抽搐;目赤翳障	煎服,10~15g。宜打碎先煎

第二节　息风止痉药

息风止痉药主入肝经,多系虫类药,以平息肝风、制止痉挛抽搐为主要功效,部分药兼有平肝潜阳作用。主要用于热极生风、肝阳化风及血虚风动等所致之眩晕欲仆、痉挛抽搐、项强肢颤,或风中经络之口眼㖞斜、半身不遂等;亦用治风阳夹痰,痰热上扰之癫痫、惊风抽搐及风毒侵袭引动内风之破伤风,风寒湿邪痹阻经络之痹证等。

虫类药物药力较强,应中病即止,不宜久服。

羚羊角　Língyángjiǎo
《神农本草经》

为牛科动物赛加羚羊 *Saiga tatarica* Linnaeus 的角。主产于俄罗斯。全年可捕捉,以8—9月捕捉锯下其角色泽最好。捕后锯取其角,晒干。用时镑片、锉末或磨汁。

【药性】咸,寒。趋向沉降。归肝、心经。

【功效】平肝息风,清肝明目,散血解毒。

【临床应用】

1. 肝风内动,惊痫抽搐,高热痉厥,癫痫发狂　本品入心肝二经,有良好的泻心火、清肝热、平肝阳、息肝风作用,为治肝风内动,惊痫抽搐之要药,心肝火盛,热极生风者尤宜。①治温热病热邪炽盛,热极动风之高热神昏、痉厥抽搐,常与钩藤、菊花、白芍等清热平肝药配伍,如羚角钩藤汤;②治癫痫、惊悸,可与钩藤、天竺黄、郁金等息风止痉、化痰开窍药同用。

2. 肝阳上亢,头痛眩晕　本品质重性沉降,有显著的平肝阳作用。治疗肝阳上亢所致的头晕头痛,烦躁失眠,目眩,可与石决明、牡蛎、天麻等药同用,共奏平肝阳、止眩晕之效。

3. **肝火上炎,目赤翳障** 本品性寒入肝,善清泻肝火,故宜治肝火上炎之头痛、头晕、目赤肿痛、羞明流泪等症,常与龙胆、决明子、黄芩等清热泻火药配伍,如羚羊角散。

4. **温热病壮热神昏,温毒发斑、痈肿疮毒** 本品入心肝血分,凉血解毒之外,还能泻火退热。①治温热病壮热神昏、躁狂、抽搐等症,常与石膏、寒水石等清热泻火药配伍,如紫雪丹;②治热毒发斑,每与生地黄、赤芍等清热凉血药同用,如清营解毒汤。

【性能特点】羚羊角咸寒质重,入肝、心二经。善息风止痉,平降肝阳,为治肝风内动、惊痫抽搐重症之要药,且本品清热退热力强,善清肝火,最宜于温热病热邪炽盛,热极动风之高热神昏、痉厥抽搐者。又善平肝潜阳,治肝阳上亢之头晕头痛;还能清肝明目,疗肝火上炎之目赤肿痛。味咸入血,性寒清热,清解血分热毒,常用治热入营血壮热神昏谵语,斑疹紫黑及疮痈重症。故清代陆九芝言:"在肝之病,必用羚羊。"

【用法用量】煎服,1~3g。宜另煎2小时以上,取汁服。磨汁或研粉服,每次0.3~0.6g。

【使用注意】脾虚慢惊忌用,无火热者勿用。

【现代研究】主含氨基酸、蛋白质、无机元素等。有镇静、抗高血压、抗惊厥、解热、镇痛、抗癫痫、抗炎、抗病原微生物、抗血栓、改变血管通透性、增强免疫等药理作用。

【附】

山羊角 为牛科动物青羊 *Naemorhedus goral* Hardwicke 的角。性味咸寒,归肝经。有平肝镇惊作用,《医林纂要》载"功用近羚羊角"。用于肝阳上亢之头晕目眩、肝火上炎之目赤肿痛以及肝风内动、惊痫抽搐等证。作用较弱,可作为羚羊角的代用品,应用时剂量可酌情增大。煎服,10~15g。

牛黄 Niúhuáng
《神农本草经》

为牛科动物牛 *Bos taurus domesticus* Gmelin 的胆结石。主产于中国西北和东北地区。宰牛时,如发现有牛黄,应立即滤去胆汁,将牛黄取出,除去外部薄膜,阴干。

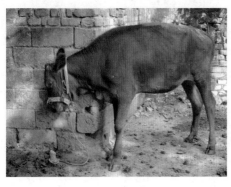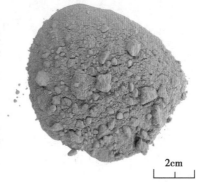

2cm

牛黄

【药性】苦、甘,凉。趋向沉降。归心、肝经。

【功效】凉肝息风,清心豁痰,开窍醒神,清热解毒。

【临床应用】

1. **热盛动风、惊痫抽搐** 本品清心、凉肝,有息风止痉、定惊安神之效。治温热病邪邪热亢盛,引动肝风之壮热不退、惊厥抽搐最宜,及小儿内热痰盛之急惊风。前者常与朱砂、全蝎、钩藤等配伍,以清热解毒,息风止痉,如牛黄散。

2. **热闭神昏,中风痰迷,癫痫发狂** 本品既能清心热,又能化痰、开窍醒神。可借其化痰、开窍、息风之功,用于温热病热入心包,神昏痰鸣及肝阳暴张、痰热壅闭之中风昏迷、半身不遂、两手握固、口噤不开、喉间痰鸣等。单用本品为末,淡竹沥化服即效;或与麝香、冰片、黄连等配伍,共奏清热化痰、开窍醒神之功,如安宫牛黄丸、至宝丹。

3. 咽喉肿痛,口舌生疮,痈肿疔毒　本品有良好的清热解毒作用,治痈肿疮疡、咽喉肿痛、口舌生疮为热毒壅滞郁结所致者,常与黄连、雄黄、大黄等同用,以增清热解毒之力,如牛黄解毒丸;若咽喉肿痛、溃烂,可与珍珠为末吹喉,如珠黄散;用治疔毒、乳岩、瘰疬等,又与麝香、乳香、没药等合用,以清热解毒、活血散结,如犀黄丸。

【性能特点】牛黄入心、肝经,苦凉清泄,"主惊痫,寒热,热盛狂痉"(《神农本草经》),能清心凉肝,有息风止痉,定惊安神之效,用于温热病邪热亢盛,内引肝风之高热烦躁、惊痫抽搐之证最为适宜。又"疗小儿急惊,热痰壅塞"(《会约医镜》),善治温热病及小儿惊风;尤擅清心、化痰、开窍醒神,治痰热蒙蔽心窍之热入心包、中风、惊风、癫痫效极佳;并善清热解毒,治热毒壅滞郁结之咽喉肿痛、口舌生疮,痈肿疔毒等证。

【用法用量】0.15~0.35g,多入丸、散用。外用适量,研末敷患处。

【使用注意】孕妇慎用。

【现代研究】主要含有胆红素、胆汁酸、胆固醇、蛋白质、脂肪酸及无机元素等。天然牛黄中还含有3种类胡萝卜素物质、粒状无色结晶($C_{24}H_{41}NO_3$)、性状不明的荧光物质、油状强心成分、维生素D、麦角固醇、齐墩果酸、熊果酸、胆酸甲酯、去氧胆酸甲酯和鹅去氧胆酸甲酯等。具有解热、镇静、抗惊厥、抗炎、祛痰、强心、抑菌、抗氧化、清除自由基、增强免疫等作用。

【按语】除黄牛、水牛外,牛科动物牦牛及野牛的胆结石亦可入药。另有人工牛黄,系牛胆汁猪胆汁经人工提取制造而成,其药性、功效与天然牛黄相似,目前已广泛应用。体外培育牛黄以牛科动物牛 *Bos taurus domesticus* Gmelin 的新鲜胆汁作为母液,加入去氧胆酸、胆酸、复合胆红素钙等制成,其药性、功效亦与天然牛黄相似。天然牛黄在中医药历史中占有重要地位,多种中药方剂,如牛黄解毒片、安宫牛黄丸、清开灵注射液等都以天然牛黄为主药,在其中对疗效发挥起着关键作用。

珍珠　Zhēnzhū
《开宝本草》

为珍珠贝科动物马氏珍珠贝 *Pteria martensii*(Dunker)、蚌科动物三角帆蚌 *Hyriopsis cumingii*(Lea)或褶纹冠蚌 *Cristaria plicata*(Leach)等双壳类动物受刺激形成的珍珠。自动物体内取出,洗净,干燥。海产的天然珍珠主产广东、台湾;淡水养殖的珍珠主产黑龙江、安徽、江苏等地。

【药性】甘、咸,寒。趋向沉降。归心、肝经。

【功效】安神定惊,明目消翳,解毒生肌,润肤祛斑。

【临床应用】

1. **惊风癫痫**　本品味甘、咸,性寒,有清心肝之热,定惊止痉之功。①治惊风抽搐、癫痫等,常配伍牛黄、钩藤、天麻等息风止痉药同用;②治小儿痰搐惊风,常配伍牛黄,如珠黄散。

2. **惊悸失眠**　本品归心经,善于镇心安神。治惊悸失眠,可与朱砂、龙骨、酸枣仁等安神药配伍。

3. **目赤翳障,视物不清**　本品味甘气寒,兼有益阴、清肝明目之效。①治肝热目赤、翳障,常与石决明、菊花、车前子等药配伍,以清肝明目退翳;②治肝虚目黯、视物昏花,则与枸杞子、女贞子等配伍,以养肝明目。

4. **口舌生疮,咽喉溃烂,溃疡日久不敛**　本品咸寒,有良好的清热解毒,收敛生肌作用。

①治风火喉痹,常与牛黄等清热解毒药配伍,如珠黄散。②治口内诸疮,常与青黛、黄连、冰片等清热药同用,如珍宝散;③治一切诸毒疮疡,溃久不收,及水火烫伤等,可单用珍珠粉外敷。

此外,本品还能润肤祛斑,治皮肤黯斑如黄褐斑等。

【性能特点】珍珠质重而性寒凉,其重可镇怯,寒能除热,与珍珠母相比主入心经,平肝潜阳之力较珍珠母弱。本品既能定惊止痉,又可镇心安神,治惊风、惊悸、失眠及癫痫效佳,亦可解毒敛疮生肌,治口舌生疮,咽喉溃烂,诸疮破溃、新肉不长。其味甘可益肝阴,清肝热而明目除翳,治目赤翳障;还可润肤祛斑,治皮肤黯斑。

【用法用量】内服,多入丸、散 0.1~0.3g。外用适量。

【使用注意】宜研细粉入药,非热证不宜。

【现代研究】碳酸钙的含量在 88.71%~94.47% 之间,有机质含量为 1.40%,蛋白质含量为 2.21%,其中含有多种氨基酸。主要有镇静、抗惊厥、安神、抗氧化、调节免疫、促进肉芽增长、抗肿瘤、明目、调节心率等作用。

钩藤 Gōuténg

《名医别录》

为茜草科植物钩藤 Uncaria rhynchophylla (Miq.) Miq. ex Havil.、大叶钩藤 Uncaria macrophylla Wall.、毛钩藤 Uncaria hirsuta Havil、华钩藤 Uncaria sinensis (Oliv.) Havil. 或无柄果钩藤 Uncaria sessilifructus Roxb. 的带钩茎枝。产于长江以南各地。秋冬二季采收,去叶,切段,晒干,生用。

【药性】甘,凉。双重趋向。归肝、心包经。

【功效】息风定惊,清热平肝。

【临床应用】

1. **肝风内动,惊痫抽搐,高热惊厥,小儿夜啼** 本品味甘,性凉,有平和的息风止痉、定惊作用,为治疗肝风内动,惊痫抽搐之常用药,且兼清肝热作用,对小儿壮热惊厥尤为相宜。①治小儿急惊风,高热神昏,手足抽搐,常与天麻、全蝎等息风止痉药同用,如钩藤饮子;②治温热病热极生风,痉挛抽搐,多与羚羊角、白芍、菊花等配伍,以助凉肝息风之力,如羚角钩藤汤;③治小儿夜啼,感冒夹惊,可与蝉蜕、薄荷同用,有凉肝止惊之效。

2. **肝阳上亢,头痛眩晕** 本品既清肝热,又平肝阳。①治肝阳上亢之头痛、眩晕,常与天麻、石决明、菊花等平抑肝阳药同用;②治兼肝火上炎者,须与夏枯草、栀子、黄芩等清肝泻火药配伍。

本药还有透散风热的作用,感受风热表证者,可与桑叶、薄荷、蝉蜕等发散风热药同用。

【重点配伍】羚羊角配钩藤:羚羊角咸寒质重,入肝经,善于凉肝息风,清泄肝热,息风止痉之效颇佳;钩藤甘寒,轻清而凉、入肝经,清热平肝,息风解痉。两药合用,相得益彰,清热凉肝,息风止痉之功益著。

【性能特点】钩藤味甘性凉,入肝、心包经。具有息风止痉,平肝清热作用,为治疗肝风内动、惊痫抽搐,肝阳上亢之头痛、眩晕常用药。其善能泻心包之热,清肝经之火,尤宜于热极生风,小儿高热惊风,《名医别录》言其"主小儿寒热,惊痫"。《本草纲目》云其"(治)大人头旋目眩",因其性凉清热,肝阳上亢之头痛眩晕,或伴肝火上火者均宜。其质轻气薄,轻清宣散,可透解风热,可用治小儿感冒夹惊,惊啼及风热表证。

【用法用量】煎服,3~12g,后下。其有效成分钩藤碱加热后易破坏,故不宜久煎,一般不超过 20 分钟。

【使用注意】脾胃虚寒,慢惊风者慎用,无火者勿服。

《本草纲目》云:"古方多用皮,后世多用钩,取其力锐尔。"并认为双钩效力比单钩强,钩藤钩效力较茎枝佳。与现代使用带钩茎枝不同,古今用药的变化对中药资源利用有何提示意义?

笔记栏

【现代研究】主要含有吲哚类生物碱,如钩藤碱、异钩藤碱、去氢钩藤碱、异去氢钩藤碱等,此外尚含有三萜类成分、黄酮类成分以及东莨菪素、β-谷甾醇、乌苏酸等其他类化学成分。其中生物碱类是钩藤中含量较多的成分,也是重要的活性成分,有降压、提高心肌兴奋性、抗癫痫和神经保护、抗血小板聚集、抗血栓、抗癌等多种药理作用。

天麻　Tiānmá
《神农本草经》

为兰科植物天麻 *Gastrodia elata* Bl. 的块茎。主产于湖北、四川、云南等地。立冬后至次年清明前采挖,立即洗净,蒸透,低温干燥。用时润透,切片。生用。

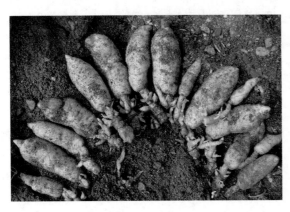 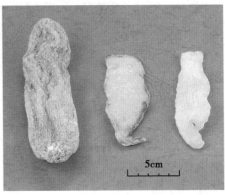

天麻

【药性】甘,平。双重趋向。归肝经。

【功效】息风止痉,平抑肝阳,祛风通络。

【临床应用】

天麻有无补虚作用?如何认识天麻为治眩晕要药?

1. 肝风内动,惊痫抽搐,小儿惊风,破伤风　本品甘润不烈,作用平和,功擅息风止痉,适用于各种病因所致的肝风内动,惊痫抽搐证。①治小儿急惊风,可与羚羊角、钩藤、全蝎等息风止痉药配伍,如钩藤饮子;②治小儿脾虚慢惊,则与人参、白术、白僵蚕等补脾益气,息风药配伍,如醒脾丸;③治破伤风痉挛抽搐、角弓反张,常与天南星、白附子、防风等祛风止痉药配伍,如玉真散。

2. 眩晕头痛　本品既息肝风,又平肝阳,为止眩晕,定头痛要药。①治肝阳上亢之眩晕、头痛,常与钩藤、石决明、牛膝等平肝阳药同用,如天麻钩藤汤;②治风痰上扰之头晕目眩,恶心呕吐,常与半夏、白术、茯苓等健脾燥湿化痰药同用,如半夏白术天麻汤。

3. 中风手足不遂,肢体麻木,风湿痹痛　本品又有祛内外风,通经络的作用,可治手足不遂、肢体麻木,风湿痹痛。①治风中经络之手足不遂、肢体麻木、痉挛抽搐等症,常与川芎、全蝎等同用,即天麻丸;②治风湿痹痛关节屈伸不利者,多与秦艽、羌活、桑枝等祛风湿药同用,如秦艽天麻汤。

【重点配伍】天麻配钩藤:天麻甘平,入肝经。为治风之要药,凡肝风内动之痉挛抽搐、肝阳上亢之头痛眩晕,无论寒热虚实均可应用;钩藤味甘性凉,主入肝经,功能平肝阳,清肝热,息肝风,为疗肝阳化风、热极生风之要药,亦为平肝潜阳之要药。两药合用,钩藤质轻气薄,清轻走上,善于镇痉清热;天麻之质地柔润,能养阴增液,平肝息风,二药相辅相成,常相须为用,共奏息风止痉、平肝清热之效。

【性能特点】天麻甘平柔润,"气性和缓"(《药品化义》),无燥烈之弊,专入肝经。善息风止痉,对于肝风内动,惊痫抽搐,不论寒热虚实,皆可配伍应用。又擅止眩晕头痛,可用治肝阳上亢、血虚肝旺、风痰上扰之眩晕头痛等证,为止内风眩晕之良药;此外,还能祛风通络,治风中经络之肢体麻木、半身不遂及风湿痹痛等证。《本草纲目》誉称"天麻乃定风草,故为治风之神药"。

【用法用量】煎服,3~10g。

【现代研究】主要含有天麻甙、酚类、有机酸类、甾醇类、含氮类以及多糖类化合物,还含有多种氨基酸以及人体所需要的微量元素。有镇静、催眠、抗惊厥、抗焦虑、降血压、降血脂、抗血凝、抗血栓、增强免疫、抗肿瘤、抗眩晕、抑菌和改善学习记忆、抗衰老、镇痛等作用。

【按语】研究揭示了天麻与密环菌共生才能生长发育的规律,使得仅西南地区特产的天麻,在各地人工栽培获得成功。近年来,对与天麻共生的密环菌进行了药理及临床应用研究,发现密环菌也有类似天麻的功效,用其制剂治疗梅尼埃病、高血压、神经衰弱、神经官能症、血管神经性头痛等头痛、头晕、耳鸣效果确实。

地龙　Dìlóng
《神农本草经》

为钜蚓科动物参环毛蚓 *Pheretima aspergillum*(E. Perrier)、通俗环毛蚓 *Pheretima vulgaris* Chen、威廉环毛蚓 *Pheretima guillelmi*(Michaelsen)或栉盲环毛蚓 *Pheretima pectinifera* Michaelsen 的全体。前一种习称"广地龙",后三种习称"沪地龙",主产广东、广西、浙江等地;广地龙春季至秋季捕捉,沪地龙夏季捕捉,及时剖开腹部,除去内脏及泥沙,洗净,晒干或低温干燥。

【药性】咸,寒。趋向沉降。归肝、脾、膀胱经。

【功效】清热定惊,通络,平喘,利尿。

【临床应用】

1. **高热神昏,惊痫抽搐**　本品性寒,归肝经,有清热、息风、定惊之效,适用于温病热极生风之神昏谵语、痉挛抽搐之证,多与钩藤、牛黄、白僵蚕等息风止痉药同用。

2. **中风不遂,风湿痹证**　本品性走窜,长于通经活络,适用于多种原因导致的经络痹阻,血脉不通诸证。因其性寒清热,尤其适用于热证。①治中风后气虚血滞,经络不通、半身不遂、口眼㖞斜等,常与黄芪、当归、川芎等益气活血药配伍,如补阳还五汤。②治风湿热痹,关节红肿疼痛、屈伸不利,常与秦艽、忍冬藤、防己等清热通络药配伍。③若治风寒湿痹,肢体关节麻木,疼痛,须与川乌、天南星、乳香等祛风散寒止痛药配伍,如小活络丸。

3. **肺热哮喘**　本品性寒入肺,其性降泄,能清肺热,平哮喘,治邪热壅肺,肺失肃降之喘息不止,喉中哮鸣有声者,可与麻黄、石膏、苦杏仁等清肺、平喘药同用以增效。

4. **小便不利或尿闭不通**　本品咸寒,归膀胱经,有清热利水之效。治热结膀胱之小便不利或尿闭不通,可与车前子、木通、泽泻等利水渗湿药同用。

【性能特点】地龙咸寒,入肝、脾、膀胱经,性善走窜。其清热力强,既善清热息风而止痉,治高热抽搐、惊痫癫狂;又能清肺平喘,以治肺热喘咳效佳;且能利水道,清膀胱之热结,治热结膀胱之小便不利。此外,还长于通行经络,治中风半身不遂及痹证肢麻拘挛。

【用法用量】煎服,5~10g。

【使用注意】脾胃虚寒无实热者及孕妇忌服。

【现代研究】地龙内含有多种化学成分,如蛋白质及多肽(如脂类蛋白、钙调素结合蛋白等)、氨基酸(含有 8 种人体必需氨基酸,如谷氨酸、丙氨酸、赖氨酸等)、核苷酸(次黄嘌呤、腺嘌呤等)、脂类、酶类(纤溶酶)、微量元素等。次黄嘌呤是地龙发挥降压平喘功效的主要化学成分。地龙有抗凝血、溶血栓的双重作用,还有镇静、抗惊厥、止咳平喘、解热、抗菌、利尿等多种药理作用。

笔记栏

全蝎　Quánxiē

《蜀本草》

为钳蝎科动物东亚钳蝎 *Buthus martensii* Karsch 的全体。主产于河南、山东、湖北等地。春末至秋初捕捉,除去泥沙,置沸水或沸盐水中,煮至全身僵硬,捞出,通风,阴干。

【药性】辛,平;有毒。归肝经。

【功效】息风镇痉,通络止痛,攻毒散结。

【临床应用】

1. 痉挛抽搐,小儿惊风,中风口㖞,破伤风　本品平息肝风,有良好的止痉定搐作用,可用治各种肝风内动,手足抽搐。①治肝风内动,肢体痉挛抽搐,常与蜈蚣相须为用,研细末服,如止痉散;②治小儿急惊风高热、神昏,抽搐,常与羚羊角、钩藤、天麻等清热息风药物同用;③治小儿慢惊风抽搐,常与人参、白术、天麻等益气健脾、息风止痉药物同用;④治痰迷癫痫抽搐,可与化痰开窍药郁金、白矾等份,研细末服;⑤治破伤风痉挛抽搐、角弓反张,每与蜈蚣、天南星、蝉蜕等搜风通络,祛风止痉药同用,如五虎追风散,或与蜈蚣、钩藤等息风止痉药配伍,如摄风散;⑥治风中经络,口眼㖞斜,可与白僵蚕、白附子等祛风止痉药同用,如牵正散。

2. 风湿顽痹,偏正头痛,半身不遂　本品味辛走窜,善于搜风通络止痛。①治风寒湿痹日久不愈,筋脉拘挛,甚则关节变形之顽痹,作用颇佳。可与川乌、白花蛇、没药等祛风、活血、舒经活络之品同用;②治顽固性偏正头痛,常与蜈蚣、白僵蚕、川芎等通络止痛药同用。

3. 疮疡,瘰疬　本品味辛有毒,有攻毒散结之功。治诸疮肿毒,瘰疬结核等证,内服及外用均可。常与泻火解毒、化痰散结药配伍使用。

【性能特点】全蝎辛平有毒,主入肝经,功善息风止痉,热盛动风及慢惊风者均可加减治疗。其为虫类搜剔之品,内外风兼治。既善息肝风,更长于止抽搐,可用治各种痉挛抽搐,手足震颤者;且性善走窜,通络止痛力强,治顽固性偏、正头痛及风湿顽痹。还能攻毒散结,治疮疡、瘰疬等证。因其良好的息风止痉作用,《本草纲目》云:"蝎乃治风要药,俱宜加而用之。"

【用法用量】煎服,3~6g。研末吞服,每次 0.6~1g。外用适量。

【使用注意】本品有毒,不可过量使用。因属窜散之品,故血虚生风者慎服、孕妇均禁用。

【现代研究】全蝎含有蝎毒(Buthotoxin)、三甲胺、甜菜碱、硫黄酸、棕榈酸、软硬脂酸、胆甾醇及铵盐、卵磷脂,还含有苦味酸羟胺、蝎酸钠盐。蝎子油中含有棕榈酸、硬脂酸、油酸等脂肪酸,以饱和脂肪酸为主。有抗惊厥、抗癫痫、镇痛、抗凝、抗血栓、促纤溶、抗肿瘤、提高机体免疫等功效。

蜈蚣　Wúgōng

《神农本草经》

为蜈蚣科动物少棘巨蜈蚣 *Scolopendra subspinipes mutilans* L. Koch 的全体。主产江苏、浙江、湖北等地。春夏两季捕捉,用竹片插入头尾,绷直,干燥。

【药性】辛,温;有毒。归肝经。

【功效】息风镇痉,攻毒散结,通络止痛。

【临床应用】

1. 痉挛抽搐,小儿惊风,中风口㖞,破伤风　本品辛温,性善走窜,有比全蝎更强的息风镇痉作用。二者常相须为用,治多种原因引起的痉挛抽搐,如止痉散。经恰当配伍,亦可用于脾虚慢惊风、破伤风、风中经络之口眼㖞斜等。

2. 疮疡、瘰疬,蛇虫咬伤　本品味辛散,能以毒攻毒,散结消肿,可治毒邪内侵,痰热交结之证。①治恶疮肿毒,以本品同雄黄、猪胆汁配伍制膏,外敷,如不二散;②治瘰病溃烂,可用本品与茶叶共为细末,敷治;③治毒蛇咬伤,可以本品焙黄,研细末,开水送服;或与重楼、半枝莲等清热解毒药同用。解蛇毒为其独具良能,著名的季德胜蛇药配方即含本品。

3. 风湿顽痹,顽固性头痛,半身不遂　本品亦有与全蝎相似的搜风通络,除痹止痛作用,且效力更宏,适用于治疗顽痹疼痛,偏正头痛。①治风湿痹痛,游走不定,痛势剧烈者,可与川乌、独活、威灵仙等祛风除湿、通络止痛药物同用;②治头痛日久,抽掣难忍,可与川芎、天麻、当归等药同用。

【重点配伍】全蝎配蜈蚣:全蝎性平有毒,内外风兼治,亦善息肝风,通络止痛;蜈蚣辛温有毒,性善走窜,通达内外,截风定搐,为定痉镇痛之要药。两药相须为用,息风止痉、止痛攻毒之功益著。

【性能特点】蜈蚣辛温有毒,性善走窜,通达内外。入肝经,功似全蝎,息风止痉力较全蝎强,可治各种惊风,痉挛抽搐,甚者角弓反张者。又可通络定痛,治风湿顽痹及顽固性偏、正头痛。《医学衷中参西录》言其"走窜之力最速,内而脏腑,外而经络,凡气血凝聚之处皆能开之"。尚能攻毒散结,可治疮疡肿毒、瘰疬痰核、毒蛇咬伤等证。

【用法用量】煎服,3~5g。研末吞服,每次0.6~1g。外用适量。

【使用注意】本品有毒,用量不宜过大。孕妇禁用。

【现代研究】主要含组胺样物质及溶血性蛋白质,此外除含有酶、糖类、脂肪酸、胆甾醇、蚁酸及组氨酸、精氨酸、亮氨酸等多种氨基酸以外,还含铁、锌、锰、钙、镁等微量元素。具有抗惊厥,镇痛,抗肿瘤,中枢抑制,调节免疫功能等药理作用。

僵蚕　Jiāngcán
《神农本草经》

为蚕蛾科昆虫家蚕 *Bombyx mori* Linnaeus 的幼虫感染(或人工接种)白僵菌 *Beauveria bassiana* (Bals.) Vuillant 而致死的干燥体。主产于浙江、江苏、四川等养蚕区。于春、秋生产,将感染白僵菌病死的蚕干燥。生用或炒用。

【药性】咸、辛,平。归肝、肺、胃经。

【功效】息风止痉,祛风止痛,化痰散结。

【临床应用】

1. 惊痫抽搐　本品入肝,能息肝风,止痉挛抽搐,性平偏凉,兼有化痰作用,故对惊风、癫痫夹有痰热者尤为适宜。①治痰热急惊,常与全蝎、牛黄、胆南星等清热化痰、息风止痉药配伍,如千金散;②治小儿脾虚久泻,慢惊抽搐,与党参、白术、天麻等益气健脾、息风止痉药同用,如醒脾方;③治破伤风痉挛抽搐、角弓反张者,则与全蝎、蜈蚣、钩藤等息风止痉药同用,如摄风散。

2. 中风口眼㖞斜　本品味辛发散,内能息肝风,又能祛风通络,治外风入中经络,致口眼歪斜、痉挛抽搐之证,常与全蝎、白附子同用,以祛风通络止痉,如牵正散。

3. 风热头痛、目赤咽肿,风疹瘙痒　本品味辛,性平,能宣散风热,用治风热上攻之证。①治肝经风热之头痛、目赤肿痛、迎风流泪等,常与桑叶、木贼、荆芥等疏风清热之品配伍,如白僵蚕散;②治风热咽喉肿痛、声音嘶哑者,可与桔梗、荆芥、甘草等同用,如六味汤;③治风热郁于皮肤,风疹瘙痒,可单用研末服,或与蝉蜕、薄荷等祛风止痒药同用。

4. 痰核、瘰疬　本品咸能软坚散结,又有化痰之效,治痰火瘰疬,常与浙贝母、夏枯草、连翘等清热、化痰、散结药同用。

【性能特点】僵蚕味咸、辛,性平偏凉,入肝、肺经。其息风止痉作用不及全蝎、蜈蚣,但

笔记栏

兼能化痰为其所长,如《本草思辨录》所云:"僵蚕劫痰湿而散肝风。"可治多种原因之惊痫抽搐,对惊风、癫痫夹痰热者尤宜。又能散风热、祛风止痛、止痒,治风热头痛、目赤、咽肿,风中经络之口眼㖞斜、痉挛抽搐及风疹瘙痒。还能化痰散结,而治痰核、瘰疬等证。

【用法用量】煎服,5~10g。

【使用注意】非痰热引起者不宜使用。

【现代研究】蛋白质的含量为67.44%,脂肪的含量为4.38%。还有其他酶类、草酸铵、有机酸、毒素、挥发油、维生素、微量元素、少量核酸等。白僵菌素是僵蚕极重要并且独特的有效成分,是抑菌的主要活性成分之一。还有抗惊厥、抗凝、降血糖、抗癌、催眠、美容、营养和保护神经等作用。

【附】

僵蛹 是以蚕蛹为底物、经白僵菌发酵的制成品。呈不规则块状,表面白色或黄白色,质轻脆,易碎,有霉菌味及特异的腥气。功能清热镇惊、化痰止咳、消肿散结,用于高热惊风,痉挛抽搐,癫痫,急性喉炎,腮腺炎,急、慢性支气管炎,荨麻疹,高脂血症。现代已制成片剂应用于临床。

学习小结

一、功效归纳

1. 平肝息风药兼有功效归纳

共同功效	兼有功效	代表药物
平降肝阳 息风止痉	既能息肝风,又能平肝阳	羚羊角、天麻、钩藤
	清肝明目	石决明、珍珠母、珍珠、紫贝齿、羚羊角、蒺藜
	镇心安神	珍珠母、珍珠、牡蛎、紫贝齿
	收敛固涩	牡蛎、珍珠母
	清热解毒	羚羊角、牛黄、珍珠
	疏散风热	钩藤、僵蚕、罗布麻叶
	平喘	赭石、地龙
	化痰	牛黄、地龙、僵蚕
	利尿消肿	罗布麻叶、地龙
	通络止痛	天麻、全蝎、蜈蚣、地龙、僵蚕
	凉血止血	赭石
	软坚散结	牡蛎、僵蚕

2. 其他章节兼有平肝息风功效的药物

主要有:桑叶、菊花、夏枯草、磁石、龙骨、白芍、龟甲、鳖甲等(平肝潜阳、平抑肝阳);蝉蜕、防风、重楼、熊胆粉、蕲蛇等(息风止痉)。

二、中药功效术语解释

[虫类搜风] 虫类药一般为昆虫、环节动物,如全蝎、蜈蚣等,其具有较强的息肝风止痉、通络止痛功效,长于治疗肝风内动、痉挛抽搐、风湿痹痛等证,故中医称"虫类搜风"。

●(韩 彬)

复习思考题

1. 试述本章药物中介类与虫类药材各自的药性功效特点,使用时需注意的地方。

2. 试比较石决明与珍珠母功效,主治病证的共同点与不同点。

3. 患者,女,63 岁,有高血压病史,患者 3 日前突然眩晕欲仆,伴恶心呕吐,急诊测血压 210/130mmHg,予西药静滴后血压降至正常。继服口服降压药,然血压波动,时起时伏,严重时仍须滴注降压药,病情控制不佳。现头胀痛,伴面红升火、口干目赤、手指震颤,小便黄赤,烦躁易怒,大便秘结,舌红、苔黄燥,脉弦有力。请辨证和选药治疗。

第十七章

开 窍 药

学习目标

1. 掌握开窍药的含义、性能特点、功效、主治病证及各药物的性能特点。
2. 具体药物分掌握、熟悉、了解三级要求。
   掌握：麝香★、石菖蒲★（附：九节菖蒲）。
   熟悉：冰片☆。
   了解：苏合香△。
3. 掌握相似药物的功效与临床应用的异同点。
4. 了解开窍药的配伍原则及使用注意，熟悉部分药物的经典配伍。

临床平肝息风、安神、开窍药使用范围各是什么？三者之间药理及用药有何联系？

凡具辛香走窜之性，以开窍醒神为主要功效，常用于治疗闭证神昏的药物，称为开窍药。

开窍药气多辛香而善走窜，性多温，皆入心经，具有开窍醒神之功。部分开窍药以其辛散之性，尚兼行气散瘀，消癥止痛，消食化积，辟秽解毒等功效。

开窍药主要用于治疗外感六淫，邪陷心包，或痰饮、湿浊、瘀血等蒙蔽心窍所致的闭证神昏，或伴见谵语、惊风、癫痫、中风等猝然昏厥、痉挛抽搐等。同时，也可用于内伤杂病之气滞或气结，或兼痰湿、水饮、热毒、瘀血等有形或无形之邪痹阻经脉、关节或脏腑所致的风湿痹痛、疮疡肿毒、胸痹心痛、肢体麻木、口眼㖞斜、半身不遂、癥瘕积聚等病证。

闭证神昏治当开窍通关、醒神回苏。因闭证有寒闭、热闭之别，而治法亦殊。若面青、身凉、苔白、脉沉迟者，当用"辛温开窍"，简称"温开"，同时宜配伍温里散寒之品；若面红、身热、苔黄、脉数者，当用"辛凉开窍"，简称"凉开"，同时应配伍清热凉血，化湿解毒之品。若闭证神昏兼惊厥抽搐者，还须配伍平肝息风止痉药；见烦躁不安者，须配伍安神定惊药；痰浊壅盛者，须配伍化痰药；有跌打损伤瘀血者，可配伍活血化瘀，消肿止痛药。

开窍药多为救急、治标之品，且易耗气伤阴，故只宜暂服，不可久用，忌用于虚脱证；因本类药物气多辛香，其有效成分易于挥发，内服多宜入丸、散，不宜入煎剂。

开窍药对中枢神经系统有兴奋作用，有强心、镇痛、抗惊厥、兴奋呼吸和升高血压作用。某些药物尚有抑菌、消炎、抗肿瘤等作用，部分药物还有抑制血小板聚集、改善血液循环和免疫调节作用。

麝香　Shèxiāng
《神农本草经》

为鹿科动物林麝 *Moschus berezovskii* Flerov、马麝 *Moschus sifanicus* Przewalski 或原麝 *Moschus moschiferus* Linnaeus 成熟雄体香囊中的分泌物。主产四川、西藏、云南等地。野生麝多在冬季至次春猎取后，割取香囊，阴干，习称"毛壳麝香"。用时剖开香囊，除去囊壳，习称"麝香仁",其中呈颗粒状者称"当门子"。家麝直接从其香囊中取出麝香仁,阴干。

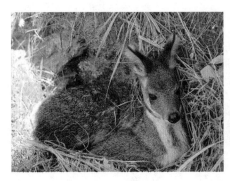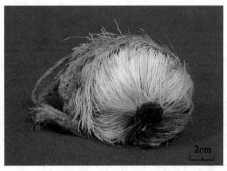

麝香

【药性】辛,温。双重趋向。归心、脾经。

【功效】开窍醒神,活血通经,消肿止痛。

【临床应用】

1. **闭证神昏**　本品气香走窜,有较强的开窍通闭作用,为醒神回苏要药。用于各种原因所致之闭证神昏,无论寒闭、热闭均可选用。①治热陷心包证、痰热内蒙心窍、小儿惊风及中风痰厥等热闭证,常配伍牛黄、珍珠、冰片等组成凉开之剂,如安宫牛黄丸、紫雪丹、至宝丹等;②治因寒痰湿浊闭阻心窍之寒闭神昏,常配伍苏合香、安息香、檀香等药组成温开之剂,如苏合香丸。

2. **胸痹心痛,癥瘕积聚,血瘀经闭,跌打损伤,风湿痹痛**　本品味辛性散,可"通诸窍,开经络,透肌骨"(《本草纲目》),凡气滞血瘀,经络壅塞,孔窍不利等症,皆可用之。①治心血瘀阻而胸痹甚或厥心痛者,可配伍桃仁、木香等行气活血药,如《圣济总录》治厥心痛之麝香汤;②治癥瘕积聚之血瘀重症,可与水蛭、虻虫、三棱等破血消癥配伍,如化癥回生丹;③治瘀血阻滞于头面、四肢或胞宫等处皆可配伍活血祛瘀药,不论内服、外用皆有良效;④治瘀血头痛的通窍活血汤;治跌打损伤的七厘散、八厘散均以本品配其他活血止痛药同用;⑤治风寒湿痹证,常与川乌、草乌、马钱子、肉桂等药配伍,如壮骨麝香止痛膏、麝香追风膏。

3. **疮疡肿毒,瘰疬痰核,咽喉肿痛**　本品有良好的消肿止痛作用,内服、外用均有效。①治疮疡肿毒,常与雄黄、乳香、没药等同用,如醒消丸、牛黄醒消丸等;②治咽喉肿痛,可与牛黄、蟾酥、珍珠等配伍,如六神丸。

此外,古代认为有催生下胎功效。治难产,死胎,胞衣不下,与肉桂为散,如香桂散。

【性能特点】麝香辛香芳烈,为通关利窍之上药。《本草述》云:"麝香之用,其要在能通诸窍一语。"内可开心窍而醒神,无论寒闭、热闭,皆可用之。此外,本品外可透毛窍,上能通七窍,下可启二窍,凡周身表里上下孔窍不利、气血闭而不通之处,皆可开而通之。故又有活血通经,消肿止痛等功,可用于血瘀经闭,癥瘕积聚,跌打损伤,风湿痹痛,疮疡肿毒,瘰疬痰核,咽肿喉痹等诸多病证。

【用法用量】入丸、散,每次0.03~0.1g,不入煎剂。外用适量。

【使用注意】孕妇禁用。中病即止,不可多用久服,以防耗气伤阴动血。

【现代研究】主含麝香大环化合物如麝香酮、降麝香酮、麝香醇、麝香吡喃、麝香吡啶等,甾族化合物,如睾酮、雌二醇、胆甾醇、胆甾醇酯等。对中枢神经系统呈现双向性影响,即小剂量兴奋中枢,大剂量抑制中枢。有强心、抗炎、抗肿瘤、减轻糖尿病周围神经病变、抑制血小板聚集、改善血液循环和免疫调节作用。尚有促进胃溃疡愈合及类似睾酮的雄性激素样作用。

冰片　Bīngpiàn
《新修本草》

为龙脑香科植物龙脑香 *Dryobalanops aromatica* Gaertn. f. 树脂加工品，或龙脑香树的树干、树枝切碎，经蒸馏冷却而得的结晶，称"龙脑冰片"，亦称"梅片"。由菊科植物艾纳香（大艾）*Blumea balsamifera* DC. 叶的升华物经加工劈削而成，称"艾片"。现多用松节油、樟脑等，经化学方法合成，称"机制冰片"或"合成龙脑"。龙脑香主产于东南亚地区，中国台湾有引种；艾纳香主产于广东、广西、云南等地。

【药性】辛、苦，微寒。归心、脾、肺经。

【功效】开窍醒神，清热止痛。

【临床应用】

1. **闭证神昏、惊厥**　本品辛苦微寒，功似麝香而力弱，因其性寒，善治热病神昏。①治热毒内陷心包、痰热内蒙心窍等热闭证，常与牛黄、栀子、黄连等配伍，如安宫牛黄丸；②治寒闭证，则常配伍苏合香、安息香等辛温开窍药，如苏合香丸。

2. **目赤，口疮，耳道流脓，疮疡肿痛，水火烫伤**　本品苦微寒，有清热泻火，解毒，止痛功效，为皮肤及耳鼻喉眼病常用药。①治目赤肿痛，单用点眼即效，也可与炉甘石、硼砂、熊胆等配伍，如八宝眼药水；②治咽喉肿痛、口舌生疮，常与硼砂、朱砂等配伍，如冰硼散；③治疮疡溃后日久不敛，可配伍牛黄、珍珠、炉甘石等，如八宝丹；或与象皮、血竭、乳香等同用，如生肌散；④治水火烫伤，可与紫草、黄连等制成药膏外用。

【重点配伍】麝香配冰片：麝香辛香芳烈，但开窍之力强；冰片性寒凉，开窍醒神、清热止痛。对于热病神昏，麝香常与冰片配伍相须为用，配伍后开窍醒神力加强，且无湿热之弊。

【性能特点】冰片辛香味苦而性寒，能凉散郁火，清通心窍。对于热病神昏、痰浊蒙蔽清窍、中风痰厥、气厥、中恶等神昏闭证，皆可用之，因性寒对于热闭最宜，《本草衍义》总结其开窍性能"独行则势弱，佐使则有功"。外用能清解热毒止痛，适用于咽喉肿痛、目赤翳障、口舌生疮、痈肿疮疡等。

【用法用量】入丸、散，每次 0.15~0.3g，不入煎剂。外用适量，研粉点敷患处。

【现代研究】龙脑冰片主含右旋龙脑、葎草烯等倍半萜类成分和齐墩果酸、麦珠子酸、积雪草酸等三萜类成分。合成冰片主要含有龙脑、异龙脑、樟脑等。对中枢神经系统与血脑屏障通透性有双向调节作用，还有抗炎、镇痛、抗细菌、抗真菌、抗病毒等作用。

苏合香　Sūhéxiāng
《名医别录》

为金缕梅科植物苏合香树 *Liquidambar orientalis* Mill. 的树干渗出的香树脂。主产于非洲、印度、土耳其等地，中国广西、云南有引种栽培。

【药性】辛，温。归心、脾经。

【功效】开窍，辟秽，止痛。

【临床应用】

1. **寒闭神昏**　本品辛温，有开窍辟秽功效，作用与麝香相似而力稍逊，为治面青、身凉、苔白、脉迟之寒闭神昏之要药。治中风痰厥、惊痫属于寒邪、痰浊内闭者，常与麝香、安息香、檀香等配伍，如苏合香丸。

2. **胸痹心痛，脘腹冷痛**　本品辛散温通，有止痛功效。治寒痰、瘀血闭阻之胸痹心痛、脘腹冷痛等症,常与乳香、檀香、冰片等同用,如冠心苏合丸。此外,本品温通散寒,常用治冻疮。

【性能特点】苏合香辛香性温,有开窍醒神之效,作用与麝香相似而力稍逊,为治神昏而面青、身凉、苔白、脉迟之寒闭之要药。亦长于开通诸经窍,凡寒凝、气滞、气结、血瘀、痰阻等所致诸窍之不利,经络之壅塞,甚或形成癥瘕积聚诸病,皆可用之。《本草纲目》云:"气香窜,能通诸窍脏腑,故其功能辟一切不正之气。"

【用法用量】入丸、散,0.3~1g,不入煎剂,外用适量。

【现代研究】主含萜类和挥发油,包括单萜、倍半萜、三萜类化合物及芳香醇、桂皮醛、桂皮酸酯等。有兴奋中枢、催醒作用,亦有改善抑郁、焦虑、记忆障碍、镇痛、镇静等作用,还可抗缺氧、脑保护、抗心肌缺血、抗心律失常、抑制血小板聚集、抗凝血、抗血栓形成。此外,还有祛痰、抗菌、消炎等作用。

石菖蒲 Shíchāngpú
《神农本草经》

为天南星科植物石菖蒲 *Acorus tatarinowii* Schott 的根茎,中国长江流域以南各省均有分布,主产于四川、浙江、江苏等地。秋冬两季采挖,除去须根及泥沙,晒干,生用。

【药性】辛、苦,温。归心、胃经。

【功效】开窍豁痰,醒神益智,化湿开胃。

【临床应用】

1. **痰迷心窍,神昏癫痫** 本品辛苦温,善治痰湿秽浊之邪蒙蔽清窍所致之神志昏乱。①治中风痰迷心窍,神志混乱,常与半夏、天南星等燥湿化痰药合用,如涤痰汤;②治痰热内蒙心窍,高热伴神昏谵语者,常与郁金、竹沥等清热化痰药配伍,如菖蒲郁金汤;③治癫痫抽搐者,则可与竹茹、枳实等清肝凉胆药配伍,如清心温胆汤。

2. **健忘、失眠、嗜睡、耳鸣、耳聋** 本品通心气,开心窍。而起醒神益智聪耳作用。①治健忘,常与人参、茯苓、远志同用,如不忘散、开心散;②治劳心过度、心神失养之失眠、多梦、心悸,常与远志、朱砂等配伍,如安神定志丸;③治湿浊蒙蔽清窍所致的头晕、嗜睡、健忘等症,又常与茯苓、远志等配伍,如安神定志丸;④治心肾两虚,痰浊上扰之耳鸣耳聋、头昏、心悸,常与菟丝子、女贞子、旱莲草等配伍,如安神补心丸。

3. **湿阻中焦、脘痞不饥,噤口下痢** 本品辛香苦燥,能化湿醒脾,开胃和中,适用于湿浊内蕴证。①治湿阻中焦导致升降失常引发的霍乱,腹痛,痞满,带下,下利等多种病症,常与砂仁、苍术等同用,如连朴饮;②治湿浊下注之赤白带下证,配伍补骨脂,如破故纸散;治湿浊、热毒蕴结肠中所致之水谷不纳,痢疾后重等,可与黄连、茯苓等配伍,如开噤散。

【性能特点】石菖蒲辛苦而性温,芳香而升散。上开心窍,中化脾湿,善治痰浊蒙蔽心窍之神昏、失眠、健忘、癫痫等症,或痰浊上蒙清窍之耳聋、耳鸣、鼻塞、喑哑等。脾为生痰之源,本品芳香化湿,醒脾开胃,尤宜于湿阻中焦所致的霍乱,腹痛,痞满,带下,下利等。《重庆堂随笔》云:"清解药用之,赖以祛痰秽之浊而卫宫城;滋养药用之,借以宣心思之结而通神明。"

【用法用量】煎服,3~10g,鲜品加倍。

【现代研究】主含挥发性成分,其中含细辛醚、石竹烯、石菖醚、细辛醛、肉豆蔻酸、百里香酚等。此外,尚有氨基酸、有机酸和糖类。有镇静、抗惊厥、抗抑郁、改善记忆障碍、抗心脑缺血损伤、诱导神经分化、调节胃肠运动、镇咳、祛痰、平喘等作用。

【附】

九节菖蒲 为毛茛科多年生草本植物阿尔泰银莲花 *Anemone altaica* Fisch. 的根茎。

笔记栏

辛,温,有毒。归心,肝,脾经。功能化痰开窍,安神,化湿醒脾,解毒。用于热病神昏,癫痫,气闭耳聋,多梦健忘,胸闷腹胀,食欲不振,风湿痹痛,痈疽,疥癣等。煎服,1.5~6g;或入丸、散;或鲜品捣汁服。外用适量。

附表药物

药名	药性	功效	主治证	用法用量
安息香	辛、苦、平。归心、脾经	开窍醒神,行气活血,止痛	闭证神昏,中暑,中风及小儿急惊风,产后血晕,心腹疼痛,风湿痹痛	0.6~1.5g,多入丸、散用

学习小结

一、功效归纳

1. 开窍药兼有功效归纳

共同功效	兼有功效	代表药物
开窍	活血散瘀止痛	麝香、苏合香
	清热解毒	冰片
	化湿或辟秽	石菖蒲、蟾酥、樟脑
	攻毒散结	蟾酥、樟脑

2. 其他章节兼有开窍功效的药物

主要有:牛黄、细辛、皂荚、竹沥等。

二、中药功效术语解释

[开窍辟秽] 开通心窍,化浊辟秽之义。具有芳香开窍,化浊辟秽作用的药物,适用于痰浊蒙蔽心窍,神志昏迷的闭证。

　　　　　　　　　　　　　　　　　　　　　　　　　　　　　　　　　　　　　　　(齐红艺)

复习思考题

1. 开窍药中寒闭热闭均可选用的药物是哪些? 其还兼有哪些功效?

2. 患儿8岁,外感3日,持续高热,神昏谵语,时有惊厥,面赤唇红,小便短赤,大便秘结,舌尖红绛,舌苔黄燥,六脉滑疾而数。应首选何种治法? 考虑选用哪些药物?

扫一扫
测一测

第十八章

补 虚 药

1. 掌握补虚药的含义、性能特点、功效、主治病证及各节药物的性能特点。
2. 具体药物分掌握、熟悉、了解三级要求。

掌握:人参*(附:人参叶)、党参*、黄芪*、白术*、甘草*、鹿茸*(附:鹿角、鹿角胶、鹿角霜)、淫羊藿*、杜仲*、续断*、菟丝子*、当归*、熟地黄*、白芍*、阿胶*、何首乌*、北沙参*、麦冬*、龟甲*(附:龟甲胶)、鳖甲*。

熟悉:西洋参☆、山药☆、大枣☆、巴戟天☆、补骨脂☆、益智☆、冬虫夏草☆、紫河车☆、百合☆、天冬☆、石斛☆、玉竹☆、枸杞子☆。

了解:太子参△、白扁豆△(附:扁豆衣、扁豆花)、蜂蜜△、仙茅△、肉苁蓉△、锁阳△、沙苑子△、蛤蚧△、核桃仁△、龙眼肉△、南沙参△、黄精△、墨旱莲△、女贞子△、楮实子△。

3. 掌握相似药物的基本功效与临床应用的异同点,熟悉部分药物的经典配伍。
4. 了解补虚药的配伍原则及使用注意。

　　凡以补虚扶弱,纠正人体气血阴阳虚衰为主要功效,主要用于治疗虚证的药物,称为补虚药。

　　根据补虚药的药性、功效及临床应用的不同,一般将其分为补气药、补阳药、补血药、补阴药四类。

　　补虚药味多甘,性分温、寒,补气药大多归脾、肺经,补阳药多归肾经,补血药多归心、肝经,补阴药多归肺、胃、肝、肾经。功能补虚扶弱,具体又有补气、补阳、补血、补阴之别。

　　补虚药主要用于虚证。虚证的临床表现比较复杂,但就其"证型"概括起来,不外气虚、阳虚、血虚、阴虚四类。气虚或阳虚表示机体活动能力减弱或衰退,在临证中表现为"形不足";血虚与阴虚表示机体精血津液的损耗或枯竭,在临证中表现为"精不足"。治疗这些虚证的基本原则,正如《素问·阴阳应象大论》所言:"形不足者,温之以气;精不足者,补之以味。"

　　运用补虚药时,除应根据虚证的不同类型选用相应的补虚药外,还应充分重视人体气、血、阴、阳相互依存的关系,或补气药和补阳药同用,或补血药和补阴药相辅,或气血双补,或益气养阴,或阴阳并补;如邪盛正衰或正气虚弱而病邪未尽者,则配伍祛邪药以"扶正祛邪",达到邪去正复的目的。即"善补阳者,必于阴中求阳,则阳得阴助而生化无穷;善补阴者,必于阳中求阴,则阴得阳升而泉源不竭"(《景岳全书》),"壮水之主,以制阳光;益火之源,以消阴翳"(《素问·至真要大论》)。此外,使用补虚药时,还应注意顾护脾胃,适当配伍健脾消食药,以促进运化,使补虚药能充分发挥作用。

　　补虚药原为虚证而设,凡身体健康,并无虚弱表现者,不宜滥用,以免导致阴阳平衡失调,气血不和,"误补益疾"。实邪方盛,正气未虚者,以祛邪为要,亦不宜用本类药,以免"闭门留寇"。

补虚药一般具有增强机体的免疫功能、调节内分泌、延缓衰老、抗氧化、增强心肌收缩力、抗心肌缺血、促进造血、改善消化功能、抗应激、抗肿瘤等作用,部分药物还有提高学习记忆功能、调节脂质代谢、降血糖等作用。

第一节 补 气 药

本类药物味甘,性多温或平,主归肺、脾经,以补气为主要功效,具体以补脾气和补肺气为主,部分药物能补心气、补肾气、补元气。主治脾气虚证,症见食欲不振,脘腹胀满,大便溏薄,体倦神疲,面色萎黄,消瘦或一身浮肿,甚或脏器下垂等;肺气虚证,症见气少喘促,动则益甚,咳嗽无力,声音低怯、易出虚汗等;心气虚证,症见心悸怔忡,胸闷气短,活动后加剧等;肾气虚证,症见尿频或尿后余沥不尽,或遗尿,或男子早泄遗精,女子带下清稀等;元气虚之轻症,常表现为某些脏腑气虚;元气虚极欲脱,可见气息虚微,脉微欲绝等。部分药物分别兼有养阴、生津、养血等功效,还可用于气阴(津)两虚或气血俱虚证。

补气药多味甘壅中,碍胃助湿,故不宜用于湿盛中满者,必要时应辅以理气除湿之药。

人参 Rénshēn
《神农本草经》

为五加科植物人参 *Panax ginseng* C. A. Mey. 的根和根茎。主产于吉林、辽宁、黑龙江。栽培的俗称"园参",播种在山林野生状态下自然生长的称"林下山参",习称"籽海"。多于秋季采挖,鲜参洗净后干燥者称"生晒参";蒸制后干燥者称"红参"。切薄片,生用。

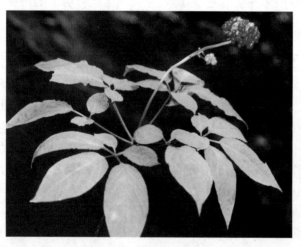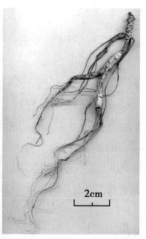

2cm

人参

【药性】甘、微苦,微温。趋向升浮。归脾、肺、心、肾经。

【功效】大补元气,复脉固脱,补脾益肺,生津养血,安神益智。

【临床应用】

1. **元气虚极欲脱证** 本品味甘温补虚,大补元气、复脉固脱之功卓著。①治大病、久病及大吐泻、大失血等各种原因所致人体元气耗散,体虚欲脱,脉微欲绝之危重证候,单用本品大量浓煎服,如独参汤;②治气脱兼亡阳者,与附子配伍,即参附汤;③治气阴两虚或气脱亡阴者,常与麦冬、五味子配伍,即生脉散。

2. **脾肺气虚证** 本品甘微温,入脾肺经,为补脾肺要药。①治脾虚失运,倦怠乏力,食少便溏等,常与白术、茯苓、甘草配伍,即四君子汤;②治脾虚气中下陷,短气不足以息,内脏下垂等,常与黄芪、升麻、柴胡等配伍,如补中益气汤;③治脾虚不能统血而长期失血者,多与黄芪、白术等配伍,即归脾汤;④治脾虚不能生血,以致气血两虚者,常与当归、白术配伍,如八珍汤;⑤治肺气亏虚,咳喘无力,少气懒言,咯痰清稀者,常与五味子、苏子、杏仁等配伍,如补肺汤;⑥治肺肾两虚,肾不纳气的虚喘,则与蛤蚧等补益肺肾、纳气定喘之品配伍,如人参蛤蚧散。

3. **气虚津伤口渴及消渴** 本品大补元气,气足则津液充盈而口不渴。①治热病气津两伤,口渴,多汗,脉大无力者,可与石膏、知母等配伍,如白虎加人参汤;②治消渴兼有气虚者,常与麦冬、沙参、天花粉等配伍使用,如玉泉丸。

4. **心悸、失眠、健忘** 本品入心经,补心气而安神益智。①治心气亏虚,心悸健忘,失眠多梦,可单用,或与茯苓、远志、石菖蒲配伍,如定志丸;②治心肾不足,心悸健忘,常与酸枣仁、生地黄、麦冬等配伍,如天王补心丹;③治心脾两虚,心悸健忘,纳呆便溏,常与白术、黄芪、酸枣仁等配伍,如归脾汤。

5. **阳痿,宫冷** 本品入肾经,能益气助阳。治肾阳虚衰之阳痿,宫冷,可与鹿茸、淫羊藿等同用。

【重点配伍】人参配附子:人参甘温大补元气,附子大辛大热,功擅回阳救逆,两药合用,共奏益气、回阳、固脱之功,善治亡阳气脱证。

【性能特点】本品甘温,入脾、肺、心、肾经,其功重在大补元气,还可补肺气、补脾气、补心气、补肾气,并能生津、安神益智。元气亏虚,必然导致肺脾心肾等脏腑功能低下,出现相应的虚衰表现,人参的大补元气功能也间接地达到补肺脾心肾气、生津止渴、安神益智的作用。因此,人参的功效既有直接作用,又有间接作用,故可"治男妇一切虚证",为治虚劳内伤第一要药。《神农本草经》云:"补五脏、安精神,定魂魄,止惊悸,除邪气,明目,开心益智。"

【用法用量】3~9g,另煎兑服;也可研粉吞服,一次2g,一日2次;园参用量需要增大。生晒参药性平和,多用于气阴不足者;红参药性偏温,多用于阳气虚弱者。

【使用注意】本品不宜与藜芦、五灵脂同用。实证、热证而正气不虚者忌服。

【现代研究】主含多种三萜皂苷、挥发油、氨基酸、微量元素、有机酸、糖类、维生素等成分。三萜皂苷类成分有人参二醇类、人参三醇类和人参皂苷。有增强免疫、促进食欲和蛋白核酸合成、性激素样作用及促进造血、强心、抗心肌缺血、扩张血管、调节血压、降血糖、提高记忆、延缓衰老、抗骨质疏松、抗肿瘤等作用。

【按语】本草有记载参芦(人参主根与茎之间的根状茎)具有涌吐作用,使用人参时要去掉芦头,以防止呕吐。现代植物、药理、毒理和临床研究表明,参芦与人参所含人参皂苷的数量和种类基本相同,总皂苷元的含量参芦高于人参主根,故临床应用不必去芦头。

【附】

人参叶 为人参的叶。性味苦、甘,寒。归肺、胃经。功能补气,益肺,祛暑,生津。用于气虚咳嗽,暑热烦躁,津伤口渴,头目不清,四肢倦乏。煎服,3~9g。不宜与藜芦、五灵脂同用。

西洋参 Xīyángshēn
《增订本草备要》

为五加科植物西洋参 *Panax quinquefolium* L. 的根。主产于美国、加拿大,中国北京、吉林、辽宁等地亦有栽培。秋季采挖。晒干或烘干。切薄片,生用。

【药性】甘、微苦,凉。归心、肺、肾经。

【功效】补气养阴,清热生津。

【临床应用】

1. 气阴两虚证　本品味甘苦性凉,补而兼清,为清补之品。①治气阴两伤,气短息促,神疲乏力,心烦口渴者,常与麦冬、五味子同用;②治火热耗伤肺脏气阴所致短气喘促,咳嗽痰少,或痰中带血者,每与玉竹、麦冬,川贝母等配伍。

2. 气虚津伤口渴及消渴　本品既能补气、养阴生津,又能清热。①治热伤气津所致身热多汗,口渴心烦,体倦少气,脉虚数者,可与西瓜翠衣、竹叶、麦冬等配伍,如清暑益气汤;②治消渴气阴两伤,常与黄芪、山药、天花粉等同用。

此外,本品亦治肠热津亏便血,可与龙眼肉蒸服。

【性能特点】本品味甘微苦,药性偏凉,入心、肺、肾经,功能益气、养阴、清热,为清补佳品,《医学衷中参西录》谓:"西洋参性凉而补,凡用人参而不受人参之温补者,皆可以此代之。"

【用法用量】3~6g,另煎兑服。

【使用注意】不宜与藜芦同用。

【现代研究】主含西洋参皂苷 -R$_1$,多种人参皂苷、多种挥发性成分、树脂、淀粉、糖类及氨基酸、无机盐、微量元素、胡萝卜苷等。有增强免疫、改善记忆功能、降血糖、降血脂、改善心血管等作用。

【按语】西洋参补气作用在肺、脾、心、肾四脏,但脾喜温燥,而西洋参性凉,不为脾所喜,故脾虚证少用。

党参　Dǎngshēn
《增订本草备要》

为桔梗科植物党参 *Codonopsis pilosula*(Franch.)Nannf.、素花党参 *Codonopsis Pilosula* Nannf. var. *modesta*(Nannf.)L. T. Shen 或川党参 *Codonopsis tangshen* Oliv. 的根。主产于山西、陕西、甘肃。秋季采挖,洗净,晒干。切厚片,生用。

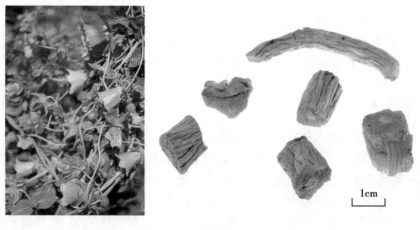

1cm

党参

【药性】甘,平。归脾、肺经。

【功效】健脾益肺,养血生津。

【临床应用】

1. 脾肺气虚证　本品甘平,入脾肺经,有类似人参的补脾肺气功效而药力较弱。①治脾气亏虚,肢体倦怠,食少便溏等,常与白术、茯苓配伍;②治肺气亏虚,咳喘无力,语声低怯等,多与黄芪、蛤蚧等同用。

2. 气津两伤证 本品有补气生津作用,治气津两伤的轻证,可与麦冬、五味子等配伍。

3. 气血两虚证 本品气血双补,治气血两虚,神疲乏力,面色淡白或萎黄,头晕心悸等,常配伍白术、当归等。

【性能特点】本品甘平,入脾、肺经,补脾益肺、生津之功与人参相似而药力较弱。既能益脾胃,化精微,补气生血,又能直接养血,可治气血两亏。《本经逢原》云:"上党人参,虽无甘温峻补之功,却有甘平清肺之力。"

【用法用量】煎服,9~30g。

【使用注意】不宜与藜芦同用。

【现代研究】主含党参苷、党参多糖、党参内酯、甾醇、挥发油、生物碱、黄酮类、氨基酸、微量元素等。有提高免疫功能、改善肺功能、改善胃肠功能、增强记忆、抗缺氧、抗疲劳、延缓衰老、降血糖、调节血脂等作用。

【按语】党参反藜芦之说源于《中华人民共和国药典》1985年版,考"十八反"之源流,"中药十八反源"于五代后蜀韩保升《蜀本草》,宋代《太平圣惠方》首次集中列举相反药十八味,载"藜芦反五参、细辛、芍药",并注明"五参"为人参、丹参、玄参、沙参、苦参,现代毒理研究也未提示藜芦和与人参不同科属的党参配伍后毒性加重,故党参反藜芦有待进一步研究。

太子参　Tàizǐshēn
《中国药用植物志》

为石竹科植物孩儿参 *Pseudostellaria heterophylla* (Miq.) Pax ex Pax et Hoffm. 的块根。主产于江苏、安徽、山东等省。夏季茎叶大部分枯萎时采挖。置沸水中略烫后晒干或直接晒干。生用。

【药性】甘、微苦,平。归脾、肺经。

【功效】益气健脾,生津润肺。

【临床应用】

1. 食少倦怠 本品味甘微苦而性平,入脾经,能益气生津,但力较弱,治脾气虚弱、胃阴不足所致食少倦怠,口干少津而不受温补者,可与山药、石斛等配伍。

2. 自汗口渴,肺燥干咳 本品甘平入肺,既能益肺气,又能润肺燥。①治气虚肺燥咳嗽,与北沙参、麦冬、贝母等配伍;②治气阴两虚的心悸不眠、多汗,与酸枣仁、五味子等配伍。

【性能特点】本品味甘微苦而性平,功似西洋参而力弱《饮片新参》谓"补脾肺元气,止汗生津,定虚悸",属清补平补之品。气阴不足之轻证、火不盛者多用,虚不受补者宜用,小儿常用。故《中国药用植物志》谓:"治小儿生虚汗为佳。"

【用法用量】煎服,9~30g。

【使用注意】邪实而正气不虚者慎用。

【现代研究】主含皂苷、黄酮、氨基酸、多糖、鞣质、香豆素、甾醇及多种微量元素等。有提高免疫、延缓衰老、镇咳、降血糖等作用。

黄芪　Huángqí
《神农本草经》

为豆科植物蒙古黄芪 *Astragalus membranaceus* (Fisch) Bge. var. *mongholicus* (Bge.) Hsiao

或膜荚黄芪 *A. membranaceus*(Fisch.)Bge. 的根。主产于内蒙古、山西、黑龙江等地。春秋二季采挖,除去须根和根头,晒干。切片,生用或蜜炙用。

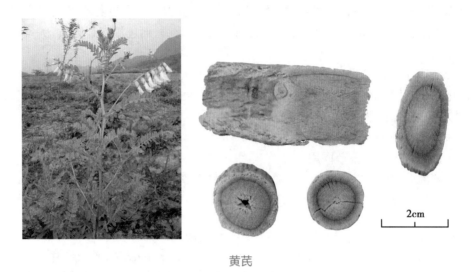

黄芪

【药性】甘,微温。双重趋向。归肺、脾经。

【功效】补气升阳,固表止汗,利水消肿,托疮生肌。

【临床应用】

1. **脾虚气陷证**　本品味甘,药性微温,入脾经,善于补益脾气,升举中阳。①治脾气虚弱,倦怠乏力,食少便溏者,可单用熬膏服,或分别与人参、白术配伍,即参芪膏、芪术膏;②治脾虚中气下陷,久泻脱肛,内脏下垂者,常与人参、升麻、柴胡等同用,如补中益气汤;③治脾虚不能统血之失血证,常与补气摄血、止血之品配伍,如归脾汤;④治中焦虚寒、腹痛拘急,多与桂枝、白芍、甘草等同用,如黄芪建中汤。

2. **肺气虚证,表虚自汗**　本品入肺经,补肺气,走表分而固皮毛。①治肺气亏虚,咳喘气短,可与紫菀、五味子等配伍;②治表虚不固的自汗,多与牡蛎、麻黄根等配伍,如黄芪散;③治表虚自汗而易感风邪者,常与白术、防风配伍,如玉屏风散;④治阴虚盗汗,多与地黄、黄柏等配伍,如当归六黄汤。

3. **气虚水肿**　本品既能补气,又能利水消肿,治脾虚水湿失运之浮肿尿少,常与白术、茯苓、防己等配伍,如防己黄芪汤。

4. **痈疽难溃或久溃不敛**　本品补气升发托毒,生肌敛疮。①治疮疡中期,正虚毒盛不能托毒外达,疮形平塌,根盘散漫,难溃难腐者,可与人参、当归、白芷等同用,如托里透脓散;②治溃疡后期,疮口难敛者,常与人参、当归、肉桂等配伍,如十全大补汤。

此外,本品还有生津养血,行滞通痹作用。通过补气间接达到生血作用,可治血虚及气血两虚所致的面色萎黄、神倦脉虚等,与当归配伍,即当归补血汤,与当归、川芎、熟地黄等配伍,如黄芪地黄丸;还能补脾肺之气,以利肺气布津,脾胃生化津液精微,达到生津止渴作用,治内热消渴,可单用熬膏服,或与地黄、麦冬、芍药等配伍,如黄芪汤;气旺则血行,本品通过补气又能间接达到通畅血行作用,可治气虚血滞不行的关节痹痛,肢体麻木或半身不遂,与当归、红花、地龙等活血通络药配伍,如补阳还五汤。

【重点配伍】黄芪配茯苓:黄芪味甘微温,功能补益脾气,利水消肿;茯苓味甘淡性平,既能利水渗湿,又能健脾,两药合用,茯苓能够增强黄芪的补气利水功效,善治气虚水肿病证。

黄芪配柴胡、升麻：黄芪味甘微温，功擅补气升阳，柴胡、升麻均有升阳举陷之功，三药合用，既能补益脾气，又能升阳举陷，治脾虚气馅，内脏下垂之证，有标本兼治作用。

【性能特点】本品味甘微温，其直接作用在于补气，特在温升，且升中有止，表现为补肺气重在固表止汗，补脾气重在升阳举陷。《医学衷中参西录》称其"善治胸中大气下陷"。气旺能生血、摄血、行血、行津，故又常用于气血两亏之证，能补气以生血；用于气虚不能摄血之便血、崩漏等，能补气升提以摄血；用于气虚血滞之肢体麻木、半身不遂或痹痛，能补气以行滞通痹；用于气虚津亏之消渴，能补气以生津止渴；用于气虚水肿，能补气利水以退肿；用于疮疡难溃难腐或溃久难敛者，能托毒生肌，为"疮痈圣药"。

【用法用量】煎服，9~30g。治气虚卫表不固、疮疡脓成不溃、溃后不敛者，多用生品；蜜炙可增强其补中益气作用，多用于气血不足、中气下陷、脾肺气虚证。

【现代研究】主含苷类、多糖、黄酮、氨基酸、胡萝卜素、胆碱、甜菜碱、烟酰胺、叶酸、亚油酸、多种微量元素等。有双向调节免疫功能、促进胃肠运动、利尿与抗肾损伤、促进造血、延缓衰老、抗肝损伤、降血糖、降血脂、降血压等作用。

【按语】金元时期，张元素提出黄芪"排脓止痛，活血生血，内托阴疽，为疮家圣药"，《本草备要》亦谓黄芪"排脓内托，疮痈圣药"，然黄芪只适宜气血亏虚，疮痈不溃，或溃后久不收口，或阴疽流注、瘰疬痰核，不适宜于阳热实证的疮痈。

白术　Báizhú
《神农本草经》

为菊科植物白术 *Atractylodes macrocephala* Koidz. 的根茎。主产于浙江、湖北、湖南等地。冬季下部叶枯黄、上部叶变脆时采挖。烘干或晒干，再除去须根。切厚片，生用或麸炒用。

【药性】苦、甘，温。趋向沉降。归脾、胃经。

【功效】健脾益气，燥湿利水，止汗，安胎。

【临床应用】

1. **脾气虚证**　本品甘温苦燥，入脾经，善于补气健脾，燥化水湿，脾胃虚弱证每恃为要药。①治脾胃气虚，食少腹胀，倦怠神疲，常与人参、茯苓、炙甘草配伍，即四君子汤；②治脾胃虚寒，腹满腹痛，便溏或泄泻，常与人参、干姜、炙甘草同用，即理中汤；③治脾虚而有积滞之脘腹痞满，常与枳实配伍，即枳术丸。

2. **痰饮，水肿**　本品补气健脾，且能消痰饮、燥水湿退水肿，善治中焦运化失常所致的各种痰饮、水肿疾患。①治脾虚中阳不振，痰饮内停者，常配伍桂枝、茯苓、甘草，如苓桂术甘汤；②治脾虚水肿，常与茯苓、猪苓、泽泻配伍，如四苓散。

3. **气虚自汗**　本品健脾益气，助运化，生卫气而固表止汗，治脾虚气弱，肌表不固的自汗，可单用为散服，或与黄芪、防风配伍，如玉屏风散。

4. **胎动不安**　本品健脾益气，脾健气旺则胎儿得养，加之本有安胎之效，故善治脾虚胎动不安，常与党参、茯苓等配伍，如助胎方。①治兼气滞胸腹胀满者，可配伍苏梗、砂仁、陈皮等，以理气安胎；②治兼肾虚者，可与杜仲、续断、菟丝子等配伍，以补肝肾固冲任而安胎。

【性能特点】本品甘温苦燥，入脾、胃经，善于补脾气，燥化水湿，与脾喜燥恶湿之性相合，《本草求真》誉其"为脾脏补气第一要药也"。对脾虚痰饮内停、水肿者，能补气健脾、消痰饮、退水肿；对表虚自汗者，能补气健脾、固表止汗；对脾虚气弱，生化无源，胎动不安者，能补气安胎。

【用法用量】煎服，6~12g。燥湿利水宜生用，补气健脾宜炒用，健脾止泻宜炒焦用。

【使用注意】本品温燥，阴虚内热及燥热伤津者慎用。

【现代研究】主含挥发油，油中主要有苍术酮、苍术醇、苍术醚、杜松脑、苍术内酯等，并含有果糖、菊糖、白术多糖，多种氨基酸及维生素 A 类成分等。有促进胃肠运动、提高免疫、抑制子宫平滑肌收缩、利尿等作用。

【按语】苍术和白术在《神农本草经》中不分，统称为"术"，列为上品。梁代陶弘景按其形态、药材形状及使用方法分为白、赤两种，宋代《本草衍义》明确将白术、苍术分开，金人张元素对白术、苍术的功能主治加以论述，才使二术分用，并沿袭至今。

山药　Shānyào
《神农本草经》

为薯蓣科植物薯蓣 *Dioscorea opposita* Thunb. 的根茎。主产于河南、江苏、湖南等地。冬季茎叶枯萎后采挖，切去根头，洗净，除去外皮和须根，干燥，或趁鲜切厚片，干燥；也有选择肥大顺直的干燥山药，置清水中，浸至无干心，闷透，切齐两端，用木板搓成圆柱状，晒干，打光，习称"光山药"。切厚片，生用或麸炒用。

【药性】甘，平。趋向沉降。归脾、肺、肾经。

【功效】补脾养胃，生津益肺，补肾涩精。

【临床应用】

1. **脾虚证**　本品味甘，性平，入脾经，补脾气益脾阴，兼收涩止泻，可治脾胃气阴两虚证，常见乏力，纳呆，便溏等症。①治脾虚湿滞之便溏、腹泻等，常与人参、白术、茯苓等配伍，如参苓白术散；②治脾阴虚口干唇燥，乏力食少等，可与扁豆、莲肉等配伍，如中和理阴汤。

2. **肺虚证**　本品入肺经，补肺气益肺阴，常见咳喘无力，汗出，易感冒等。①治肺虚久咳或虚喘，可与太子参、南沙参等同用；②治肺肾气阴两虚，喘逆痰鸣，可与熟地黄、山茱萸、紫苏子等配伍，如薯蓣纳气汤。

3. **肾虚证**　本品入肾经，补肾固精止带，常见腰膝酸软，遗精，遗尿等。①治肾虚不固的遗精、尿频等，常与益智、乌药等配伍，如缩泉丸；②治肾虚不固，带下清稀者，可与熟地黄、山茱萸、五味子等配伍；③治肾阴虚的腰膝酸软等，常与熟地黄、山茱萸等配伍，如六味地黄丸。

4. **消渴气阴两虚证**　本品平补气阴，不热不燥。治阴虚内热，口渴多饮，小便频数的消渴证，常与黄芪、知母、五味子等配伍，如玉液汤。

【性能特点】本品甘平，既能补脾、肺、肾之气，又能滋脾、肺、肾之阴，兼能收涩止泻、涩精止带，平补气阴、不热不燥、补而不腻是其所长。临床上肺中脾下肾之气虚、阴虚及气阴两虚之证均可应用。所伴收涩之性更适宜于肺虚久咳，脾虚久泻及肾虚遗精、带下、小便频数等证。《本草再新》云："健脾润肺，益肾水，治虚劳损伤，止吐血遗精。"

【用法用量】煎服，15~30g。麸炒可增强补脾止泻作用。

【现代研究】主含薯蓣皂苷元、黏液质、胆碱、淀粉、糖蛋白、游离氨基酸、维生素 C、淀粉酶、微量元素等。有调节胃肠运动、降血糖、增强免疫、延缓衰老、抗氧化等作用。

白扁豆　Báibiǎndòu
《名医别录》

为豆科植物扁豆 *Dolichos lablab* L. 的成熟种子。中国大部分地区均产。秋冬二季采收成熟果实，晒干，取出种子，再晒干。生用或炒用，用时捣碎。

【药性】甘，微温。归脾、胃经。

【功效】健脾化湿，和中消暑。

【临床应用】

1. **脾气虚证** 本品味甘,入脾经,能健脾化湿和中,治脾虚湿盛、运化失常之食少便溏或泄泻,及脾虚而湿浊下注之白带过多等,常与人参、白术、茯苓等配伍,如参苓白术散。

2. **暑湿吐泻** 本品化湿和中,有利于暑湿的祛除。①治夏日暑湿伤中,脾胃不和所致吐泻,可单用煎服;②若偏于暑热夹湿者,则与荷叶、滑石等清暑渗湿药配伍;③治暑月乘凉饮冷,外感于寒,内伤于湿之"阴暑",常与香薷、厚朴配伍,以散寒解表,化湿和中,如香薷散。

3. **食物中毒** 本品味甘,能解多种毒,治酒毒、河豚鱼毒及某些药毒所引起的呕吐或吐泻,可单用研末或水煎服。

【性能特点】本品味甘微温气香,甘温补脾而不滋腻,化湿而不燥烈,既能用于脾虚湿盛,又可治夏令外感于寒,内伤暑湿。《本草新编》云:"味轻气薄,单用无功,必同补气之药共用为佳。"

【用法用量】煎服,9~15g。健脾止泻宜炒用;消暑解毒宜生用。

【现代研究】主含蛋白质、脂肪、碳水化合物、糖类、维生素、微量元素、酪氨酸酶、胰蛋白酶抑制物、淀粉酶抑制物、红细胞凝集素 A、红细胞凝集素 B 等。有增强 T 淋巴细胞活性等作用。

【附】

1. **扁豆衣** 为扁豆的种皮。性味甘、苦,温。归脾、大肠经。功能消暑化湿,健脾和胃。用于暑湿内蕴,呕吐泄泻,胸闷纳呆,脚气浮肿,妇女带下。煎服,5~10g。

2. **扁豆花** 为扁豆的花。性味甘,平。归脾、胃、大肠经。功能解暑化湿,止泻,止带。用于中暑发热,呕吐泄泻,白带过多。煎服,5~10g。

甘草 Gāncǎo

《神农本草经》

为豆科植物甘草 *Glycyrrhiza uralensis* Fisch.、胀果甘草 *Glycyrrhiza inflata* Bat.、或光果甘草 *Glycyrrhiza labra* L. 的根和根茎。主产于内蒙古、新疆、甘肃等地。春、秋二季采挖,除去须根,晒干。切厚片,生用或蜜炙用。

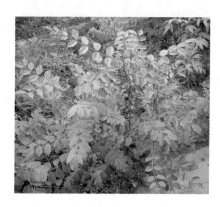
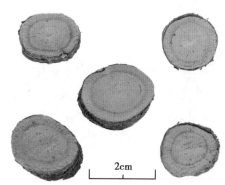

2cm

甘草

【药性】甘,平。归心、肺、脾、胃经。

【功效】补脾益气,清热解毒,祛痰止咳,缓急止痛,调和诸药。

【临床应用】

1. **心气虚证** 本品味甘,入心经,有益气通脉之效,善治心气不足所致的心动悸,脉结代,常与人参、阿胶、桂枝等配伍,如炙甘草汤。

2. **脾气虚证** 本品味甘入脾,益气健脾,治脾气虚弱所致的倦怠乏力,食少便溏等,常与人参、白术、茯苓配伍,即四君子汤。

3. **痰多咳嗽** 本品性平,入肺经,祛痰止咳,不论寒热虚实及有痰无痰的咳喘均可随证配伍使用。①治风寒咳嗽,与麻黄、杏仁配伍,如三拗汤;②治肺热咳喘,常与石膏、麻黄、杏仁配伍,如麻杏甘石汤;③治寒痰咳喘,常与干姜、细辛配伍,如苓甘五味姜辛汤;④治湿痰咳嗽,常与陈皮、半夏、茯苓配伍,如二陈汤。

4. **脘腹及四肢挛急作痛** 本品味甘,善于缓急止痛。①治阴血不足,筋失所养而挛急作痛者,常与白芍配伍,如芍药甘草汤;②治脾胃虚寒,营血不能温养所致者,常与桂枝、白芍、饴糖等配伍,如小建中汤。

5. **热毒疮疡,咽喉肿痛及药物、食物中毒** 本品能解热毒和食物药物之毒。①治热毒疮疡,常与金银花、连翘等配伍;②治咽喉肿痛,可单用煎服,或与桔梗配伍,如甘草汤、桔梗汤;③治药物、食物中毒,在无特殊解毒药时,可用甘草治之,亦可与绿豆或大豆煎汤服。

此外,本品能缓和药物烈性或减轻毒副作用,又可调和脾胃。如调胃承气汤用甘草以缓和芒硝、大黄之性,使泻下不致太猛,并避免其刺激大肠而产生腹痛;又如半夏泻心汤,甘草与半夏、干姜、黄芩、黄连同用,又能在其中协调寒热,平调升降,起到调和作用。

【性能特点】甘草味甘性平,入心、肺、脾、胃经。既能补脾益气,用于脾胃气虚,倦怠无力,又能补心复脉,治心气不足,心动悸,脉结代。入肺,既能祛痰止咳,又能益气润肺,药力和缓,咳嗽无论寒热、新久、虚实均可应用。更能解毒,调和诸药,应用广泛。《本草汇言》云:"甘草,和中益气,补虚解毒之药也。健脾胃,固中气之虚羸,协阴阳,和不调之营卫。"

【用法用量】煎服,2~10g。生用性偏凉,可清热解毒;蜜炙药性微温,并可增强补益心脾之气和润肺止咳作用。

【使用注意】不宜与海藻、京大戟、红大戟、甘遂、芫花同用。本品有助湿壅气之弊,湿盛胀满、水肿者不宜用。大剂量久服可导致水钠潴留,引起浮肿。

【现代研究】主含三萜皂苷类,如甘草甜素、甘草次酸等;黄酮类,如甘草苷、异甘草苷、新甘草苷、异甘草素等;尚含生物碱、多糖等成分。有抗消化道溃疡、调整胃肠活动、抗肝损伤、增强免疫、延缓衰老、抗病毒、抗菌、解毒、抗肺损伤、抑制子宫平滑肌收缩等作用。

大枣 Dàzǎo
《神农本草经》

为鼠李科植物枣 *Ziziphus jujuba* Mill. 的成熟果实。主产于河北、河南、山东等地。秋季果实成熟时采收,晒干。生用,用时破开或去核。

【药性】甘,温。归脾、胃、心经。

【功效】补中益气,养血安神。

【临床应用】

1. **脾气虚证** 本品甘温入脾,善补中益气。治脾气虚弱,消瘦,倦怠乏力,食少便溏等,可单用;气虚乏力较甚者,则与人参、白术等配伍。

2. **脏躁,失眠证** 本品味甘,入心脾经,既能益气养血,又能安神,治脏躁神志不安,常与甘草、小麦配伍,以养心宁神,即甘麦大枣汤。

此外,本品有缓和药物毒烈之效,如《伤寒论》十枣汤、《金匮要略》葶苈大枣泻肺汤,即用之缓和甘遂、大戟、芫花、葶苈子的毒烈之性。

【性能特点】大枣甘温,入脾、胃经,其补中益气药力平和,多为辅药;入心经,长于养血安神,治妇女阴血亏虚,情志抑郁,心神不安之脏躁证。《神农本草经》谓:"安中养脾。"

【用法用量】煎服,6~15g。宜剪破入煎。

【现代研究】主含有机酸、三萜苷类、生物碱类、黄酮类、糖类、维生素类、氨基酸、挥发油、微量元素等成分。有提高免疫和延缓衰老等作用。

【按语】《炮炙大法·用药凡例》:"凡汤中用完物,如干枣……皆劈破研碎入煎,方得味出。"现代研究表明,大枣劈破入煎与整枣煎对成分的溶出速度和煎出率影响甚大,故大枣入煎剂,宜劈破。

蜂蜜 Fēngmì
《神农本草经》

为蜜蜂科昆虫中华蜜蜂 *Apis cerana* Fabricius 或意大利蜜蜂 *Apis mellifera* Linnaeus 所酿成的蜜。中国大部分地区均产。春至秋季采收,滤过。

【药性】甘,平。归肺、脾、大肠经。

【功效】补中,润燥,止痛,解毒;外用生肌敛疮。

【临床应用】

1. **中虚脘腹挛急疼痛** 本品味甘,入脾经,能益气补中,缓急止痛,治中虚脘腹疼痛,腹痛喜按,空腹痛甚,食后稍安者,单用有效,或与白芍、甘草等配伍。临床更多作为补脾益气丸剂、膏剂的赋形剂,或作为炮炙补脾益气药的辅料。

2. **肺虚燥咳及肠燥便秘** 本品味甘质润,能润肺止咳,润肠通便。①治肺虚燥咳、干咳咯血,常与人参、茯苓、生地黄等配伍,如琼玉膏;②治肠燥便秘,单用本品冲服,或与当归、黑芝麻、何首乌等配伍。因其有润肺止咳之效,尤多作为炮炙止咳药的辅料,或作为润肺止咳类丸剂或膏剂的赋形剂。

3. **解乌头类药毒** 本品有解毒之效,与乌头类药物同煎,可降低其毒性;服乌头类药物中毒者,大剂量服用,有一定解毒作用。

此外,本品外用,有解毒防腐、生肌敛疮之效,用于溃疡、烧烫伤。

【性能特点】蜂蜜甘平质润,入脾肺经,缓急止痛、润燥为其所长,既可用治脘腹作痛,又可用于肺燥干咳,肺虚久咳,还常用于体虚津枯,肠燥便秘。《神农本草经》云:"益气补中,止痛,解毒……和胃药。"

【用法用量】煎服或冲服,15~30g;外用适量。

【现代研究】主含糖类、挥发油、蜡质、有机酸、花粉粒、无机酸 氨基酸、乙酰胆碱、维生素、抑菌素、酶类、微量元素等成分。有促进肠运动、解川乌毒、抗氧化等作用。

【按语】若蜜蜂采集有毒植物花分泌的花蜜或花粉加工而成的蜂蜜,或无毒蜂蜜被有毒物质污染等,即为毒蜜,人食用后易导致中毒。

附表药物

药名	药性	功效	主治证	用法用量
刺五加	辛、微苦,温。归脾、肺、肾、心经	益气健脾,补肾安神	脾肺气虚,体虚乏力,食欲不振,肺肾两虚,久咳虚喘,肾虚腰膝酸痛,心脾不足,失眠多梦	煎服,9~27g
绞股蓝	甘、苦,微寒。归脾、肺经	益气健脾,化痰止咳,清热解毒,化浊降脂	脾胃气虚,倦怠食少,肺虚燥咳,咽喉疼痛,高脂血症	煎服,3~5g

续表

药名	药性	功效	主治证	用法用量
红景天	甘、苦、平。归肺、心经	益气活血，通脉平喘	气虚血瘀，胸痹心痛，中风偏瘫，倦怠气喘	煎服，3~6g
沙棘	酸、涩、温。归脾、胃、肺、心经	健脾消食，止咳祛痰，活血散瘀	脾虚食少，食积腹痛，咳嗽痰多，胸痹心痛，瘀血经闭，跌扑瘀肿	煎服，3~10g
饴糖	甘，温。归脾、胃、肺经	补虚温中，缓急止痛，润肺止咳	脾胃虚寒，里急腹痛，肺虚咳嗽，干咳无痰	30~60g，入汤剂分2~3次烊化服。亦可熬膏或入丸剂

第二节　补　阳　药

本类药物味多甘辛咸，性温热，主归肾经。有补助阳气之功效，尤以温补肾阳为主，主治肾阳虚证，症见形寒肢冷，腰膝酸软，性欲淡漠，阳痿早泄，遗精滑精，尿频遗尿，宫寒不孕；以及脾肾阳虚，五更泄泻；阳虚不能制水，四肢、颜面水肿；肺肾阳虚失于纳气之呼多吸少，咳嗽喘促；肾阳虚而精髓亦亏之头晕目眩，耳鸣耳聋，须发早白，筋骨痿软，小儿发育不良，囟门不合，齿迟行迟；下元虚冷，冲任失调之崩漏不止，带下清稀等。临床应用时多与温里祛寒药、补益精血药配伍，以期达到温助阳气、"阳得阴助"之目的。部分药物兼有祛风湿、强筋骨、温脾阳、补肺气、养肝等作用，还可用于风湿痹证、脾肾阳虚证、肺肾两虚证及肝肾不足证。

补阳药性多燥烈，易助火伤阴，故阴虚火旺者忌用。

试述补阳药与温里药功效联系及区别，临床如何选用及配伍？

鹿茸　Lùróng
《神农本草经》

为鹿科动物梅花鹿 *Cervus nippon* Temminck 或马鹿 *Cervus elaphus* Linnaeus 的雄鹿头上未骨化密生绒毛的幼角。前者习称"花鹿茸"，后者习称"马鹿茸"。主产于吉林、辽宁、黑龙江等地。夏、秋二季锯取鹿茸，经加工后，阴干或烘干。切片，或研细粉用。

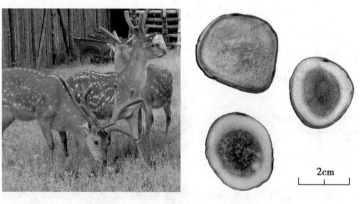

2cm

鹿茸(梅花鹿)

【药性】甘、咸，温。归肾、肝经。

【功效】壮肾阳，益精血，强筋骨，调冲任，托疮毒。

【临床应用】

1. **肾阳不足,精血亏虚,阳痿滑精,宫冷不孕,赢瘦,神疲,畏寒,眩晕,耳鸣耳聋** 本品甘咸性温,入肾经,能峻补肾阳,益精血,宜于肾阳亏虚,精血不足,症见阳痿滑精,宫冷不孕,赢瘦,神疲,畏寒,眩晕,耳鸣,耳聋等,可本品单用或配入复方。①治阳痿不举,小便频数,可与山药浸酒服,以培补先后天之本,方如鹿茸酒;②治精血耗竭,面色黧黑,耳聋目昏等,可与当归、熟地黄、枸杞子等配伍以补益精血;③治诸虚百损,五劳七伤,赢瘦、神疲乏力、畏寒肢冷、阳痿滑精、宫冷不孕,常与人参、黄芪、当归同用,以固本培元,如参茸固本丸。

2. **腰脊冷痛,筋骨痿软** 本品入肝肾经,既能补肾阳,益精血,又可强筋骨,常用于肾虚骨弱诸证。①治肾虚腰脊冷痛,筋骨痿软或小儿发育迟缓,齿迟、行迟、囟门闭合迟等,常与五加皮、熟地黄、山茱萸等同用,以增强补肾健骨之效,如加味地黄丸;②治骨折后期,愈合不良,可与骨碎补、续断、自然铜等同用,以促进骨折愈合。

3. **冲任虚寒,崩漏带下** 本品补肾阳,益精血而兼能固冲止带,治疗冲任虚寒,崩漏带下。①治崩漏不止,虚损赢瘦,常与乌贼骨、龙骨、续断等同用,以益肾止崩,如鹿茸散;②治白带量多清稀,配伍桑螵蛸、菟丝子、沙苑子等补肾健脾、除湿止带,如内补丸。

4. **阴疽不敛** 本品具有补阳气、益精血而有托毒生肌之效,治疗阴疽疮肿内陷不起或疮疡久溃不敛,常与当归、肉桂、熟地黄等配伍。

【性能特点】鹿茸甘咸温,入肾、肝经,为血肉有情之品,禀纯阳之质,含生发之气,为大补肝肾,峻补元阳之佳品,又能补益精血。《本草纲目》云:"生精补髓,养血益阳,强筋健骨。"对肾阳不足,精血亏虚所致阳痿滑精,宫冷不孕,筋骨痿软及冲任虚寒,崩漏带下等诸证,皆有佳效。此外,借其温补内托之功,亦治阴疽疮肿内陷不起或疮疡久溃不敛等证。

【用法用量】研末冲服,1~2g。

【使用注意】本品性温热,凡发热者均当忌服。用本品宜从小量开始,缓缓增加,不可骤用大量,以免阳升风动,头晕目赤,或伤阴动血。

【现代研究】主含氨基酸、磷脂、脂肪酸、糖脂、糖、激素样物质、前列腺素、脂蛋白、维生素、酶及微量元素等。有雌激素样作用,能增强机体免疫,增强红细胞、血红蛋白和网质红细胞的新生;有升高白细胞,促进伤口、骨折愈合,抗衰老,抗溃疡,强心,抗诱变,抗炎,保肝,酶抑制等作用。

【按语】本品甘温质柔,既补肾阳,又益精血,其补阳作用有别于附子、肉桂;桂、附性热刚燥,温里祛寒之力较强,柔润之性不足;故凡肾阳不足,兼精血亏虚者宜用鹿茸,若阴寒较盛而无精血不足者宜用附子、肉桂。《中医补益大成》明确本品"不宜煎",历代多以丸、散剂应用,虽近代使用含鹿茸酒剂的剂型有所增加,但汤剂甚少。结合现代研究结果,肾阳虚衰之阳痿、不育、不孕、抗衰老等治疗时,以酒剂等口服疗效较佳;筋骨不健,创面久不愈合,营养不良,小儿发育迟缓等病证,可考虑用散、丸剂,或本品单煎服为妥。

【附】

1. **鹿角** 为梅花鹿或马鹿已骨化的角或锯茸后翌年春季脱落的角基。性味咸,温。归肾、肝经。功能温肾阳,强筋骨,行血消肿。用于治疗肾阳不足,阳痿遗精,腰脊冷痛,阴疽疮疡,乳痈初起,瘀血肿痛等症。煎服,6~15g。阴虚火旺者忌服。

2. **鹿角胶** 为鹿角经水煎煮、浓缩制成的固体胶。性味甘、咸,温。归肾、肝经。功能温补肝肾,益精养血。用于肝肾不足所致腰膝酸冷,阳痿遗精,虚劳赢瘦,崩漏下血,便血尿血,阴疽肿痛等症。烊化兑服,3~6g。阴虚火旺者忌服。

3. 鹿角霜　为鹿角熬去胶质的角块,用时捣碎。性味咸、涩,温。归肝、肾经。功能温肾助阳,收敛止血。用于治疗脾肾阳虚,白带过多,遗尿尿频,崩漏下血,疮疡不敛等症。煎服,9~15g。宜先煎。阴虚火旺者忌服。

淫羊藿　Yínyánghuò
《神农本草经》

为小檗科植物淫羊藿 *Epimedium brevicornu* Maxim.、箭叶淫羊藿 *Epimedium sagittatum* (Sieb. et Zucc.)Maxim.、柔毛淫羊藿 *Epimedium pubescens* Maxim. 或朝鲜淫羊藿 *Epimedium koreanum* Nakai 的叶。主产于山西、四川、湖北等地。夏、秋季茎叶茂盛时采收。晒干或阴干。生用或以羊脂油炙用。

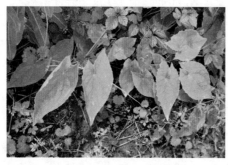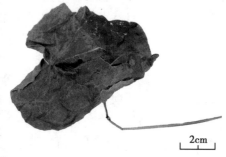

淫羊藿

【药性】辛、甘,温。趋向升浮。归肝、肾经。

【功效】补肾阳,强筋骨,祛风湿。

【临床应用】

1. 肾阳虚衰,阳痿遗精,筋骨痿软　本品辛甘,性温燥烈,功能补肾阳,壮阳起痿,用治肾阳虚衰所致阳痿遗精,腰膝冷痛诸症,可单用本品浸酒服,如淫羊藿酒;临床除与肉苁蓉、巴戟天、杜仲等温肾助阳药配伍外,还多配用熟地黄、龟甲胶、紫河车等补血益精之品,以"阴中求阳",收壮阳填精之效。

2. 风湿痹痛,麻木拘挛　本品味甘入肝肾而强筋骨,辛温散寒,祛风湿,常用治风湿痹痛日久,肝肾不足,阴阳俱亏,肢体筋骨麻木拘挛者。多与威灵仙、川芎、肉桂等配伍,如仙灵脾散。

【性能特点】本品味甘性温,能温补肾阳、强阳起痿,辛温可祛风除湿、散寒蠲痹,在内壮肾阳而强筋健骨,在外散风湿而通痹止痛,多用于肾阳虚衰之阳痿遗精,筋骨痿软,风湿痹痛,麻木拘挛。《日华子本草》云:"治一切风冷劳气,补腰膝,强心力,丈夫绝阳不起,女子绝阴无子。(治)筋骨挛急,四肢不任,老人昏耄,中年健忘。"

【用法用量】煎服,6~10g。

【使用注意】阴虚火旺者忌用。

【现代研究】主含黄酮,木脂素、生物碱和挥发油等。有雄激素样及植物雌激素样活性;亦有调节免疫,延缓衰老,影响心血管系统、骨髓和造血系统,抗骨质疏松,改善学习记忆力,抗辐射,抗肿瘤等作用。

【按语】淫羊藿又名仙灵脾。自古对本品主张用羊脂油进行炒炙,且有羊油脂炙炒有助于壮阳成分溶出的报道。本品尚对妇女更年期表现为高血压、头晕耳鸣,腰膝酸软,下肢不温者有良效。

巴戟天　Bājǐtiān
《神农本草经》

为茜草科植物巴戟天 *Morinda officinalis* How 的根。主产于广东、广西。全年均可采挖。洗净,除去须根,晒至六七成干,轻轻捶扁,晒干。生用或除去木心,分别加工炮制成巴戟肉、盐巴戟天、制巴戟天用。

【药性】甘、辛,微温。趋向升浮。归肾、肝经。

【功效】补肾阳,强筋骨,祛风湿。

【临床应用】

1. **肾阳不足,阳痿遗精,宫冷不孕,月经不调,少腹冷痛**　本品甘温,入下焦,壮元阳,用治肾阳不足之证。①治肾阳亏虚,命门火衰之阳痿、不育,多与淫羊藿、仙茅、枸杞子等配伍,以补肾阳、益精血,如赞育丹;②治阳虚宫冷不孕,月经不调,少腹冷痛,常与肉桂、吴茱萸、高良姜等配伍,以补肾暖宫,温经散寒,如巴戟丸。

2. **风湿痹痛,筋骨痿软**　本品味辛散寒,甘温助阳,入肾、肝经,能温补肾阳,强健筋骨,祛风除湿。①治风寒湿痹,筋骨痿软,腰膝冷痛,步履艰难,常与杜仲、肉苁蓉、菟丝子等配伍,以补肝肾,强筋骨,填精血,祛风湿,如金刚丸;②治风冷腰胯疼痛,起动不利,可与羌活、杜仲、五加皮配伍,如巴戟丸。

【性能特点】巴戟天甘温能补本品甘温能补,辛味能散;甘辛微温,主归肾肝,温润不燥,能补肾助阳,用治肾阳不足,阳痿遗精,宫冷不孕等;暖下元而调经止痛,用治下元虚冷,月经不调,少腹冷痛等;能补能散,补阳益精,强筋健骨,又祛风湿,故治风湿痹痛,筋骨痿软。《本草求真》云:"据书称为补肾要剂,能治五劳七伤,强阴益精,以其体润故耳。然气味辛温,又能祛风除湿,故凡腰膝疼痛,风气脚气水肿等症,服之更为有益。"

【用法用量】煎服,3~10g。

【使用注意】阴虚火旺或有湿热者忌用。

【现代研究】主含糖类、黄酮、氨基酸、蒽醌及维生素 C 等。有保护精子膜结构和功能,提高巨噬细胞吞噬百分率,促进特异性免疫,延缓衰老,抗肿瘤等作用。

【按语】陶弘景称"用之打去心"。《本草纲目》载:"若急用,只以温水浸软去心用。"《中华人民共和国药典》亦要求本品蒸透或煮透后趁热除去木心。现代研究证实皮较心优。

仙茅　Xiānmáo
《海药本草》

为石蒜科植物仙茅 *Curculigo orchioides* Gaertn. 的根茎。主产于四川、云南、广西等地。秋、冬二季采挖。除去根头和须根,洗净,干燥。切段生用,或经米泔水浸泡切片。

【药性】辛,热;有毒。归肾、肝、脾经。

【功效】补肾阳,强筋骨,祛寒湿。

【临床应用】

1. **阳痿精冷,小便频数**　本品辛热燥烈,温肾助阳,治肾阳虚衰之阳痿早泄,精冷不育,夜尿频多,常与淫羊藿、巴戟天、金樱子等配伍,以补肾壮阳,如仙茅酒。

2. **腰膝冷痛,筋骨痿软**　本品辛热助阳,又能散寒湿,强筋骨,治痹证日久,筋骨痿软,腰膝冷痛,常与杜仲、独活、附子等配伍。

3. **阳虚冷泻**　本品辛热,归脾、肾经,能温补脾肾之阳而治阳虚冷泻,可与补骨脂、益智等配伍使用。

【性能特点】本品辛热燥烈,善补命门而兴阳道,补火助阳效佳,用治肾阳不足,命门火衰,阳痿精冷,小便频数;辛散燥烈,补肾阳兼祛寒湿,强筋骨,治"腰膝风冷挛痛不能行"(《开宝本草》),可用于肾阳不足,筋骨痿软,腰膝冷痛;补命门之火以温煦脾土,温阳止泻,用治阳虚冷泻。其性燥烈,不可长恃为补益剂,故《本草正义》云:"仙茅是补阳温肾之专药,亦兼能祛除寒痹,与巴戟天、仙灵脾相类,而猛烈亦过之。惟禀性阴寒者,可以为回阳之用,而必不可以为补益之品。"

【用法用量】煎服,3~10g。

【使用注意】本品燥烈有毒,不宜久服,阴虚火旺者忌服。

【现代研究】主含环木菠萝烷型三萜及其糖、甲基苯酚、氯代甲基苯酚、脂肪、黄酮醇等。有调节免疫、抗氧化、保肝、降血糖、抗骨质疏松、抗炎、抗惊厥等作用。

杜仲 Dùzhòng
《神农本草经》

为杜仲科植物杜仲 *Eucommia ulmoides* Oliv. 的树皮。主产于陕西、四川、云南等地。4—6月剥取,刮去粗皮,堆置"发汗"至内皮呈紫褐色,晒干。生用或盐水炒用。

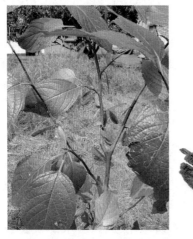
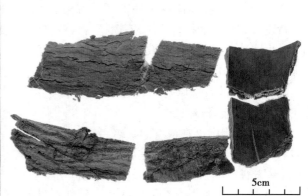

5cm

杜仲

【药性】甘、温。归肝、肾经。

【功效】补肝肾,强筋骨,安胎。

【临床应用】

1. **肝肾不足,腰膝酸痛,筋骨无力,头晕目眩** 本品甘温补益,为补益肝肾,强筋健骨之良药。①治肝肾不足之腰膝酸痛,筋骨痿软,单用浸酒即效,或与补骨脂、核桃仁等配伍,以补肝肾,强筋骨,如青娥丸;②治风寒湿痹日久,腰膝冷痛,常与独活、桑寄生、细辛等配伍,补肝肾,祛风湿,强筋骨,如独活寄生汤;③治外伤腰痛,与川芎、桂心、丹参配伍,如杜仲散;④治肾虚阳痿,精冷不育,尿频,与鹿茸、山茱萸、菟丝子配伍,如十补丸;⑤治肝肾不足,头晕目眩,多与枸杞子、牛膝、菟丝子配伍。

2. **肝肾亏虚,妊娠漏血,胎动不安** 本品补肝肾,益精血,固冲任而安胎。①治肝肾亏虚之妊娠漏血,常与菟丝子、续断等配伍,如补肾安胎饮;②治肝肾亏虚之胎动不安、腰痛如坠,与续断、桑寄生、山药等同用。

【性能特点】本品甘温,入肝、肾经,补肝肾,强筋骨,固胎元。肝充则筋健,肾充则骨强,为治肾虚腰痛要药,常用于肝肾不足,腰膝酸痛,筋骨无力;补益肝肾,调理冲任,又是固经安胎要药,可治肝肾亏虚,妊娠漏血,胎动不安。《本草汇言》称其"气温而补,补肝益肾,诚为要剂"。

【用法用量】煎服,6~10g。

【使用注意】本品温补,阴虚火旺者慎用。

【现代研究】主含杜仲胶、杜仲苷、松脂醇二葡萄糖苷、桃叶珊瑚苷、鞣质、黄酮等。有促进骨折愈合、降压、保肝、延缓衰老、抗应激、抗病毒、抗肿瘤、抗紫外线损伤作用。并可对抗垂体后叶素兴奋子宫。

【按语】本品树皮入药,药源紧缺,近有人以叶代替,临床反应较好。杜仲炮制要求用"缓火""慢火"炒断丝而不焦化为度,破坏其胶质有利于有效成分煎出,又不致破坏有效成分为目的,比生用效果好。盐炙入肾,能增强补肝肾强筋骨作用。

续断 Xùduàn
《神农本草经》

为川续断科植物川续断 Dipsacus asper Wall. ex Henry 的根。主产于湖北、四川、湖南等地。秋季采挖,除去根和须根,用微火烘至半干,堆置"发汗"至内部变绿色时,再烘干。切厚片,生用或酒炙、盐炙用。

【药性】苦、辛、甘,微温。归肝、肾经。

【功效】补肝肾,强筋骨,续折伤,止崩漏。

【临床应用】

1. **肝肾不足,腰膝酸软,风湿痹痛** 本品味甘性温,入肝肾经,能补益肝肾,强健筋骨,又兼苦辛,能通利血脉,为治肝肾不足,血脉不利之腰膝酸痛,足膝无力,或风寒湿痹,筋骨拘挛等常用药物。①治肝肾不足,腰膝酸痛,与萆薢、杜仲、牛膝等同用,如续断丹;②治肝肾不足兼寒湿痹痛,与防风、川乌等配伍,如续断丸。

2. **跌扑损伤,筋伤骨折** 本品辛散温通,苦温通降,有活血化瘀,续筋接骨,疗伤止痛之能,为伤科之要药。①治跌扑损伤,筋伤骨折,常与骨碎补、自然铜、土鳖虫等配伍,如接骨散;②治脚膝折损愈后失补,筋缩疼痛,与当归、木瓜、黄芪等同用,如邱祖伸筋丹。

3. **肝肾亏虚,崩漏,胎漏,胎动不安** 本品补益肝肾,调理冲任,有固肾安胎之功。用治肝肾不足,下元不固诸证。①治胎漏下血,胎动不安,滑胎,多配伍桑寄生、菟丝子、阿胶,如寿胎丸;②治肝肾亏虚之崩漏经多,与黄芪、地榆、艾叶等配伍,如续断丸。

【性能特点】本品苦、辛、甘,性微温,甘以补虚,温以助阳,补益肝肾,强筋健骨,适用于肝肾不足,腰膝酸软,或风湿痹痛兼见肝肾不足者;苦辛以行散,性温以通脉,行血脉,续折伤,为骨科要药,常用于跌扑损伤,筋伤骨折;补益肝肾,调理冲任,固经安胎,可治肝肾亏虚,崩漏,胎漏,胎动不安。《本草汇言》云:"续断,补续血脉之药也,大抵所断之血脉非此不续,所伤之筋非此不养,所滞之关节非此不利,所损之胎非此不安。久服常服,有补伤生血之效,补而不滞,行而不泄,故女科、外科取用恒多。"

【用法用量】煎服,9~15g。酒续断多用治风湿痹痛,跌扑损伤,筋伤骨折。盐续断多用治腰膝酸软。

【现代研究】主含三萜皂苷类、挥发油等。有抑制子宫收缩、提高耐缺氧、抗骨质疏松、抗炎、抗衰老、抗氧化、抗维生素 E 缺乏症等作用。

肉苁蓉 Ròucōngróng
《神农本草经》

为列当科植物肉苁蓉 *Cistanche deserticola* Y. C. Ma 或管花肉苁蓉 *Cistanche tubulosa*（Schenk）Wight 的带鳞叶的肉质茎。主产于内蒙古、新疆、甘肃。春季苗刚出土或秋季冻土之前采。除去茎尖,切段,晒干。切厚片,生用,或酒炖（或酒蒸）用。

【药性】甘、咸,温。趋向沉降。归肾、大肠经。

【功效】补肾阳,益精血,润肠通便。

【临床应用】

1. 肾阳不足,精血亏虚,阳痿不孕,腰膝酸软,筋骨无力 本品甘温助阳,咸以入肾,能补益肾阳;质润性和,又能滋养精血,用治下元不足,阳弱精亏之证。①治肾阳不足,精血亏虚之阳痿不育,小便余沥,与菟丝子、续断、杜仲等配伍,如肉苁蓉丸;②治宫冷不孕,可与鹿角胶、当归、紫河车等补肝肾,益精血,暖胞宫药配伍;③治肾虚骨痿,腰膝酸软,筋骨无力,不能起动,常与杜仲、巴戟天、紫河车配伍,如金刚丸。

2. 肠燥便秘 本品甘咸质润入大肠,可润肠通便,为津亏体虚便秘之常用药物。①治津液耗伤之便秘,与麻子仁、沉香配伍,如润肠丸;②治肾气虚弱,津亏肠燥之习惯性便秘、老年便秘、产后便秘,与当归、牛膝、枳壳配伍,以养血润肠,行气通便,如济川煎。

【性能特点】本品甘温而润,味咸入肾,补而不腻,温而不燥,性质平和。既补肾壮阳,又填益精血,故可治肾阳不足,精血亏虚所致阳痿不孕、腰膝酸软、筋骨无力;质润入大肠,又能润肠通便,治肠燥便秘,对老人肾阳不足,精血亏虚者尤宜。《本草汇言》云:"肉苁蓉,养命门,滋肾气,补精血之药也。男子丹元虚冷而阳道久沉,妇女冲任失调,而阴气不治,此乃平补之剂,温而不热,补而不峻,暖而不燥,滑而不泄,故有从容之名。"

【用法用量】煎服,6~10g。

【使用注意】本品助阳、滑肠,故阴虚火旺及大便溏泄者不宜服。肠胃实热大便秘结者忌用。

【现代研究】主含甜菜碱、麦角甾醇、胡萝卜苷、三十烷醇、甘露醇及多种微量元素等成分。有激活肾上腺、释放皮质激素作用及抗衰老、提高免疫力等作用。

【按语】传统肉苁蓉因采收季节和加工方法,有甜苁蓉和咸苁蓉之分。肉苁蓉可春、秋二季采收,秋季采者水分多,不易晒干,须投入盐湖中1~3年后,取出晒干,用前还须漂淡者,称为"咸苁蓉";春季采收直接晒干者,称为"甜苁蓉""淡苁蓉"。经盐浸漂淡的苁蓉,有效成分丢失较多,会影响药效,且秋季产量亦少,故现多用甜苁蓉。

锁阳 Suǒyáng
《本草衍义补遗》

为锁阳科植物锁阳 *Cynomorium songaricum* Rupr. 的肉质茎。主产于内蒙古、甘肃、新疆。春季采挖,除去花序,切段,晒干。切薄片,生用。

【药性】甘,温。趋向沉降。归肝、肾、大肠经。

【功效】补肾阳,益精血,润肠通便。

【临床应用】

1. 肾阳不足,精血亏虚,阳痿滑精,腰膝痿软 本品甘温,益精兴阳,与肉苁蓉功效类似。常用治肾阳不足,精血亏虚所致诸证。①治阳痿滑精,不孕,常与巴戟天、补骨脂、菟丝子等补肾阳,益精血药配伍;②治腰膝痿软,筋骨无力,常与熟地黄、龟甲等补益精血,益肾健骨之品配伍。

2. 肠燥便秘 本品甘温质润,能益精血,润肠通便。治精血亏虚之肠燥便秘,可单用熬膏,或与肉苁蓉、火麻仁、当归等同用。

【性能特点】本品甘温质润,归肝肾经,补益肝肾,因肝主筋、肾主骨,又强筋壮骨,用治肾阳不足,精血亏虚之腰膝痿软;补肾阳,益精血,益精兴阳,故治肾阳不足,精血亏虚之阳痿滑精;本品质润,滑大肠而通便,又益精养血,治疗老年虚弱,精血亏虚或血虚精亏之肠燥便秘。《本草求真》云:"锁阳与苁蓉同为一类……凡阴气虚损,精血衰败,大便燥结,治可用此以暾,并代苁蓉……则知其性虽温,其体仍润,未可云为命门火衰必用之药也。"

【用法用量】煎服,5~10g。

【使用注意】阴虚阳亢、脾虚泄泻、实热便秘者均忌服。

【现代研究】主含三萜皂苷、花色苷、鞣质、淀粉、蛋白质、脂肪、还原糖、挥发油等成分。有增强肠蠕动、抑制应激性溃疡、防治骨质疏松、调节免疫、抗氧化、抗衰老等作用。

补骨脂　Bǔgǔzhī
《药性论》

为豆科植物补骨脂 *Psoralea corylifolia* L. 的成熟果实。主产于河南、四川、安徽等地。秋季果实成熟时采收果序,晒干,搓出果实,除去杂质。生用,或盐水炙用。

【药性】辛、苦,温。双重趋向。归肾、脾经。

【功效】温肾助阳,纳气平喘,温脾止泻;外用消风祛斑。

【临床应用】

1. 肾阳不足,阳痿遗精,遗尿尿频,腰膝冷痛 本品性温助阳,温补命门,强腰膝,壮阳固精,善治肾阳虚损诸证。①治肾虚阳痿,遗精滑精,常与菟丝子、核桃仁、沉香等配伍,以补肾壮阳起痿,如补骨脂丸;②治遗尿尿频,可与小茴香配伍,以补肾助阳,固精缩尿,如补骨脂散;③治肾阳不足之腰膝冷痛,常与杜仲、核桃仁配伍,以补肝肾,强腰膝,如青蛾丸。

2. 肾虚作喘 本品温肾助阳,纳气平喘,治肾阳虚衰,肾不纳气之虚喘,与附子、肉桂、沉香等补阳纳气之品配伍,如黑锡丹。

3. 脾肾阳虚,五更泄泻 本品补中兼涩,补肾暖脾,涩肠止泻,治脾肾阳虚所致五更泄泻,常与吴茱萸、肉豆蔻、五味子配伍,如四神丸。

4. 白癜风,斑秃 本品外用能消风祛斑,用于白癜风及斑秃等皮肤疾患,将本品研末,用酒浸制成酊剂,外涂患处。

【性能特点】本品辛温苦燥,归肾、脾,脾肾同温,兼固下元,为脾肾阳虚下元不固之要药,多用于肾虚下元不固之阳痿遗精,遗尿尿频,腰膝冷痛;补火助阳,又能纳气归肾,以止喘嗽,治疗肾阳虚衰,肾不纳气之虚喘;温肾助阳以暖脾土,固涩大肠以止泄泻,又治脾肾阳虚,五更泄泻。《玉楸药解》云:"温暖水土,消化饮食,升达肝脾,收敛滑泄、遗精、带下、溺多、便滑诸证。"外用又能消风祛斑,用于白癜风及斑秃。

【用法用量】煎服,6~10g。外用 20%~30% 酊剂涂患处。

【使用注意】阴虚火旺及大便秘结者忌服。

【现代研究】主含香豆素、黄酮及单萜酚等成分。有雌激素样作用及抗抑郁、抗氧化、抗肿瘤、抗菌消炎作用,有较好的心血管保护、促进骨生长作用。

【按语】本品炒后缓其苦燥减其辛窜,增强温阳止泻功效;盐制缓和辛燥之性,避免伤阴之弊,又可引药下行,增强补肾效力。

果实、种仁类药物对大便排泄作用相差较大，试就教材内容予以分析。

益智　Yìzhì

《本草拾遗》

为姜科植物益智 *Alpinia oxyphylla* Miq. 的成熟果实。主产于海南、广东。夏、秋间果实由绿变红时采收。晒干或低温干燥。除去外壳，生用或盐水炙用，用时捣碎。

【药性】辛，温。趋向沉降。归脾、肾经。

【功效】暖肾固精缩尿，温脾止泻摄唾。

【临床应用】

1. **肾虚不固，尿频遗尿，遗精白浊**　本品辛温助阳，温暖下元，补中兼涩，可疗下元不固诸证。①治肾气不固之遗精滑精、白浊，常与乌药、山药等补肾固精药配伍，如三仙丸；②治下元虚寒尿频、遗尿，以本品与乌药为末，山药糊丸，以温肾祛寒，缩尿止遗，如缩泉丸。

2. **脾寒泄泻，腹中冷痛，口多唾涎**　本品性温，可暖肾温脾，开胃摄唾，用治中焦虚寒之证。①治中焦虚寒，脘腹冷痛，呕吐泄泻，常与川乌、干姜、青皮配伍，如益智散；②治中焦虚寒之食少、口多唾涎，可单用本品含之，或与理中丸、六君子汤等同用。

【性能特点】本品辛温气香，功能益肾火，温脾暖胃，温补之中兼有固涩之用。暖肾固精缩尿，常用于肾虚不固，尿频遗尿，遗精白浊；辛温入脾，主温中散寒，恢复脾胃升降功能，脾气上升，胃气下降，津液四布，清涎可消，腹泻自止，故有温脾开胃，止泻摄唾作用，以治疗脾寒泄泻，腹中冷痛，尤其对涎唾自流之症最有捷效。《本草拾遗》云："止呕吐……含之摄涎秽。"

【用法用量】煎服，3~10g。

【现代研究】主含二苯庚体类、倍半萜类、黄酮及挥发油等成分。有抗疲劳、抗高温、保护神经、镇静催眠、抗过敏、抗肿瘤、抗氧化应激、抗菌等作用。

菟丝子　Tùsīzǐ

《神农本草经》

为旋花科植物南方菟丝子 *Cuscuta australis* R. Br. 或菟丝子 *Cuscuta chinensis* Lam. 的成熟种子。我国大部分地区均产。秋季果实成熟时采收植株。晒干，打下种子，除去杂质。生用，或盐水炙用。

【药性】辛、甘，平。双重趋向。归肝、肾、脾经。

【功效】补益肝肾，固精缩尿，安胎，明目，止泻；外用消风祛斑。

【临床应用】

1. **肝肾不足，腰膝酸软，阳痿遗精，遗尿尿频**　本品辛甘性平，入肝肾，平补阴阳，培固下元，用治肝肾虚损，下元不足诸证。①治肾虚所致腰膝酸痛，常与杜仲、山药等同用；②治肾阳不足，肾精亏虚之阳痿遗精，多与枸杞子、覆盆子、五味子等配伍，如五子衍宗丸；③治下元虚冷之遗尿尿频，与桑螵蛸、鹿茸、五味子等配伍，如菟丝子丸；④治肾虚不固之带下、尿浊，尿有余沥，与茯苓、石莲子配伍，以温补脾肾，收涩止带，如茯菟丸。

2. **肾虚胎漏，胎动不安**　本品补肝肾，益精血而安胎。治肝肾不足，胎元不固之胎动不安、滑胎，常与桑寄生、续断、阿胶等配伍，以补肝肾，安胎，如寿胎丸。

3. **肝肾不足，目黯耳鸣**　本品平补肝肾阴阳精血，目得精血所养而得视，故有明目作用。治肝肾不足，目失所养之目黯不明，耳鸣，常与熟地黄、枸杞子、车前子等配伍，如驻景丸。

4. **脾肾虚泻**　本品又入脾经，能温补脾肾，疗虚寒泄泻，多与山药、茯苓、莲子同用，以温肾暖脾止泻，如菟丝子丸。

5. **白癜风**　本品外用能消风祛斑，用治白癜风，可酒浸外涂。

【性能特点】本品辛甘性平,入肝、肾、脾经,辛能润,甘能补,既补肾阳,又益阴精,不燥不滞,阴阳双补,为平补肝、肾、脾三脏之良药。补益肝肾,固精缩尿,用于肝肾不足,腰膝酸软,阳痿遗精,遗尿尿频;又益肾养肝,使精血上注而有明目、聪耳之效,故治肝肾不足所致目黯耳鸣;性平偏温,补肾益脾,阳气振奋,健运复常,而虚泻自主,常用于脾肾阳虚之泄泻便溏;补肝肾、固冲任而安胎,又可治肝肾不足,胎元不固之胎动不安、滑胎。外用可祛风消斑,用于白癜风。《药品化义》云:"禀气中和,性味甘平,取子主于降,用之入肾,善补而不峻,益阴而固阳……又因味甘,甘能助脾,疗脾虚久泻,饮食不化,四肢困倦,脾气渐旺,则卫气自充,肌肤得养也。"

【用法用量】煎服,6~12g。外用适量。

【使用注意】本品虽为平补之品,但偏于补阳,故阴虚火旺、大便燥结、小便短赤者不宜服。

【现代研究】主含胆甾醇、菜油甾醇、β-谷甾醇、豆甾醇、三萜酸类、树脂、多糖、皂苷、淀粉等。有雌激素样作用、抗衰老、降低胆固醇、软化血管、降低血压、促造血功能、抑制肠运动、延缓白内障发展等作用。

【按语】本品气味平和,阴阳平补,可一味专用、重用,可生用或煮熟捣烂作饼用。亦有认为本品质较坚硬,入煎剂需较长时间,如捣碎则有利于有效成分的溶出。

沙苑子　Shāyuànzǐ
《神农本草经》

为豆科植物扁茎黄芪 *Astragalus complanatus* R. Br. 的成熟种子。主产于陕西、河北。秋末冬初果实成熟尚未开裂时采割植株,打下种子,除去杂质,晒干。生用或盐水炙用。

【药性】甘,温。趋向沉降。归肝、肾经。

【功效】补肾助阳,固精缩尿,养肝明目。

【临床应用】

1. **肾虚腰痛,遗精早泄,遗尿尿频,白浊带下**　本品甘温补益,温肾助阳,固精缩尿。①治肾虚腰痛,可单用,或与杜仲、续断、核桃仁等配伍;②治肾虚精亏之阳痿,可与淫羊藿、补骨脂等配伍;③治肾虚不固之遗精滑泄,白浊带下,常与龙骨、牡蛎、莲子等配伍,以补肾固精止遗,如金锁固精丸。

2. **肝肾亏虚,头晕目眩,目黯昏花**　本品气清香,入肝肾。能温肾养肝明目,治肝肾不足,目失所养,目黯不明,视物模糊者,常与枸杞子、菟丝子、菊花等配伍。

【性能特点】本品甘温补益,不烈不燥,兼具涩性,入肝、肾经,有补肾助阳,固精缩尿之功,尤长于固涩,为平和柔润之药,多用于肾虚下元不固之肾虚腰痛,遗精早泄,遗尿尿频,白浊带下;又能补益肝肾,益精养肝而明目,用于肝肾不足之头晕目眩,目黯昏花。《本草汇言》云:"沙苑蒺藜,补肾涩精之药也。其气清香,能养肝明目,润泽瞳人。能补肾固精,强阳有子,不烈不燥,兼止小便遗沥,乃和平柔润之剂也。"

【用法用量】煎服,9~15g。

【使用注意】本品为温补固涩之品,故阴虚火旺及小便不利者慎用。

【现代研究】主含氨基酸、多肽、蛋白质、酚类、鞣质、甾醇、黄酮等成分。有增强免疫、降脂、保肝、抗肝纤维化、抗癌、抗疲劳等作用。

蛤蚧　Géjiè
《雷公炮炙论》

为壁虎科动物蛤蚧 *Gekko gecko* Linnaeus 的全体。主产于广西、广东。进口蛤蚧主产于越南。全年均可捕捉,除去内脏,拭净,用竹片撑开,使全体扁平顺直,低温干燥。除去头足及鳞片,切成小块,生用或酒制用。

【药性】咸,平。趋向沉降。归肺、肾经。

【功效】补肺益肾,纳气定喘,助阳益精。

【临床应用】

1. 肺肾不足,虚喘气促,劳嗽咳血　本品咸平,补益肺肾,纳气平喘,为治虚劳喘促之良药。①治肺肾虚喘咳血,与人参、川贝母、苦杏仁等配伍,以益气补肾,纳气平喘,如人参蛤蚧散;②治虚劳咳喘,与川贝母、紫菀、杏仁同用,如蛤蚧丸。

2. 肾虚阳痿,遗精　本品为血肉有情之品,能补肾助阳,益精养血,治肾阳不足,精血亏虚之阳痿、遗精,可单用浸酒服,或与补骨脂、益智、巴戟天等配伍,以补肾壮阳,益精血,如养真丹。

【性能特点】本品为血肉有情之品,性味咸平,咸以益精血,为血肉有情之品,平而偏温,入肺肾经,能温养肺肾,补肺气,尤长于摄纳肾气以定喘嗽,为肺肾虚喘之要药,用于肺肾不足,虚喘气促,劳嗽咳血;亦补肾助阳,益精养血,可用于肾阳不足,精血亏虚之阳痿、遗精。《本草纲目》云:"补肺气,益精血,定喘止嗽……助阳道。"

【用法用量】煎服,3~6g。多入丸、散或酒剂。

【使用注意】风寒或实热咳喘者忌服。

【现代研究】主含蛋白质、脂肪、氨基酸及微量元素等成分。有平喘、抗炎、降血糖、抗肿瘤及促肾上腺皮质激素样作用。

核桃仁　Hétáorén
《开宝本草》

为胡桃科植物胡桃 *Juglans regia* L. 的成熟种子。主产于陕西、山西、河北等地。秋季果实成熟时采收,除去肉质果皮,晒干,再除去核壳和木质隔膜,生用。

【药性】甘,温。趋向沉降。归肾、肺、大肠经。

【功效】补肾,温肺,润肠。

【临床应用】

1. 肾阳不足,腰膝酸软,阳痿遗精　本品甘温补肾,可治肾阳不足所致腰膝酸软,阳痿遗精。①治肾亏腰痛,膝软乏力,起坐不利,与杜仲、补骨脂等配伍,以补肾强腰,如青娥丸;②治阳痿遗精,常与益智、菟丝子等配伍,以补肾固精。

2. 虚寒喘嗽　本品温补肺肾,纳气定喘。治肺肾不足,肾不纳气之虚寒喘嗽,常与人参、生姜等配伍,以补肾纳气,如人参胡桃汤。

3. 肠燥便秘　本品甘温质润,能润肠通便。治老人、虚人、血少津亏之肠燥便秘,单用即可,亦可与肉苁蓉、当归、火麻仁等同用,如大便不通方。

【性能特点】本品甘温质润,入肾、肺经,能补肾固精,用于肾阳不足,腰膝酸软,阳痿遗精;又温肺定喘,补肾纳气,用于肺肾不足,肾不纳气所致的虚寒喘嗽;甘温带涩,功擅补肾敛肺,为肾虚腰痛及肺肾虚喘的常用药。其甘润富含油脂,尚具有润肠通便的作用,故可用于老人、虚人之津液不足而致肠燥便秘。《本草纲目》云:"补气养血,润燥化痰,益命门,利三焦。"

【用法用量】煎服,6~9g。

【使用注意】阴虚火旺、痰热咳嗽及便溏者不宜使用。

【现代研究】主含蛋白质、脂肪油、糖、钙、磷等成分。有增加蛋白质含量、增强脑功能、延缓衰老、润燥滑肠、镇咳等作用。

冬虫夏草　Dōngchóngxiàcǎo
《本草从新》

为麦角菌科真菌冬虫夏草菌 *Cordyceps sinensis*（BerK.）Sacc. 寄生在蝙蝠蛾科昆虫幼虫上的子座和幼虫尸体的复合体。主产于四川、西藏、青海。夏初子座出土、孢子未发散时挖取，晒至六七成干，除去纤维状附着物及杂质，晒干或低温干燥，生用。

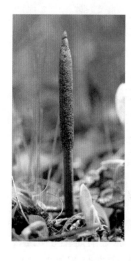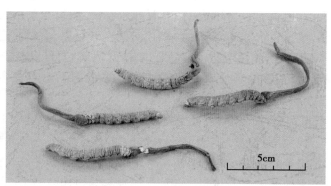

5cm

冬虫夏草

【药性】甘，平。归肺、肾经。

【功效】补肾益肺，止血化痰。

【临床应用】

1. **肾虚精亏，阳痿遗精，腰膝酸痛**　本品味甘性平，入肾，有补肾益精，兴阳起痿之功。治肾虚之阳痿遗精，腰膝酸痛，可单用酒浸服，或与淫羊藿、巴戟天、菟丝子等配伍应用。

2. **久咳虚喘，劳嗽咯血**　本品入肺经，可双益肺肾，又能止血化痰。①治劳嗽咯血，常与北沙参、川贝母、阿胶等配伍，以养阴润肺，止血化痰；②治久咳虚喘，常与人参、核桃仁、蛤蚧等同用，以温肺固肾。

此外，病后体虚不复，神疲乏力，自汗畏寒等，可以之与鸭、鸡、猪肉等炖服，有补肾固本之效。

【性能特点】本品甘平，入肾、肺经，功善补肾阳，益精血，补肺气，益肺阴，兼能止血化痰，为平补肺肾之品。既可治肾虚精亏，阳痿遗精，腰膝酸痛等，又善治肺肾两虚之久咳虚喘、劳嗽洛血，《本草从新》云其"保肺益肾，止血化痰，已劳嗽"。又为补虚扶弱食疗佳品。

【用法用量】煎服，3~9g。入丸、散或煲汤。

【现代研究】主含蛋白质、脂肪、糖、粗纤维、维生素及钙等微量元素。有平喘、镇咳、祛痰、保肝、改善心肌缺血、降血脂、抗衰老、抗癌、抗辐射等作用。

【按语】因天然虫草严格的寄生性及特殊的生长环境，产量有限，药源紧缺；近年国内外通过发酵法，培养出了虫草菌丝，并通过对比实验研究而发现二者具有诸多类似的化学成分和药理作用，值得推广应用。亦因其价格昂贵，现有用亚香棒虫草、凉山虫草、新疆虫草等其他物种伪充者，且有用面粉、玉米粉、石膏等经加工压模而成，伪充虫草，应注意鉴别。

紫河车　Zǐhéchē
《本草拾遗》

为健康人的胎盘。将新鲜胎盘除去羊膜和脐带,反复冲洗至去净血液,蒸或置沸水中略煮后,干燥。砸成小块或研成细粉用。

【药性】甘、咸,温。归肺、肝、肾经。

【功效】温肾补精,益气养血。

【临床应用】

1. **肾阳不足,精血亏虚,阳痿遗精,宫冷不孕**　本品甘咸,性温,温补肾阳,填精益血,为治下元虚损,不孕不育等证要药。①治肾阳不足,精血亏虚之阳痿遗精,宫冷不孕,可单用,或与人参、熟地黄、当归等配伍,以补肾养血益精,如固本保元丸;②治下元阴阳俱不足所致阳痿遗精,腰膝酸软,头晕耳鸣,可单用,亦可与补肾阳、益精血之鹿茸、肉苁蓉等同用。

2. **久咳虚喘,骨蒸劳嗽**　本品甘咸味厚,入肺、肾经,能温补肺肾,纳气平喘,治肺肾两虚,摄纳无权,久咳虚喘,骨蒸劳嗽,腰膝酸软,可单用;或与人参、蛤蚧、冬虫夏草等配伍,如河车大造丸。

3. **气血两虚,面色萎黄,食少气短,虚劳羸瘦,产后少乳**　本品益气养血,治气血亏虚之虚劳羸瘦,面色萎黄,食少气短,产后少乳,可单用本品,或与党参、黄芪、当归等配伍。痫证恢复期,常用本品扶正固本。

【性能特点】本品甘咸温,入肺、肝、肾经,为血肉有情之品,禀受精血结孕之余,具有温而不燥,补而不滞的特点,为补益气血精液佳品,故凡一切虚损劳伤之肾阳不足、精血亏少、阳痿遗精、宫冷不孕及气血两虚、面色萎黄、食少气短、虚劳羸瘦、产后少乳等证,不论单用或配入复方中应用,均有较好效果,作用温和而持久。补肺气、益肾精,可治肺肾两虚,摄纳无权之久咳虚喘,骨蒸劳嗽等,《本经逢原》云:"紫河车,能峻补营血,用以治骨蒸羸瘦、喘嗽虚劳之疾,是补之以味也。"

【用法用量】研末吞服,2~3g。

【使用注意】阴虚火旺者不宜单独应用。

【现代研究】主含抗体、干扰素、激素、多糖、氨基酸等成分。有提高免疫、增强红细胞新生、升高白细胞、促进骨折愈合、提高耐缺氧、强心、抗过敏及雌激素样等作用。

附表药物

药名	药性	功效	主治证	用法用量	备注
胡芦巴	苦,温。归肾经	温肾助阳,祛寒止痛	小腹冷痛,寒疝腹痛,寒湿脚气	煎服,5~10g	
韭菜子	辛、甘,温。归肝、肾经	温补肝肾,壮阳固精	腰膝酸痛;阳痿遗精,遗尿尿频,白浊带下	煎服,3~9g	
阳起石	咸,微温。归肾经	温肾壮阳	肾阳亏虚,阳痿不举,宫冷不孕	煎服,3~6g	
紫石英	甘,温。归肾、心、肺经	温肾暖宫,镇心安神,温肺平喘	肾阳亏虚,宫冷不孕;惊悸不安,失眠多梦;虚寒咳喘	煎服,9~15g,先煎	
海狗肾	咸,热。归肾经	暖肾壮阳,益精补髓	阳痿早泄,精冷不育,腰膝痿弱心腹疼痛	研末服,2~6g	

续表

药名	药性	功效	主治证	用法用量	备注
海马	甘、咸,温。归肝、肾经	温肾壮阳,散结消肿	阳痿,遗尿;肾虚作喘;癥瘕积聚,跌扑损伤;痈肿疔疮	煎服,3~9g 外用适量,研末敷患处	
蛤蟆油	甘、咸,平。归肺、肾经	补肾益精,养阴润肺	病后体虚,神疲乏力,心悸失眠,盗汗;痨嗽咳血	5~15g,用水泡服,炖服,或作丸剂服	

第三节 补 血 药

本类药物性味多甘温质润,主入心、肝经,具有补血养血之功,主治血虚证,症见面色淡白或萎黄,头晕眼花,心悸怔忡,失眠多梦,健忘,肢体麻木,月经量少色淡,愆期甚至经闭,唇甲色淡,舌淡苔白,脉细无力等。

使用补血药常配伍补气药,即所谓"有形之血不能自生,生于无形之气"。若兼见阴虚者,可配伍补阴药及选用兼有补阴作用的补血药;脾为气血生化之源,若脾失健运,则补血药不能充分发挥作用,故应适当配伍健运脾胃之品。

补血药多滋腻黏滞,故脾虚湿阻,气滞食少者慎用。必要时,可配伍化湿、行气、消食药,以助运化。

当归 Dāngguī
《神农本草经》

为伞科形植物当归 *Angelica sinensis* (Oliv.) Diels 的根。主产于甘肃。秋末采挖,除去须根及泥沙,待水分稍蒸发后,捆成小把,上棚,用烟火缓缓熏干。切片,生用,或酒炙用。

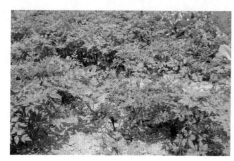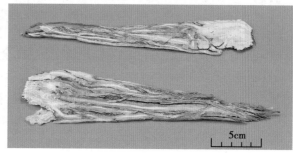

5cm

当归

【药性】甘、辛,温。趋向沉降。归肝、心、脾经。

【功效】补血活血,调经止痛,润肠通便。

【临床应用】

1. **血虚证** 本品甘温质润,补血效良,为补血圣药。①治血虚面色萎黄,心悸怔忡,常与熟地黄、白芍、川芎配伍,如四物汤;②治阴亏血少,心悸失眠,可与酸枣仁、柏子仁、生地黄等配伍,如天王补心丹;③治肝血不足,目暗视物不清,眩晕耳鸣等,常与熟地黄、白芍、酸枣仁等配伍,如补肝汤;④治血虚兼见气虚者,每与黄芪配伍,以补气生血,如当归补血汤。

2. **月经不调,经闭痛经** 本品甘温补血,辛温活血,既补血又活血,并能调经止痛,为治妇科月经不调之要药。①治血虚之月经不调,经闭痛经,常与熟地黄、白芍、川芎配伍,如四物汤;②治血瘀经闭、痛经,常与桃仁、红花、川芎等配伍,如桃红四物汤;③治冲任虚寒、瘀血阻滞之月经不调、经闭痛经,多与白芍、桂枝、吴茱萸等同用,如温经汤;④治肝郁气滞之月经不调,经闭痛经,可与柴胡、白芍、白术等同用,如逍遥散;⑤治气血亏虚之月经不调,经闭痛经,可配伍人参、白术、熟地黄等,如八珍汤。

3. **虚寒腹痛,风湿痹痛,跌扑损伤,痈疽疮疡** 本品辛散温通,又为活血行瘀之要药,可治血瘀诸证。①治血虚寒凝血瘀之腹痛,可与桂枝、芍药、生姜等同用,如当归生姜羊肉汤、当归建中汤;②治风寒痹痛,肢体麻木,常与羌活、防风、秦艽等同用,如蠲痹汤;③治跌打损伤,瘀血作痛,常与乳香、没药、桃仁等同用,如复元活血汤;④治疮疡初起肿胀疼痛,多与银花、赤芍、天花粉等同用,如仙方活命饮;⑤治痈疽溃后不敛,可与黄芪、人参、肉桂等同用,如十全大补汤;⑥治脱疽溃烂,阴血伤败,可与金银花、玄参、甘草同用,如四妙勇安汤。

4. **肠燥便秘** 本品甘温质润,能补血润肠通便。治血虚肠燥便秘,常与肉苁蓉、牛膝、升麻等配伍,如济川煎。

【重点配伍】当归配黄芪:黄芪甘温,大补脾肺之气,以资化源,使气旺血生;当归甘辛性温,甘润补血,辛散温通活血,二者相伍,补而不滞,养血和营,有形之血生于无形之气,补气生血。

【性能特点】本品甘辛温而质润,入肝、心、脾经,甘润以补血,辛散温通以活血,具有良好的补血、活血、止痛作用,《本草正》云"其味甘而重,故专能补血;其气轻而辛,故又能行血,补中有动,行中有补,诚血中之气药,亦血中圣药也",为血虚、血瘀诸证之常用药。其功擅调经,血虚或血滞之月经不调、经闭痛经每恃为要药。籍其活血、止痛、温散寒滞之力,用治虚寒腹痛、风湿痹痛、跌打损伤、痈疽疮疡等证亦获良效。既能补血,又质地油润,故又常治血虚肠燥便秘。

【用法用量】煎服,6~12g。酒炒可增强活血通经之力,用于经闭痛经,风湿痹痛,跌扑损伤。

【使用注意】湿盛中满,大便溏泄者慎用。

【现代研究】主含挥发油、阿魏酸、多糖、氨基酸、维生素、微量元素等。有改善冠状动脉循环、抗血栓、刺激骨髓造血、增强免疫、抗肿瘤、抗辐射、平喘等作用。

【按语】当归身长于补血;当归尾长于活血;全当归长于和血。补血润肠可生用,通经活血宜酒炒。

熟地黄 Shúdìhuáng
《本草拾遗》

为生地黄的炮制加工品。取生地黄,照酒炖法炖至酒吸尽,取出,晾晒至外皮黏液稍干时,切厚片或块,干燥,即得;或照酒蒸法蒸至黑润,取出,晒至约八成干,切厚片或块,干燥,即得。

【药性】甘,微温。归肝、肾经。

【功效】补血滋阴,益精填髓。

【临床应用】

1. **血虚证** 本品甘温质润,具补血之效,为治疗血虚要药。①治血虚面色萎黄,眩晕,心悸失眠,月经不调,崩漏等,常与当归、白芍、川芎同用,如四物汤;②治血虚心悸怔忡,多与远志、酸枣仁等同用;③治血虚崩漏下血,常与阿胶、艾叶、白芍等同用,如胶艾汤;④治气血两虚证,常与人参、当归、白芍等同用,如八珍汤。

2. 肝肾阴虚证 本品味厚滋腻,入肝肾经,长于滋肾阴、益肾精、养肝阴,又为滋阴主药。又为滋阴之主药。①治肝肾阴虚之腰膝酸软、遗精、盗汗、耳鸣、耳聋及消渴等,常与山药、山茱萸等同用,如六味地黄丸;②治肝肾阴虚,虚火上炎,骨蒸潮热,颧红盗汗,耳鸣遗精等,常配伍知母、黄柏、山茱萸等,如知柏地黄丸;③治精血亏虚,须发早白,常与何首乌、牛膝、菟丝子等同用,如七宝美髯丹;④治肝肾不足,精血亏虚,五迟五软,可与龟甲、锁阳、狗脊等同用,如虎潜丸。

【性能特点】本品味甘,性微温,质地柔润,入肝、肾经,功擅补血、滋阴、益精填髓,故常用治血虚证以及肾阴亏虚之证。对于肝肾亏虚,精血不足之眩晕耳鸣,须发早白等,也为临证必用之品。总之,本品长于"生精血""大补五脏真阴",无论血虚、肾阴虚以及肝肾精血亏虚所致各种证候,用之皆宜。《本草从新》云:"诸种动血,一切肝肾阴亏,虚损百病,为壮水之主药。"

【用法用量】煎服,9~15g。

【使用注意】本品性质黏腻,有碍消化,凡气滞痰多、脘腹胀痛、食少便溏者忌服。重用久服宜与陈皮、砂仁等同用,防止黏腻碍胃。

【现代研究】主含梓醇、毛蕊花糖苷、环烯醚萜苷、地黄苷、地黄素、氨基酸及糖等成分。有促进骨髓造血、调节免疫、防治骨质疏松、抗衰老、改善学习记忆的作用。

白芍 Báisháo
《神农本草经》

为毛茛科植物芍药 Paeonia lactiflora Pall. 的干燥根。主产于浙江、安徽。夏、秋二季采挖,洗净,除去头尾和细根,置沸水中煮后除去外皮或去皮后再煮,晒干。切薄片,生用、酒炙用或清炒用。

【药性】苦、酸,微寒。趋向沉降。归肝、脾经。

【功效】养血调经,敛阴止汗,柔肝止痛,平抑肝阳。

【临床应用】

1. 血虚证 本品味酸,主入肝经,长于养血调经。①治血虚面色萎黄,眩晕心悸,或月经不调,崩中漏下等,常与熟地黄、当归等同用,如四物汤;②治血虚有热,月经不调,可配伍黄芩、黄柏、续断等,如保阴煎;③治崩漏下血,可与阿胶、艾叶、熟地黄等同用,如胶艾汤。

2. 自汗,盗汗 本品有敛阴止汗之功,可用治多种原因之出汗证。①治外感风寒,营卫不和之汗出恶风,多与桂枝配伍以调和营卫,如桂枝汤;②治虚劳自汗不止,常配黄芪、白术等;③治阴虚盗汗,可与龙骨、牡蛎、浮小麦等同用。

3. 胁痛,腹痛,四肢挛痛 本品酸寒,敛阴柔肝,肝木郁滞所致痛证每多选用。①治血虚肝郁,胁肋疼痛,常配伍当归、柴胡等,如逍遥散;②治脾虚肝旺,腹痛泄泻,常与白术、防风、陈皮同用,如痛泻要方;③治痢疾腹痛,可与木香、黄连等同用,如芍药汤;④治阴血亏虚,筋脉失养的手足挛急作痛,常配伍甘草以缓急止痛,如芍药甘草汤。

4. 肝阳上亢证 本品养血敛阴、平抑肝阳。为治肝阳上亢,头痛眩晕等,常配伍牛膝、赭石、龙骨等,如镇肝熄风汤、建瓴汤。

【重点配伍】白芍配甘草:白芍味酸入肝经,功能养血柔肝,缓急止痛,甘草甘味浓郁,补益脾气,缓急止痛,两药合用,酸甘化阴,调和肝脾,缓急止痛,治阴血不足,筋脉失养,手足挛急作痛以及肝脾不和,脘腹疼痛之证效佳。

【性能特点】本品苦酸微寒,主入肝、脾经,能养血敛阴,调经止痛,尤宜于血虚萎黄,月经不调,崩漏下血等。其味酸收敛,敛阴而止汗,为止汗之佳品,用治自汗盗汗。"肝为刚脏",体阴而用阳,依赖阴血滋养而柔和。白芍能补肝血,敛肝阴,并柔肝止痛,平抑肝阳,血旺则肝柔不痛,阴充则肝阳不亢,常用于肝脾不和所致的胁痛,腹痛,四肢挛痛以及肝阴不足,肝阳上亢之头痛眩晕等。《本草求真》谓其"敛阴益营""于土中泻木"。

【用法用量】煎服,6~15g。

【使用注意】不宜与藜芦同用。阳衰虚寒之证不宜用。

【现代研究】主含芍药苷、牡丹酚、苯甲酸、挥发油、脂肪油、树脂、多糖、淀粉、黏液质、蛋白质等成分。有保肝、解痉、扩张冠状动脉、镇痛、抗炎等作用。

【按语】白芍与赤芍在《神农本草经》中通称芍药,唐末宋初,始将二者区分。两者性均微寒,但有"白补赤泻,白收赤散"之别。白芍长于养血调经,敛阴止汗,平抑肝阳;赤芍则长于清热凉血,活血散瘀,清泄肝火。

阿胶　Ējiāo
《神农本草经》

为马科动物驴 *Equus asinus* L. 的皮经煎煮、浓缩制成的固体胶。主产于山东。捣成碎块用,或照烫法用蛤粉或蒲黄烫至成阿胶珠用。

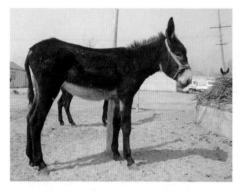

2cm

阿胶(驴)

【药性】甘,平。归肺、肝、肾经。

【功效】补血滋阴,润燥,止血。

【临床应用】

1. **血虚证**　本品为血肉有情之品,甘温质润,为补血要药。①治血虚萎黄,眩晕心悸,肌痿无力等,尤善治出血而致血虚者,常配伍熟地黄、当归、芍药等,如阿胶四物汤;②治气虚血少之心动悸、脉结代,多与桂枝、炙甘草、人参等同用,如炙甘草汤。

2. **热病阴伤,心烦不眠,虚风内动,手足瘛疭**　本品养阴以滋肾水,阴液亏虚诸证常用。①治热病伤阴,肾水亏而心火亢,心烦不得眠,常与黄连、白芍、鸡子黄等同用,如黄连阿胶汤;②治温热病后期,真阴欲竭,虚风内动,手足瘛疭,可与龟甲、鳖甲、牡蛎等同用,如大、小定风珠。

3. **肺燥咳嗽,劳嗽咯血**　本品滋阴润肺,常用于肺阴虚燥咳。①治肺热阴虚,干咳痰少,咽喉干燥,痰中带血,多与马兜铃、牛蒡子、杏仁等同用,如补肺阿胶汤;②治燥邪伤肺,干咳无痰,心烦口渴,鼻燥咽干等,常与桑叶、杏仁、麦冬等同用,如清燥救肺汤;③治肺肾阴虚,痨嗽咳血,可与天冬、麦冬、百部等滋阴润肺药同用,如月华丸。

4. **吐血衄血,尿血便血,崩漏下血,妊娠胎漏**　本品味厚质黏,为止血要药,对于出血而兼阴虚、血虚者尤为适宜。①治阴虚血热吐衄,常配伍蒲黄、生地黄等药,如生地黄汤;②治肺破嗽血,配人参、天冬、白及等,如阿胶散;③治血虚血寒妇人崩漏下血、妊娠胎漏等,可与熟地黄、当归、芍药等同用,如胶艾汤;④治中焦虚寒,脾不统血之吐血、衄血、便血或崩漏等,可配白术、灶心土、附子等,如黄土汤。

【重点配伍】艾叶配阿胶:艾叶性温入血,温经止血,阿胶味甘质黏,补血兼能止血,两药合用,温经散寒,养血止血,治下元虚冷,冲任不固的崩漏下血及月经过多者有良效。

【性能特点】本品甘平,质地滋润,入肝补血,入肺润燥,为补血佳品,清肺润燥良药,治血虚萎黄,眩晕心悸,肌痿无力及肺燥咳嗽,劳嗽咯血;入肾滋阴,治热病伤阴之心烦失眠,虚风内动,手足瘛疭;质黏凝血络而止血,有良好的止血作用,用之能治吐血衄血,尿血便血,崩漏下血,妊娠胎漏等多种出血证,特别对失血而兼见阴虚、血虚者尤宜。《药品化义》谓:"阿胶,力补血液,能令脉络调和,血气无阻,善治崩漏带下。"

【用法用量】3~9g,烊化兑服。滋阴润燥宜生用,润肺宜蛤粉炒,止血宜蒲黄炒。

【使用注意】性黏腻,有碍消化,脾胃虚弱便溏者慎用。

【现代研究】主含骨胶原。有补血、增强免疫、抗辐射、抗血栓、抗肿瘤、抗休克等作用。

何首乌　Héshǒuwū
《日华子本草》

为蓼科植物何首乌 *Polygonum multiflorum* Thunb. 的块根。主产于河南、湖北、广东等地。秋、冬二季叶枯萎时采挖,削去两端,洗净,个大的切成块,干燥,称生何首乌;若清蒸或用黑豆汁拌匀后蒸,蒸至内外均呈棕褐色,晒至半干,切片,干燥,称制首乌。

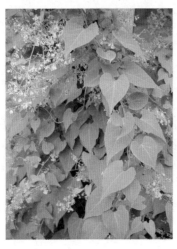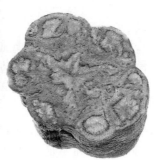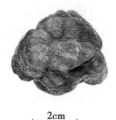

2cm

何首乌

【药性】苦、甘、涩,微温。归肝、心、肾经。

【功效】制何首乌:补肝肾,益精血,乌须发,强筋骨,化浊降脂。生何首乌:解毒,消痈,截疟,润肠通便。

【临床应用】

1. **血虚证**　本品制用,入肝、心经,有补血之功。治血虚面色萎黄,失眠健忘,常与熟地黄、当归、酸枣仁等同用。

2. **肝肾阴虚证**　本品苦甘而涩,补中兼收,功善补肝肾、益精血、乌须发、强筋骨,为滋补良药。治肝肾不足,精血亏虚的腰膝酸软,肢体麻木,头晕眼花,须发早白及肾虚无子,常与当归、枸杞子、菟丝子等同用,如七宝美髯丹。

3. 疮痈，瘰疬，风疹瘙痒　生首乌有解毒消痈散结之功。①治瘰疬结核，可单用内服或外敷，或与夏枯草、土贝母等同用；②治遍身疮肿痒痛，可与防风、苦参、薄荷等同用，煎汤外洗，如何首乌散；③治湿热疮毒，黄水淋漓，可与金银花、连翘、苦参等同用，如何首乌汤。

4. 久疟体虚　生何首乌有截疟之功，治久疟体虚，气血耗伤者，与人参、当归等配伍，以补气血，截虚疟，如何人饮。

5. 肠燥便秘　生何首乌有润肠通便之效，治血虚津亏，肠燥便秘，单用或与肉苁蓉、当归、火麻仁等同用。

此外，制何首乌亦能化浊降脂，可用治高脂血症。

【性能特点】本品制用，微温不燥，补而不腻，《本草纲目》云其"养血益肝，固精益肾，健筋骨，乌须发，为滋补良药"，甚至誉其"不寒不燥，功在地黄、天冬诸药之上"。常用治血虚萎黄及肝肾不足，精血亏虚，眩晕耳鸣，须发早白，腰膝酸软，肢体麻木，崩漏带下等证；又化浊降脂，可用治高脂血症。生用苦泄甘润，长于解毒、消痈、截疟、润肠，多用于疮痈、瘰疬、风疹瘙痒、久疟及肠燥便秘等。

【用法用量】制何首乌煎服，6~12g；生何首乌煎服，3~6g。

【使用注意】制何首乌，湿痰壅盛者慎用。生何首乌，大便溏薄者忌用。

【现代研究】主含大黄素、大黄酚、大黄素甲醚、卵磷脂及二苯乙烯苷等成分。生首乌有致泻、抗炎、抗菌、抗病毒、抗诱变等作用，制首乌有促进骨髓造血、增强免疫等作用。

龙眼肉　Lóngyǎnròu
《神农本草经》

为无患子科植物龙眼 *Dimocarpus* longan Lour. 的假种皮。主产于广东、广西、福建。夏、秋二季采收成熟果实，干燥，除去壳、核，晒至干爽不黏。生用。

【药性】甘，温。归心、脾经。

【功效】补益心脾，养血安神。

【临床应用】

气血亏虚证　本品甘温，入心脾经，能补心脾、益气血、安心神，为性质平和之滋补良药。①治思虑过度，劳伤心脾，气血不足的心悸怔忡，健忘失眠，常与人参、当归、酸枣仁等同用，如归脾汤；②治年老体衰、产后、大病之后，气血亏虚，可单用本品，加白糖蒸熟，开水冲服，如玉灵膏。

【性能特点】本品甘温，入心、脾经，既不滋腻，亦不壅滞，为滋补良药，善补益心脾，养血安神，适用于思虑过度，劳伤心脾所致气血不足，心悸怔忡，健忘失眠，血虚萎黄之证。《医林纂要·药性》言："补中益气，和脾，生血。"

【用法用量】煎服，9~15g。

【使用注意】内有郁火，痰饮气滞，湿阻中满者忌服。

【现代研究】主含葡萄糖、蔗糖、蛋白质及维生素等成分。有促进血红蛋白再生、降血脂、增加冠状动脉血流量、抗应激、抗焦虑、抗菌、抗衰老等作用。

第四节　补　阴　药

本类药物味多甘，性寒（凉），大多归肺、胃、肝、肾经，部分兼归心经。多具滋补阴液、清热润燥之效，故可用治肺、胃、肝、肾等脏腑阴虚证，临床主要表现为皮肤、咽喉、口鼻、眼目干燥或肠燥便秘等阴液不足或午后潮热、盗汗、五心烦热、两颧发红等阴虚内热两类症状。

补肺阴药,兼有清肺热、润肺燥之效;养胃阴药,常兼有清胃热、生津止渴、润肠通便的作用;补肝肾阴药,多兼退虚热之功;养心阴药,常兼清心除烦之力。

补阴药因归经不同,作用脏腑亦各异,故临证时应针对阴虚证所发生的脏腑正确选药。同时,若治疗热邪伤阴或阴虚内热证,常与清热药配伍;治阴虚阳亢者,配伍潜阳药;治阴虚风动者,配伍息风药;治阴血俱虚者,多配伍补血药。

本类药物性味甘寒,滋腻碍脾,故脾胃虚弱者慎用;痰湿内阻者忌用。

北沙参　Běishāshēn
《本草汇言》

为伞形科植物珊瑚菜 *Glehnia littoralis* Fr. Schmidt ex Miq. 的干燥根。主产于山东、江苏、福建等地。夏、秋两季采挖,除去须根,洗净,稍晾,置沸水中烫后,除去外皮,干燥。或洗净直接干燥。

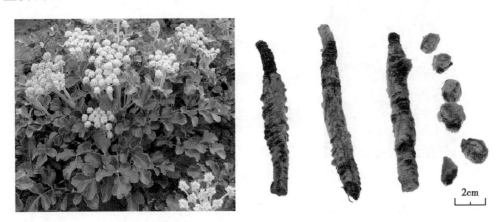

北沙参(珊瑚菜)

【药性】甘、微苦,微寒。归肺、胃经。

【功效】养阴清肺,益胃生津。

【临床应用】

1. 肺阴虚证　本品归肺经,甘润而微苦寒,甘寒养阴,苦寒清热,故善补肺阴、润肺燥,兼能清肺热。①治肺燥阴虚有热之干咳少痰,或劳嗽久咳,咽干音哑,常与麦冬、玉竹、冬桑叶等同用,即沙参麦冬汤;②治阴虚劳热,咳嗽咯血,常与知母、川贝母、鳖甲等同用。

2. 胃阴虚证　本品归胃经,善滋养胃阴,生津止渴,兼能清胃热。①治胃阴虚有热之口干多饮、饥不欲食、大便干结、舌苔光剥或舌红少津,以及胃痛、胃胀、干呕,常与石斛、玉竹、乌梅等同用;②治脾胃气阴两虚者,与山药、太子参、黄精等同用。

【性能特点】本品味甘、微苦,性微寒,入肺、胃经。既能养肺胃之阴,又能清肺胃之热。为治疗肺阴虚、肺有燥热之干咳少痰,以及胃阴虚或热伤胃阴、津液不足之口渴咽干等症之良药。《本草从新》云:"专补肺阴,清肺火,治久咳肺痿。"

【用法用量】煎服,5~12g。

【使用注意】风寒咳嗽及肺胃虚寒者忌服;不宜与藜芦同用。

【现代研究】主含法卡林二醇、东莨菪素、欧前胡素、异欧前胡素、花椒毒素、补骨脂素、佛手柑内酯、橙皮素、人参炔醇、丁香苷、槲皮素、异槲皮素、挥发油、生物碱、三萜酸、豆甾醇、各甾醇、沙参素、多糖及氨基酸等。有免疫、镇咳、祛痰、解热、镇痛、抗氧化、抗衰老、抗肿瘤、抗突变、抗菌、减脂等作用。

南沙参 Nánshāshēn

《神农本草经》

为桔梗科植物轮叶沙参 *Adenophora tetraphylla*（Thunb.）Fisch. 或沙参 *Adenophora stricta* Miq. 的根。主产于安徽、贵州、江苏等地。春秋二季采挖，除去须根，洗后趁鲜刮去粗皮，干燥。切厚片或短段，生用。

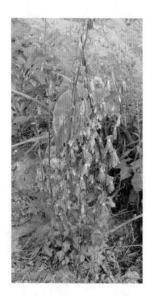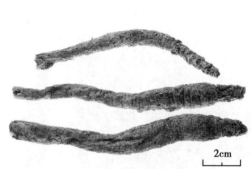

南沙参

【药性】甘，微寒。归肺、胃经。

【功效】养阴清肺，益胃生津，化痰，益气。

【临床应用】

1. **肺阴虚证** 本品归肺经，味甘性寒，养阴清肺之余，又略有补气化痰之功，治肺阴虚燥热或气阴两虚之干咳痰少或痰黏不易咳出，常与北沙参、麦冬、苦杏仁等同用。

2. **胃阴虚证** 本品归胃经，有益胃生津之效，治胃阴虚有热之口燥咽干、大便秘结、舌红少津及饥不欲食、胃脘灼热隐痛，可与玉竹、麦冬、生地黄等同用，如益胃汤。

此外，本品略有补脾肺之气的功效，可用于热病后期，气阴两虚者。

【性能特点】本品味甘，性微寒，入肺经，功似北沙参，也能清肺热养肺阴，虽养阴清热之力不及北沙参，但还能益肺气、化痰，用于治疗气阴两伤的干咳痰黏，气短喘促等；又入胃经，能清胃热、养胃阴，用于温热病邪热耗伤气阴，症见咽干口渴、乏力等。《药性通考》称："补阴泻火，专补肺气，兼益脾胃。"

【用法用量】煎服，9~15g。

【使用注意】反藜芦。

【现代研究】主含三萜皂苷、生物碱、珊瑚菜素、王草素、佛手柑内酯等。具有祛痰、强心、解热、镇痛、抗真菌等作用。

【按语】至清代，沙参才有南、北之分，前人所用沙参，多系南沙参。一般认为两药功效相似，均具有养阴清肺，益胃生津的功效。北沙参，偏于养阴生津止渴；南沙参略有益气祛痰止咳作用。

百合 Bǎihé
《神农本草经》

为百合科植物卷丹 *Lilium lancifolium* Thunb.、百合 *Lilium brownii* F. E. Brown var. *viridulum* Baker 或细叶百合 *Lilium pumilum* DC. 的肉质鳞叶。中国大部分地区均产，以湖南、浙江产者为多。秋季采挖。洗净，剥取鳞叶，置沸水中略烫，干燥，生用或蜜炙用。

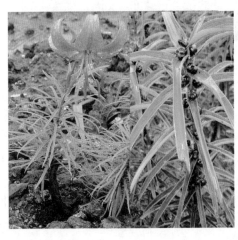
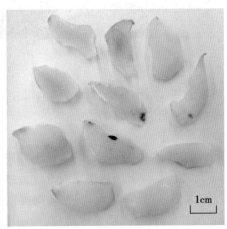

1cm

百合

【药性】甘，寒。归肺、心经。

【功效】养阴润肺，清心安神。

【临床应用】

1. **肺阴虚证** 本品甘微寒而质润，归肺经，能养阴润肺止咳。①治肺阴虚的燥热咳嗽，痰中带血，常与款冬花配伍，如百花膏；②治肺虚久咳，劳嗽咯血，常与生地黄、玄参、川贝母等配伍，如百合固金汤。

2. **心阴虚证** 本品性甘寒，归心经，能清心养阴而安神。①治心阴虚，虚热上扰之失眠、心悸，可与麦冬、酸枣仁、丹参等同用；②治神志恍惚，情绪不能自主，口苦、小便赤、脉微数，常与生地黄、知母等同用。

此外，本品还可以养胃阴、清胃热，治胃阴虚热之胃脘疼痛嘈杂。

【性能特点】本品甘微寒而质润，入肺，能养阴润肺止咳，《本草纲目拾遗》谓其"清痰火，补虚损"，适用于肺燥或阴虚之久咳，痰中带血等；入心，又善清心安神，以治热病余热未清之心烦失眠为常用。

【用法用量】煎服，6~12g。也可蒸食、煮粥食或拌蜜蒸食。外用：捣敷，适量。

【使用注意】脾肾虚寒便溏者不宜用。

【现代研究】主含百合甾体皂苷、酚酸甘油酯、黄酮类、细叶百合苷、胡萝卜苷、豆甾醇、百合多糖、生物碱类等活性成分，还含有磷脂类、蛋白质、氨基酸、维生素和大量微量元素等。具有止咳祛痰、镇静催眠、抗氧化、降血糖、抗肿瘤、免疫调节、抗疲劳、抗抑郁、抑菌、抗缺氧性应激损伤等作用。

麦冬 Màidōng
《神农本草经》

为百合科植物麦冬 *Ophiopogon japonicas*（L. f）Ker-Gawl. 的块根。主产于四川、浙江、江苏等地。夏季采挖，洗净，反复曝晒、堆置，至七八成干，除去须根，干燥。

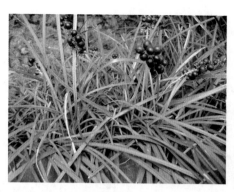
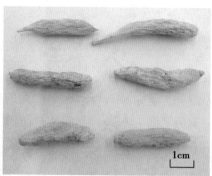

1cm

麦冬

【药性】甘、微苦,微寒。归心、肺、胃经。

【功效】养阴生津,润肺清心。

【临床应用】

1. **胃阴虚证**　本品甘寒入胃,长于养阴益胃,清热生津,且兼有滋阴润肠通便之功,为治胃阴不足之佳品。①治热伤胃阴,口干舌燥,常与生地黄、玉竹、沙参等同用,以益胃生津,如益胃汤;②治消渴,可与天花粉、乌梅等同用,以生津止渴;③治胃阴不足之气逆呕吐,与半夏、人参、甘草等同用,以清养肺胃,降逆下气,如麦门冬汤;④治热邪伤津之肠燥便秘,常与生地黄、玄参同用,以滋阴润肠通便,即增液汤。

2. **肺阴虚证**　本品味甘质润,既善养肺阴润肺燥,又兼清肺热。①治阴虚肺燥有热的咽干鼻燥,燥咳痰黏,常与阿胶、苦杏仁、桑叶等同用,如清燥救肺汤;②治肺肾阴虚之劳嗽咳血,常与天冬同用,即二冬膏;③治阴虚火旺之咳嗽,午后为甚者,常与黄柏、知母、生地黄等同用,如麦冬饮。

3. **心阴虚证**　本品入心经,能养心阴、清心火而除烦安神。①治杂病心阴虚有热之心烦、失眠多梦、健忘、心悸怔忡,常与生地黄、酸枣仁、柏子仁等同用,如天王补心丹;②治温热病,邪入心营,身热烦躁,舌绛而干,常与黄连、生地黄、竹叶心等配伍,如清营汤。

【重点配伍】人参配麦冬:人参甘温,补元气,益肺气,生津液;麦门冬甘寒,养肺阴,清肺热,润肺生津,二药合用,益气养阴之功益彰,气复津生,气阴两复,肺润津生。

【性能特点】本品甘、微苦,微寒,质地滋润,入心、肺、胃经。既能养肺胃之阴而生津润燥,又能清心而除烦热;对此三脏,无论是阴虚有热,或温病热邪伤及其阴所致之证,皆为常用要药,尤以养胃阴、生津液之功见长。兼有滋阴润肠通便之功,还可用于热病伤阴之肠燥便秘。《医学衷中参西录》称其重在养胃,言"麦冬,津液浓厚,能入胃以养胃液,开胃进食"。而《本草汇言》认为重在养心肺阴,言"清心润肺之药也"。

【用法用量】煎服,6~12g。

【现代研究】主含沿阶草苷、甾体皂苷、生物碱、谷甾醇、高异黄酮、挥发油、多糖、氨基酸、维生素等成分。有抗疲劳、清除自由基、提高细胞免疫功能,以及降血压、镇静、催眠、抗心肌缺血、抗心律失常、抗肿瘤、促进胰岛细胞功能恢复、增加肝糖原、降低血糖、抗衰老等作用。

天冬　Tiāndōng

《神农本草经》

为百合科植物天冬 *Asparagus cochinchinensis*(Lour.)Merr. 的块根。主产于贵州、四川、广西等地。秋、冬二季采挖,洗净,除去茎基和须根,置沸水中煮或蒸至透心,趁热除去外皮,洗净,干燥。

【药性】甘、苦,寒。归肺、肾经。

【功效】养阴润燥,清肺生津。

【临床应用】

1. **肺阴虚燥咳、劳嗽** 本品苦寒甘润,既善养阴润肺,又能清肺降火。其清润之力甚于麦冬,对于阴虚肺燥有热者尤为适宜。①治阴虚肺热的燥咳,可单用熬膏服,即天冬膏;亦常与麦冬、沙参、川贝母等同用;②治劳嗽咯血,或干咳痰黏,痰中带血,常与麦冬同用,即二冬膏;或与川贝母、生地黄、阿胶等配伍。

2. **肾阴虚证** 本品归肾经,具有滋肾阴,清虚火,生津润燥之力。①治肾阴亏虚,眩晕耳鸣,腰膝酸痛,常与熟地黄、枸杞子、牛膝等同用;②治阴虚火旺,骨蒸潮热,常与生地黄、麦冬、知母等同用;③治肾阴久亏,内热消渴,可与生地黄、山药、女贞子等同用。

此外,本品也可用于热病伤津之食欲不振、口渴及肠燥便秘等证。

【性能特点】本品甘寒质润,入肺、肾经。能养阴生津、润肺滋肾润肠,味兼苦,能降火清热,为治肺、肾阴虚有热之证的良品,《本草纲目》云:"润燥滋阴,清金降火。"对劳热咳嗽、咯血吐血,肾阴不足、阴虚火旺之潮热盗汗、遗精或内热消渴,热伤津液之肠燥便秘等,皆可用之。

【用法用量】煎服,6~12g。

【使用注意】脾虚便溏、虚寒泄泻者忌用。

【现代研究】主含多种螺旋甾苷类化合物天冬苷-Ⅳ~Ⅶ、天冬酰胺、瓜氨酸、丝氨酸等近20种氨基酸、黏液质、低聚糖Ⅰ~Ⅶ、5-甲氧基-甲基糠醛等。有抗肿瘤、镇咳、祛痰、抗衰老、抗炎、抑菌和免疫调节作用,能改善认知和记忆能力,灭蚊、蝇幼虫,有升高血细胞、增强网状内皮系统吞噬功能和延长抗体存在时间等作用。

石斛 Shíhú
《神农本草经》

为兰科植物金钗石斛 *Dendrobium nobile* Lindl.、霍山石斛 *Dendrobium huoshanense* C. Z. Tang et S. J. Cheng.、鼓槌石斛 *Dendrobium chrysotoxum* Lindl. 或流苏石斛 *Dendrobium fimbriatum* Hook. 的栽培品及其同属植物近似种的茎。主产于四川、贵州、云南等地。全年均可采收,以秋季采收为佳。鲜用者除去根和泥沙;干用者采收后,除去杂质,用开水略烫或烘软,再边搓边烘晒,至叶鞘搓净,干燥。切段,生用。

【药性】甘,微寒。归胃、肾经。

【功效】益胃生津,滋阴清热。

【临床应用】

1. **胃阴虚证** 本品甘寒,归胃经,善养阴生津止渴,为治胃阴不足、津伤口渴之要药。①治热病伤津之低热烦渴、舌干苔黑,常与天花粉、生地黄、麦冬等同用;②治阴虚津亏,虚热不退,常与地骨皮、黄柏、麦冬等同用;③治阴虚胃热之胃脘嘈杂疼痛、呃逆、牙龈肿痛、口舌生疮,可与生地黄、麦冬、黄芩等同用。

2. **肾阴虚证** 本品既滋肾阴,又退虚热,且略兼养肝明目之效。①治肾阴亏虚,筋骨痿软,常与熟地黄、山茱萸、杜仲等同用;②治肾虚火旺,骨蒸劳热,可与生地黄、枸杞子、黄柏等同用;③治肝肾阴亏,目黯不明,常与枸杞子、熟地黄、菟丝子等同用,如石斛夜光丸。

【性能特点】本品甘而微寒,质滋润,入胃、肾经,功善养胃阴、生津液、退虚热,鲜品作用强,为治疗胃阴不足之佳品,兼虚热证者尤宜,徐究仁誉"石斛功能清胃生津,胃肾虚热者最宜……如欲清胃救津,自非用石斛之甘滋轻灵不为功"(《中国药学大辞典》)。又能滋肾阴而养肝明目、强筋骨,常用治疗肾虚目黯、视力减退,或腰膝软弱之证。

【用法用量】煎服，6~12g，鲜品 15~30g。

【使用注意】本品能敛邪，故温热病不宜早用；又能助湿，若湿温病尚未化燥伤津者，以及脾胃虚寒，大便溏薄，舌苔厚腻者均不宜用。

【现代研究】主含石斛碱、石斛胺、石斛次碱、吲哚里西啶、吡咯烷、石斛星碱、石斛因碱、6- 羟石斛星碱、束花石斛酚 A、芴酮类、黄酮类、氨基酸、黏液质、淀粉和微量元素等。主要有抗白内障、兴奋肠管、调节肠道菌群、免疫调节、抗肿瘤、抗氧化、抗衰老、抗疲劳、降血糖、降血脂、降血压、抑菌等作用。

玉竹　Yùzhú
《神农本草经》

为百合科植物玉竹 *Polygonatum odoratum*（Mill.）Druce 的根茎。主产于湖南、河南、江苏等地。秋季采挖，除去须根，洗净，晒至柔软后，反复揉搓，晾晒至无硬心，晒干；或蒸透后，揉至半透明，晒干。

【药性】甘，微寒。归肺、胃经。

【功效】养阴润燥，生津止渴。

【临床应用】

1. **肺阴虚证**　本品甘润寒清，无滋腻之性，能养肺阴，略能清肺热，且有滋阴不恋邪特点，故宜于燥邪伤肺、肺阴不足及阴虚外感之证。①治肺阴虚有热的干咳少痰、咳血、声音嘶哑，常与沙参、麦冬、桑叶等同用，以滋养肺胃、生津润燥，如沙参麦冬汤；②治阴虚火炎，咳血，咽干，失音，可与麦冬、生地黄、川贝母等同用，以养阴清热；③治阴虚外感，咳嗽，咽干痰结，常与薄荷、淡豆豉等同用，发汗而不伤阴，滋阴而不留邪，如加减葳蕤汤。

2. **胃阴虚证**　本品归胃经，既能养胃阴，又能清胃热。①治燥伤胃阴，口干舌燥，食欲不振，常与麦冬、沙参等同用，以养阴润燥；②治胃热津伤之消渴，可与石膏、知母、麦冬等同用，共收清胃生津之效。

此外，本品还能养心阴，清心热，可用于热伤心阴之烦热多汗、惊悸，可与麦冬、酸枣仁等同用，以清热养阴安神。现代临床常用治多种心律失常。

【性能特点】本品甘微寒质润，入肺、胃经，养肺胃心阴而不滋腻，清热而不甚寒凉，为治肺胃阴虚之燥咳、烦热口渴等清润之品；又治阴虚外感，配解表药同用，有养阴而不滋腻恋邪的特点。《本草便读》称："养阴之药，又易碍邪，唯玉竹甘平滋润，虽补而不碍邪。"

【用法用量】煎服，6~12g。

【现代研究】主含甘露糖、果糖、鼠李糖等多糖类、黄酮氨基酸类、微量元素、甾醇类、多种挥发油、生物碱类等成分。具有延缓衰老、增强机体免疫功能、抗氧化、抗病毒、抗疲劳、抗肿瘤、降血糖、强心等作用。

黄精　Huángjīng
《名医别录》

为百合科植物滇黄精 *Polygonatum kingianum* Coll. et Hemsl.、黄精 *Polygonatum sibiricum* Red. 或多花黄精 *Polygonatum cyrtonema* Hua 的根茎。按形状不同，习称"大黄精""鸡头黄精""姜形黄精"。主产于河北、云南、贵州等地。春、秋二季采挖，除去须根，洗净，置沸水中略烫或蒸至透心，干燥，切厚片用。

【药性】甘，平。归脾、肺、肾经。

【功效】补气养阴，健脾，润肺，益肾。

【临床应用】

1. **肺阴虚燥咳劳嗽**　本品味甘性平，质滋润，功善补肺阴，润肺燥。①治肺阴虚的干咳少痰,可单用熬膏服,亦可与沙参、川贝母、知母等同用,以养阴润肺;②治肺肾阴虚之劳嗽久咳,可与熟地黄、天冬、百部等同用,以滋养肺肾、化痰止咳。

2. 脾胃虚弱证 本品入脾经,既补脾气,又益脾阴,宜治脾胃虚弱属气阴两虚者。①治脾胃气虚之倦怠乏力、食欲不振、脉象虚软,可与党参、白术等同用,以补气健脾;②治脾胃阴虚所致的口干食少、饮食无味、舌红无苔,可与石斛、麦冬、山药等同用,以益胃生津。

3. 肾精亏虚证 本品又入肾经,能补肾益精。①治肾虚精亏所致的头晕、腰膝酸软、须发早白等早衰症状,可与枸杞子同用,以益气固精,即二精丸;②治消渴,常与益气养阴之生地黄、黄芪、麦冬等同用。

【性能特点】本品质地滋润,作用平和,入脾、肺、肾经。《药性切用》云"黄精性平味甘,补益中气,润养精血",既能润肺燥、滋肾阴,又能益脾气、补脾阴,还能益肾气补肾精。属于气阴双补,肺脾肾兼治药,但偏于补阴,用治阴虚燥咳、劳嗽久咳、脾胃虚弱之证以及肾精亏虚,腰膝酸软,头晕之症,还可用于消渴证。

【用法用量】煎服,9~15g。或熬膏,或入丸、散服。

【使用注意】痰湿壅滞,中寒便溏,气滞腹胀者不宜服用。

【现代研究】主含黄精多糖和三萜皂苷、甾体皂苷,此外,还含有二氢黄酮、查耳酮、高异黄酮、氨基酸、微量元素、挥发油、蒽醌类化合物以及木脂素等其他化学成分。具有降血糖、降血脂、抗菌、抗炎、抗病毒、抗肿瘤、抗氧化、免疫调节等作用。

枸杞子 Gǒuqǐzǐ
《神农本草经》

为茄科植物宁夏枸杞 *Lycium barbarum* L. 的成熟果实。主产于宁夏、甘肃、新疆等地。夏秋二季果实呈红色时采收,热风烘干,除去果梗,或晾至皮皱后,晒干,除去果梗。生用。

【药性】甘,平。归肝、肾经。

【功效】滋补肝肾,益精明目。

【临床应用】

1. 精血亏虚证 本品味甘质润,善滋肾、益精、养血,为养血补精之常用药。①治精血亏虚,腰膝酸软,头晕眼花、须发早白、脱发及肾虚不育,多与当归、制何首乌、菟丝子等同用,以补益肝肾、乌发强腰,如七宝美髯丹;②治肾精不足,腰酸遗泄,自汗盗汗,耳聋眼花,常与熟地黄、山茱萸、菟丝子等同用,以增滋肾益精之效,如左归丸;③治消渴,可单用嚼食或熬膏服,也可与麦冬、沙参、山药等同用,以养阴生津。

2. 肝肾亏虚,眼目昏花 本品长于补肝肾、明目,为治肝肾亏虚,两目干涩,视物昏花之常品,常与菊花、熟地黄、山茱萸等同用,以滋肾养肝明目,如杞菊地黄丸。

此外,本品有补血之功,治疗血虚萎黄、失眠多梦,头昏耳鸣,常与龙眼肉配伍,以养血安神,如杞圆膏。

【性能特点】本品甘平质滋润,入肝、肾经。为滋补肝肾及益精明目之良药,善治肝肾不足之头晕目眩、腰膝酸软、视力减退、遗精及消渴等证。《本草通玄》言:"枸杞子补肾益精,水旺则骨强,而消渴,目昏,腰疼,膝痛,无不愈矣。"

【用法用量】煎服,6~12g。或熬膏、浸酒或入丸、散。

【现代研究】主含多糖,甜菜碱,玉蜀黍黄素及玉蜀黍黄素二棕榈酸,脑苷脂类,枸杞素 A 和 B,还有类胡萝卜素、多种氨基酸及微量元素等成分。具有促进免疫、保肝作用,能抑制血管紧张肽转化酶的活性;还有抑菌、抗诱变、抗衰老、抗肿瘤、抗疲劳、抗辐射损伤、降血压、降脂、降血糖、耐缺氧、调节内分泌、提高视力、提高呼吸道抗病能力等作用。

墨旱莲　Mòhànlián
《新修本草》

为菊科植物醴肠 *Eclipta prostrata* L. 的地上部分。主产于江苏、江西、浙江等地。花开时采割,晒干,切段生用。

【药性】甘、酸,寒。归肝、肾经。

【功效】滋补肝肾,凉血止血。

【临床应用】

1. **肝肾阴虚证**　本品甘酸性寒滋润,能滋补肝肾之阴。治肝肾阴虚或阴虚内热所致须发早白、头晕目眩、失眠多梦、腰膝酸软、遗精耳鸣,可单用,即旱莲膏;亦常与女贞子同用,以增强补肾养肝,即二至丸。

2. **出血证**　本品性寒,能凉血止血。治血热或阴虚血热的咯血、便血、尿血、崩漏等出血证,可单用;亦常与生地黄、阿胶、蒲黄等同用,以增强滋阴凉血止血之效。

【性能特点】本品甘酸滋润,长于滋补肝肾之阴,常用于肝肾阴虚所致头晕目眩,视物昏花,须发早白,腰膝酸软等。甘寒入血,还能凉血止血,故又可用治阴虚火旺,血热妄行的多种出血证。《本草正义》云:"醴肠,入肾补阴而生长毛发,又能入血为凉血止血之品。"

【用法用量】煎服,6~12g。或熬膏、捣汁或入丸、散。

【现代研究】主含三萜皂苷类、芹菜素、木犀草素、槲皮素等黄酮类、香豆草醚类、噻吩类、挥发油、甾体类及 β-香树脂醇、二氢猕猴桃内酯、黑麦草内酯等。具有止血、保肝、抗炎、抑菌、抗肿瘤、免疫调节、抗氧化、抗衰老、降血脂、抗缺氧、抗蛇毒等作用。

女贞子　Nǚzhēnzǐ
《神农本草经》

为木犀科植物女贞 *Ligustrum lucidum* Ait. 的成熟果实。主产于浙江、江苏、湖南等地。冬季果实成熟时采收,除去枝叶,稍蒸或置沸水中略烫后,干燥,或直接干燥。生用或酒制用。

【药性】甘、苦,凉。归肝、肾经。

【功效】滋补肝肾,明目乌发。

【临床应用】

肝肾阴虚证　本品甘苦性凉质润,能滋补肝肾,明目乌须。①治肝肾阴虚所致的目黯不明、视力减退、须发早白、眩晕耳鸣、失眠多梦、腰膝酸软、遗精、消渴及阴虚内热之潮热、心烦,常与墨旱莲同用,以增强补肾养肝,即二至丸;②治阴虚有热,目微红羞明,眼珠作痛,常与生地黄、石决明、谷精草等同用,以滋阴清肝明目;③治肾阴亏虚之消渴,常与生地黄、天冬、山药等同用,以滋阴补肾;④治阴虚内热之潮热心烦,常与生地黄、知母、地骨皮等同用,以养阴津、清虚热。

【重点配伍】女贞子配旱莲草:女贞子,甘苦而凉,禀天地至阴之气,善能滋补肝肾之阴;旱莲草甘酸而寒,补养肝肾之阴,两药合用,性皆平和,平补肝肾而不滋腻,治肝肾虚损较轻病证效佳。

【性能特点】本品甘苦性凉质润,善补肝肾之阴,药性缓和,属清补之品。补中又兼苦泄凉清,可退虚热。补肝肾尤能乌须发,明目,有标本兼治之功,可常用于久病虚损,肝肾阴虚之腰膝酸软,头昏眼花,目黯不明、须发早白及阴虚发热,消渴等证。《本草正》云:"养阴气,平阴火,解烦热骨蒸,止虚汗,消渴……亦清肝火,可以明目止泪。"

【用法用量】煎服,6~12g。或入丸、散剂。

【现代研究】主含萜类、芹菜素、槲皮素、木犀草素等黄酮类、北升麻宁、毛蕊花苷、3,4-二羟基苯基乙醇等苯乙醇苷类、挥发油、脂肪酸、环烯醚萜类、多糖类、磷脂、氨基酸等成分。其中萜类和苯乙醇苷类是其中含量较高的成分。具有保肝、强心、降脂、抗炎、抗病毒、抗衰老、降血糖、免疫调节、保护骨骼及抗骨质疏松等作用。

楮实子　Chǔshízǐ
《名医别录》

为桑科植物构树 *Broussonetia papyri fera*(L.) Vent. 的成熟果实。主产于河南、湖北、湖南等地。秋季果实成熟时采收,除去膜状宿萼,晒干生用。

【药性】甘,寒。趋向沉降。归肝、肾经。

【功效】补肾清肝,明目,利尿。

【临床应用】

1. **肝肾阴虚证**　本品甘寒养阴,善补肝肾之阴,对于肝肾不足的腰膝酸软、虚劳骨蒸、盗汗遗精、头晕目昏,常与枸杞子、黑豆同用,以增强滋补肝肾之效。

2. **目翳昏花**　本品寒能清热,清肝明目。①治肝经有热,目生翳障,可单味研末用,以清肝退翳,如楮实散;②治风热上攻,目翳流泪,眼目昏花,常与荆芥穗、地骨皮同用,以祛风清肝明目。

3. **水肿**　本品入肾经,能补肾阴,助肾气,利水湿,对阴虚气化不利所致水液停滞之臌胀、小便不利等证,与白丁香、茯苓同用,以利水除湿,如楮实子丸。

【性能特点】本品味甘性寒,入肝肾经,长于补肝肾之阴,可治肝肾阴虚,腰膝酸软,兼骨蒸内热,盗汗遗精、阳痿者更为常用。入肝又可明目,肝肾阴虚,肝火上炎及肝经风热之目赤流泪,眼目昏花,眼生翳障均可应用,尤宜于肝肾阴虚兼有热象者。《本草汇言》称:"健脾养肾,补虚劳明目。""甘寒而利,消水肿"(《本草从新》),能清利小便,对水湿内停,或兼阴虚有热者较宜。

【用法用量】煎服,6~12g。或入丸、散。

【使用注意】虚寒证患者慎用。

【现代研究】主含铁、锰、铜、锌等多种矿质元素,以及氨基酸、脂肪油、生物碱、多糖、色素等化学成分。具有促进记忆、增强免疫、降血脂、抗氧化、抗肿瘤、保护肝功能、升高外周血细胞等药理作用。

龟甲　Guījiǎ
《神农本草经》

为龟科动物乌龟 *Chinemys reevesii*(Gray) 的背甲及腹甲。主产浙江、湖北、湖南等地。全年均可捕捉,以秋冬二季为多,捕捉后杀死,或用沸水烫死,剥取背甲和腹甲,除去残肉,晒干。以砂炒后醋淬用。

【药性】咸、甘,微寒。归肝、肾、心经。

【功效】滋阴潜阳,益肾强骨,养血补心,固经止崩。

【临床应用】

1. **肝肾阴虚证**　本品甘寒质重,入肝肾经,既能滋补肝肾之阴,并清虚热,更善潜降肝阳。①治阴虚阳亢之头目眩晕,常与天冬、白芍、牡蛎等同用,滋阴潜阳以镇肝息风,如镇肝熄风汤;②治阴虚风动,神倦瘛疭,宜与阿胶、鳖甲、生地黄等同用,以滋阴息风,如大定风珠;③治阴虚内热,骨蒸潮热,盗汗遗精,常与熟地黄、知母、黄柏等同用,以增强滋阴降火之效,如大补阴丸。

2. 肾虚筋骨痿弱　本品滋肾养肝而能强筋健骨,善治筋骨不健。①治肝肾阴虚,精血不足之筋骨不健,腰膝酸软,步履乏力及小儿鸡胸、龟背、囟门不合,常与熟地黄、知母、黄柏等同用,以滋阴降火、强筋壮骨,如虎潜丸;②治小儿脾肾不足,阴血亏虚,发育不良,出现鸡胸、龟背者,常与紫河车、鹿茸、山药等同用,以补脾益肾、益精养血。

3. 阴血亏虚之惊悸、失眠、健忘　本品又入心经,能养血补心而安神定志,治阴血不足,心肾失养之惊悸、失眠、健忘,常与石菖蒲、远志、龙骨等同用,以补肾宁心、益智安神,如枕中丹。

4. 月经量多　本品能滋肾制火以固冲任,止血。治阴虚血热,冲任不固之崩漏、月经过多,常与生地黄、黄芩、地榆等同用,以滋阴清热、凉血止血。

【性能特点】本品甘咸微寒,入肝、肾、心经,为血肉有情之品。为滋阴益肾、潜降肝阳佳品。治阴虚内热,用之能滋补肝肾而退虚热,"大有补水制火之功"(《本草通玄》);治热病伤阴、虚风内动,用之能滋阴益肾,潜降肝阳而息风;治肾虚骨痿、小儿囟门不合,用之能益肾滋阴养血而强壮筋骨;兼入心经,可治心虚惊悸、失眠健忘,用之可补血养心安神。性寒清热,还能补肾阴而固经止血,对阴虚血热的崩漏或月经过多尤为多用。

【用法用量】煎服,打碎先煎,9~24g。

【现代研究】主含动物胶原蛋白、角蛋白、多种氨基酸、大量钙、磷等矿物质元素、多酚类物质、甾体类(十六烷酸胆甾醇酯、胆甾醇)、羟脯氨酸、脂肪酸等。有兴奋子宫、抗凝血、增加冠脉流量、抗氧化、抗脂质过氧化、促进骨髓间充质干细胞增生、抗肿瘤、抑制细胞凋亡、提高耐缺氧能力、提高免疫力、抑菌、延缓衰老等作用。

【按语】龟之上下甲,原皆入药,元代朱丹溪推崇龟甲补阴之功,且强调以龟下甲入药,而摒弃上甲,此后,皆以龟下甲为用。现普遍认为,上下甲并无多大区别,功效相当,故已同等入药,扩大了龟甲的来源,缓和了药源紧张状况。

【附】

龟甲胶　为龟甲经水煎煮、浓缩制成的固体胶。性味咸、甘,凉。归肝、肾、心经。功能滋阴,养血,止血。用于阴虚潮热,骨蒸盗汗,腰膝酸软,血虚萎黄,崩漏带下。3~9g,烊化兑服。

鳖甲　*Biējiǎ*
《神农本草经》

为鳖科动物鳖 *Trionyx sinensis* Wiegmann 的背甲。主产于湖北、湖南、安徽等地。全年均可捕捉,以秋冬二季为多,捕捉后杀死,置沸水中烫至背甲上硬皮能剥落时,取出,剥去背甲,除去残肉,晒干。以砂炒后醋淬用。

【药性】咸,微寒。归肝、肾经。

【功效】滋阴潜阳,退热除蒸,软坚散结。

【临床应用】

1. 肝肾阴虚证　本品入肝、肾,咸寒质重,滋阴潜阳、退虚热,善治肝肾阴虚所致肝阳上亢、虚热内生、阴虚风动、筋骨不健,尤为治阴虚内热要药。①治阴虚阳亢之头晕目眩,常与天冬、白芍、赭石等同用,滋阴潜阳以镇肝息风,如镇肝熄风汤;②治阴虚内热,骨蒸潮热,盗汗遗精,与熟地黄、知母、黄柏等同用,以滋阴降火,如大补阴丸;温病后期,阴液耗伤,邪伏阴分,夜热早凉,热退无汗,常与牡丹皮、生地黄、青蒿等同用,以养阴透热,即青蒿鳖甲汤;③治阴虚风动,神倦瘛疭,与阿胶、生地黄、麦冬等同用,以滋阴养肝息风,如大定风珠、三甲复脉汤等;④治肝肾阴虚之筋骨不健,腰膝酸软,步履乏力及小儿鸡胸、龟背、囟门不合,与熟地黄、白芍、知母同用,以滋阴降火,如虎潜丸;⑤治阴虚血热,冲任不固之崩漏、月经过多,与生地黄、栀子、黄芩等同用。以养阴清热凉血。

2. 癥瘕积聚,久疟疟母　本品味咸入血,能软坚散结。治癥瘕积聚,或疟疾日久不愈,胁下痞硬成块等,常与牡丹皮、桃仁、土鳖虫等同用,以软坚散结、活血化瘀,如鳖甲煎丸。

【性能特点】本品咸寒质重,入肝、肾经。为血肉有情之品,既善滋阴清热、潜降肝阳,为治阴虚发热、阴虚阳亢、阴虚动风之要药;又软坚散结,为治癥瘕积聚、久疟疟母之常品。

【用法用量】煎服,9~24g。打碎先煎。滋阴潜阳宜生用,软坚散结宜醋炙用。

【现代研究】主含氨基酸、多糖、微量元素、动物胶、角质、蛋白、碘质、维生素 D 等。其中多糖中含量最高的是半乳糖,微量元素含量最高的依次是钙、磷和镁。有免疫调节、抗肿瘤、预防辐射损伤、抗疲劳、抗突变、抗肝纤维化、补血、增加骨密度等作用。

附表药物

药名	药性	功效	主治证	用法用量
桑椹	甘、酸,寒。归心、肝、肾经	滋阴补血,生津润燥	肝肾阴虚证,津伤口渴、消渴及肠燥便秘	煎服,9~15g,或熬膏,浸酒,入丸、散,或生用
明党参	甘、微苦,微寒。归肺、脾、肝经	润肺化痰,养阴和胃,平肝,解毒	肺阴虚证,脾胃阴虚证,肝阴不足,肝热上攻,眩晕,头痛,目赤	煎服,6~12g。气虚下陷、精关不固及孕妇慎服
黑芝麻	甘、平,归肝、肾、大肠经	补肝肾,益精血,润肠燥	精血亏虚证,肠燥便秘	煎服,9~15g。或入丸、散。外用适量,捣敷或煎水洗浴。内服宜炒熟用。脾虚大便溏泄者慎用

学习小结

一、功效归纳

1. 补虚药兼有功效归纳

共同功效	兼有功效或功效特点	代表药物
一、补气药		
补气	偏于补脾肺之气	人参、党参、黄芪、西洋参
	偏于益气健脾	白术、山药、扁豆
	偏于补中缓急	甘草、大枣、蜂蜜、饴糖
	兼能养阴生津	人参、西洋参、山药
二、补阳药		
补阳药	祛风湿	巴戟天、淫羊藿、仙茅、胡芦巴
	强筋骨	鹿茸、巴戟天、仙茅、杜仲、续断
	安胎	杜仲、续断、菟丝子
	补肺肾、纳气平喘	补骨脂、蛤蚧、胡桃肉、冬虫夏草、紫河车
	阴阳并补	菟丝子、沙苑子
	养肝明目	菟丝子、沙苑子
	益精血	紫河车、鹿茸、蛤蚧
	润肠通便	核桃肉、锁阳、肉苁蓉
	温肾暖脾	补骨脂、益智

续表

共同功效	兼有功效或功效特点	代表药物
三、补血药		
补血药	补阴	熟地黄、白芍、阿胶
	润肠通便	当归、何首乌
	调经	当归、白芍
	活血	当归
补阴	补心阴	麦冬、玉竹、百合、生地黄、阿胶
	养胃阴	南北沙参、麦冬、石斛、玉竹
	补肺阴	南北沙参、麦冬、百合、天冬、阿胶
	补肝阴	枸杞子、白芍、山茱萸、制首乌、熟地黄
	补肾阴	熟地黄、制首乌、天冬、龟甲、鳖甲
	兼能补气	南沙参、黄精
	兼能补血	龟甲、黑芝麻、桑椹、枸杞子
	兼能明目	枸杞子、女贞子、石斛
	兼能滋阴潜阳	龟甲、鳖甲

2. 其他章节兼有补益功效的药物

主要有：浮小麦、莲子、茯苓、薏苡仁等(补气)；附子、肉桂、干姜、丁香、刀豆、九香虫、桑螵蛸、硫黄等(补阳)；鸡血藤、首乌藤等(补血)、生地黄、玄参、知母、五味子等(补阴)；山茱萸、覆盆子等(平补肝肾)。

二、中药功效术语解释

[大补元气]大力补助元气之义。大补元气药有较强的扶正作用,治疗元气虚弱病证。对气虚欲脱者,可起"补气固脱"之功。

[托毒生肌]促使疮疡脓毒向外托出,生长新肉之义,亦称托疮生肌。托毒生肌药性味多为甘温,有温补气血之功。适用于疮疡患者,气血不足,疮形平塌,难以溃破,或溃后脓液清稀,久溃不敛者。

[虚不受补]指虚弱病人服用补益药特别是峻补、滋腻药后,出现消化不良,喘闷,腹胀等症状。补益药大都有滋腻碍胃助湿之弊,虚弱病人素体脾胃不健,服用后,不堪其负,以致运化出现异常。

[柔肝]肝为刚脏,需阴血以濡养。滋养阴血,以肝气柔和谓之柔肝。柔肝药用于肝郁日久、暗耗阴血,肝体失养,其性愈刚,症见胁肋隐痛、口干、舌红苔少等,药如白芍。

（张一昕　奚胜艳　王加锋）

复习思考题

1. 临床怎样合理使用补虚药?

2. 气虚证有哪些类型? 根据气虚证的具体症状表现,如何正确选择使用补气药?

3. 阳虚证有哪些类型? 根据阳虚证的具体症状表现,如何正确选择使用补阳药?

4. 血虚证有哪些类型? 根据血虚证的具体症状表现,如何正确选择使用补血药?

5. 阴虚证有哪些类型? 根据阴虚证的具体症状表现,如何正确选择使用补阴药?

6. 如何根据气脱和阳脱不同,正确选择使用附子和人参?

7. 如何理解"善补阴者,必于阳中求阴"和"善补阳者,必于阴中求阳"?

8. 温里药和补阳药的适应证均有肾阳不足,临床如何区别选用?

9. 怎么理解临床常有患者服用补阴血之枸杞子、阿胶等药"上火"现象? 应如何避免服用此类药物"上火"？

10. 患者,男,78 岁。胸痹病史 26 年,近日病情加重,突然出现乏力气短,汗出,四肢逆冷,舌淡苔白,脉微欲绝。医院静脉给予参附注射液,意义何在？

11. 患者,男,45 岁。滑精 3 年。患者 3 年来时常出现滑精,阳痿不举。身体消瘦,面色晦黯,神疲乏力,嗜睡,畏寒喜暖,小便频数,大便溏薄,舌体色淡胖大、有齿痕,苔薄白水滑,双脉沉细无力。医生处以鹿茸酒治疗,是否恰当？ 应用时有哪些注意事项？

12. 患者,女,56 岁。3 天前出现身热,微恶风寒,无汗或微汗,头痛头晕,心烦口渴,手足心热,干咳少痰,舌红,脉细数。首选什么药物治疗？ 意义何在？ 若嫌解表力不足,可再选何药？

第十九章

收 涩 药

凡以收敛固涩为主要功效,主要用于治疗各种滑脱病证的药物,称为收涩药,又称为固涩药。

根据收涩药的药性、功效及临床应用的不同,一般将其分为固表止汗药、敛肺涩肠药、固精缩尿止带药三类。

"散者收之""涩可固脱",本类药物大多味酸涩,性温或平,作用趋向以沉降为主,主归肺、脾、肾、大肠经,可敛其耗散,固其滑脱,主要具有固表止汗、敛肺止咳、涩肠止泻、固精缩尿、固崩止带等作用。

收涩药主要用于久病体虚、正气不固、脏腑功能衰退所致的自汗盗汗、久咳虚喘、久泻久痢、遗精滑精、遗尿尿频、崩带不止等滑脱不禁的病证。

滑脱病证的根本原因是正气虚弱,而收涩药偏重于治病之标,目的在于及时敛其耗散,防止因滑脱不禁而导致正气衰竭,变生他证,故临床运用时多需配伍相应的补虚药以治其正虚之本。如气虚自汗、阴虚盗汗者,应分别配伍补气固表药、滋阴降火药;脾肾阳虚之久泻、久痢者,应配伍温补脾肾药;肾虚遗精滑精、遗尿尿频者,根据阴虚、阳虚不同,当选择配伍补肾滋阴药或温肾壮阳之品;冲任不固,崩漏不止者,当配伍补肝肾,固冲任药;肺肾虚损,久咳虚喘者,宜配伍补肺益肾纳气药等。总之,应根据具体证候,寻求根本,适当配伍,标本兼治,才能取得较好的疗效。

本类药物多为酸涩之品,有敛邪之弊,故表邪未解,实邪未尽,如外邪犯肺之咳嗽,里热蒸迫之多汗,湿热积滞之泻痢,湿热下注之尿频或带下,热扰精室之遗精等皆不宜用,以免"闭门留寇"。

收涩药一般具有抑制腺体分泌、止泻等作用。部分药物尚具有抑菌、消炎、防腐等作用。

第一节 固表止汗药

本类药物多为甘平之品,入肺、心二经,以固表止汗为主要功效,主要适用于气虚肌表不固,腠理疏松,津液外泄之自汗;阴虚不能制阳,阳热迫津外泄之盗汗。

凡实邪所致汗出,应以祛邪为主,非本类药物所宜。

麻黄根 Máhuánggēn
《本草经集注》

为麻黄科植物草麻黄 *Ephedra sinica* Stapf 或中麻黄 *Ephedra intermedia* Schrenk et C. A. Mey. 的根及根茎。主产于河北、山西、内蒙古等地。立秋后采收。剪去须根,干燥切段。生用。

【药性】甘、涩,平。趋向沉降。归心、肺经。

【功效】固表止汗。

【临床应用】

自汗、盗汗 本品性平味涩,功专固表止汗,不论自汗、盗汗者,皆可用之。①治气虚自汗,常与黄芪、煅牡蛎同用,以益气固表止汗,如牡蛎散;②治阴虚盗汗,常与熟地黄、当归、黄柏等同用,以滋阴降火止汗,如当归六黄汤;③治产后虚汗不止,常与当归、黄芪、牡蛎等同用,共奏益气养血止汗之功,如麻黄根散。

此外,本品配伍牡蛎,共研细末,扑于身上,可治各种虚汗证。

【性能特点】麻黄根甘平而涩,入肺经,能行周身之表而固卫气,敛肌腠,闭毛窍,"不特不能发汗,而并能使外发之汗敛而不出"(《本草正义》),为敛肺固表止汗之要药,内服、外用,治疗各种虚汗。

【用法用量】煎服,3~9g。外用适量,研粉撒扑。

【使用注意】有表邪者忌用。

【现代研究】主含多种生物碱,包括麻黄根素(即 1- 酪氨酸甜菜碱)、麻黄根碱 A、B、C、D 及阿魏酰组胺等。有止汗、降血压、降低心率、兴奋呼吸、抑制离体蛙心、扩张血管等作用。

浮小麦 Fúxiǎomài
《本草蒙筌》

为禾本科植物小麦 *Triticum aestivum* L. 未成熟的颖果。中国大部分地区均产。收获时,扬起其轻浮干瘪者,或以水淘之,浮起者为佳,晒干。生用,或炒用。

【药性】甘,凉。趋向沉降。归心经。

【功效】固表止汗,益气,除热。

【临床应用】

1. **自汗,盗汗** 本品甘凉并济,善益心除热止汗,作用温和,广泛用于汗证。①治自汗、盗汗,可单用炒焦研末,米汤调服;②治气虚自汗,常与黄芪、煅牡蛎、麻黄根同用,以益气固表止汗,如牡蛎散;③治阴虚盗汗,常与五味子、麦冬、地骨皮等同用,以益气阴、除虚热、固表止汗。

2. **骨蒸劳热** 本品甘可益气,凉可除热,治阴虚骨蒸劳热,常与玄参、麦冬、地骨皮等同用,以养阴退蒸除热。

【性能特点】浮小麦甘凉轻浮，气味俱薄，入心经能益心气，敛心液，善于走表实腠理，固皮毛，为养心敛汗、固表实卫之佳品，可养心敛液，固表止汗，自汗、盗汗均可应用；又益气阴，除虚热，可用治阴虚发热，骨蒸劳热。《本草纲目》云："益气除热，止自汗、盗汗，骨蒸虚热，妇人劳热。"

【用法用量】煎服，15~30g。研末服，3~5g。

【使用注意】表邪未尽、汗出者忌用。

【现代研究】主含丰富的淀粉及酶类蛋白质、脂肪、钙、磷、铁、维生素等。参与体内三大营养物质的代谢过程，有抑制汗腺分泌的作用。

【按语】本品的成熟颖果，即小麦，入心经，能养心，临床常用其配伍治疗更年期综合征、失眠、焦虑症、抑郁症、精神分裂症以及小儿多动症等疾病。

糯稻根　Nuòdàogēn
《本草再新》

为禾本科植物糯稻 *Oryza sativa* L. var. *glutinosa* Matsum. 的根茎及根。中国各地均有栽培。10 月间糯稻收割后采收。晒干。生用。

【药性】甘，平。趋向沉降。归心，肝经。

【功效】固表止汗，益胃生津，退虚热。

【临床应用】

1. **自汗，盗汗**　本品甘平质轻，能补肺气，益卫气；且能养心阴，敛心液，故有较好的固表止汗之功。①治气虚自汗，可单用煎服；或与黄芪、白术、浮小麦等同用，以益气固表止汗；②治阴虚盗汗，常与生地黄、地骨皮、麻黄根等同用，以滋阴降火敛汗。

2. **虚热不退，骨蒸潮热**　本品清退虚热而不苦泄。治病后阴虚口渴，虚热不退及骨蒸潮热，常与沙参、麦冬、地骨皮等同用，以养阴生津降火。

【性能特点】糯稻根甘平质轻，既固表止汗，又"滋阴壮胃"（《本草再新》），用于各种虚汗兼有口渴者较宜；尚有缓和的退虚热作用。

【用法用量】煎服，15~30g。

【现代研究】主含门冬氨酸、苏氨酸、丝氨酸、谷氨酸、脯氨酸、甘氨酸、丙氨酸等氨基酸。

第二节　敛肺涩肠药

本类药物味多酸涩，主入肺、大肠经，具有敛肺止咳、涩肠止泻之效，主要用于肺虚喘咳，久治不愈或肺肾两虚，摄纳无权之虚喘证；脾肾阳虚或大肠虚寒不能固摄之久泻、久痢。

敛肺止咳之品，痰多之咳喘者不宜用；涩肠止泻之品，泻痢初起者不宜用。

五味子　Wǔwèizǐ
《神农本草经》

为木兰科植物五味子 *Schisandra chinesis*（Turcz.）Baill. 或华中五味子 *Schisandra sphenanthera* Rehd. et Wils. 的成熟果实，前者习称"北五味子"，主产于辽宁、黑龙江、吉林等地；后者习称"南五味子"，主产于西南及长江流域以南各省。秋季果实成熟时采摘。晒干。生用或经醋、蜜拌蒸晒干用。

【药性】酸、甘，温。趋向沉降。归肺、心、肾经。

【功效】收敛固涩,益气生津,补肾宁心。

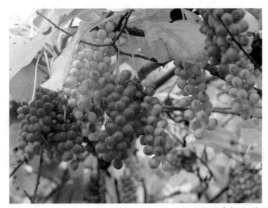 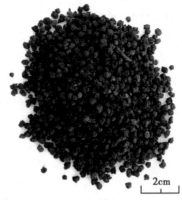

五味子(南五味子)

【临床应用】

1. **久咳虚喘** 本品酸能收敛,性温而润,上能敛肺气,下能滋肾阴,常用于肺虚咳嗽及肺肾两虚之喘咳。①治肺虚久咳,可与罂粟壳同用,以敛肺止咳,如五味子丸;②治肺肾两虚喘咳,常与山茱萸、熟地黄、山药等同用,以敛肺滋肾,如都气丸;③治寒饮咳喘,常与麻黄、细辛、干姜等同用,以发散风寒、温肺化饮,如小青龙汤。

2. **自汗盗汗** 本品味酸,敛汗之力强,既能益气固表敛肺止汗,又能滋阴生津敛汗止汗。治自汗、盗汗,常与麻黄根、牡蛎等同用。

3. **遗精滑精** 本品酸涩性温,能补肾涩精止遗。①治滑精,常与桑螵蛸、附子、龙骨等同用,以温阳益肾、固精止遗;②治梦遗,常与麦冬、山茱萸、熟地黄等同用,以滋阴固精,如麦味地黄丸。

4. **久泻不止** 本品又能涩肠止泻。治脾肾虚寒久泻不止,可与吴茱萸同炒香研末,米汤送服,如五味子散;或与补骨脂、肉豆蔻、吴茱萸同用,以达温补脾肾、涩肠止泻之效,如四神丸。

5. **津伤口渴,消渴** 本品甘以益气,酸能生津,有良好的益气生津止渴之效。①治热伤气阴,汗多口渴,常与人参、麦冬同用,以益气养阴,如生脉散;②治阴虚内热,口渴多饮之消渴证,常与山药、知母、天花粉等同用,以养阴生津,如玉液汤。

6. **心悸,失眠,多梦** 本品既能滋肾补阴,又能敛心气宁心神。治阴血亏损,心神失养或心肾不交之虚烦心悸、失眠多梦,常与麦冬、当归、酸枣仁等同用,以滋阴养血安神,如天王补心丹。

此外,本品对慢性肝炎转氨酶升高者,亦有治疗作用。

【重点配伍】人参配五味子:人参甘温,益元气,补肺气,生津液;五味子酸温,敛肺止汗,生津止渴。二药合用,一补一敛,益气养阴,生津止渴,敛阴止汗,使气复津生,汗止阴存,可用治气阴两虚。

【性能特点】五味子味酸收敛,味甘补益,为涩、补兼备之品,能上敛肺气而止咳,下滋肾阴而涩精,外可敛肺止汗,内能涩肠止泻,凡肺肾两虚,精气耗伤之证均可应用,《药性切用》云:"敛肺滋肾,专收耗散之气,为喘嗽虚乏多汗之专药。"甘能益气,酸可生津,故又具有益气生津之功,常用于津伤口渴,消渴;且可补益心肾而宁心安神,用于心肾失养之心悸、失眠。《医林纂要药性》云:"宁神,除烦渴,止吐衄,安梦寐。"

【用法用量】煎服,2~6g。

【使用注意】内服剂量不宜过大。凡表邪未解,内有实热,咳嗽初起,麻疹初期,均不宜用。

【现代研究】主含挥发性成分和木脂素类。北五味子主含挥发油、有机酸、鞣质、维生素、糖及树脂等。种子挥发油中的主要成分为五味子素。具有保肝、抗氧化、抗衰老、增强免疫、镇静、催眠、抗疲劳、抗癌、抗菌、降低血糖等作用。

【按语】根据民间经验,五味子被用治肝炎降转氨酶有效。中药理论认为,其味酸甘,可补肝柔肝。研究表明,五味子及其五仁醇、五味子乙素,有显著保护作用。合成五味子丙素的中间产物联苯双酯已被临床用于治疗肝炎,有明显的降酶和改善肝功能作用。但毕竟属于酸敛性温之品,湿热明显的急性肝炎初期当慎用。另外要注意,本品用于降转氨酶须慢慢减停,否则有反跳现象出现。

乌梅　Wūméi
《神农本草经》

为蔷薇科植物梅 *Prunus mume*(Sieb.) Sieb. et Zucc. 的近成熟果实。主产于福建、四川、浙江等地。夏季果实近成熟时采收。低温烘干后闷至皱皮,色变黑时即成。去核生用或炒炭用。

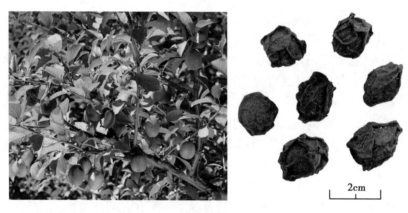

乌梅

【药性】酸、涩,平。趋向沉降。归肝、脾、肺、大肠经。

【功效】敛肺,涩肠,生津,安蛔。

【临床应用】

1. **肺虚久咳**　本品味酸而涩,气厚善敛,入肺经能敛肺气,止咳嗽。治肺虚久咳少痰或干咳无痰,常与罂粟壳、杏仁等同用,以敛肺降气止咳。

2. **久泻久痢**　本品入大肠能涩肠止泻。①治久泻、久痢,常与罂粟壳、诃子等涩肠止泻药同用;②治湿热泻痢,便脓血,常与清热燥湿、解毒止痢之黄连同用。

3. **虚热消渴**　本品味酸性平,善能生津液,止烦渴。治虚热消渴,可单用煎服,或与天花粉、麦冬、人参等同用,以滋阴清热、益气生津,如玉泉散。

4. **蛔厥腹痛,呕吐**　虫得酸则静,本品味极酸,具有安蛔止痛之功。治蛔虫所致腹痛、呕吐、四肢厥冷之蛔厥证,常与细辛、川椒、黄连等辛温、苦泄之品同用,以达安蛔止痛之效,如乌梅丸。

此外,本品炒炭后,涩重于酸,收敛力强,能固冲止漏,可用于崩漏不止,便血等;外敷能消疮毒,可治胬肉外突,头疮等。

【性能特点】乌梅酸涩之味浓厚,药性平和,归肝、脾、肺、大肠经。善敛肺、涩肠,肺虚久咳、久泻久痢均可选用;且味极酸,善生津止渴,用治虚热消渴;因"蛔虫得酸则静",又为安蛔止痛之良药,用治蛔厥证。《本草纲目》云:"敛肺涩肠,治久嗽,泻痢……蛔厥吐利。"

【用法用量】煎服,6~12g,大剂量可用至30g。外用适量,捣烂或炒炭研末外敷。止泻止血宜炒炭用。

【使用注意】外有表邪或内有实热积滞者均不宜服。

【现代研究】主含有机酸类成分:苹果酸、枸橼酸、琥珀酸、酒石酸、齐墩果酸、谷甾酸等,还含挥发油,黄酮类等成分。具有驱虫、抗菌、抗肿瘤、抗过敏、抗氧化、镇咳等作用。

五倍子　Wǔbèizǐ
《本草拾遗》

为漆树科植物盐肤木 *Rhus chinensis* Mill.、青麸杨 *Rhus potaninii* Maxim. 或红麸杨 *Rhus punjabensis* Stew. var. *sinica*(Diels)Rehd. et Wils. 叶上的虫瘿,主要由五倍子蚜 *Melaphis chinensis*(Bell)Baker 寄生而形成。中国大部分地区均有,而以四川为主。秋季采摘,置沸水中略煮或蒸至表面呈灰色,杀死蚜虫,取出,干燥。按外形不同,分为"肚倍"和"角倍"。

【药性】酸、涩、寒。趋向沉降。归肺、大肠、肾经。

【功效】敛肺降火,涩肠止泻,敛汗,固精止遗,止血,收湿敛疮。

【临床应用】

1. **咳嗽,咯血**　本品酸涩收敛,性寒清热,入肺经,既能敛肺止咳,又能清热降火。①治肺虚久咳,常与五味子、罂粟壳等同用;②治肺热痰嗽,常与瓜蒌、黄芩、浙贝母等同用;③治热灼肺络咳嗽咯血,常与藕节、白及等同用。

2. **久泻,久痢**　本品酸涩,入大肠经,又能涩肠止泻。治久泻久痢,常与诃子、五味子等同用,以增强涩肠之功。

3. **遗精,滑精**　本品入肾经,又能收湿固精止遗。治肾虚精关不固之遗精、滑精,常与龙骨、茯苓等同用,如玉锁丹。

4. **自汗,盗汗**　本品又能敛肺止汗。治自汗、盗汗,可单用研末,与荞面等分作饼,煨熟食之;或研末水调敷肚脐处。

5. **崩漏,便血,痔血**　本品味酸入血,又能收敛止血。①治崩漏,可单用,或与棕榈炭、血余炭等同用;②治便血、痔血,可与槐花、地榆等同用,或煎汤熏洗患处。

6. **湿疮肿毒,溃疡不敛**　本品能收湿敛疮,解毒消肿。治湿疮流水、溃疡不敛、疮疖肿毒、肛脱不收、子宫下垂等,可单用;或配合枯矾研末外敷,或煎汤熏洗。

【性能特点】五倍子味酸涩,功专收敛,归肺、大肠、肾经,适用范围甚广。凡肺虚久咳,久泻久痢,遗精滑精,崩漏便血均可用之。性寒又能降火,敛疮,肺热痰嗽,疮疖肿毒亦可用之。《本草纲目》云:"其味酸(咸),能敛肺止血,化痰止渴收汗;其气寒,能散热毒疮肿;其性收,能除泻痢湿烂。"

【用法用量】煎服,3~6g。入丸、散服,每次1~1.5g。外用适量,研末外敷或煎汤熏洗。

【使用注意】湿热泻痢者忌用。不宜过量服用,以免损害肝脏。局部应用,可能有刺激症状。

【现代研究】主含没食子鞣质,含量约为60%~70%,有的达78%以上,没食子酸2%~4%;以及树脂、脂肪、蜡质、淀粉等。具有抑菌、抗病毒、抑制瘢痕形成、抗氧化、抑突变、收敛等作用。

【按语】本品药材有两大类,按外形不同分为"肚倍""角倍"。其中角倍呈不规则囊状或菱角状,有突起、分支、茸毛;肚倍呈长圆形或纺锤形,无突起等。药材以角倍产量大,肚倍质量为佳。

笔记栏

诃子　Hēzǐ

《药性论》

为使君子科植物诃子 *Terminalia chebula* Retz. 或绒毛诃子 *Terminalia chebula* Retz. var. *tomentella* Kurt. 的成熟果实。主产于云南、广东、广西等地。秋冬二季采收。晒干。生用或煨用。若用果肉,则去核。

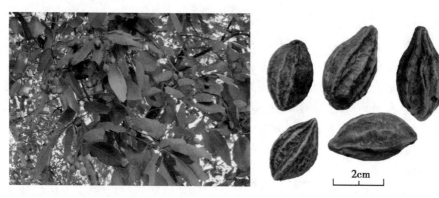

诃子

【药性】苦、酸、涩,平。趋向沉降。归肺、大肠经。

【功效】涩肠止泻,敛肺止咳,降火利咽。

【临床应用】

1. 久泻久痢　本品苦酸涩,善能涩肠止泻,固脱止血。①治久泻、久痢,可单用,如诃黎勒散;②治久泻、久痢属虚寒者,常与干姜、罂粟壳等同用,以温中涩肠,如诃子皮饮;③治泻痢日久,中气下陷之脱肛,常与人参、黄芪、升麻等同用,以益气升阳;④治肠风证,常与防风、秦艽、白芷等同用,以祛风涩肠止血,如治肠风下血丸。

2. 久咳,失音　本品酸涩性收,其性偏凉,既能敛肺止咳,又具清肺利咽开音之功。①治肺虚久咳、失音,常与人参、五味子等补肺敛肺之品同用;②治痰热郁肺,久咳失音,常与桔梗、甘草同用,以化痰止咳利咽,如诃子汤;③治久咳失音,咽喉肿痛,常与硼砂、青黛、冰片等清肺利咽药蜜丸嚼化,如清音丸。

失音分虚实证,中医认为:金实不鸣,金破亦不鸣,如何辨证选药?

【性能特点】诃子酸涩性收,入大肠经,善能涩肠止泻,为治疗久泻、久痢之常用药物;又味苦清降,入肺经,"苦而能降,酸而能涩"(《本草约言》),敛肺下气而止咳,清肺利咽而开音,为治久咳、失音之要药。《本经逢原》云:"生用清金止嗽,煨熟固脾止泻。"

【用法用量】煎服,3~10g。涩肠止泻宜煨用,敛肺清热利咽开音宜生用。

【使用注意】凡外有表邪、内有湿热积滞者忌用。

【现代研究】果实含诃子鞣质20%~40%,去核果肉较全果含鞣质为高,嫩的果实较成熟的果含鞣质多,其主要成分为诃子酸,又含莽草酸、去氢莽草酸、奎宁酸、阿拉伯糖、果糖、葡萄糖、蔗糖、鼠李糖和氨基酸等。具有抗氧化、抑菌、抗动脉粥样硬化、抗病毒、抗肿瘤、强心、收敛、止泻、解痉挛等作用。

石榴皮　Shíliupí

《名医别录》

为石榴科植物石榴 *Punica granatum* L. 的果皮。中国大部分地区有栽培,秋季果实成熟时采果取皮。切小块,晒干。生用或炒炭用。

【药性】酸、涩,温。趋向沉降。归大肠经。

【功效】涩肠止泻,止血,驱虫。

【临床应用】

1. **久泻,久痢**　本品酸涩收敛,入大肠经,能涩肠止泻痢。①治久泻久痢,可单用煎服;或研末冲服;亦可配肉豆蔻、诃子等涩肠止泻药同用;②治久泻久痢而致脱肛,可配伍党参、黄芪、升麻等益气升阳药。

2. **便血,崩漏**　本品酸涩,尚能收敛止血。①治便血,可单用煎服,或配伍地榆、槐花等清肠止血药;②治崩漏及妊娠下血不止,常与当归、阿胶、艾叶炭等补血止血药同用。

3. **虫积腹痛**　虫得酸则静,喜暖恶寒。本品酸涩而温,入大肠经,能安蛔杀虫止痛。治蛔虫、蛲虫、绦虫等病致虫积腹痛,常与槟榔、使君子等同用。

此外,本品尚有涩精、止带作用,亦可用于遗精、带下等病证。

【性能特点】石榴皮酸涩收敛,专入大肠经,能涩肠道,止泻痢,为治疗久泻久痢之常用药;又有收敛止血之功,善治下焦便血、崩漏;尚能驱杀多种肠道寄生虫。

【用法用量】煎服,3~9g。入汤剂生用,入丸、散多炒用,止血多炒炭用。

【现代研究】主含鞣质 10.4%~21.3%,还含没食子酸、苹果酸、熊果酸、异槲皮苷、石榴皮碱、异石榴皮碱、伪石榴皮碱、N-甲基异石榴皮碱等。具有抗菌、驱绦虫蛔虫、保护肾功能、抑制精子活力、抗氧化、植物雌激素样活性作用。

【按语】石榴皮与石榴根皮功用相似,《本草纲目》中谓根皮"止涩泻痢,带下,功与皮同",但临床上涩肠止泻多用果皮、杀虫驱蛔多用根皮,且根皮具有毒性,根皮煎剂对胃黏膜有刺激作用,故不可混淆及互为代用。

肉豆蔻　Ròudòukòu
《药性论》

为肉豆蔻科植物肉豆蔻 *Myristica fragrans* Houtt. 的干燥种仁。主产于马来西亚、印度尼西亚;中国广东、广西、云南等地亦有栽培。冬、春二季果实成熟时采收。除去皮壳后,干燥,煨制去油用。

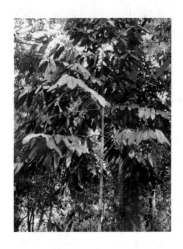
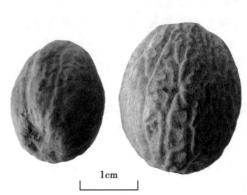

1cm

肉豆蔻

【药性】辛,温。趋向沉降。归脾、胃、大肠经。

【功效】温中行气,涩肠止泻。

【临床应用】

1. **虚寒泻痢**　本品辛温而涩,温通而降,能暖脾胃,降浊气,固大肠,止泄痢。①治脾胃

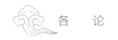

虚寒之久泻、久痢,常与干姜、党参、白术等同用,以温中健脾;②治脾肾阳虚,五更泄泻,则配伍补骨脂、五味子、吴茱萸,共奏温补脾肾、涩肠止泻之效,如四神丸。

2. 胃寒气滞证　本品气温,有温中理脾,行气止痛之功。用治胃寒气滞、脘腹胀痛、食少呕吐,常与木香、干姜、半夏等同用。

【性能特点】肉豆蔻辛香温燥而涩,涩中有行,有涩而不滞的特点,善暖脾胃、固大肠,为治疗虚寒性泻痢要药,尤善治脾肾阳虚,五更泄泻;还常用于胃寒气滞之脘腹胀痛。《本草备要》云:"治冷积心腹胀痛,又能涩大肠,止虚泻冷痢。"

【用法用量】煎服,3~10g。内服须煨熟去油用。

【使用注意】湿热泻痢者忌用。

【现代研究】主含挥发油,尚含脂肪油、淀粉、蛋白质及少量蔗糖、解脂酶、果酸及三萜皂苷等。具有止泻、减慢心率、抗肿瘤、免疫调节、抗炎、镇痛、抗菌、抗氧化、保肝等作用。

【按语】本品所含挥发油中成分肉豆蔻醚具有一定的毒性,对人大脑有中度兴奋作用。中毒时,轻者出现幻觉、复视,或恶心、眩晕;重者则谵语,昏迷,瞳孔散大,呼吸变慢,反射消失,甚至死亡。

赤石脂　Chìshízhī
《神农本草经》

为硅酸盐类矿物多水高岭石族多水高岭石,主含四水硅酸铝[$Al_4(Si_4O_{10})(OH)_8 \cdot 4H_2O$]。主产于福建、山东、河南等地。全年均可采挖。拣去杂石。研末水飞或火煅水飞用。

【药性】甘、酸、涩,温。趋向沉降。归大肠、胃经。

【功效】涩肠,止血,生肌敛疮。

【临床应用】

1. 久泻,久痢　本品甘涩性温,入中焦能温中和胃,入大肠能涩肠止泻。①治泻痢日久,滑脱不禁,脱肛等,常与禹余粮相须为用,如赤石脂禹余粮汤;②治虚寒下痢,便脓血不止,常与干姜、粳米同用,共奏温脾涩肠之效,如桃花汤。

2. 崩漏,便血　本品味涩收敛,固崩止血,因质重入下焦,以下部出血证为多用。①治崩漏,常与海螵蛸、侧柏叶等同用,如滋血汤;②治便血、痔疮出血,常与禹余粮、龙骨、地榆等同用。

3. 疮疡不敛,湿疮流水　本品味涩,既具收敛之功,又有祛湿之效,其外用有收湿敛疮,生肌收口之功效。治疮疡久溃不敛、湿疮流水,常与龙骨、乳香、没药等同用,研细末,掺于疮口。

此外,本品质重入下焦,能收敛止带、止血,用于妇女肾虚带脉失约之赤白带下,常与鹿角霜、芡实等同用。

【性能特点】赤石脂甘温酸涩,质重入下焦,长于涩肠止泻、收敛止血,适用于久泻久痢、便血、崩漏。外用有收湿敛疮生肌的作用,用治疮疡不敛、湿疮流水。《本草汇言》云:"赤石脂,渗停水,去湿气,敛疮口,固滑脱,止泻痢肠澼,禁崩中淋滞之药也。"

【用法用量】煎服。9~12g,先煎。外用适量。研细末撒患处或调敷。

【使用注意】湿热积滞泻痢者忌服。孕妇慎用。畏官桂。

【现代研究】主含四水硅酸铝,尚含氧化铁等物质。具有抗炎、止泻、保护消化道黏膜、促进尿磷排泄等作用。

禹余粮　Yǔyúliáng
《神农本草经》

为氢氧化物类矿物褐铁矿,主含碱式氧化铁[$FeO(OH)$]。主产于浙江、广东等地。全年可采。拣去杂石,洗净泥土,干燥。醋煅用。

【药性】甘、涩,微寒。趋向沉降。归胃,大肠经。

【功效】涩肠止泻,收敛止血。

【临床应用】

1. **久泻,久痢** 本品甘涩,入胃、大肠经。能实脾胃涩大肠,固下焦滑脱。治久泻、久痢,常与赤石脂相须而用,如赤石脂禹余粮汤。

2. **便血,崩漏** 本品甘涩,又能入血分收敛止血,其质重入下焦,主下部慢性出血证。①治气虚失摄之便血,常与人参、白术、棕榈炭等同用,以益气摄血止血;②治崩漏,常与海螵蛸、赤石脂、龙骨等同用,以加强固崩止血之效。

此外,本品入下焦,能固涩止带,治肾虚带脉不固之带下清稀,常与海螵蛸、煅牡蛎、白果等同用。

【性能特点】禹余粮甘涩微寒,质重入下焦,涩肠止泻,收敛止血,作用类似赤石脂,二者常相须为用。然本品涩肠、止血、止带作用均强于赤石脂。正如《本草求真》云:"功与赤石脂相同,而禹余粮之质重于石脂,石脂之温过于余粮,不可不辨。"

【用法用量】煎服,9~15g,先煎;或入丸、散。

【使用注意】邪实者不宜使用。孕妇慎用。

【现代研究】主含碱式氧化铁。又含多量的磷酸盐,以及 Al、Ca、Mg、K、Na 和黏土杂质等。具有止泻、止血、抗衰老、抗肿瘤等作用。

综述常用主含铁元素的矿物药功效,试探究各自作用机制。

附表药物

药名	药性	功效	主治证	用法用量	备注
罂粟壳	酸、涩,平。有毒。归肺、大肠、肾经	敛肺,涩肠,止痛	久咳,久泻,脱肛,脘腹疼痛	煎服,3~6g,或入丸、散。本品易成瘾,不宜常服;孕妇及儿童禁用;运动员慎用	

第三节 固精缩尿止带药

本类药物味多酸涩,主入肾、膀胱经,具有固精、缩尿、止带作用,某些药物还兼有补肾之功,适用于肾虚不固所致遗精、滑精、遗尿、尿频以及带下清稀等。

本类药物对外邪内侵,或湿热下注所致遗精、尿频等不适宜。

山茱萸 Shānzhūyú
《神农本草经》

为山茱萸科植物山茱萸 *Cornus officinalis* Sieb. et Zucc. 的成熟果肉。主产于浙江、安徽、河南等地。秋末冬初采收。用文火烘焙或置沸水中略烫,及时挤出果核。晒干或烘干用。

【药性】酸、涩,微温。趋向沉降。归肝、肾经。

【功效】补益肝肾,收涩固脱。

笔记栏

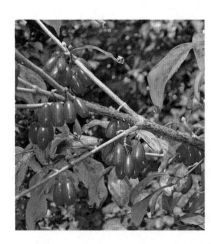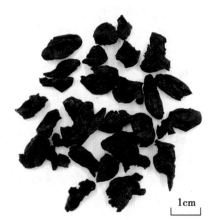

1cm

山茱萸

【临床应用】

1. **肝肾不足证**　本品酸温质润,入肝、肾经,既能补肾益精,又能温肾助阳。①治肝肾阴虚,头晕目眩、腰酸耳鸣,常与熟地黄、山药等同用,以滋阴益肾,如六味地黄丸;②治命门火衰,腰膝冷痛,小便不利,常与肉桂、附子等同用,以补火助阳,如肾气丸;③治肾阳虚阳痿,多与鹿茸、巴戟天、淫羊藿等补肾壮阳之品同用。

2. **遗精滑精,遗尿尿频**　本品味酸而涩,补益之中又可固肾涩精缩尿。①治肾虚精关不固之遗精、滑精,常与熟地黄、山药等同用,如六味地黄丸、肾气丸;②治肾虚膀胱失约之遗尿、尿频,常与覆盆子、桑螵蛸、沙苑子等同用。

3. **崩漏带下,月经过多**　本品入下焦,能补肝肾,固冲任,固经止血。①治妇女肝肾亏损,冲任不固之崩漏及月经过多,常与熟地黄、白芍、当归等补血药同用,如加味四物汤;②治脾气虚弱,冲任不固而漏下不止,常与龙骨、黄芪、五味子等同用,以增强益气固涩之功,如固冲汤。

4. **大汗不止,体虚欲脱**　本品气薄味厚,酸涩收敛,又能收敛止汗,补虚固脱。治大汗欲脱或久病虚脱,常与人参、附子、龙骨等同用,以益气回阳,敛汗固脱。

此外,本品亦治消渴证,多与生地黄、天花粉等同用。

【性能特点】山茱萸酸微温,质润,性温而不燥,补而不峻,既益肾精,又助肾阳,为平补阴阳之要药,肝肾阴虚证、肾阳亏虚证均可配伍用之;补益之中又具封藏之功,可固精止遗、固冲止血、敛汗固脱,常用治肾虚精关不固之遗精滑精、膀胱失约之遗尿尿频、肝肾亏损冲任不固之崩漏及月经过多、久病体虚欲脱等,可谓补敛俱佳之品。故《医学衷中参西录》云:"山茱萸,大能收敛元气,振作精神,固涩滑脱。""萸肉既能敛汗,又善补肝,是以肝虚极而元气将脱者,服之最效。"

【用法用量】煎服,6~12g,急救固脱20~30g。

【使用注意】湿热而致小便淋涩者不宜应用。

【现代研究】主含莫诺苷、马钱苷、山茱萸苷、7-O-甲基莫诺忍冬苷、獐牙菜苷,此外,还有乌索酸、没食子酸、苹果酸、酒石酸,以及皂苷、鞣质等。有免疫调节、降血糖、抗心律失常、抗氧化、抗肿瘤、改善认知能力、防治骨质疏松、治疗局灶性脑缺血等作用。

山茱萸是否能用于中医急救?综合所学知识,中医药是否能在急救中发挥作用?举例说明。

桑螵蛸　Sāngpiāoxiāo

《神农本草经》

为螳螂科昆虫大刀螂 *Tenodera sinensis* Saussure、小刀螂 *Statilia maculate*(Thunberg)或

巨斧螳螂 *Hierodula patellifera*（Serville）的卵鞘。分别习称"团螵蛸""长螵蛸"及"黑螵蛸"。中国大部分地区均产。深秋至次春采收。置沸水浸杀其卵，或蒸透晒干用。

【药性】甘、咸，平。趋向沉降。归肝、肾经。

【功效】固精缩尿，补肾助阳。

【临床应用】

1. **遗精滑精，遗尿尿频，白浊** 本品甘咸入肾，能固精止遗，兼有温和的补肾阳作用，肾虚遗溺、尿频、遗精、滑精常用。①治小儿遗尿，可单用为末，米汤送服；②治心神恍惚，小便频数，遗尿，白浊，常与远志、龙骨、石菖蒲等同用，共奏调补心肾，固涩止遗之功；③治肾虚遗精、滑精，常与龙骨、五味子、制附子等同用，以奏温肾固涩之效。

2. **阳痿** 本品又具补肾助阳之功。治肾虚阳痿，常与鹿茸、肉苁蓉、菟丝子等补肾壮阳药同用。

【性能特点】桑螵蛸甘咸入肾，有补益、封藏之功，善补肾气、固精关、缩小便，为治疗肾虚不固之遗精滑精、遗尿尿频、白浊之良药；又有补肾助阳起痿之功，用于肾虚阳痿。《药性论》云其"主男子肾衰漏精……止小便利"，又能"起痿壮阳，回精失溺，温暖肝肾"（《玉楸药解》）。

【用法用量】煎服，5~10g。

【使用注意】阴虚多火或内有湿热之遗精，膀胱湿热小便频数者不宜用。

【现代研究】主含蛋白质、脂肪、粗纤维，并有铁、钙及胡萝卜素样的色素。有耐缺氧、抗利尿、促进食物消化、降血糖等作用。

金樱子 Jīnyīngzǐ
《雷公炮炙论》

为蔷薇科植物金樱子 *Rosa laevigata* Michx. 的成熟果实。主产于广东、四川、云南等地。10—11月采收。去刺及核，晒干用。

【药性】酸、甘、涩，平。趋向沉降。归肾、膀胱、大肠经。

【功效】固精缩尿，固崩止带，涩肠止泻。

【临床应用】

1. **遗精滑精、遗尿尿频、崩漏带下** 本品味酸而涩，功专固敛，能固精缩尿，固崩止带。①治肾气不固之遗精滑精、遗尿尿频、崩漏带下，可单用本品熬膏服，如金樱子膏，或与芡实相须而用，如水陆二仙丹；②治肾虚精关不固之遗精滑精，常与菟丝子、补骨脂、海螵蛸等补肾固涩之品同用。

2. **久泻、久痢** 本品味酸收敛，涩以固脱，善涩肠止泻。治脾虚久泻、久痢，可单用浓煎服，或配伍党参、白术、芡实等同用，以奏健脾涩肠之效，如秘元煎。此外，取其收涩固敛之功，还可用治脱肛，子宫脱垂等。

【性能特点】金樱子酸涩，入肾、膀胱、大肠经，功专固敛，尤宜下焦正虚滑脱病证。能固精缩尿、固崩止带、涩肠止泻，适用于精关不固之遗精滑精、膀胱失约之遗尿尿频、冲任不固之崩漏、带脉不束之带下过多、大肠失固之久泻久痢。《本草经疏》云："此药味酸涩，入三经而收敛虚脱之气，故能主诸证也。"

【用法用量】煎服，6~12g。

【使用注意】有实火、邪实者不宜使用。

【现代研究】主含苹果酸，枸橼酸，鞣酸及树脂，尚含皂苷，维生素 C。另含丰富糖类以及少量淀粉。有抗氧化、增强免疫、抑菌、抗炎、保护肾脏、抗动脉粥样硬化等作用。

海螵蛸　Hǎipiāoxiāo
《神农本草经》

为乌鲗科动物无针乌贼 *Sepiella maindroni* de Rochebrune 或金乌贼 *Sepia esculenta* Hoyle 的内壳。主产于福建、浙江、江苏等沿海地区。收集其骨状内壳洗净，干燥。生用。

【药性】咸、涩，温。趋向沉降。归脾、肾经。

【功效】收敛止血，涩精止带，制酸止痛，收湿敛疮。

【临床应用】

1. **崩漏，吐血，便血及外伤出血**　本品咸温敛涩，有收敛止血之功，广泛用于身体各部位出血。①治崩漏，常与茜草、棕榈炭、五倍子等同用，以固崩止血，如固冲汤；②治吐血、便血，常与白及等分为末服；③治外伤出血，可单用研末外敷。

2. **遗精，带下**　本品温涩收敛，又能固精止带。①治肾失固藏之遗精、滑精，常与山茱萸、菟丝子、沙苑子等同用；②治肾虚带脉不固之带下清稀，常与山药、芡实等同用，以补益脾肾，收敛止带；③治赤白带下，常与白芷、血余炭等同用。

3. **胃痛吐酸**　本品具制酸止痛作用。治胃脘痛胃酸过多，常与浙贝母同用，以增强其制酸作用，如乌贝散。

4. **湿疮，湿疹，溃疡不敛等**　本品外用能收湿敛疮。①治湿疮、湿疹，常与黄柏、青黛、煅石膏等燥湿敛疮药同用，研末外敷；②治溃疡多脓，久不愈合，可单用研末外敷，或配煅石膏、枯矾、冰片等敛疮生肌药，共研细末，撒敷患处。

【性能特点】海螵蛸咸涩微温之品，善入血分，固涩力较强，可收敛止血、固精止带，"止吐衄崩带"（《玉楸药解》），用于崩漏、吐血、便血及遗精、滑精、带下；又善制酸止痛，为治疗胃脘痛胃酸过多之佳品。外用有收湿敛疮之效，常用治湿疮，湿疹，溃疡不敛，及"小儿痄疮，痘疮臭烂，丈夫阴疮，烫火伤，跌伤出血"（《本草纲目》）。

【用法用量】煎服，5~10g。散剂酌减。外用适量，研末撒患处。

【使用注意】阴虚有热，大便秘结者不宜用。

【现代研究】主含碳酸钙，壳角质，黏液质，还含 17 种水解氨基酸。尚有大量钙，少量钠、锶、镁、铁，以及微量硅、铝、钛、锰、钡、铜。有中和胃酸、保护黏膜、抗溃疡、促进成骨、降磷、抗放射、止血等作用。

本品善治消化道溃疡，机理何在？

莲子　Liánzǐ
《神农本草经》

为睡莲科植物莲 *Nelumbo nucifera* Gaertn. 的成熟种子。主产于福建、湖南、江苏等地池沼湖溏中。秋季采收。晒干。生用。

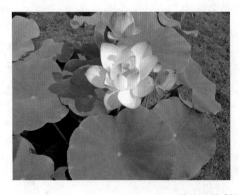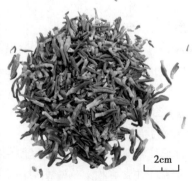

莲子 - 荷（莲子心）

【药性】甘、涩,平。趋向沉降。归脾、肾、心经。

【功效】补脾止泻,止带,益肾涩精,养心安神。

【临床应用】

1. **脾虚泄泻** 本品甘可补脾,涩能止泻。治脾虚久泻,食欲不振,常与党参、茯苓、白术等同用,以益气健脾,如参苓白术散。

2. **带下证** 本品入脾肾,既能补脾益肾,又能固涩止带,为脾虚、肾虚带下常用之品。①治脾虚带下,常与茯苓、白术等同用,以健脾渗湿止带;②治脾肾两虚,带下清稀,腰膝酸软,常与山茱萸、山药、芡实等同用,以补益脾肾、固涩止带。

3. **遗精滑精** 本品味甘而涩,入肾经,能益肾固精。治肾虚精关不固之遗精、滑精,常与沙苑子、芡实、龙骨等同用,共奏补肾涩精之效,如金锁固精丸。

4. **心悸失眠** 本品入心、肾二经,能养心安神,益肾气而交通心肾。治心肾不交之虚烦、心悸、失眠,常与酸枣仁、茯神、远志等同用,以交通心肾、安定神志。

【性能特点】莲子甘可补益,涩可固涩,又性平力缓,为药食两用、补涩兼施之佳品。入脾、肾经,补益脾肾又止泻、固精、止带,用于脾虚食少泄泻、肾虚遗精滑精带下;又入心经,养心血,益肾气,交通心肾而有安神之功,用于心肾不交之虚烦、心悸、失眠。《明医指掌》总结其功效为"健脾理胃,止泻涩精,清心养气"。

【用法用量】煎服,6~15g,去心打碎用。

【现代研究】主含多量的淀粉和棉子糖,尚含蛋白质,脂肪,碳水化合物,钙,磷,铁等。有抗氧化、增强免疫、双向调节胃肠功能、镇静、改善睡眠、降血糖、促进脂肪分解等作用。

【附】

1. **莲须** 为莲花中的雄蕊。性味甘、涩,平,归心、肾经。功能固肾涩精。适用于遗精、滑精、带下、尿频。煎服,3~5g。

2. **莲房** 为莲的成熟花托。性味苦、涩,温,归肝经。功能化瘀止血。适用于崩漏、尿血、痔疮出血、产后瘀阻、恶露不尽。炒炭用。煎服,5~10g。

3. **莲子心** 为莲子中的青嫩胚芽。性味苦,寒,归心、肾经。功能清心安神,交通心肾,涩精止血。适用于热入心包,神昏谵语;心肾不交,失眠遗精;血热吐血。煎服,2~5g。

4. **荷叶** 为莲的叶片。性味苦,平。归肝、脾、胃经。功能清暑化湿,升发清阳,凉血止血。适用于暑热烦渴、暑湿泄泻、脾虚泄泻、血热吐衄、便血崩漏。荷叶炭收涩化瘀止血。煎服,3~10g;荷叶炭 3~6g。

5. **荷梗** 为莲的叶柄及花柄。性味苦,平,归肺、脾、胃经。功能通气宽胸,和胃安胎,止崩止带。适用于外感暑湿,胸闷不畅;妊娠呕吐,胎动不安;吐血等。煎服,10~15g。

6. **石莲子** 为莲的种子老熟坠于淤泥,经久坚黑如石者,又称甜石莲。性味苦,寒,归脾、胃、心经。功能除湿热,清心开胃。适用于热毒噤口痢疾。煎服,3~10g。

芡实 Qiànshí
《神农本草经》

为睡莲科植物芡 Euryale ferox Salisb. 的成熟种仁。主产于湖南、江西、安徽等地。秋末冬初采收成熟果实,除去果皮,取出种仁,再除去硬壳,晒干。捣碎生用或炒用。

【药性】甘、涩,平。趋向沉降。归脾、肾经。

【功效】益肾固精,健脾止泻,除湿止带。

【临床应用】

1. **遗精滑精** 本品甘涩收敛入肾,善能益肾固精。治肾虚不固之腰膝酸软,遗精滑精,常与金樱子相须为用,如水陆二仙丹;亦可与莲子、莲须、牡蛎等同用,以增强其涩精止遗作用,如金锁固精丸。

2. **脾虚久泻**　本品善能健脾除湿,涩肠止泻。用治脾虚湿盛,久泻不愈,常与白术、茯苓、扁豆等健脾渗湿药同用。

3. **带下**　本品既能益肾健脾,收敛固涩,又能除湿,为治带下常用之品。①治脾肾两虚之带下清稀,常与党参、白术、山药等同用,以补脾益肾、固涩止带;②治湿热带下,常与黄柏、车前子等同用,以清热除湿止带,如易黄汤。

【性能特点】芡实甘涩性平,主归脾、肾经,补中兼涩,既益肾健脾,又固精、止带、止泻,作用与莲子相似,用于肾虚遗精遗尿、脾肾两虚带下、脾虚食少泄泻等。然本品益脾肾固涩之中,又能除湿,故为治疗虚、实带下之佳品。《本草从新》认为其功在于"补脾固肾,助气涩精",而《本草新编》又认识到其功"在补肾去湿"。

【用法用量】煎服,9~15g。

【现代研究】主含葡萄糖甾醇苷类化合物、含微量元素 18 种:Al,Ba,Ca,Co,Cr,Cu,Fe,K,Mg,Mn,Na,Ni,P,Pb,Sr,Ti,V,Zn。种仁含多量淀粉、维生素、氨基酸。有抗氧化、降血糖、保护肾功能、滋养及收敛等作用。

椿皮　Chūnpí

《药性论》

为苦木科植物臭椿 *Ailanthus altissima*（Mill.）Swingle 的根皮或干皮。主产于浙江、江苏、湖北等地。全年均可剥取,晒干,或刮去粗皮,晒干。切段。生用或麸炒用。

【药性】苦、涩,寒。趋向沉降。归大肠、胃、肝经。

【功效】清热燥湿,收敛止带,止泻,止血。

【临床应用】

1. **湿热泻痢,久泻久痢**　本品苦涩性寒。苦可燥湿,寒能清热,涩则收敛,入大肠经,能清热燥湿,涩肠止泻。①治湿热泻痢,里急后重,常与地榆同用,如椿根散;②治久泻久痢,肠虚不固,常与诃子、母丁香同用,如诃黎勒丸。

2. **赤白带下**　本品苦寒性涩,既可清热燥湿,又能收涩止带,为止带之常用药。①治湿热下注,带脉失约而致赤白带下,常与黄柏等同用,如樗树根丸;②治脾虚带下,常与白术、茯苓同用,以健脾燥湿止带。

3. **崩漏,便血**　本品既能清热,又能收敛止血,故可用于出血而有热象者,尤用于下焦之崩漏及便血。①治血热崩漏、月经过多,常与黄柏、黄芩、白芍等同用,如固经丸;②治大肠热盛之便血、痔血,可单用本品为丸服,或与侧柏叶、升麻、白芍等同用,如椿皮丸。

此外,本品尚有杀虫功效,内服治蛔虫腹痛;外洗治疥癣瘙痒。

【性能特点】椿皮味苦兼涩而性寒,归大肠、胃、肝经。苦能燥湿,味可收敛,寒以清热,清泄涩敛功能兼而有之,既善于清热燥湿,长于治湿热泻痢、赤白带下;又收敛止泻、止带,肠虚久泻、脾虚带下亦常用之。因其性寒清热,且能收敛止血,故尤宜于血热崩漏、便血者。朱丹溪云:"椿根白皮,性凉而能涩血。凡湿热为病,泻痢浊带……诸证,无不用之。"

【用法用量】煎服,6~9g;外用适量。

【使用注意】脾胃虚寒者慎用。

【现代研究】主含苦楝素、鞣质、赭朴酚,根及树干含苦木素,树皮含臭椿苦酮、臭椿苦内酯、乙酰臭椿苦内酯、苦木苦素、新苦木苦素及脂肪油、蜡醇、甾醇、臭椿苦素、鞣质、皂苷、羟基香豆素等。有抗菌、抗原虫及抗肿瘤等作用。

附表药物

药名	药性	功效	主治证	用法用量
覆盆子	甘、酸,温。归肝、肾、膀胱经	益肾固精缩尿,养肝明目	遗尿,尿频;遗精,滑精;阳痿,早泄;目黯昏花	煎服,6~12g。肾虚有火,小便短赤涩痛者慎用
刺猬皮	苦、涩,平。归胃、大肠、肾经	固精缩尿,收敛止血,化瘀止痛	遗精滑精,遗尿尿频;便血,痔血;胃痛,呕吐	煎服,3~9g;研末服1.5~3g。外用适量
鸡冠花	甘、涩,凉。归肝、大肠经	收敛止血,止带,止痢	吐血,崩漏下血;便血痔血;带下证;赤白下痢,久痢不止	煎服,6~12g。瘀血阻滞的崩漏下血及湿热下痢初起兼有寒热表证者不宜使用

学习小结

一、功效归纳

1. 收涩药兼有功效归纳

共同功效	功效特点及兼有功效	代表药物
收涩	作用广泛	五味子、五倍子、乌梅
	偏敛汗止汗	麻黄根、浮小麦、糯稻根、山茱萸、五味子
	偏涩肠止泻	五味子、五倍子、乌梅、罂粟壳、诃子、石榴皮、肉豆蔻、赤石脂、禹余粮、金樱子、椿皮、莲子、芡实
	偏敛肺止咳	五味子、五倍子、乌梅、诃子、罂粟壳
	偏补肾止遗	五味子、山茱萸、覆盆子、桑螵蛸、金樱子、莲子、莲须、莲子心、芡实、刺猬皮、五倍子
	偏固崩止带	山茱萸、桑螵蛸、金樱子、覆盆子、五倍子、椿皮、赤石脂、禹余粮、莲子、莲房、莲须、芡实
	补肾健脾	莲子、芡实
	补肾养心	莲子、五味子

2. 其他章节兼有收涩功效的药物

主要有:白芍、酸枣仁、煅龙骨、煅牡蛎等(敛汗);秦皮、马齿苋、灶心土等(涩肠止泻);鸡内金、沙苑子、韭菜子、煅龙骨、煅牡蛎、山药、补骨脂、益智仁等(固精缩尿、涩精止遗)。

二、中药功效术语解释

[涩肠止泻] 固涩大肠而止泄泻之义,简称"涩肠"。适用于久泻久痢,甚至滑脱不禁者。

[涩精止遗] 药性收涩,能制止肾虚遗精,遗尿称为涩精止遗。涩精亦称"固精",止遗尿亦称"缩尿"。适用于肾虚不固所致的遗精滑精,遗尿尿频等。

(王英豪)

复习思考题

1. 收涩药与补虚药配伍的意义是什么？主要用治哪些病证？其使用注意是什么？

2. 试述泄泻与脏腑的关系，以及如何选药。

3. 患者，女，13岁。患儿多年遗尿，几乎每夜必遗，多方诊治，有所减轻，但仍时有遗溺。心绪烦躁，疲乏无力，面色苍白，食饮尚可，脉沉细弦，舌边红苔白。药选桑螵蛸、益智仁治疗，有何意义？根据症状判断，应该再选何药配伍更妥？

第二十章

涌 吐 药

> **学习目标**
>
> 1. 了解涌吐药的含义、性能特点、功效、主治病证及各药物的性能特点。
> 2. 具体药物分了解一级要求。
> 了解：常山△、藜芦△。
> 3. 了解相似药物的基本功效与临床应用的异同点。
> 4. 了解涌吐药的配伍原则及使用注意。

凡以促使呕吐为主要功效，主要用于治疗毒物、宿食、痰涎等停滞于胃脘或胸膈以上所致病证的药物，称为涌吐药。

涌吐药味多酸、苦、辛，性偏寒凉，主归胃经，长于升散涌泄。可用于误食毒物，停留胃中，未被吸收；或宿食停滞不化，尚未入肠，堵塞胃脘，胀满疼痛；或痰涎壅盛，咽喉堵塞，呼吸急促；或痰浊上涌，清窍闭塞，癫痫发狂等证。总之一切由毒物、宿食、痰涎所致，病在上焦者，皆可随证适当选用本类药物进行治疗。此即《黄帝内经》"在上者涌之"之意。

本类药物药力峻猛，刺激性强，且多具毒性，为确保临床用药安全，宜采用小量渐增的方法，切忌骤用大量，要注意中病即止，只可暂用，不可久服，以防中毒或涌吐太过，导致不良反应。服药后宜多饮热水或辅以探吐之法，以助药力。若药后呕吐不止，应立即停药，并积极采取措施，及时解救。张子和曾指出解救的方法说："吐至昏眩，慎勿惊疑……如发头眩，可饮冰立解，如无冰时，新汲水亦可。"又说："如藜芦吐者，不止，以葱白汤解之；以石药吐者，不止，以甘草、贯众解之；诸草木吐者，可以麝香解之。"

服用涌吐药引起的剧烈呕吐，极易败胃伤中，故吐后应适当休息，不宜立即进食。待胃肠功能恢复，方可食入少量流质或易消化的食物，以养胃气。

涌吐药作用强烈，仅适用于体壮邪实者。凡年老体弱、小儿、妇女胎前产后，以及素体失血、劳嗽虚喘、头眩、心悸等均当忌用。

涌吐药具有催吐的作用，主要是刺激胃黏膜的感受器，反射性地引起呕吐中枢兴奋所致。

常山 Chángshān

《神农本草经》

为虎耳草科植物黄常山 *Dichroa febrifuga* Lour. 的根。主产于甘肃、陕西南部、四川等地。秋季采挖后，除去须根，洗净晒干，切片。生用或酒炒。

【药性】苦、辛，寒；有毒。趋向升浮。归肺、肝、心经。

【功效】涌吐痰涎，截疟。

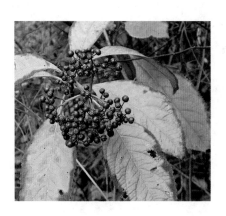

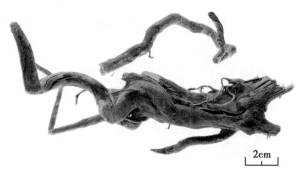

2cm

常山

【临床应用】

1. 胸中痰饮证　本品辛开苦泄,善开泄痰结,能引吐胸中痰饮,适用于痰饮停聚郁结,胸膈满闷胀痛,不欲饮食,欲吐而不得吐者,常以本品配甘草,水煎和蜜温服,然此法今已少用。

2. 疟疾　古有"无痰不成疟"之说。本品善祛痰而截疟,为治疟之要药。适用于各种疟疾,尤以间日疟和三日疟效果明显。可单用本品浸酒,或与草果、厚朴、槟榔等同用,如截疟七宝饮。

【性能特点】常山苦泄辛开,善开痰结,能涌吐胸中、胁下痰水,用于胸中痰饮积聚之证。又苦燥痰湿,有祛痰截疟之功,适用于多种疟疾。《医学衷中参西录》:"常山,善消脾中之痰,为治疟疾要药。"

【用法用量】煎服,5~9g;或入丸、散。涌吐宜生用,截疟宜酒炒用。治疟宜在病发作前半天或2小时服用,并配伍半夏、生姜、槟榔等减轻其致吐的副作用。

【使用注意】本品有毒,且有催吐副作用,故用量不宜过大;体虚者及孕妇慎用。

【现代研究】主含常山碱、常山次碱、4-喹唑酮及伞形花内酯等。常山碱甲、乙、丙,三者为互变异构体,是抗疟的有效成分;还能通过刺激胃肠的迷走与交感神经末梢而反射性地引起呕吐;此外,本品还能降压、抗流感病毒、抗阿米巴原虫、消炎、抗肿瘤等作用。

【按语】生常山的涌吐作用在疟疾治疗中有害无益,故应用时宜酒炒并配伍陈皮、半夏等减轻其副作用。医家用之治疟,亦因此不敢多用,遂至有效有不效。张锡纯提出:"若欲用之必效,当效古人一剂三服之法,用常山五六钱,煎汤一大盅,分五六次徐徐温饮下,即可不作呕吐,疟疾亦有八九可愈。"

藜芦　Lílú
《神农本草经》

为百合科植物黑藜芦 *Veratrum nigrum* L. 的根及根茎。主产于山西、河北、河南等地。夏季采收。晒干。生用。

【药性】辛、苦,寒;有毒。趋向升浮。归肺、肝、胃经。

【功效】涌吐风痰,杀虫疗疮。

【临床应用】

1. 中风,癫痫,喉痹,误食毒物　本品催吐作用强,善吐风痰,用治风痰壅盛之中风、癫痫、喉痹,或误食毒物,尚未吸收者,可与瓜蒂、防风研末为散服,如三圣散。

2. 疥癣,秃疮　本品外用有杀虫止痒之功。以本品研细末,生油调敷,治疥癣;本品研末后以猪脂调涂,治白秃头疮。

此外,以本品研末外掺,有灭虱功效。对蚊蝇及其幼虫有杀灭作用,也可作农作物杀虫剂使用。

【性能特点】藜芦辛开苦泄,宣壅导滞,内服催吐,善吐风痰,治中风、癫痫、喉痹等,证见痰涎壅盛者。外用能杀虫疗疮,治疥癣、秃疮。

【用法用量】内服 0.3~0.9g,入丸、散。外用适量,研末油调涂。

【使用注意】本品毒性强烈,内服宜慎。体弱、素有失血者及孕妇忌服。反细辛、赤芍、白芍及人参、西洋参、党参、丹参、玄参、北沙参、南沙参、苦参。若服后吐不止,饮葱汤解。本品的治疗量与中毒量距离接近,内服易产生毒性反应,现代临床已不作为涌吐药使用,而主要作为农作物及蚊蝇的杀虫剂。

【现代研究】主含原藜芦碱、藜芦碱、伪藜芦碱、红藜芦碱等多种甾体生物碱。有催吐、祛痰、降压、抗微生物、灭虫作用。体外有抗真菌作用。

附表药物

药名	药性	功效	主治证	用法用量	使用注意
瓜蒂	苦、寒、有毒。归胃、胆经	涌吐痰食,祛湿退黄	风痰、宿食停滞、食物中毒;湿热黄疸	煎服,2.5~5g 入丸、散,0.3~1g	孕妇、体虚、心脏病、吐血、咳血、胃弱及上部无实邪者忌用
胆矾	酸、辛、寒;有毒归肝、胆经	涌吐痰涎,解毒收湿,蚀疮祛腐	风痰壅塞,喉痹,癫痫,误食毒物;风眼赤烂,口疮,牙疳;胬肉,疮疡不溃	温水化服,0.3~0.6g 外用适量	孕妇、体虚者忌服

学习小结

一、功效归纳

1. 涌吐药兼有功效归纳

共同功效	兼有功效	代表药物
涌吐	截疟	常山
	杀虫	藜芦
	祛湿退黄	瓜蒂
	解毒收湿,祛腐蚀疮	胆矾

2. 其他章节具有涌吐作用的药物

主要有:皂荚、明矾等。

二、中药功效术语解释

[涌吐痰涎]即促使呕吐,祛除痰饮、痰浊之义。涌吐痰涎药性升浮,具有催吐作用,适用于胸中痰饮积聚以及痰壅咽喉,喉痹喘急等证。

[涌吐风痰]即促使呕吐,祛除风痰之义。适用于风痰壅盛者,症见突然跌倒、昏迷、口吐白沫、抽搐等。

●(史圣华)

复习思考题

如何正确使用涌吐药,以确保其安全有效?

扫一扫
测一测

第二十一章

攻毒杀虫止痒药

凡以攻毒疗疮，杀虫止痒为主要功效，主要用于治疗疮疡、湿疹、疥癣等病证的药物，称为攻毒杀虫止痒药。

攻毒杀虫止痒药具有攻毒疗疮、杀虫止痒等功效，主要适用于疮疡肿毒、疥癣、湿疹等。有些药物内服兼有温肾壮阳、止泻、止痢、祛风止痛等作用，可用于肾阳不足所致的阳痿、虚寒哮喘、虚冷便秘、久泻久痢、风湿痹痛等病症。

本类药物用药途径以外用为主。外用方法分别有研末外敷，常用香油和茶水等液体调敷，或制成软膏涂抹，或热敷，或制成药捻、栓剂塞于患处，或煎汤熏洗患处等。个别有毒药物需要内服时，宜作丸、散剂使用，以利于药物缓慢溶解吸收；本类药物多具有不同程度的毒性，外用、内服均应严格控制剂量和疗程，不宜过量或持续使用，以防发生毒性反应。制剂时，应严格遵守炮制及制剂法度，以降低毒性，确保用药安全。

药理研究表明，攻毒杀虫止痒药一般具有杀菌消炎作用，能够杀灭真菌、疥虫、细菌、滴虫等。

硫黄　Liúhuáng
《神农本草经》

为自然元素类矿物硫族自然硫。主要产于山西、山东、陕西等地。采挖后加热熔化，除去杂质，或用含硫矿物经加工制得。生硫黄仅供外用，内服常与豆腐同煮后阴干用。

【药性】酸，温。有毒。趋向沉降。归肾、大肠经。

【功效】外用解毒杀虫疗疮；内服补火助阳通便。

【临床应用】

1. 疥癣，湿疹，阴疽疮疡　本品外用解毒疗疮，杀虫止痒，为治疗疥疮要药。①治疥疮，单用研末，麻油调涂，即有良效；②治湿疹，麻油调涂患处或配风化石灰、铅丹、轻粉研末，猪油调涂，如如圣散；③治阴痒，可单用，或配蛇床子、枯矾等杀虫燥湿止痒药同用；④治痈疽疮疡,可配雄黄、白矾、麝香等研末,少许敷患处。

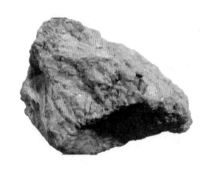
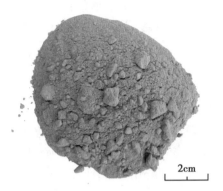

硫黄

2. 阳痿,虚喘冷哮,虚寒便秘 本品味酸,性温,内服能够补火助阳通便。①治肾虚阳痿,常与鹿茸、补骨脂、蛇床子等药物同用;②治肾不纳气之虚寒哮喘,配附子、肉桂、沉香等,如黑锡丹;③治虚寒便秘,常配伍制半夏,如半硫丸。

【性能特点】硫黄为酸温有毒之品,外用能解毒杀虫止痒,为治疥癣、湿疹、疮疡痈疽诸疮、皮肤瘙痒的常用药,擅杀疥虫,为治疗疥疮首选药;又因硫黄为纯阳之品,入肾经,内服可大补命门真火,故适用于肾阳不足、命门火衰所致的阳痿、哮喘、便秘等。《本草求真》云:"主治老人一切风秘、冷秘、气秘,为补虚助阳圣药。"

【用法用量】外用适量,研末油调敷患处。内服,1.5~3g,炮制后入丸、散服。

【使用注意】性温有毒,内服慎用,阴虚火旺及孕妇忌服。不宜与芒硝、玄明粉同用。

【现代研究】主含硫(S),另外,含有砷、硒、铁等成分。有杀疥虫,抗细菌、真菌感染作用。硫黄在肠内形成硫化氢,刺激肠壁增加蠕动,从而起缓泻作用。

【按语】本品过量服用对机体神经系统能够造成损害,轻度损害会出现头昏、眼花、精神分散,全身乏力等症状。硫黄中毒后,除了对症治疗外,应用亚硝酸钠及硫代硫酸钠类药物还是解毒过程重要的措施。另外,在中毒初期,用生绿豆粉15g温开水或用生甘草15g,黑豆30g,水煎服,具有一定解毒作用,可作为辅助治疗。传统以硫黄与豆腐共煮,实验表明,硫黄生品比经豆腐炮制后的砷含量大8~15倍。

能否从化学角度理解硫黄畏朴硝?

雄黄 Xiónghuáng
《神农本草经》

为硫化物类矿物雄黄族雄黄,主含二硫化二砷(As_2S_2)。主产于湖南、湖北、贵州等地。随时可采。研细或水飞用。

【药性】辛,温;有毒。归肝、大肠经。

【功效】解毒杀虫,燥湿祛痰,截疟。

【临床应用】

1. 痈肿疔疮,虫蛇咬伤 本品有解毒作用。①治痈肿疔毒,可单用或入复方,常与白矾等份研末外用,如二味拔毒散;②治痈疽肿毒,坚硬疼痛,配乳香、没药、麝香为丸,如醒消丸,以陈酒送服。诸疮有腐肉,不能去除者,与巴豆配伍,解毒杀虫祛腐,如雄黄散;③治虫蛇咬伤,轻者单用本品香油调涂,重者内外兼施,与五灵脂共研细末,酒调内

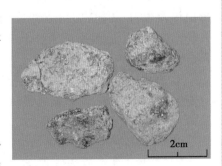

雄黄

服,并外敷局部。

2. 虫积腹痛　本品能够杀虫,传统用于肠道虫证治疗。①治蛔虫腹痛,与牵牛子、槟榔等同用,如牵牛丸;②治蛲虫肛门瘙痒,配蛇床子、冰片等共研细末,用凡士林调膏,外涂局部。

3. 癫痫,疟疾　本品内服能祛痰,截疟。①治癫痫,与胆南星等共研细末为丸服用;②治疟疾,配瓜蒂、赤小豆等,以吐为度。

此外,本品还可用于疥癣治疗。

【性能特点】雄黄性温燥,有毒,善于攻毒杀虫,兼有截疟、定惊之功效。外用可治疮痈疔毒、虫蛇咬伤等;内服可治虫积腹痛、癫痫等。

【用法用量】外用适量,研末调敷。内服入丸、散,0.05~0.1g。

【使用注意】有毒之品,内服宜慎,不可久服。外用不宜大面积涂擦及长期使用。孕妇禁用。忌火煅。

【现代研究】主含二硫化二砷,并含有少量硅、铅、铁、钙、镁等杂质。有抗细菌、真菌,抗肿瘤,抗血吸虫及疟原虫等作用。

【按语】雄黄含有砷,毒性较大,外用时应注意避免经皮肤黏膜吸收,引起蓄积中毒。雄黄煅后易生成毒性大的三氧化二砷(As_2O_3),故内服一般入丸、散剂而不入汤剂,忌火煅。另外,砷还有细胞毒作用,致突变性、致畸性及致癌性。慢性砷中毒患者更易发生皮肤恶性肿瘤。

白矾　Báifán

《神农本草经》

为硫酸盐类矿物明矾石经加工提炼制成,主含含水硫酸铝钾[$KAl(SO_4)_2 \cdot 12H_2O$]。主产于安徽、浙江、湖北等地。全年均可采挖。将采得的明矾石用水溶解,滤过,滤液加热浓缩,冷却后所得结晶即为白矾。生用或煅用。煅后称"枯矾"。

【药性】酸、涩,寒。趋向沉降。归肺、脾、肝、大肠经。

【功效】外用解毒杀虫,燥湿止痒;内服止血止泻,祛除风痰。

【临床应用】

1. 湿疹,疥癣,疮疡　本品有解毒杀虫,燥湿止痒作用。常用治疮癣疥疡,尤宜创面湿烂瘙痒者。①治湿疹诸疮,可与雄黄共为细末,浓茶调敷,如二味拔毒散;②治疥癣所致的皮肤瘙痒,配硫黄、轻粉等攻毒杀虫药同用;③治疔毒恶疮,常配黄丹研末外用,如二仙散;④治口疮,可与黄柏、冰片等解毒泻火药研末外敷。

2. 便血、衄血、崩漏,久泻久痢　本品味酸涩收敛,内服有止血止泻作用,可用治各种出血证及久泻、久痢。①治鼻衄不止,以枯矾研末吹鼻;②治崩漏,配五倍子、地榆等;③治外伤出血,用生矾、煅矾配松香研末外敷;④治久泻、久痢,可单用,或配煨诃子肉为散,粥饮调服。

3. 癫痫,中风　本品性寒,内服有清内热,除风痰作用,可治癫痫,中风。①治痰壅心窍之癫痫,配郁金为末,薄荷糊丸服,如白金丸;②治中风不语,牙关紧闭,痰厥昏迷,配皂角、灯心等,煎汤灌服,如救急稀涎散。

此外,本品有燥湿退黄之功。治女劳疸,可配硝石,如硝石矾石散。

【性能特点】白矾味酸涩,性寒凉,收敛之力较为突出,善于解毒燥湿止痒,可治湿疹皮肤瘙痒,尤宜治疮面湿烂瘙痒者。入肝经,走血分,有收敛止血作用,可治多种出血证。同时又可止泻、祛风痰,用于久泻久痢、痰涎壅盛之癫痫等。《本草纲目》总结之用有四:"吐利风热之痰涎,取其酸苦涌泄也;治诸血痛脱肛阴挺疮疡,取其酸涩而收也;治痰饮泄痢崩带风眼,取其收而燥湿也;治喉痹痈疽中蛊蛇虫伤螫,取其解毒也。"

【用法用量】外用适量,研末调敷或化水洗患处。内服入丸、散,0.6~1.5g。

【使用注意】体虚胃弱及无湿热痰火者忌服。

【现代研究】主含含水硫酸铝钾[$KAl(SO_4)_2·12H_2O$]。有抗炎、止血、止汗、止泻及广谱抗菌作用。另外,有明显抗阴道滴虫作用。

【按语】白矾中的铝不是人体需要的微量元素,过量摄入会影响人体对铁、钙等成分吸收,可导致贫血和骨质疏松。浓溶液对皮肤、黏膜有明显刺激性,大剂量内服可引起口腔、喉头烧伤,恶心呕吐、腹痛腹泻,也可出现蛋白尿或血尿,甚至虚脱而死亡。过量中毒,可用牛奶洗胃或用硫酸镁($MgSO_4$)抗酸剂等对症治疗。

【附】

皂矾 为硫酸盐类矿物水绿矾的矿石。主含含水硫酸亚铁($FeSO4·7H_2O$)。性味酸,凉;归肝、脾经。功能解毒燥湿,杀虫,补血。适用于黄肿胀满,疳积久痢,肠风便血,血虚萎黄,湿疮疥癣,喉痹口疮。煎服,0.8~1.6g;外用适量。孕妇慎用。

蛇床子 Shéchuángzǐ
《神农本草经》

为伞形科植物蛇床 *Cnidium monnieri* (L.) Cuss. 的成熟果实。中国大部分地区均产。均为野生,夏、秋二季果实成熟时采收。晒干。生用。

【药性】辛、苦,温。有小毒。归肾经。

【功效】燥湿祛风,杀虫止痒,温肾壮阳。

【临床应用】

1. **会阴瘙痒,湿疹,疥癣** 本品味辛苦,性温,燥湿祛风,杀虫止痒,对湿疹湿疮疗效甚佳。性温,对风寒湿所致者尤宜。①治阴部瘙痒,与白矾煎水外洗,或与黄柏、没食子等同用,现临床多治滴虫性阴道炎;②治疥癣瘙痒,可单用本品研粉,猪脂调和外涂。

2. **湿痹腰痛** 本品能祛风燥湿,又有温补阳气作用,治湿痹腰痛兼肾阳虚衰或有寒者尤为适宜,常与山药、杜仲、牛膝等同用。对风湿痹证肢体关节疼痛者,也可配其他祛风除湿,舒筋活络药同用。

3. **肾虚阳痿,宫冷不孕,寒湿带下** 本品性温,入肾经,有温肾壮阳作用。①治阳痿、宫冷不孕,常配当归、淫羊藿、肉苁蓉等同用,如赞育丹;亦可配菟丝子、五味子等,做成蜜丸服用;②治冲任虚寒,带脉失固之寒湿带下,本品同时发挥温壮肾阳及散寒燥湿功效,常与山茱萸、鹿茸、海螵蛸等药同用,亦可外用。

【性能特点】蛇床子辛苦温燥,归肾经,作用偏于下焦,燥湿杀虫止痒作用突出,且善祛风。风湿除,虫被灭,痒自止,故为湿疹、湿疮、阴痒常用药。又可助阳散寒,温助肾阳,用治寒湿带下,风湿痹证,肾虚腰痛、阳痿、不孕等,《本草经疏》云:"能除妇人男子一切虚寒湿所生病。"

【用法用量】内服,煎汤,3~10g。外用适量,多煎汤熏洗或研末调敷。

【使用注意】阴虚火旺或下焦有湿热者不宜用。

【现代研究】主含挥发油、香豆精类等成分。有抗细菌、抗真菌、抗炎和镇痛作用。另外,有杀灭阴道滴虫及雄激素样作用。

【按语】本品有抗细菌、抗真菌等作用,临床常用于治疗宫颈糜烂、阴道炎、慢性盆腔炎等疾病。据报道,内服蛇床子总香豆素后,少数患者有轻微口干、嗜睡及胃部不舒的反应。

土荆皮　Tǔjīngpí
《本草纲目拾遗》

为松科植物金钱松 *Pseudolarix amabilis*（Nelson）Rehd. 的根皮或近根树皮。主产于江苏、浙江、安徽等地。多为栽培。立夏前后剥取，除去杂质，晒干。生用。又名土槿皮。

【药性】辛，温；有毒。归肺、脾经。

【功效】杀虫，疗癣，止痒。

【临床应用】

1. **体癣，手足癣，头癣**　本品外用有较好的杀虫疗癣，止痒作用。治多种癣病，可单用浸酒涂擦或研末加醋调敷。现多制成土槿皮酊，或配合水杨酸、苯甲酸等制成复方土槿皮酊外用，如鹅掌风药水。

2. **湿疹，皮肤瘙痒**　本品外用既长于杀虫止痒，又兼有祛湿作用。治湿疹皮肤瘙痒，可单用浸酒外擦，或配大黄、苦参、黄柏等同用。

【性能特点】土荆皮为辛温有毒之品，外用功专杀虫疗癣，止痒。凡体癣、头癣、手足癣等多种癣恃为要药。因其止痒作用突出，亦可治疗湿疹皮肤瘙痒。

【用法用量】外用适量，酒或醋浸涂擦，或研末调涂患处。

【使用注意】只供外用，不可内服。

【现代研究】主含土荆皮酸、β-谷甾醇、鞣质、挥发油、多糖等。有抗真菌、抗癌、抗早孕及止血作用。

蜂房　Fēngfáng
《神农本草经》

为胡蜂科昆虫果马蜂 *Polistes olivaceous*（DeGeer）、日本长脚胡蜂 *Polistes japonicus* Saussure 或异腹胡蜂 *Parapolybia varia* Fabricius 的巢。中国大部分地区均产。全年可采，但常在秋、冬二季采收。晒干或蒸，除去死蜂死蛹后再晒干，剪块生用或炒用。又名露蜂房。

【药性】甘，平；有小毒。趋向升浮。归胃经。

【功效】攻毒杀虫，祛风止痛。

【临床应用】

1. **疮疡肿毒，顽癣瘙痒，癌肿**　本品味甘有小毒，能以毒攻毒，攻坚积，消壅滞，杀虫止痒，且能祛风，为外科、皮肤科常用之品。①治疮肿初发，局部焮红，坚硬肿痛者，与生南星、生草乌、白矾等共为细末，淡醋调涂，如寒毒散；②治头上癣疮，以此为末，猪脂调涂擦；③治瘰疬，常与蛇蜕、黄丹、玄参等药为膏外用，如蜂房膏。

2. **风湿痹痛，牙痛**　本品能够祛风止痛。①治风湿痹痛，可配全蝎、蜈蚣、地鳖虫各等份，研末为丸服；②治牙痛，可配细辛水煎漱口用。

此外，本品治风疹瘙痒，常与蝉蜕等药同用。还可用治阳痿、喉痹、出血证，以及蛔虫、绦虫病等。近年来，用本品治恶性肿瘤。

【性能特点】蜂房为甘平有毒之品，功善攻毒杀虫，凡痈疽疮肿、疥癣、瘰疬、癌肿，皆取其攻毒杀虫，攻坚破积之作用。本品质轻，且性善走窜，又可祛风止痛，为治风湿痹痛、牙痛常用之品。《本草纲目》云："露蜂房，阳明药也，外科、齿科及他病用者，亦皆取其以毒攻毒，兼杀虫之功耳。"

【用法用量】外用适量，研末用油调敷或煎水漱口，或熏洗患处。内服，3~5g。

【使用注意】气血虚弱者慎服。

【现代研究】主含挥发油、蜂蜡、树脂、蛋白质、铁、钙等。有抗炎、抗菌、镇痛及促凝血作用。另外有降压、扩张血管及强心作用,并可抗癌。

【按语】本品历代本草大都标有毒。含蜂蜡、树脂,及有毒的蜂房油。药理研究表明:提取的蜂房油可引起实验动物急性肾炎,又可驱绦虫,但毒性强,一直没有用于临床。水提取物也有一定毒性。综合本草记载、功用特点、药理研究结果,药性标明为"有小毒"。

蟾酥 Chánsū
《药性论》

为蟾蜍科动物中华大蟾蜍 *Bufo bufo gargarizans* Cantor 或黑眶蟾蜍 *Bufo melanostictus* Schneider 的分泌物。主产于山东、河北、湖南等地。多于夏、秋二季捕捉蟾蜍,洗净,挤取耳后腺及皮肤腺的白色浆液,加工,干燥。

【药性】辛,温;有毒。归心经。

【功效】解毒,止痛,开窍醒神。

【临床应用】

1. 痈疽疔疮,瘰疬,咽喉肿痛,牙痛 本品有良好的解毒消肿,麻醉止痛作用,可外用及内服。①治痈疽及恶疮,常配麝香、朱砂等,用葱白汤送服取汗,如蟾酥丸;②治咽喉肿痛及痈疖,配牛黄、冰片等,如雷氏六神丸;③治牙痛,可单用研细少许点患处。

2. 痧胀腹痛,神昏吐泻 本品辛温走窜,有辟秽化浊,开窍醒神之功,嗅之亦能催嚏。治伤于暑湿秽浊或饮食不洁而致痧胀腹痛,吐泻不止,甚至昏厥,常配麝香、丁香、雄黄等,用时研末吹入鼻中取嚏收效,如蟾酥丸。

此外,本品可用于五官科手术的黏膜麻醉,配川乌、生南星、生半夏为末,烧酒调敷患处,如外敷麻药方。

【性能特点】蟾酥为辛温有毒之品,功善解毒,止痛,开窍醒神。有良好的解毒消肿,麻醉止痛作用。可用于痈疽疔疮,咽喉肿痛,牙痛,《医学入门·本草》总结:"主痈疽疔肿瘰疬,一切恶疮顽癣。"能辟秽化浊,开窍醒神,可用于痧胀腹痛,神昏吐泻。故《本草便读》云:"善开窍辟恶搜邪,惟诸闭证救急方中用之,以开其闭。"

【用法用量】内服,0.015~0.03g,研细,多入丸、散用。外用适量。

【使用注意】本品有毒,内服宜慎,勿过量。孕妇忌用。外用不可入目。

【现代研究】主含蟾酥毒素类及糖类、有机酸、氨基酸、肽类、肾上腺素等。有强心、抗心肌缺血、升压、抗休克、兴奋大脑皮质及呼吸中枢、抗炎、镇痛及局部麻醉作用。

【附】

蟾皮 为蟾蜍科动物中华大蟾蜍或黑眶蟾蜍的皮。性味辛凉,有小毒。功能清热解毒,利水消胀。主治痈疽疮毒,疳积腹胀,瘰疬肿瘤等。煎服,3~6g;研末入丸、散,每次0.3~0.9g。外用适量,可研末调敷患处,或以新鲜蟾皮外贴患处。

附表药物

药名	药性	功效	主治证	用法用量
大蒜	辛,温。归脾、胃、肺经	解毒杀虫,消肿,止痢	痈肿疔毒,疥癣,痢疾,泄泻,蛲虫病,钩虫病,肺痨,百日咳	煎服,5~10g。外用适量,捣敷,切片擦或隔蒜灸
樟脑	辛,热。有毒。归心、脾经	除湿杀虫,温散止痛,开窍辟秽	疥癣瘙痒,湿疮溃烂跌打伤痛,牙痛痧胀腹痛,吐泻,神昏	外用适量,研末撒布或调敷。内服0.1~0.2g,入散剂或用酒溶化服

学习小结

一、功效归纳

1. 攻毒杀虫止痒药兼有功效归纳

共同功效	兼有功效	代表药物
攻毒杀虫	止痛	樟脑、蟾酥、蜂房
	温肾阳	硫黄、蛇床子
	燥湿	蛇床子、白矾、雄黄

2. 其他章节中兼有杀虫止痒功效的药物

主要有：苦参、海桐皮、雷公藤、地肤子、萹蓄、花椒、藜芦等。

二、中药功效术语解释

［攻毒疗疮］毒性较强，能以毒攻毒，治疗疮疡疥癣等皮肤疾患的药物功效，称为攻毒疗疮。适用于疥癣，麻风，疮疡溃烂等病证。

（王　辉）

复习思考题

1. 杀虫止痒药多有不同程度毒性，使用时应注意哪些方面？

2. 患者，男，18岁。近日出现皮肤瘙痒，尤其是在手指缝、小腹部、腋窝、腹股沟等。皮损主要表现为粟米大小的丘疹或丘疱疹。中医诊断为疥疮，首选何药物？若增强其止痒效果，可再选何药？

第二十二章

拔毒化腐生肌药

学习目标

1. 熟悉拔毒化腐生肌药的含义、性能特点、功效、主治病证及各药物的性能特点。
2. 具体药物分掌握、了解两级要求。
掌握：升药*。
了解：轻粉△、砒石△、炉甘石△、硼砂△。
3. 掌握相似药物的基本功效与临床应用的异同点。
4. 了解拔毒化腐生肌药的使用注意。

凡能外用拔毒化腐生肌，以治疗痈疽疮疡证为主要作用的药物，称为拔毒化腐生肌药。

拔毒化腐生肌药大多具有毒性，性味归经缺乏规律和共性，多具拔毒化腐、生肌敛疮之功。

拔毒化腐生肌药主要适用于痈疽疮疡溃后脓出不畅，或溃后腐肉不去，新肉难生，创口难以生肌愈合之症。有的也可用于治疗癌肿、梅毒、湿疹瘙痒、口疮、喉证、目赤翳障等病症。

拔毒化腐生肌药以局部外用为主，如研末外撒或加油调敷；或制成膏药敷贴；或制成药捻插入疮口或瘘管等。内服多入丸、散剂服。具体用法可根据病情和用途而定。应注意针对疮疡的病邪和病机配伍："痈疽原是火毒生"，疮疡发病多与热毒、火毒有关，故该类药物常与清热解毒药配伍；疮疡多属气血壅滞所致，也常配合活血化瘀药同用。

拔毒化腐生肌药大多毒性强烈，有的在体内有蓄积性，使用时应注意炮制、用法，严格控制剂量，且不易长期持续使用，以确保用药安全。有明显腐蚀性的药物，使用时应注意勿伤及周围健康组织；亦不宜用于头面、指、趾等肉薄近骨之处，如必须使用，需加赋形剂减轻药力，以免损伤筋骨或有损容貌。出现过敏反应者，应立即停药。有过敏史者应禁用。脓毒未清，腐肉未尽时，不宜过早使用敛疮收口药，以免延缓治愈，甚至逼毒内攻。

拔毒化腐生肌药一般具有抗病原微生物（细菌、真菌等）作用，有些则具防腐、收敛和促进伤口愈合的作用。

升药　*Shēngyào*
《外科大成》

由水银、火硝、明矾各等分混合升华制成。主产于河北、湖北、湖南等地。研细末入药。
【药性】辛，热。有大毒。趋向升浮。归肺、脾经。
【功效】拔毒，去腐。

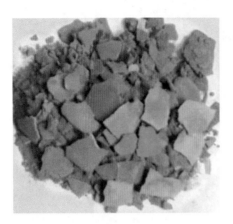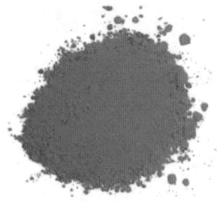

升药

【临床应用】

痈疽恶疮　本品为外科提脓祛腐之主药，常用于痈疽溃后脓出不畅，脓栓未落，腐肉未脱，或脓水不净，新肉难生者。有大毒，临床较少使用纯品，常配收湿敛疮的煅石膏研末外用，或撒于患处，或制成药捻填入脓腔、插入瘘管。煅石膏与升药的用量比为9:1，称九一丹，2:8者，称八二丹，以此类推，分别可配制成七三丹，六四丹，五五丹等，升药与煅石膏之比为9:1，则称为九转丹。升药用量比例越大，拔毒去腐排脓作用越强，毒副作用也越强。

此外，升药外用也可用治湿疮、黄水疮、顽癣及梅毒等。

【性能特点】升药辛热，有大毒。功擅拔毒化腐排脓，为外科要药。正如《疡科纲要》云："一切溃疡皆可通用，拔毒提脓最为应验。"

【用法用量】外用适量，不可内服。

【使用注意】升药有大毒，外用亦不可过量或持续使用。腐肉已去或脓水已尽者，不宜用。

【现代研究】主含氧化汞，另含少量硝酸汞。有较强杀菌作用；可促进改善疮面微循环，有利于疮面愈合。

【按语】红升与黄升均称为升药，均含氧化汞，但颜色不同，其成分含量亦不同，红升中氧化汞含量为99%以上；黄升中氧化汞含量为79.8%~89.7%。黄升加热后可氧化成红升。二者的毒性反应均与轻粉相似而较强。升药所含硝酸汞经久储受潮可逐渐水解生成不溶性的碱式盐，对局部腐蚀刺激作用减弱，不易引起疼痛，故有"以陈久者为良"之说。

红升丹是另一种丹药，系以水银、火硝、明矾、雄黄（文献所载处方药味不完全相同，但一般都有这4味药）等药为原料升炼制成。红升丹除主含氧化汞及少量硝酸汞外，还含三氧化二砷，毒性与腐蚀性均较升药更强。

轻粉　Qīngfěn
《本草拾遗》

为水银、白矾（或胆矾）、食盐等用升华法制成的氯化亚汞（Hg_2Cl_2）结晶。主产于湖北、湖南、山西等地。避光保存，研细末用。

【药性】辛，寒；有毒。趋向沉降。归大肠、小肠经。

【功效】外用杀虫，攻毒，敛疮。内服祛痰消积，逐水通便。

【临床应用】

1. **疮疡溃烂，疥癣，白秃，湿疹，酒渣鼻**　本品性寒燥烈有毒，外用能收湿敛疮，杀虫，攻毒,为皮肤科要药。①治疮疡溃烂,久不收口,配当归、血竭、紫草等制膏外贴,如生肌玉红膏;②治顽癣瘙痒难忍,配黄丹、枫香脂同用;③治疥疮,常与硫黄、红升、轻粉等配伍,如一扫光药膏;④治白疕,可配砒霜、雄黄、冰片等制膏外用;⑤顽固性湿疹,配黄柏、蛇床子、冰片等研末,酒或醋调涂患处;⑥治酒渣鼻,可配大黄、硫黄加凉水调涂,如加味颠倒散。

2. 水肿臌胀,二便不利,痰涎积滞 本品内服能逐水退肿,通利二便,可用于水肿与便秘邪正俱实者,常配伍大黄、甘遂、牵牛子等同用,如舟车丸。因能祛痰消积,传统也用治痰涎壅盛之哮喘。但本品性烈毒大,现临床已少用。

【性能特点】轻粉辛寒,燥烈有大毒,现代多以外用为主,较少内服。外用既能收湿敛疮,又能攻毒杀虫,其性寒清热,疮疡疥癣诸证热象明显者尤宜。《本草正》谓其"治瘰疬恶疮,去腐肉,生新肉"。《本草拾遗》则云其"杀疮疥癣虫及鼻上酒齄,风疮瘙痒"。

【用法用量】外用适量,研末调涂,或干掺,或制膏外贴。内服,每次 0.1~0.2g,1 日 1~2 次。多入丸、散剂。

【使用注意】本品有毒,外用为主,不可过量或久用,以防中毒。内服宜慎,服后应及时漱口,以免口腔糜烂,牙龈牙齿受损。体虚及孕妇禁服。

【现代研究】主含氯化亚汞。有抗细菌、抗真菌、利尿、泻下等作用。

【按语】古时与土茯苓配伍内服,治梅毒,现因毒大效差已弃用。轻粉毒性比朱砂(硫化汞)大,比升药(氧化汞)小。轻粉水煎,则生成氯化汞($HgCl_2$)及金属汞,毒性大增,故不入汤剂。曝光后,轻粉颜色渐渐变深亦会还原成游离汞而有剧毒,故应避光贮存。

砒石 Pīshí
《日华子本草》

为砷华(Arsenolite)矿石,或由毒砂(Arsenopyrite,硫砷铁矿)、雄黄(Realgar)等含砷矿物为原料的加工制成品。主产于江西(信州)、湖南、广东等地。研细粉用。砒石升华而得的精制品即为砒霜。

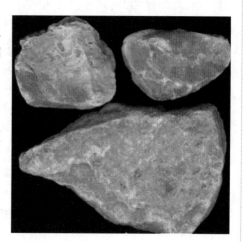

砒石

【药性】辛,大热;有大毒。双重趋向。归肺、肝经。

【功效】外用蚀疮去腐,攻毒,杀虫;内服劫痰平喘,截疟。

【临床应用】

1. 恶疮,瘰疬,疔疮,痔疮,疥癣,白疕 本品辛、大热、大毒,功擅蚀疮去腐,攻毒杀虫,为传统治疗恶疮瘰疬顽癣之要药。①治恶疮日久,脓成不穿,可配白矾、朱砂、水银等炼制调涂,如白降丹;②治瘰疬、疔疮,痔疮,可配明矾、雄黄、乳香为细末外用,如三品一条枪;③治疥癣,配水银,大风子肉,胡桃仁捣细泥外搽;④治白疕,可配轻粉、雄黄、冰片等制膏外用;⑤顽固性湿疹,配百草霜研细末,卷纸条点燃烟熏患处,如二霜散。

2. 冷哮,狂躁,疟疾 内服能祛痰平喘,截疟,①治宿痰冷哮,配淡豆豉为丸,如紫金丹;②治痰蒙心窍之狂躁,配绿豆、栀子、雄黄等研极细末内服,如胜金丹;③治疟疾,配乳香、半夏细末为丸醋汤调下,如久疟丸。

【性能特点】砒石味辛,为大热大毒之品,《本草纲目》云:"砒,性猛如貔,故名。"内服毒性尤剧,用之得当,效可立见,超量误服,命陨须臾。

【用法用量】外用适量,研末撒敷,宜作复方散剂或入膏药、药捻用。内服,每次 0.002~0.004g,入丸、散,不宜入汤剂。

【使用注意】本品剧毒,须严格掌握用量,内服宜慎,不可持续服用;外用亦不可过量,以防吸收中毒。成人中毒量为 0.01g;致死量为 0.1~0.2g。孕妇禁服。不可作酒剂服。忌火煅。不宜与水银配伍。

【现代研究】主含三氧化二砷(As_2O_3)。商品药材分白砒与红砒,二者三氧化二砷(As_2O_3)的含量均在 96% 以上,但白砒更纯,后者尚含少量硫化砷(雄黄或雌黄)等红色矿物质。有抗病原微生物(疟原虫、阿米巴原虫等)作用;还具有抗肿瘤,促进造血功能,促进红细胞、血红蛋白新生,抗组胺,平喘等作用。

【按语】砒中毒初期症见口咽灼热,剧烈腹痛,呕吐,吐出物初似米汤,渐呈黏液状,含胆汁,甚者吐血。水样腹泻,严重者呈血水样大便。头痛眩晕,烦躁不安,尿少尿闭,或血尿、蛋白尿。肌肉痉挛疼痛,皮肤变白发冷,后期发绀,终致血压下降,循环衰竭而亡。

炉甘石　Lúgānshí
《外丹本草》

为碳酸盐类矿物方解石族菱锌矿。主产于广西、四川、湖南等地。全年可采挖。多火煅,浸淬,研末,水飞后用。临床不用生品。

【药性】甘,平。趋向沉降。归肝、脾经。

【功效】解毒明目退翳,收湿止痒敛疮。

【临床应用】

1. **目赤翳障,眼睑溃烂**　本品甘平无毒,明目退翳,又有收湿作用,为眼科外用要药。①治火热眼病,目赤暴肿,常与玄明粉等份为末,水飞为极细末点眼,如神应散;②治风眼流泪不止,常与海螵蛸、冰片为细末点眼,如止泪散;③治眼目胬肉,烂弦赤眼、羞明流泪者,常可与朱砂、冰片等药同用外用,如光明丹。

2. **湿疮瘙痒,溃疡不敛,脓水淋漓**　煅炉甘石外用长于收湿止痒,亦为治皮肤湿痒要药,无论有无皮损皆宜。①治急性湿疹,可配伍马齿苋、苦参、大黄等同用;②治慢性湿疹等,可与五倍子、黄柏、青黛等同用;③治牛皮癣(神经性皮炎),可配伍轻粉、铅丹、老松香等;④治溃疡不敛、脓水不尽,与龙骨同用,干渗患处,如平肌散。

【性能特点】炉甘石甘平无毒,既可解毒明目退翳,为眼科要药,又善收湿止痒敛疮,为治皮肤湿痒的要药。

【用法用量】外用适量,研末撒或调敷;水飞制极细末点眼。

【使用注意】宜炮制后外用,一般不内服,误服易中毒。

【现代研究】主含碳酸锌($ZnCO_3$),煅制后主含氧化锌。有抗菌、抗炎、止痒、收敛、防腐、保护创面等作用。

硼砂　Péngshā
《日华子本草》

为天然硼酸盐类硼砂族矿物硼砂经提炼精制而成的结晶体。主产于青海、西藏、陕西等地。一般 8—11 月间采挖。水飞或煅制用。

【药性】甘、咸,凉。趋向沉降。归肺、胃经。

【功效】外用清热解毒,内服清肺化痰。

【临床应用】

1. **咽喉肿痛,口舌生疮,目赤翳障**　本品性凉,外用清热解毒,消肿疗疮。①治咽喉肿痛,常配冰片、玄明粉、朱砂等研细末吹敷患处,如冰硼散;②治口疮,可与石膏、冰片、青黛同用;③治鹅口疮,可与雄黄、冰片、甘草同用;④治暴发火眼,目赤翳障,常配冰片、炉甘石、珍珠等药外用,如八宝眼药。

2. 痰热咳嗽,癫痫痰闭 本品归肺经,味咸性凉,内服能清化痰热。①治热痰壅肺,痰黄黏稠,咳吐不利者,可配瓜蒌、桔梗等药同用增效;②治癫痫痰闭,配牛黄、全蝎、冰片等,以清热化痰,息风定痫。

【**性能特点**】硼砂味甘咸,性偏寒凉,外用清热解毒疗疮,为五官科常用药。内服可清肺化痰,但临床较少应用。

【**用法用量**】外用适量,研极细末干撒或调敷患处,或配置眼剂外用。内服,每次 1.5~3g,入丸、散。

【**使用注意**】外用为主,内服宜慎。

【**现代研究**】主含四硼酸钠($Na_2B_4O_7 \cdot 10H_2O$)。有抗细菌、抗真菌、收敛、防腐、保护创面、抗惊厥等作用。

附表药物

药名	药性	功效	主治证	用法用量
铅丹	辛,微寒。有毒。归心、肝经	外用拔毒生肌,杀虫止痒,止血。内服攻毒,截疟,镇惊,止痢	疮疡溃烂,湿疹瘙痒,疥癣,梅毒,狐臭,痔疮,惊痫癫狂,疟疾,泻痢等	内服,每次0.3~0.6g,入丸、散。外用适量,研末撒或调敷或作膏药贴敷
密陀僧	咸,辛,平。有毒。归肝、脾经	外用拔毒去腐,敛疮生肌,杀虫止痒,止血。内服攻毒,截疟,镇惊,止痢	疮疡多脓,湿疹流水,疥癣,梅毒;狐臭,痔疮;惊痫癫狂,疟疾,泻痢等	内服,每次0.2~0.5g,入丸、散。外用适量,研末外撒或调敷或作膏药贴敷

学习小结

一、功效归纳

1. 拔毒化腐生肌药兼有功效归纳

共同功效	兼有功效	代表药物
拔毒化腐生肌	明目退翳	炉甘石
	清肺化痰	硼砂
	逐水通便,祛痰	轻粉
	劫痰平喘,截疟	砒石

2. 其他章节兼有拔毒化腐或生肌敛疮功效的药物

主要有:斑蝥、巴豆、血竭、乳香、没药、石膏、龙骨、赤石脂、儿茶、地榆、白蔹等。

二、中药功效术语解释

[拔毒]指外用促使溃疡内蓄积的脓毒早日排出的作用,又称"提脓拔毒"。

[化腐]指外用促使溃疡内腐败组织与健康组织分离脱落的作用,又称"去腐"。

[敛疮]指外用促进溃疡、伤口新肉生长,疮口愈合的作用,又称为生肌或敛疮生肌。

● (秦旭华)

复习思考题

试述攻毒和拔毒功效有何不同,试各举出两味代表药物。

扫一扫
测一测

主要参考书目

1. 国家药典委员会 . 中华人民共和国药典 [S]. 一部 . 北京 : 中国医药科技出版社 , 2020.

2. 国家药典委员会 . 临床用药须知 [S]. 中药饮片卷 . 北京 : 中国医药科技出版社 , 2015.

3. 国家药典委员会 . 临床用药须知 [S]. 中药成方制剂卷 . 北京 : 中国医药科技出版社 , 2011.

4. 国家中医药管理局《中华本草》编委会 . 中华本草 [M]. 上海 : 上海科学技术出版社 , 1999.

5. 南京中医药大学 . 中药大辞典 [M]. 2 版 , 上下册 . 上海科学技术出版社 , 2006.

6. 黄兆胜 . 中药学 [M]. 北京 : 人民卫生出版社 , 2002.

7. 颜正华 . 中药学 [M]. 2 版 . 北京 : 人民卫生出版社 , 2006.

8. 高学敏 . 中药学 [M]. 北京 : 人民卫生出版社 , 2000.

9. 雷载权 , 张廷模 . 中华临床中药学 [M]. 北京 : 人民卫生出版社 , 1998.

10. 高学敏 , 钟赣生 . 临床中药学 [M]. 石家庄 : 河北科学技术出版社 , 2006.

◇◇◇ 药名拼音索引 ◇◇◇

复习思考题
答案要点

模拟试卷